我国首部临床药物治疗管理学著作 | 家庭药师的标准化培训教材

临床药物治疗管理学

家庭药师版

Clinical Pharmacotherapy Management for Family Pharmacist

主编 吴晓玲 赵志刚 于国超

化学工业出版社

·北京·

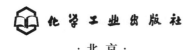

本书首次提出了临床药物治疗管理学的概念，界定了临床药物治疗管理学的研究内容及任务目标，并根据我国慢性疾病患病率高、疾病负担重、患者需要长期居家药物治疗的原则，筛选出包括心脑血管疾病、糖尿病、慢性呼吸道疾病等在内的十几类常见慢性病种，以问题为导向，提炼出各类慢性病种药物治疗管理知识要点和实践技能要点，并提供相应的案例，系统阐述家庭药师在开展用药治疗方案的评估、处方精简、药物重整、用药指导、药学咨询、科普宣教、家庭药箱管理、健康行为干预等系列临床药物治疗管理工作中的方法、路径以及药学服务能力，以指导家庭药师有效开展临床药物治疗管理实践。

本书体现了准确性、代表性和实践性的特点，对家庭药师的快速成长和标准化培养将起到积极的作用，适合家庭药师、社区药师、临床药师、康复药师、护理药师和广大医疗卫生工作者使用。

图书在版编目（CIP）数据

临床药物治疗管理学：家庭药师版 / 吴晓玲，赵志刚，于国超主编．—北京：化学工业出版社，2020.6（2024.1重印）

ISBN 978-7-122-36585-9

Ⅰ.①临… Ⅱ.①吴… ②赵… ③于… Ⅲ.①药物疗法-医药卫生管理 Ⅳ.①R453

中国版本图书馆 CIP 数据核字（2020）第 052756 号

责任编辑：邱飞婵　满孝涵　　　　装帧设计：史利平

责任校对：宋　夏

出版发行：化学工业出版社（北京市东城区青年湖南街 13 号　邮政编码 100011）

印　　装：涿州市般润文化传播有限公司

787mm×1092mm　1/16　印张 29　彩插 1　字数 661 千字　2024 年 1 月北京第 1 版第 3 次印刷

购书咨询：010-64518888　　售后服务：010-64518899

网　　址：http：//www.cip.com.cn

凡购买本书，如有缺损质量问题，本社销售中心负责调换。

定　　价：158.00 元

编写人员

主　编　吴晓玲　赵志刚　于国超

副主编　姜　玲　王　诚　杜　光　童荣生
葛卫红　卞晓岚

主　审　袁锁中　王玉华　吴　浩　李红星

编　者（按姓氏拼音排序）

边　原　卞晓岚　曹俊岭　曹　馨　陈　琦　陈树和
陈晓宇　崔学艳　邓晓媚　杜　光　高　杨　葛卫红
郭小彬　韩方璇　胡建新　胡　扬　黄富宏　黄　欣
贾乐川　江　灏　姜　玲　姜明燕　李国辉　李　琳
李茜茜　李　然　李　薇　栗　芳　梁　宇　林厚文
刘茂柏　刘　宁　刘世坤　刘易慧　柳　琳　柳汝明
卢晓阳　吕永宁　梅　丹　逄晓云　沈　素　石晓鹏
宋立莹　苏　娜　孙路路　孙婉瑾　唐　敏　陶　骅
童荣生　王　诚　王小萍　王雅君　卫　国　吴建华
吴晓玲　吴　妍　伍三兰　伍　勇　武明芬　夏海建
夏培元　谢　娟　谢奕丹　徐　珽　徐彦贵　许倍铭
闫　斌　严思敏　杨宏昕　杨　莉　姚　瑶　于国超
于鲁海　张　超　张　金　张　峻　张艳华　张玉君
章　袁　赵志刚　周思民　周芷筠　朱　岚

主编简介

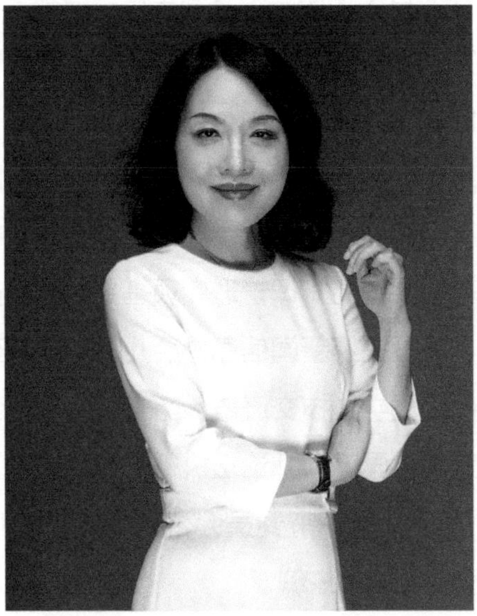

吴晓玲

教授、主任药师、硕士生导师，广东省中西医结合医院总药师，广东省佛山市南海区医管局副局长，佛山市南海区首席药师，美国药师协会认证“药物治疗管理”（MTM）药师，拥有南海区首席药师名医工作室。并任世界卫生组织合理用药国际网络中国中心组成员，中国药师协会居家药学服务药师分会副主任委员，广东省药师协会药物治疗管理专业委员会主任委员，广东省药学会医院药学专业委员会副主任委员，广东省药学会药学门诊专家委员会副主任委员等社会职务。《中国药房》、《医药导报》、《中药材》等国家级核心期刊编委。

长期从事临床药学和医院药事管理工作，主持国家及省部级科研课题10余项，在国家核心期刊发表学术论文20余篇，出版药学专著4部，其中主编的《突发事件中的药学保障与药品供应》为我国第一部药品应急专著，填补了我国医学救援领域中的空白。

吴晓玲教授多年来致力于合理用药及药学服务实践探索，1997年率先在国内开展处方点评工作，其成果得到国家的高度认可向全国推广，并作为广东省专家组组长起草制定了我国第一个处方点评实施规范，后被卫生部采纳出台全国标准，2007年处方点评制度被写入国家《处方管理办法》。2016年吴晓玲教授率先在全国探索实施了家庭药师制度，开创了我国首个以居家药物治疗管理为核心工作的药学服务新模式，同时作为专家组组长和第一执笔人起草制定了我国首个家庭药师服务规范《家庭药师服务标准与路径专家共识》。吴晓玲教授曾荣获“全国我最喜爱的健康卫士提名奖”、“中国药学会优秀药师”、“广东省我最喜爱的十大健康卫士”等多个荣誉称号。

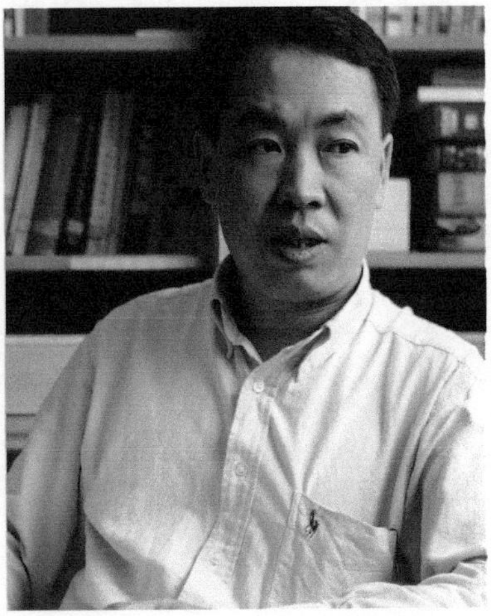

赵志刚

现任北京天坛医院药学部主任、首都医科大学临床药学博士生导师、首都医科大学药学院临床药学系主任。

国家药典委员会第十一届委员、健康中国研究中心药品和健康产品专家委员会主任委员、中国健康促进基金会医药知识管理专项基金专家委员会主任委员、中国医药新闻信息协会儿童安全用药分会会长、中日医学科技交流协会药学专业委员会主任委员、紫禁城国际药师论坛执行主席、国家基本医疗保险药品目录评审委员会咨询专家、《药品评价》(医院药学版)主编。

赵志刚教授发表学术文章300余篇，其中SCI45篇。主编出版学术著作20多部，承担和参与包括国家高新技术研究发展计划(863计划)项目在内的国家级科研课题达30多项，并获得多项科技成果奖。

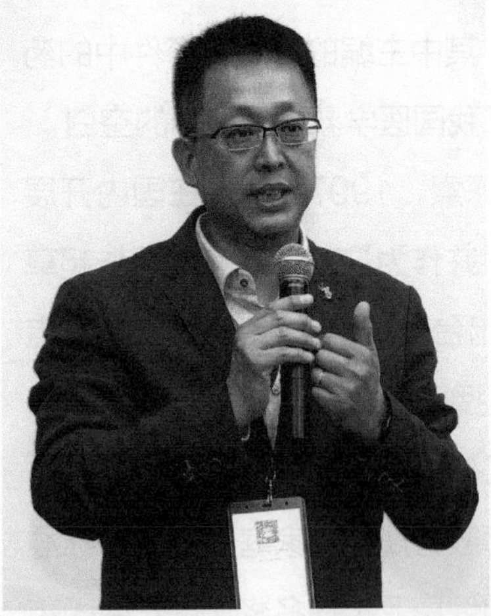

于国超

幸福医生集团董事长。毕业于沈阳药科大学药学系，日本国立东京学艺大学家庭教育学科硕士学位。发起创建了紫禁城国际药师论坛、药学工具网以及中国健康促进基金会医药知识管理（MKM）专项基金等药学学术交流平台。《中国300种疾病药学服务路径与标准》总主编。参与执笔《家庭药师服务路径与标准专家共识》。现兼任MKM专项基金专家委员会秘书长，中国药师协会居家药学服务药师分会副主任委员等社会职务。

序 一

在全国和全球应对新冠肺炎（COVID-19）疫情的关键时期，《临床药物治疗管理学——家庭药师版》由化学工业出版社出版发行，恰逢其时，为有效防治重大公共医疗健康难题和治理公共卫生安全、生命安全、生物安全问题提供了理论支持和专业技术教材。为此表示热烈祝贺和诚挚谢意！

2020 年慕尼黑安全会议强调指出，“和平与健康”“疾病与不安全”已成为新时代世界发展主题。联合国《全球持续发展议程（2016—2030）》提出 17 项人类健康和经济社会可持续发展目标。WHO 确定“人人享有健康”发展目标，积极推进全球健康战略行动，实施 WHO 基本药物目录和管理、国民健康全覆盖、健康老龄化、药品与健康产品规划框架（2016—2030）和中低收入国家社区卫生指南等举措。这些措施无不通过家庭药师与其他医疗卫生与健康工作者的共同行动来实现。

WHO 报告，近年全球约 2.7 亿人（占全球 6%的成年人口）使用药物，3500 万人患有药物使用障碍（药物使用有害模式或药物依赖）。随着工业化、城市化、经济全球化、人口老龄化快速发展，非传染性疾病（CVDs、恶性肿瘤死亡、糖尿病、COPD 等慢性疾病）已经成为威胁人类健康和死亡的主要原因。重大传染病（SARS、MERS、H7N9、COVID-19、ASID、TB、埃博拉等）疫情和（或国际关注的）突发公共卫生事件不断增加。这些患者数量巨大、疾病程度多样化、病程较长，特别是慢性疾病更为突出。他们绝大部分都可以在家用药治疗、调理或康复护理。疾病谱的显著变化，促进了医学模式加快转变，推进由以医院为中心转向以社区家庭为重点、由治病为中心转向人民健康为中心。因此，家庭药师服务如雨后春笋，快速发展，家庭药师队伍不断壮大、家庭药师素质和用药管理要求也越来越高，逐步成为保障公共健康和生命安全不可替代的重要生力军。

国内外实践证明，家庭药师与医院药师有明显不同。

一是家庭药师服务人群广。既有对健康人群、老年人群、有基础病人群的预防和保护性用药，又有疾病急性期早期发作用药。既有对住院急性期患者救治后回到社区或家庭的康复用药，又有长期护理患者用药。可以说，家庭药师履行的职责基本是服务“全人群、全生命周期、疾病全过程的管理”。

二是家庭药学分类多元化、家庭药师多样化。随着保护和促进公共健康要求，以及重大疾病防控和突发公共卫生事件应对的迫切需要。家庭药学也由临床药学下沉到基层，并与预防医学与公共卫生学、全科医学、家庭医学、社区医学、康复医学、社区护理学、家庭护理学、老年护理学等合作，产生相应的融合学科，例如公共卫生药学等。家庭药师逐步开发出社区药师、护理药师、康复药师、健康药师、信息药师等新的人力资源和新的就业岗位。这充分体现新时代公共健康保护和重大疾病防控服务的新特征。

三是我国面临家庭药学短板和家庭药师队伍及服务能力薄弱的突出问题，与现实要求相差较大，亟待解决。欧美和日本等发达国家和地区，由于经济社会先行发达和老龄化程度高，家庭药学学科和家庭药师队伍资源及其管理较为成熟，积累了一定经验，创建了相应的管理法律和规章制度，有些方面值得我国借鉴。在我国，家庭药学和家庭药师起步较晚，作为新兴领域使命光荣、责任重大，但是科学研究和师资队伍缺乏，规范服务和管理水平较低，有关管理政策制度和标准亟待建立和提高。

党中央国务院高度重视人民群众健康和重大疾病防治工作。把保障人民群众安全合理用药放在优先发展的战略地位。加快推进深化医药卫生体制改革，实施健康中国战略，鼓励和支持发展家庭医学，培养和造就具有中国特色的家庭药师队伍。国家卫生健康委员会做好基层医疗卫生机构慢性疾病患者（特别是 COVID-19 疫情防控）分类精准工作，实施长期药物治疗方案，提供长期处方和延伸处方服务，有力地推动了家庭药师服务的发展。

广东省佛山市南海区委员会、区政府率先在全国建立实施家庭药师制度。佛山市南海区卫生健康局、南海区医院管理局积极推动，创建了南海区家庭药师服务体系和管理模式。南海区医院管理局副局长、南海区首席药师吴晓玲主任药师主持立项、推广和应用。以非传染性疾病、精神心理疾病、老年病等和社区居民常见病、多发病防治家庭药学服务为核心，以临床药物治疗管理为重点。通过药师走进基层、走进家庭、走进单位，为居家患者提供安全合理用药、疗效评估、疗效追踪与不良反应监测、用药指导和健康科普与文化传播等药学服务，实现对患者用药全过程的健康管理，为减轻疾病负担、降低医疗费用、节省医疗资源、改善患者医疗质量、避免药源性损失做出应有的贡献，为推进我国家庭药师制度建立提供了实践经验和发展模式。在总结南海区实践经验基础上，参照国际成功做法，吴晓玲、赵志刚牵头组织全国有关专家研究制定了《家庭药师服务标准与路径专家共识》，为开展家庭药学服务提供了标准化指导和技术支持。

为贯彻落实健康中国行动，促进全民健康发展，推进深化医药卫生体制改革，中国健康促进基金会、中国药师协会居家药学服务药师分会组织以临床一线服务管理经验丰富的药师为主的药学专家，借鉴国际家庭药师服务管理规则、标准规范和实践经验，编写完成这部开篇之作。首次提出了临床药物治疗管理学及家庭药学的新概念，家庭药师准入标准、服务规范和管理规则，是社区临床药学管理领域的新创举。

本书作为我国第一部服务家庭医学和广大人民群众居家规范安全、合理用药的学术专著，填补了临床药学管理领域的空白，为推进我国深化医药卫生体制改革、构建重大疫情和突发公共卫生事件、非传染性疾病、老年病和常见病、多发病居家预防、康复、护理和急性用药全过程管理提供了行动指南、理论支持和安全合理用药咨询。

本书作为我国第一部家庭药学服务管理的实用教材和工具书，为家庭药师、社区药师、临床药师、康复药师、护理药师和广大医疗卫生工作者、有关研究和教育工作者、基层医疗卫生机构管理者、各级卫生健康主管部门和政府分管领导提供了家庭药学服务管理理论基础、管理规则、标准规范技术指导、咨询和管理支持。希望能为我国培养出更多高素质、高水平的实用新型家庭药师和管理者，造福广大百姓，为实现全民健康、促进全面建成小康社会和健康中国做出应有的贡献！

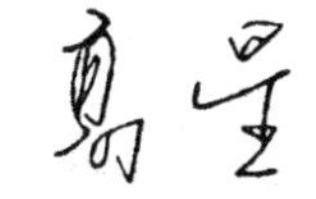

健康中国研究中心主任

北京国际文化贸易促进会会长

中国卫生经济学会药物政策专家委员会成员

首都医科大学教授、公共卫生学院原副院长

第三届北京职业病诊断鉴定委员会主任委员

北京职业病诊断鉴定委员会办公室原主任（兼）

原北京市卫生计生委医改办常务副主任

原北京市卫生局卫生应急办副主任

2020 年 3 月

序　二

党的十九大报告指出，要实施健康中国战略，提供全方位、全周期的健康服务，健全药品供应保障制度。合理用药关系到居民身体健康，也事关医疗资源合理利用。随着老龄化进程日趋加速、慢性疾病患者比例和规模大量增加，所带来的合理用药问题也越来越突显，患者对用药指导的需求也日益增加。特别是在 2019 年 12 月全国防控新冠肺炎疫情期间，为居家隔离的慢性疾病患者提供及时、有效、安全的药学服务，保证患者用对药、助力战胜疫情，药师的作用更为突显。

党中央、国务院高度重视人民群众生命健康，将保障人民群众安全合理用药放在优先发展的战略地位。国家卫生健康委员会也制定了相关政策，要求对慢性疾病患者实施长处方管理、合理用药指导以及健康宣教等系列健康管理工作。近期，国家六部委联合发文，要求进一步加强医疗机构药事管理和药学服务，加大药品使用改革力度，全链条推进药品领域改革，促进合理用药，更好地保障人民健康。

值此之际，喜闻由中国健康促进基金会、中国药师协会居家药学服务药师分会组织编写的《临床药物治疗管理学——家庭药师版》一书应运出版，非常高兴！临床药物治疗管理工作在我国起步较晚，近几年来，随着我国药学服务的转型发展，全国广大药师在拓展药学服务领域、开展居家药学服务方面进行了积极的探索，广东省佛山市南海区率先建立了以临床药物治疗管理为核心内容的家庭药师制度。本书在总结我国家庭药师以及临床药学实践经验的基础上，借鉴国际经验，融合而成，并首次提出了临床药物治疗管理学的概念，界定了临床药物治疗管理学的研究内容及任务目标，明确了家庭药物的岗位职责及临床药物治疗管理的基本原则，以案例为导向，系统阐述家庭药师工作方法、实施路径以及药学服务素质能力，为家庭药师有效开展临床药物治疗管理提供了宝贵的实践经验，具有较强的实操性和指导性。

作为我国第一部临床药物治疗管理学著作，本书不仅在药学领域有开创性意义，也是践行健康中国战略的具体举措。我相信本书的出版对于发挥药师专业价值、促进全社会合理用药，将产生积极的推动作用！在此，也对一直以来致力于促进合理用药工作的广大药师们致以崇高的敬意！

张耀华

中国药师协会会长

2020年3月

前 言

Preface

随着老龄化进程加速，我国慢性疾病（简称“慢病”）发病形势日趋严峻，慢病负担已占医疗总负担 70%以上，慢病所带来的合理用药问题也越来越突现。据世界卫生组织统计，全球 1/3 的人死亡原因不是疾病本身而是不合理用药，其中 50%的患者错误使用药物，包括减量、增量、合并用药等。如何发挥药师专业价值，让药师在慢病管理中承担起维护合理用药的职责，成了世界各地共同关注的焦点。2006 年随着世界卫生组织和国际药学联合会强调药师对患者的直接照顾，澳大利亚、英国、荷兰、日本、加拿大以及中国台湾地区的药师们纷纷对慢病患者开展了不同形式的居家药学服务。我国国内的家庭药师制度起步较晚，2017 年广东省佛山市南海区率先在全国建立并实施了由政府主导的家庭药师制度，在借鉴国际经验的基础上，结合本土实际，创新设计了我国第一个以临床药物治疗管理为核心内容的家庭药师服务模式，并取得明显成效，随后苏州、扬州、广州等多个地区也借鉴开展家庭药师工作。

在健康中国国家战略背景下，随着家庭医生制度、分级诊疗制度深入推进，家庭药师服务也迎来了新的发展机遇，建立家庭药师制度成为必然趋势。由于我国家庭药师制度尚处于兴起阶段，在全国范围内还没有标准化的统一教材，全国各地家庭药师的素质和能力参差不齐，提供的居家药学服务缺乏同质性。为此，中国健康促进基金会、中国药师协会居家药学服务药师分会组织全国众多药学、医学专家共同编写了本书，旨在培养能正确开展居家药物治疗管理的家庭药师。

家庭药师的主要工作任务是为居家药物治疗的患者提供以临床药物治疗管理为核心内容的系列药学服务，本书在借鉴国际经验的基础上，总结我国家庭药师以及临床药学实践经验，首次提出了临床药物治疗管理学的概念，通过对影响药物治疗结果相关因素的系统分析，阐述有效的临床药物治疗管理的思路与方法。

本书以吴晓玲、赵志刚牵头制定的中国《家庭药师服务标准与路径专家共识》（2018版）为蓝本，同时在参考国内外医学、药学权威专业书籍和临床实践指南的基础上，广泛征求了国内临床药学和医学相关领域权威专家意见，以确保内容的准确性、代表性和实践性，使其对家庭药师的快速成长和标准化培养起到积极的作用。全书内容共有九章四十七节，制定了家庭药师标准化培训大纲，界定了临床药物治疗管理学的概念、研究内容及任务目标，明确了家庭药师的岗位职责及临床药物治疗管理的基本原则与方法，并根据我国慢病患病率高、疾病负担重、患者需要长期居家药物治疗的原则，筛选出包括心脑血管疾病、糖尿病、慢性呼吸道疾病等在内的十几类常见慢性病种，以问题为导向，提炼出各类慢性病种药物治疗管理知识要点和实践技能要点，并提供相应的案例，系统阐述家庭药师在开展用药方案的评估、处方精简、药物重整、用药指导、药学咨询、科普宣教、家庭药箱管理、健康行为干预等系列临床药物治疗管理工作中的方法、路径以及药学服务素质能力，以指导家庭药师有效开展临床药物治疗管理实践。

作为我国第一本临床药物治疗管理学著作，以及我国第一本家庭药师标准化培训教材，受限于编者的理论水平和实践经验，内容难以全面涵盖家庭药师实践当中可能碰到的所有问题，仍需在实践中去摸索和完善。本书在编写过程中得到了各参编单位的大力支持，北京世纪坛医院袁锁中教授对本书的编写给予了悉心指导，在此表示诚挚的感谢！由于编写时间短，谬误和未完善之处难以避免，恳请同行专家不惜赐教！也希望广大读者在应用本书过程中发现问题，提出宝贵的反馈意见和建议！

编者

2020年3月

目 录

Contents

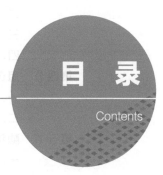

第一章

绪 论

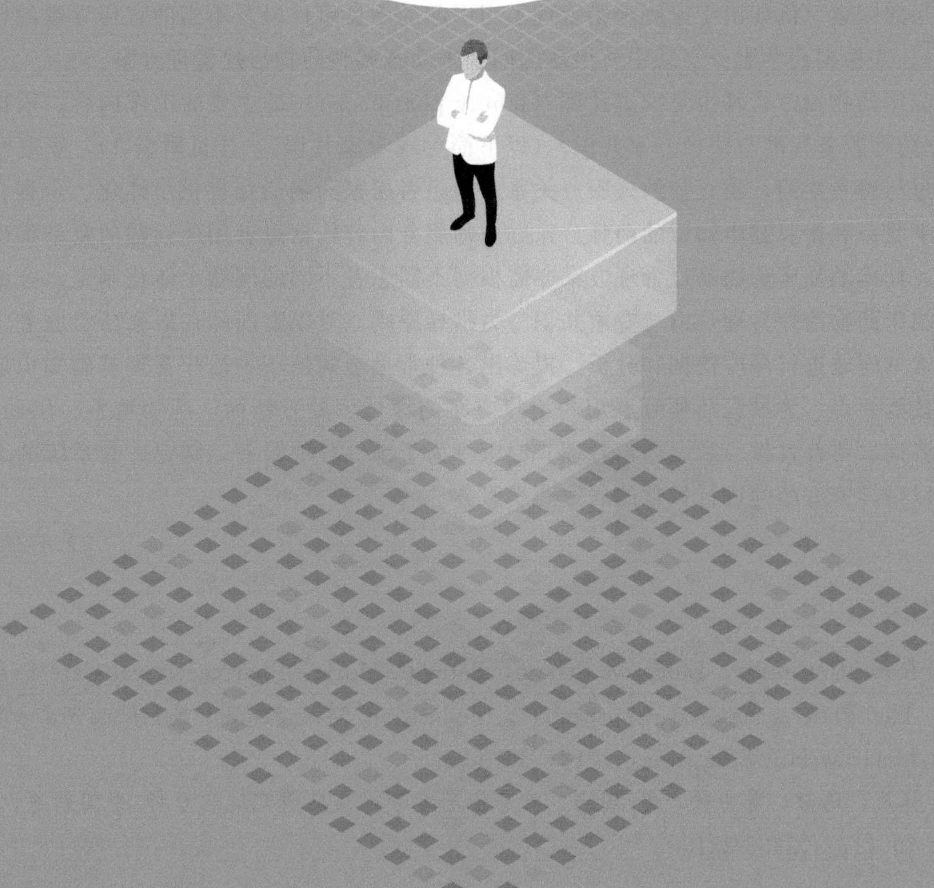

第一节 临床药物治疗管理学研究内容与主要任务

临床药物治疗管理学（clinical pharmacotherapy management）是研究在临床用药过程中对直接或间接影响药物治疗结果的因素进行有效管理的方法学，它是一门应用型学科。临床药物治疗管理学的主要任务是对影响患者用药安全性、有效性、经济性的所有相关因素进行综合分析，制定相关防范干预措施，指导患者、医务人员、社会、家庭等各个方面共同实施对患者合理用药的综合管理，最大限度地帮助患者达到最佳药物治疗效果的目标。

临床药物治疗管理是在药学服务实践中，借鉴药物治疗管理（medication therapy management，MTM）经验的基础上延伸发展而来。2004 年，美国多个药学组织正式确定 MTM 的概念，提出核心要素，并在美国多个州实施。MTM 是指通过专业药师对患者提供用药教育、咨询指导等一系列服务，从而提高患者用药依从性，预防用药错误，培训患者进行自我用药管理，以提高疗效的服务模式。一般 MTM 仅指美国联邦政府在美国老年医疗保险（Medicare）计划中的定义。相比 MTM，临床药物治疗管理不仅扩大了服务内涵、优化了服务流程，还进一步强调了建立以问题为导向、以临床治疗效果为目标的综合管理模式，强调除了关注患者的药物治疗方案和依从性以外，还要关注其他影响药物治疗结果的因素（例如由于家庭药箱管理不当引起的不良事件以及不当的宣传导致的错误用药等），并根据药学服务实践中所出现的问题来动态调整药物治疗管理方案。

临床药物治疗管理也是家庭药师（family pharmacist）最主要的工作内容。根据中国《家庭药师服务标准与路径专家共识》（以下简称《专家共识》，详见附录 1），家庭药师是指通过与患者签约，建立契约式服务关系，为患者居家药物治疗提供个体化、全程、连续的药学服务和普及健康知识的药师。家庭药师服务内容依据患者用药问题的复杂程度加以确定，具体的临床药物治疗管理方案亦需根据不同患者不同的问题个体化制定。家庭药师版的临床药物治疗管理是以《专家共识》为指导原则，对家庭药师在居家药学服务中所碰到的常见问题进行深度挖掘和分析，提炼出各种常见慢病的药物治疗管理基础知识要点和实践技能要点，为家庭药师开展用药治疗方案的评估、处方精简、药物重整、用药指导、药学咨询、科普宣教、家庭药箱管理、健康行为干预等各项服务，制定一套系统的工作指引，以指导家庭药师进行日常的居家药学服务。

（吴晓玲）

【参考文献】

[1] RobertJ. Cipolle，Linda M. Strand，Peter C. Morley. Pharmaceutical Care Practice：The Patient-centered Approach to Medication Management Services. 3rd edition. McGraw-Hill Education，2012，001-005.

[2] 林茂，陈哲，曾力楠，等. 国内、外药物治疗管理文献研究现状分析. 中国药房，2019，30（17）：2305-2310.

[3] 吴晓玲，赵志刚，于国超. 家庭药师服务标准与路径专家共识. 临床药物治疗杂志，2018，16（7）：1-6.

第二节 临床药物治疗管理学与家庭药师服务

一、家庭药师的临床药物治疗管理实践

家庭药师随着家庭化医疗的发展而产生，2006 年随着世界卫生组织和国际药学联合会强调药师对患者直接照顾的重要性，澳大利亚、英国、荷兰、日本、加拿大以及中国台湾等地的药师纷纷开展了不同形式的居家药学服务，尽管世界各地居家药学服务的工作模式各不相同，但核心内容均为慢病或慢病亚健康状态的药物治疗管理。

我国国内的家庭药师制度起步较晚，2017 年 5 月，广东省佛山市南海区率先在全国建立并实施了由政府主导的家庭药师制度，该制度以临床药物治疗管理为重点，通过让药师走进基层、走进家庭为居家患者进行用药疗效评估、疗效追踪、不良反应监测、提供用药指导以及健康宣教等药学服务，实现对患者用药全过程的健康管理。

南海家庭药师制度是我国第一个以临床药物治疗管理为核心的家庭药师制度，它在借鉴国际经验的基础上，结合本土实际，因地制宜从家庭药师智能化工作平台、培训与资质管理、居家药学服务的实施以及绩效考核等方面进行了全方位的设计与实践，优化了药物治疗管理工作流程，创新了药物治疗管理工作机制，填补了我国社区及居家临床药物治疗管理的空白，并在推动提高当地居家慢病患者合理用药水平和帮助节约医疗费用方面取得了明显成效。随后苏州、广州、扬州等其他多个地区也借鉴尝试让药师参与到家庭医生团队中，为居家慢病患者提供药学服务。为了让家庭药师服务水平标准化、同质化、流程化，进一步推动我国家庭药师制度全面实施进程，2018 年 8 月，由中国健康促进基金会医药知识管理专项基金专家委员会组织，广东省中西医结合医院吴晓玲主任药师和北京天坛医院赵志刚主任药师共同任组长，吴晓玲主任作为第一执笔人起草了中国首个《家庭药师服务标准与路径专家共识》，全国 24 个省、市、自治区、特别行政区 30 余名专家共同参与了制定工作。

二、《家庭药师服务标准与路径专家共识》与临床药物治疗管理

《专家共识》在总结广东省佛山市南海区家庭药师的临床药物治疗管理实践经验基础上，参照国际成功做法进行制定，首次正式界定了家庭药师的定义、资质、服务范围、服务路径、能力素质模型和人才培养，系统阐释了家庭药师在临床药物治疗管理，包括用药评估、处方精简、用药指导、追踪随访、药学咨询、科普宣教、家庭药箱管理等药学服务中的具体操作方法和质量评价标准，且工作表格全部用结构化形式加以引导。

《专家共识》源于实践、用于实践，它是家庭药师开展临床药物治疗管理的指导性文件，本书正是以《专家共识》为指导原则，在此基础上补充临床药物治疗基础知识和实践技能要点，通过以问题为导向，结合案例训练，使家庭药师掌握居家药学服务实践技能，

具备慢病药物治疗管理的能力，从而为患者提供标准化、同质化的药学服务。

（吴晓玲）

【参考文献】

[1] RobertJ. Cipolle，Linda M. Strand，Peter C. Morley. Pharmaceutical Care Practice：The Patient-centered Approach to Medication Management Services. 3rd edition. McGraw-Hill Education，2012，001-005.

[2] 吴晓玲，谢奕丹，邱宇翔，等. 家庭药师制度的构建与实践探索. 今日药学，2018，28（5）：340-343，348.

[3] 吴晓玲，赵志刚，于国超. 家庭药师服务标准与路径专家共识. 临床药物治疗杂志，2018，16（7）：1-6.

第三节 家庭药师的岗位职责

在国家健康和医疗卫生管理政策中，安全、合理使用药品都是非常重要的内容。家庭药师的职责是通过为患者或公众提供各种用药相关健康管理服务，帮助其提高治疗效果，降低用药风险，减少用药成本，改善生存质量。

一、提供药学专业性服务

家庭药师的药学专业性服务主要指临床药物治疗管理服务等，如药物使用及相关信息的收集与记录、药物相关问题的评估、用药相关建议与指导、定期随访评估等。

二、提供药学咨询服务

药学咨询服务主要指家庭药师应用药学专业知识向患者或公众提供直接的、负责任的、与药物使用有关的咨询。

三、提供用药相关的健康管理服务

用药相关的健康管理服务主要指家庭药师为患者或公众提供适量的非药物保健信息，开展健康生活方式评估、健康咨询、健康科普宣教、健康行为干预与指导（包括生活方式、营养、运动）等，增加患者和公众对健康生活的了解和认识，帮助患者进行自身健康管理。

四、提供家庭药箱管理服务

家庭药箱管理服务主要指家庭药师为患者或公众提供效期药品管理、药品存放指导、儿童安全用药指导和药品回收等服务。

五、提供用药管理档案服务

用药管理档案服务主要指家庭药师为患者建立用药管理档案，并进行定期更新和维护，同时督促患者建立自己的用药记录（药历）。

（吴晓玲 谢奕丹）

第四节 服务对象的确定

一、服务对象的来源

家庭药师的服务对象是所有需要用药相关健康管理服务的患者或公众，根据来源不同，可分为 3 种。

（1）自发寻求用药相关健康管理服务者，指主动向家庭药师咨询用药相关健康信息的患者或公众。

（2）家庭药师在日常工作中发掘的用药复杂患者。

（3）医生或其他药师转诊或转介给家庭药师的患者。

二、服务对象的性质

家庭药师的服务对象根据健康状况可分为两大部分：一类是患者，一类是公众。根据家庭药师对患者用药治疗方案的评估结果，患者可进一步细分为普通患者和用药复杂患者。具体参照表 1-1。

表 1-1 家庭药师服务患者分类

分类	定义	常见类型
普通患者	无需进行用药治疗方案调整或药学监护的患者	• 对当前用药的目的、治疗目标、服药方法（剂量、频次、时间、途径、疗程、顺序等）、药物相互作用、不良反应、禁忌证、用药注意事项等药物使用相关问题不清楚的患者 • 对特殊给药装置（如胰岛素笔、吸入器等）或居家用药疗效监测仪器（血压计、血糖仪等）操作不清楚的患者 • 自己认为需要家庭药师服务的患者
用药复杂患者	需要进行用药方案调整和药学监护的患者	• 服用 5 种或以上药品，且至少有1种慢病的患者 • 长期服用高警示药品，包括治疗窗狭窄的药品如华法林、苯妥英钠、甲氨蝶呤等的患者 • 近期经历了药品不良反应/事件的患者 • 自己认为需要家庭药师服务的患者

三、服务对象的选择

由于我国的家庭药师尚处于起步阶段，未被公众广泛认知，目前绝大多数患者仍未形成主动寻求药学服务的意识，故家庭药师在日常工作中，有时需要主动去发掘服务对象，重点是用药复杂的慢病患者，除了上面用药复杂患者定义的情况外，还可从以下这些重点人群中去选择合适的服务对象：①疾病控制未达标的患者；②使用特殊剂型药物的患者；

③存在肝肾功能不全的患者；④处于特殊生理期（如妊娠期、哺乳期）的患者和儿童患者；⑤存在药物不良相互作用的患者；⑥药物治疗依从性差的患者；⑦无循证医学证据超说明书用药的患者；⑧在多个医疗机构或多个医生开具处方的患者；⑨希望减少医疗费用的患者。

（吴晓玲　谢奕丹）

第五节　家庭药师的服务内容与服务路径

一、服务内容

家庭药师的服务内容是为患者或公众进行用药相关健康管理，由服务对象的性质和需求两个方面共同决定，主要包括：①临床药物治疗管理；②药学咨询与用药指导；③家庭药箱管理；④健康生活方式评估；⑤健康咨询；⑥健康科普宣教；⑦健康行为干预与指导（包括生活方式、营养、运动）；⑧建立用药管理档案。

根据服务对象的性质不同，家庭药师提供不同的服务内容，见表 1-2。

表 1-2　家庭药师根据服务对象性质提供的服务内容

服务对象	服务内容
普通患者	• 根据患者需求提供药学咨询、科普宣教或家庭药箱管理服务，必要时进行随访
用药复杂患者	• 以问题为导向的临床药物治疗管理服务： ①收集用药相关信息（主观和客观信息） ②评估用药治疗方案（列出问题） ③分析原因 ④处方精简和药物重整 ⑤提出建议（用药、检查和就医、健康管理） ⑥用药指导（制定用药指导书） ⑦随访评估（疗效追踪、药师服务满意度评价、经济效益估算等） • 随访评估后，需要调整方案的患者重新进入药物治疗管理的循环服务路径，也可根据情况向上级医疗机构的药师转诊或会诊，无需调整的患者则定期随访评估
公众	• 健康生活方式评估 • 健康咨询 • 健康科普宣教 • 健康行为干预与指导（包括生活方式、营养、运动）

除了家庭药师根据服务对象性质确定的服务内容外，服务对象也可以根据自身需求由家庭药师提供职责范围内对应的服务或其他个性化的服务，具体内容由服务对象与家庭药师协商确定。

二、服务路径

家庭药师为患者提供服务时首先收集健康相关信息，评估患者的用药治疗方案和生活方式，根据服务对象的性质不同，家庭药师提供不同的服务内容。家庭药师的服务路径可参照图 1-1，具体的工作规范可参照《家庭药师服务标准与路径专家共识》（详见附录 1），工作过程中填写的各种相关记录表（详见附录 2，附表 1～附表 8），最终形成患者的用药管理档案，为随访患者提供参考。

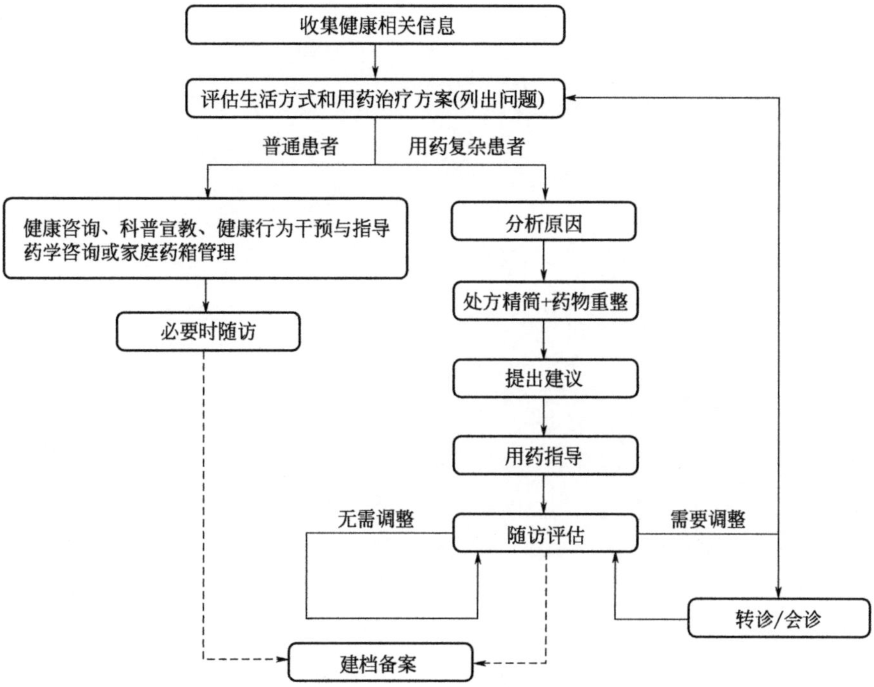

图 1-1 家庭药师服务路径

家庭药师为公众提供服务时应首先明确公众的需求和问题，根据相关专业知识，结合公众的生活习惯、特殊生理状况或家庭人员组成、环境等给予问题解答、科普宣教或提供其他服务（如家庭药箱整理等）；如果公众的需求和问题在自己当前掌握的专业知识外，家庭药师应进一步查找相关循证医学证据后再给予回复。

（吴晓玲 谢奕丹）

【参考文献】

[1] 吴晓玲，谢奕丹，邱宇翔，等. 家庭药师制度的构建与实践探索. 今日药学，2018，28（5）：340-343，348.

[2] 吴晓玲，赵志刚，于国超. 家庭药师服务标准与路径专家共识. 临床药物治疗杂志，2018，16（7）：1-6.

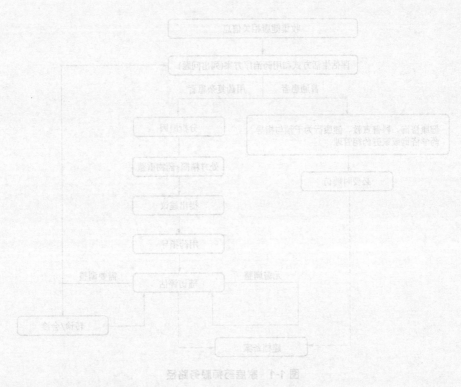

第二章

临床药物治疗管理基本原则与方法

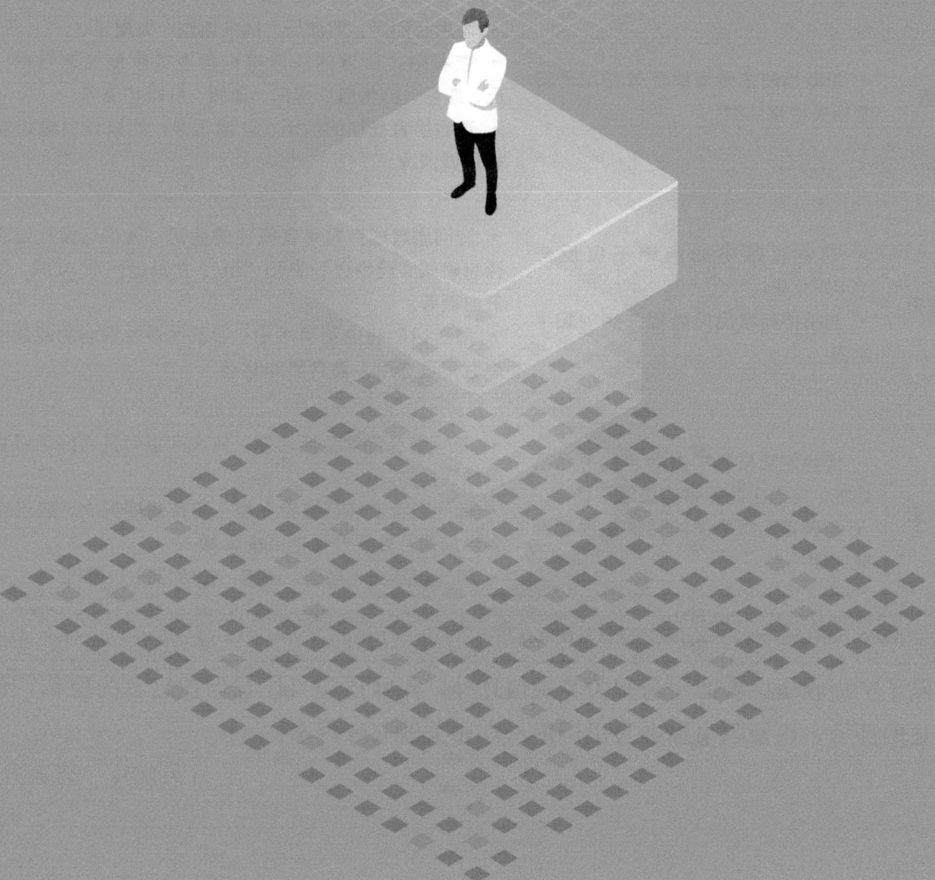

第一节 用药相关信息收集要点和方法

用药相关信息收集是家庭药师准确评估用药治疗方案的基础，并非所有患者都应对照“用药相关信息记录表”（详见附录 2，附表 1）收集一样的信息，而应在尽可能全面的基础上根据患者的主要疾病和用药收集重点信息，具体参照表 2-1。

表 2-1 用药相关信息收集要点和方法

项目	收集要点	方法及示例（以糖尿病为例）
用药	• 全面获取患者使用的所有药品（包括处方药、非处方药、中成药、中药饮片）和保健品	• 建议患者就诊时带上当前服用的所有药品和保健品 • 询问患者（或家属）：“您（或您的家人）是否还有同时服用其他什么药品或保健品吗?” • 查看患者既往的病历、就诊记录 • 上门查看患者的家庭药物储备情况
症状/体征	• 与患者当前主要疾病相关的症状是否存在或改善 • 与患者当前用药风险相关的症状是否存在或加重	• 询问患者相关症状： ① 疗效：如口干多饮是否改善 ② 安全性：如使用二甲双胍后是否出现胃肠道反应 • 查看患者相关的体征，如联合使用降糖药和抗凝药物的患者是否出现乏力、心悸、皮下瘀斑
检查	• 患者当前主要疾病疗效和用药安全相关检查结果	• 为患者测定：如血压、指尖血糖、体重等 • 查看患者最近的医疗机构检查或家庭监测数据：如血压、血糖、糖化血红蛋白、血脂、肝肾功能等 • 查看患者既往的病历、就诊记录：如既往血糖控制和疾病进展情况
既往史	• 药物过敏史或药物不良反应（ADR）史 • 当前用药常见风险相关病史和手术史	• 询问患者或查看患者既往的病历、就诊记录：如既往是否有磺胺类药物过敏史和 ADR，尤其是严重 ADR，如严重低血糖等 • 用药风险病史和手术史：如既往慢性胃肠功能紊乱病史患者不宜选用 α-糖苷酶抑制剂
个人史	• 疾病控制与日常生活习惯关系密切的，应当了解患者的生活习惯 • 与药物选择相关的特殊生理状况或时期	• 询问患者日常生活习惯：如询问患者是否经常进食高脂高糖饮食 • 询问患者或观察患者体型：如育龄期妇女，应当明确患者当前是否处于妊娠期或哺乳期 • 特殊家族史（基因、遗传、生活习惯）、职业等

注：ADR：adverse drug reaction（药物不良反应）。

除了全面收集患者的用药相关客观信息外，药师还应当注意保护患者的隐私，营造安全舒适的环境，以便收集患者与用药依从性相关的心理因素。

（吴晓玲 谢奕丹）

第二节 用药治疗方案评估要点

家庭药师为居家患者进行临床药物治疗管理的关键环节就是进行用药治疗方案评估，只有掌握该环节相关的要点，家庭药师才能实现全面、准确地评估患者的用药治疗方案，有针对性地为患者进行用药指导。

一、评估常用的循证医学依据与标准

1. 药品说明书

主要参照原研药或进口药品说明书，结合患者当前用药厂家的说明书。

2. 指南

首先参考国内各专科学会制定的临床诊疗指南、指导原则、规范、专家共识或声明，国内相关指南缺乏或未更新时参考国际主流指南或共识（如 NCCN、ADA）。

3. 教材

权威机构出版的临床医学和药学教材。

4. 书籍

《中华人民共和国药典临床用药须知》《国家处方集》和《国家基本药物临床应用指南》等国内外权威书籍。

5. 文件

国家药品监督管理部门、国家卫生行政管理等部门官方发布的相关文件。

6. 文献

Micromedex® 有效性等级、推荐等级Ⅱb 级或以上、证据等级 B 级或以上，在本专业 SCI Ⅰ区期刊发表的随机对照试验研究。

7. 数据检索工具

（1）丁香园的“用药助手”、医脉通的“用药参考”和“临床指南” 手机 APP 或网站都能够十分便捷地查询到药品说明书和用药指南，还可快速查询药物相互作用、药物食物相互作用、配伍禁忌、特殊人群用药注意事项和循证用药等。

（2）循证用药数据库 UpToDate 将现有的循证医学证据与世界各国专家临床经验相结合，从而提供最新的临床决策信息。

（3）药智数据 可在线查询下载药品标准、多个国家的药品说明书、国外药典、基本药物目录、医保目录、保健品、化妆品等内容，合理用药板块和药品的研发、生产检验、一致性评价和市场信息以及超说明书用药数据库。

（4）文献数据库

① PubMed（https://www.ncbi.nlm.nih.gov/pubmed）和 EMBASE（https://www.embase.com）：当前最重要的国际生物医学文献数据库。

② Cochrane Library（https://www.cochranelibrary.com）：获取循证医学资源的重要数据库，以其高质量的系统综述著称为循证医学的黄金标准。

③ 谷歌学术搜索（Google Scholar）（http://ac. scmor. com）：可以免费查找世界上出版的绝大部分学术期刊。

④ 百度学术搜索（http://xueshu. baidu. com）：检索的学术论文部分可免费获取，还可设置精细化检索（时间筛选、标题、关键字、摘要、作者、出版、文献类型、被引用次数等）。

⑤ 中国知网 CNKI 学术搜索（http://scholar. cnki. net）、万方学术搜索（http://www. sciinfo. cn）、维普（http://www. cqvip. com）：全球范围内目前最大的中文数据库，搜索资源覆盖文献、学位论文、会议、报纸、工具书、年鉴等多种类型。

二、评估的内容及方法

用药治疗方案评估是家庭药师为居家患者进行临床药物治疗管理的关键环节，只有掌握评估的要点和方法，家庭药师才能实现全面、准确地评估患者的用药治疗方案，有针对性地为患者进行用药指导。用药治疗方案评估要点和方法详见表 2-2，具体实施时可结合“用药治疗方案评估记录表”（详见附录 2，附表 2）对患者的用药治疗方案进行评估。

表 2-2　用药治疗方案评估要点和方法

项目	评估要点	评估方法及示例（以糖尿病为例）
适应证	• 当前所用药物是否都有适应证	• 查看临床诊疗指南和药品说明书等
	• 患者是否存在未干预的疾病或症状	• 询问患者未干预疾病或症状的原因：如合并高尿酸或高血压等
	• 疾病是否可以先进行非药物干预	• 患者是否曾尝试饮食和运动干预
有效性	• 用药选择：是否根据患者的个体化特点（年龄、体型、基因、肝肾功能、妊娠期或哺乳期、既往病史等）、药物特点、药品供应保障情况与患者意愿选用	• 根据相关检查，结合相关疾病诊疗指南和药物作用特点进行评估：如餐后血糖高为主的患者是否选用主要控制餐后血糖的降糖药物；患者是否愿意注射胰岛素
	• 用法用量：主要疾病用药的用法用量是否正确，尤其是特殊剂型药物的存放要求、给药装置操作以及给药方式等关键环节	• 询问患者平时各种药品服药剂量、频次和时间：如磺脲类和格列奈类是否在餐前服用 • 请患者演示：如平时注射胰岛素的关键环节
	• 药物相互作用：影响主要疾病用药疗效的相互作用	• 查看药物说明书及相关循证医学资料：如联用β受体阻滞剂会影响磺脲类的降糖作用
安全性	• 患者是否存在哪些常见 ADR	• 询问患者是否出现什么异常表现：如使用磺脲类的患者是否出现心慌、手抖等低血糖表现
	• 患者当前用药是否剂量过大	• 根据说明书和患者肝肾功能等评估是否减量或停药：如 CrCl＜45mL/min 患者要停用二甲双胍
	• 合并用药是否存在重复用药或加大患者用药风险	• 查看联用药品作用机制或成分是否相同：如中成药消渴丸中含有格列本脲 • 评估药品的相互作用是否引起严重的、需要干预的不良后果：如华法林和降糖药合用抗凝作用增强，是否引起出血
	• 某些用药患者虽然有适应证，但是否同时存在该药的禁忌证	• 确认患者的年龄或生理（妊娠期、哺乳期）状态：如磺脲类等药物目前尚未批准用于孕妇
	• 患者当前用药是否疗程过长	• 根据疾病相关指南和患者病情确定用药疗程：如合并痛风者只需临时使用解热镇痛药

续表

项目	评估要点	评估方法及示例（以糖尿病为例）
依从性	• 患者是否存在自行调整用药的习惯 • 药物是否会漏服以及漏服的频率	• 询问各种药品的用法用量，与患者的处方或医嘱进行比对：如磺脲类医嘱是餐前服，但患者实际为饭后服 • 了解患者的用药体验（有效、无效或导致副作用），分析未遵医嘱服药的原因 • 使用 Morisky 量表
	• 患者是否能定期复诊或对相关检查、指标进行监测	• 询问患者平常就诊和检查的频率
生活方式	• 患者是否存在影响当前疾病疗效或用药安全性的不良生活习惯	• 询问相关生活习惯： ➢如患者是否嗜食高糖高脂饮食 ➢如经常出现低血糖的患者是否有酗酒等

注：Crcl：creatine clearance（肌酐清除率）。

（吴晓玲　谢奕丹）

第三节　用药治疗方案优化方法

一、处方精简要点

多重用药及无适应证用药不仅增加 ADR 风险，还会增加患者的医疗负担，处方精简是家庭药师对患者的用药治疗方案进行优化的主要方法之一，其要点详见表 2-3。

表 2-3　处方精简要点

项目	内容
目标药物	• 患者用药后容易引起毒性、损害或严重不良反应的 • 患者用药后弊大于利的 • 患者用药后疗效不确切的 • 同类药物中有安全性更高的
判断依据	• 老年人潜在不适当用药 Beers 标准 • 老年人处方筛选工具（STOPP）标准 • 抗胆碱能负荷（anticholinergic burden）范围 • 新西兰 Best Practice Journal 的《老年人停药实用指南》（A practical guide to stopping medicines in older people） • 《中国老年人潜在不适当用药判断标准》2017 版 • 药品说明书和临床实践指南
网络资源	• https://deprescribing. org/ • http://medstopper. com/ • https://www. open-pharmacy-research. ca/research-projects/emerging-services/deprescribing-guidelines/

续表

项目	内容
注意事项	• Beers 标准中的潜在不适当用药并非全部需要精简，也并非适用于所有的老年患者，应根据患者的个体情况进行评估 • 药物精简前首先权衡精简的利弊，与医生进行充分沟通，并征得患者同意 • 需要停用多种药物的，按照危害大小确定停用顺序，每次只停用 1 种药物 • 具有停药反应的药物应给出患者逐渐减量的建议，而非直接停药 • 如果精简的药物对患者当前病情影响不大，如存在潜在的用药风险或不再获益，药物精简后应严密观察患者是否出现停药反应或疾病是否复发 • 如果精简的药物对患者已经引起明显的毒性或损害，建议精简的同时给予患者就医指导

注：STOPP：Screening Tool of Older Persons' Prescription（老年人处方筛查工具）

二、药物重整要点

药物重整目的在于最大限度地保证患者医疗安全，实现药物治疗的准确性和连续性，减少临床用药差错和药品不良反应。在进行药物重整时，首先要明确重整对象、重整类型、重整方法和步骤、注意事项等要点，具体详见表 2-4。

表 2-4　药物重整要点

项目	内容
重整对象	• 用药方案近期发生变更的慢病患者（如近期出院带药与既往服药不同、因并发症或新发疾病新增处方药） • 经常于多个医疗机构、多个专科、多个医生就诊的患者 • 喜欢自行调整用药或自我药疗（包括药品、保健品）的患者 • 老年人、儿童、妊娠期或哺乳期妇女、肝肾功能不全等特殊人群
重整类型	• 患者当前存在未治疗疾病或病情 • 患者当前疾病治疗未达标 • 患者当前药物的用法用量不正确 • 患者当前用药已经出现明显或严重不良反应 • 患者当前用药存在不良相互作用，增加患者用药风险
重整方法和步骤	①通过问诊患者或家属、查看患者的处方或医嘱、了解自备药品或当前处方外药品或保健品的服用情况 ②为患者列出服药清单（包括药品名称、规格及用法用量） ③比对患者当前服药清单与处方/医嘱是否一致 ④参照权威的临床诊疗指南、专家共识、医药教材和书籍，使用老年人处方遗漏筛查工具（START）结合处方精简的依据等进行详细评估 ⑤根据评估结果给出继续、停用、加用、恢复用药、换药等建议
注意事项	• 如果药物重整仅涉及给药时间或顺序：家庭药师可为患者制定服药清单（包括药品名称及规格、用法用量、疗程、注意事项等），并指导患者按照清单用药即可 • 如果药物重整涉及患者处方调整：家庭药师应就患者用药问题和调整建议与主管医生沟通，不能直接沟通的则由患者持药师建议至相应医疗机构或专科调整

注：START：Screening Tool to Alert to Right Treatment（处方遗漏筛查工具）

三、处方精简和药物重整的实施和方法

明确了处方精简和药物重整的要点后，关键就是如何在临床药物治疗管理当中实施处方精简和药物重整。在实施过程中，家庭药师尤其要关注老年人等特殊人群不宜使用的药品，及时与处方医生进行商榷修正。还有，如果患者同期在多个科室就诊，或多个医院就诊，因不同的思维方式或用药习惯，导致同类药理作用的药物重叠使用的情况，家庭药师也应及时与医生沟通、整合。处方精简和药物重整的实施方法详见表 2-5，具体实施时可结合“用药治疗方案评估记录表”（详见附录 2，附表 2）对患者的用药治疗方案进行优化，涉及需要变更处方的，应与医生进行沟通后再确定最终方案，具体可参照“与医生沟通反馈表”（详见附录 2，附表 3）。

表 2-5　处方精简和药物重整的实施和方法

项目	方法	示例（以糖尿病为例）
识别用药目的或危险因素	• 根据患者诊断或相关危险因素判断临床用药目的及范围	
	➢治疗用药	• 疾病本身：如糖尿病患者使用各类降糖药物 • 并发症：如糖尿病足患者使用依帕司他等 • 合并症：如合并高尿酸血症患者使用苯溴马隆等
	➢预防用药	• 糖尿病前期：如使用阿卡波糖预防糖尿病 • 没有明显糖尿病血管并发症但具有心血管危险因素：如予以降压、调脂及应用阿司匹林治疗
停止无指征用药	• 对照用药目的和危险因素，停用无指征用药	
	➢对因治疗	• 如无糖尿病神经病变的患者使用依帕司他
	➢预防用药	• 如无心血管疾病或危险因素患者使用阿司匹林
	➢症状已消失的对症治疗药物	• 如水肿已消退的患者仍在使用利尿剂
	• 用于缓解其他 ADR 的药物：评估引起 ADR 的药物是否有其他可替代药物，予以更换并减掉缓解 ADR 的药物	• 如给予多潘立酮缓解阿卡波糖的胃肠道反应可考虑改用噻唑烷二酮类，并停用多潘立酮
	• 对于可先采取生活干预的疾病，暂停用药后进行生活干预	• 如果生活干预后病情仍未改善或达标则重新予以药物治疗：糖尿病早期的患者可先进行 3 个月的饮食和运动干预
补充或增加适应证用药	• 存在未干预的适应证：依据指南给予适宜的药物治疗	
	➢疾病本身未治疗	• 如存在糖尿病且肥胖的患者予以二甲双胍治疗
	➢并发症未处理	• 如存在糖尿病周围血管病变的患者予以前列地尔治疗
	➢存在危险因素未进行预防用药	• 如有心血管疾病危险因素患者予以阿司匹林或硫酸氢氯吡格雷预防
	➢合并症未诊治	• 如合并高血脂患者予以他汀类治疗 • 如合并高血压患者予以 ACEI 或 ARB 等降压治疗
	• 存在未干预的症状：可通过药物治疗消失或缓解的，增加相应药物	• 如急性水肿的患者予以利尿剂治疗 • 如存在神经性疼痛的患者予以卡马西平等治疗

续表

项目	方法	示例（以糖尿病为例）
停止无效治疗	• 已经长期规范治疗但无效的药物，予以停药	• 如胰岛功能衰竭患者应暂停使用促泌剂
	• 降低患者疗效的联合用药：评估联合用药的利弊，如果弊大于利，则应根据患者病情选择停用或换药	• 如使用氢氯噻嗪降压会降低降糖作用，则可考虑停用利尿剂，改用其他降压药
	• 没有必要的联合用药，予以停止联合用药（包括复方制剂）	• 患者糖尿病初期，病情较轻，没有必要起始联合使用二甲双胍和阿卡波糖，予以暂停阿卡波糖
	• 用法不规范的药物：改用正确用法	• 如皮下注射胰岛素的患者针头多次使用导致胰岛素吸收障碍，应告知患者针头只能一次性使用
恢复有效治疗	• 根据患者的个体化特点（年龄、体型、基因、肝肾功能、妊娠期或哺乳期，既往病史等）选用药物	• 如妊娠期糖尿病患者宜选用胰岛素治疗
	• 根据药物的特点（规格、剂型、给药途径、药代学、药动学等）选用药物	• 如存在胃肠道吸收障碍的患者宜选用皮下注射胰岛素 • 如阿卡波糖餐后给药的，宜调整为餐中与第一口饭嚼碎同服
	• 恢复药物的常规有效剂量（主要针对自行减量的患者）	• 如使用二甲双胍 0.25g q.d 的患者恢复正常剂量 0.5g b.i.d~t.i.d
	• 病情需要联合用药的，增加不同机制、有协同作用的药物联合治疗	• 如在二甲双胍的基础上联用磺脲类
停止不安全用药	• 根据说明书（剂量、频次等）、患者的肝肾功能或年龄调整用法用量	• 如 CrCl 在 30~50mL/min 的患者沙格列汀的剂量应减半
	• 停用超过疾病治疗或预防推荐疗程的药物	• 如合并消化性溃疡的患者溃疡愈合后停用质子泵抑制剂
	• 停用存在禁忌证、严重 ADR 和存在质量问题的药物	• 如 CrCl< 25mL/min 者禁用阿卡波糖 • 如使用 SLGT-2 抑制剂后出现截肢的
	• 重复用药或其他增加患者用药风险的联合用药，根据患者病情停用其中一种	• 如磺脲类和格列奈类均为促泌剂，不宜联合使用

注：ACEI：angiotensin converting enzyme inhibitor（血管紧张素转换酶抑制剂）；ARB：angiotensin Ⅱ receptor antagonist（血管紧张素Ⅱ受体拮抗剂）；SLGT-2：sodium-glucose cotransporter-2（钠-葡萄糖协同转运蛋白）。

四、提高用药依从性

用药依从性差是慢病患者的一个普遍现象，发生率在30%～60%，尤其是当患者症状好转后，家庭药师应该在患者初诊和每次随访中都要评估患者的依从性并给予针对性的干预。患者用药依从性差的常见原因和应对方法要点详见表 2-6。

表 2-6 用药依从性差的常见原因和应对方法要点

常见原因	应对方法
服药方案过于复杂	• 将短效制剂改为控释制剂或缓释制剂 • 制定服药清单 • 请家属或陪护人协助服药
药品费用过高	• 将原研或进口药品替换为通过一致性评价的仿制药品
担心长期服药对身体不好或已出现难以耐受的 ADR	• 消除患者对不良反应的恐惧，指导患者如何监测、预防或缓解 ADR 的自我应对方法
无法吞咽或自行服用药物	• 将不能研磨的控释制剂、缓释制剂改为普通可研磨片剂 • 将口服制剂改为注射剂 • 请家属或陪护人协助服药
记忆力下降	• 视觉提醒：贴便签，将药瓶放置在明显的位置 • 听觉提醒：设置手机短信或闹铃 • 使用药物分装盒
未进行或不知道如何生活干预	• 指导患者如何调节饮食和运动，如有特殊饮食要求的患者，可以为患者提供适宜的食物清单或请营养师协助制定食谱 • 指导患者日常生活中如何预防疾病活动或减轻症状，如指导糖尿病足患者如何进行足部日常护理
疾病及用药知识欠缺	• 就相关内容进行反复宣教

（吴晓玲　谢奕丹）

第四节　用药指导要点

一、用药指导主要内容

用药治疗方案的评估和优化都是家庭药师对患者进行用药指导所做的准备工作，家庭药师必须掌握用药指导的要点，才能让患者配合执行新的、优化的用药治疗方案。患者用药指导要点详见表 2-7，具体实施时可结合“患者用药指导书”（详见附录 2，附表 4）对患者进行用药指导。

表 2-7 用药指导要点

项目	用药指导要点和示例（以糖尿病为例）
服药清单及用药指导	• 服药清单：应包括患者当前服用的所有药品和保健品 • 指导内容：包括药品名称、规格，给药单次剂量、频次、途径、时间及疗程 • 给药单次剂量：建议以片或粒等利于通俗的方式表述，药品有多种规格时（如瑞格列奈有 2mg 和 0.5mg），应提醒患者变更厂家时注意单次剂量的变化，尤其是老年患者 • 特殊剂型药物用法：建议通过模具演示、图片或视频教学的方法进行指导，尤其是特殊给药装置

续表

项目	用药指导要点和示例（以糖尿病为例）
用药变更及注意事项	• 需要变更用药品种或剂量的，应与专科医生沟通后再给出具体建议 • 服药清单中变更的任一内容都应作为重点指导内容告知患者 • 注意事项：主要是针对当前用药方案中影响药物疗效或安全性的常见用药误区的提醒，而不是说明书所有注意事项的罗列，如提醒胰岛素不能放在冰箱冷冻处 • 对当前用药常见和严重的风险，应预先指导患者如何监测和应对，在什么情况下需要就诊，如服用降糖药患者应指导患者低血糖的表现、预防和应对措施 • 影响患者主要疾病疗效和存在用药安全隐患的药物漏服处理，如服用格列奈类的患者忘记餐前服药，若餐后想起，则需立即监测血糖水平，若血糖轻度升高，可通过运动降低血糖，不用补服；若血糖明显升高，适当减量补服降糖药
检查和就医建议	• 根据个体化情况，指导患者到具体哪个专科进行就诊、完善哪些具体的检查项目 • 患者可自行在家监测的项目应指导患者购买监测的器具、进行监测的关键步骤和具体时间，可配合监测用具演示指导，如建议患者购买血糖仪并定期监测血糖
健康生活方式指导	• 对疾病疗效影响明显的疾病（如糖尿病、高血压、高血脂、高尿酸等），予以生活方式（包括饮食、运动以及其他生活习惯）的指导，如指导糖尿病患者选用低糖指数的食物 • 如果生活方式对某些药物的安全性影响较大，也应指导患者如何规避用药风险，如指导酗酒的患者戒酒以免引起低血糖事件 • 指导患者预防疾病活动和（或）减轻症状，如指导糖尿病足患者护足，避免溃疡和感染
依从性指导	• 参照表 2-6

二、用药指导注意事项

① 家庭药师应为患者解读每个建议的意义，并指导其具体的实施方法和关键步骤。

② 重点内容应在药师指导后让患者复述或操作演示，反复训练至患者理解或能正确操作。

③ 患者首次接受服务后，家庭药师应留下患者的准确联系方式，并告知患者家庭药师会在后期进行电话、微信或入户随访等。

④ 在指导书后面必须留下家庭药师或门诊的联系电话和门诊时间，以便患者需要时可随时查询，及时随访。

⑤ 对于患者本身有意识障碍或其他原因不能自行服药的，用药指导应对负责患者服药的家属或陪护人进行。

（吴晓玲　谢奕丹）

第五节　随访评估要点

随访评估是通过观察、评估和记录药物治疗的实际检验结果和治疗结局，来确认前期工作结果的重要步骤，同时也是对患者用药有效性和安全性的持续追踪。在随访评估中需要明确以下要点。

一、随访对象

家庭药师的服务对象中需要随访的对象是患者，通常为慢病患者，重点是用药复杂患者。

二、随访内容

随访评估的内容由家庭药师根据患者的性质和上一次服务内容来确定，主要包括对患者当前用药治疗方案的再次评估、上一次服务的经济效益估算、患者对药师服务满意度评价和制定下一次随访评估计划，随访评估要点详见表 2-8，具体实施时可结合“随访评估记录表”（详见附录 2，附表 6）进行。患者对药师服务满意度评价可参照“患者用药指导效果评估表”（详见附录 2，附表 5）。

表 2-8 随访评估要点

随访对象	随访评估要点及示例（以糖尿病为例）
所有患者	• 再次评估患者当前用药治疗方案：用药疗效和安全性好的患者只需定期随访即可，需要调整用药方案的则重新进入临床药物治疗管理的循环服务路径或直接向上级转诊/会诊 • 经济效益估算：用药品种或用量减少后病情稳定或好转的患者，根据处方精简药物的品种及用量估算节约费用 • 患者对药师服务满意度评价 • 制定下一次随访评估计划：包括随访时间和随访内容
普通患者	• 患者当前治疗方案下的疾病控制情况，包括主要慢病的疾病控制目标（如糖尿病患者的血糖、糖化血红蛋白等）和病情进展指标（如糖尿病患者的肾功能） • 当前用药是否出现不良反应（如使用磺脲类的患者是否出现低血糖、胃肠道反应） • 其他个体化的内容
用药复杂患者	• 患者对上次药师指导的实际执行情况：如建议调整阿卡波糖给药时间的患者是否能按药师指导时间给药 • 上次存在问题的改善情况：如患者上次发现的肝功能异常停用阿卡波糖后是否好转 • 调整用药方案后是否出现新的用药问题，包括新的 ADR 或药物相互作用：如改用瑞格列奈后患者出现视觉异常 • 主要慢病的疾病控制目标和病情进展指标 ➢查看患者近期医疗机构检查结果或居家监测的检查项目记录情况（如血糖、血压监测情况、肝肾功能检查情况） ➢为患者监测血压或进行指尖血糖监测，确认患者是否掌握测量的方法，测量的频率是否足够，记录是否完整 ➢未能获得的检查建议患者在下次复诊前完善 • 其他个体化的内容

三、随访时间

① 首次签约患者：就诊后应根据患者当时的病情与患者协商好下次随访的时间，一般在 1 个月内至少随访 1 次，后期根据具体情况可逐渐延长，至少 1～3 个月随访 1 次。

② 签约患者新住院：出院 1 周内增加 1 次随访。

③ 随访时病情稳定且无需进行用药方案调整的患者：每 1～3 个月随访 1 次即可，也

可结合相关临床指南的要求，如高血压患者第一次出现血压控制不满意或出现 ADR 的患者，调整用药方案后 2 周内随访。

④ 患者近期进行用药方案调整的，且涉及主要慢病的治疗性用药：则根据病情轻重和药物作用特点来确定随访时间。

四、随访方式

① 主动随访：患者自行到门诊复诊或通过电话、微信或 QQ 向家庭药师汇报新情况。

② 被动随访：家庭药师对患者进行入户面对面随访，也可以是电话、微信或 QQ 等非面对面的随访。

③ 有条件的可采用网络工具随访，既提高效率，又可增加服务次数。

五、随访注意事项

① 家庭药师应提前熟悉患者的病情以及主要随访内容，提醒患者提前安排随访时间和进行必要的检查。

② 随访时间尽量避开居民休息时间，条件允许的情况下提前与患者沟通协商。

③ 电话随访者在电话接通后应首先说明自己的身份、致电的目的，以免被误认为是骚扰电话。

（吴晓玲　谢奕丹）

【参考文献】

［1］ 吴晓玲，谢奕丹，邱宇翔，等. 家庭药师制度的构建与实践探索. 今日药学，2018，28（5）：340-343，348.

［2］ 吴晓玲，赵志刚，于国超. 家庭药师服务标准与路径专家共识. 临床药物治疗杂志，2018，16（7）：1-6.

［3］ 赵越，鞠晓宇，董占军. 处方精简——减少老年人不适当多重用药. 医药导报，2018，37（12）：1513-1517.

［4］ 曾英彤，杨敏，伍俊妍，等. 药学服务新模式——处方精简（Deprescribing）. 今日药学，2017，27（06）：390-393.

［5］ RobertJ. Cipolle，Linda M. Strand，Peter C. Morley. Pharmaceutical Care Practice：The Patient-centered Approach to Medication Management Services. McGraw-Hill Education，2014-11，95-103.

［6］ Farrell B，Tannenbaum C. Deprescribing Guidelines and Algorithms. http：//deprescribing. org/resources/deprescribing-guidelines-algorithms/.

［7］ Jansen J，Naganathan V，Carter S M，et al. Too much medicine in older people? Deprescribing through shared decision making. BMJ，2016，353：i2893.

［8］ 张彩霞，马卓，崔向丽. 三种老年人潜在不适当用药评估标准的比较. 中国药物应用与监测，2019，16（01）：43-45+56.

第三章

常见慢病药物治疗管理

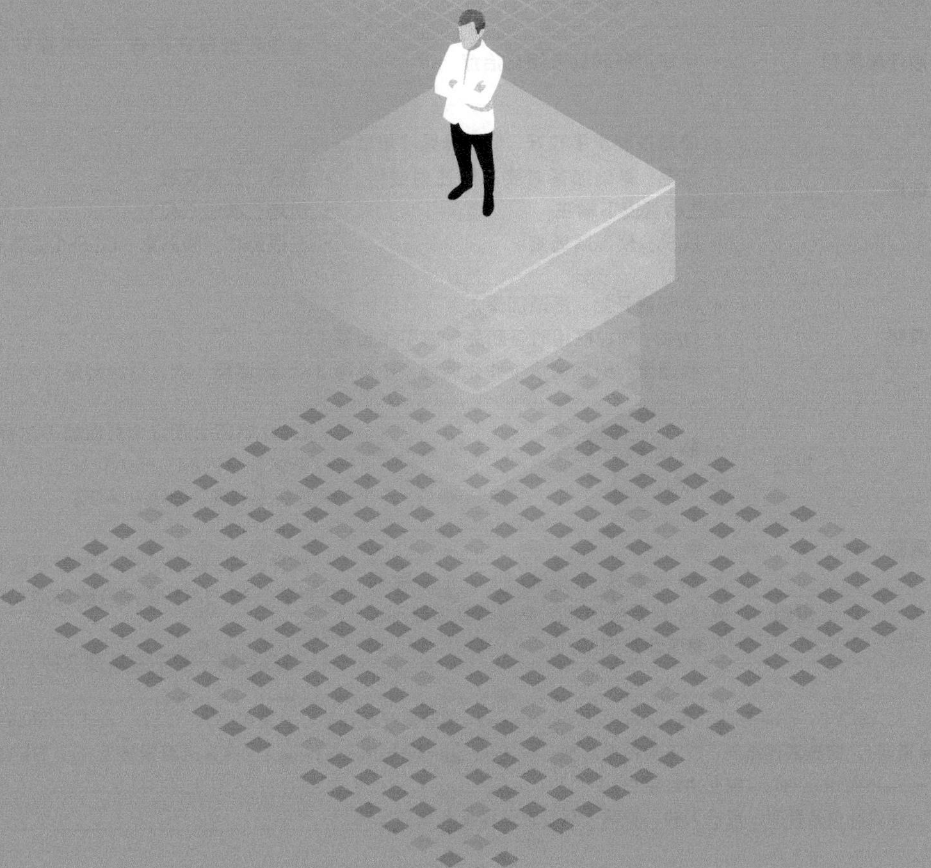

第一节 糖尿病的药物治疗管理

一、基础知识要点

1. 药物治疗基本原则（详见表 3-1）

表 3-1 糖尿病（diabetes mellitus，DM）药物治疗基本原则

项目		1 型糖尿病（Type 1 DM，T1DM）	2 型糖尿病（Type 2 DM，T2DM）
用药指征		• 仅用于单纯生活方式干预后血糖控制仍不达标的患者	
疾病控制目标		• 在避免低血糖情况下尽量使血糖达标或接近正常	
空腹血糖		• 3.9~7.2mmol/L	• 4.4~7.0mmol/L
非空腹血糖		• 5.0~10.0mmol/L	• <10.0mmol/L
HbA1c		• <7.0%	• <7.0%
血压		• <130/80mmHg（老年患者可适当放宽至 150/90mmHg）	
总胆固醇		• <4.5mmol/L	
甘油三酯		• <1.7mmol/L	
低密度脂蛋白胆固醇		• 未合并 ASCVD：<2.6mmol/L；合并 ASCVD：<1.8mmol/L	
高密度脂蛋白胆固醇		• 男性：>1.0mmol/L；女性：>1.3mmol/L	
体重指数		• <24.0kg/m^2	
药物治疗总原则		• 尽早进行胰岛素强化治疗	• 首先考虑单药治疗，未达标考虑联合用药
药物选择		• 血糖控制水平较好、低血糖风险更低 • 首选：基础加餐时胰岛素注射或持续胰岛素皮下输注 • 次选：预混胰岛素	• 首选：二甲双胍 • 次选：其他 OAD • 三线药物：胰岛素、GLP-1 受体激动剂
剂量调整		• 小剂量开始，逐渐加量 • OAD：3 种联用时各药品一般不用全量 • 胰岛素：根据病情个体化调整，一般每 3~5 天调整 1 次，每次调整 1~4U	
联合用药	**指征**	• 胰岛素治疗血糖不达标者可加用 OAD	• OAD 单药治疗 3 个月血糖不达标 • 新诊断 T2DM：HbA1c≥7.5%且伴有明显临床症状、HbA1c≥9%
	原则	• 胰岛素联合 OAD 时可选二甲双胍、α-糖苷酶抑制剂或胰岛素增敏剂，不能加促泌剂	• 两种 OAD 联用 3 个月血糖不达标，可联合第三种 OAD 或开始胰岛素、GLP-1 治疗 • OAD 联用一般不宜超过 3 种

注：1. ASCVD：atherosclerotic cardiovascular disease（动脉粥样硬化性心血管疾病）；OAD：oral antidiabetic drug（口服降糖药）；胰岛素促泌剂：以下简称促泌剂；GLP-1：glucagon-like peptide 1（胰高血糖素样肽 1）；HbA1c：glycosylated hemoglobin A1c（糖化血红蛋白）。

2. 上述目标值是针对一般成人的，特殊人群目标值详见各相关指南。

2. 药物分类与临床应用要点（详见表 3-2）

表 3-2　糖尿病治疗药物分类与临床应用要点

分类	常用品种及作用机制	临床应用要点
双胍类	• 常用品种：二甲双胍 • 作用机制：主要通过减少肝脏葡萄糖输出，降低空腹血糖	• 适应证：①T2DM 首选、联合治疗的基础药物，特别是肥胖患者、超重和高胰岛素血症者；②糖耐量减低者 • 禁用：CrCl＜45mL/min 或 eGFR＜45mL/（min · 1.73m^2） • 不宜使用：妊娠及哺乳期、≤10 岁 • 暂停使用：使用碘化造影剂者、转氨酶≥3 倍正常上限时 • 肾损害：根据 CrCl 减量或停药 • 给药时间：①肠溶片：餐前 0.5h；②普通片剂：餐中或餐后；③缓释片：晚餐时 • 有文献报告成人最高推荐剂量为每日普通片 2.55g，缓释片不超过 2g，肠溶片为 1.8g
α-糖苷酶抑制剂	• 常用品种：阿卡波糖、伏格列波糖和米格列醇 • 作用机制：通过延缓碳水化合物在肠道内消化吸收，降低餐后血糖	• 适应证：①T2DM 一线用药，尤其是以碳水化合物为主食并餐后血糖高者；②糖耐量减低者 • 阿卡波糖、米格列醇禁用：CrCl＜25mL/min、明显消化和吸收障碍的慢性胃肠功能紊乱患者、由于肠胀气而可能恶化的疾病（如 Roemheld 综合征、严重的疝气、肠梗阻和肠溃疡）患者 • 伏格列波糖禁用：严重酮体症、糖尿病昏迷或昏迷前的患者，严重感染的患者，手术前后的患者或严重创伤的患者 • 不宜使用：妊娠及哺乳期、≤18 岁 • 肾损害：根据 CrCl 减量或停药 • 给药时间：餐前即刻整片吞服或与前几口食物一起嚼服 • 用药后出现低血糖，应使用葡萄糖，不宜使用淀粉类食物或蔗糖
SU	• 常用品种：格列本脲、格列齐特、格列喹酮、格列吡嗪和格列美脲 • 作用机制：通过刺激胰岛素分泌，降低空腹和餐后血糖	• 适应证：T2DM 一线用药，尤其是体重偏低、胰岛功能尚存者 • 禁用：T1DM、磺胺类过敏者 • 慎用：G6PD 缺乏症患者 • 不宜使用：妊娠及哺乳期、≤18 岁 • 肾损害：根据 CrCl 减量或停药 • 给药时间：①普通片剂：早餐前 0.5h 或与早餐同服；②控缓释制剂：早餐时 • 服药 30min 内必须进食，以免发生低血糖。格列美脲不得咀嚼
格列奈类	• 常用品种：瑞格列奈、那格列奈和米格列奈钙 • 作用机制：通过刺激胰岛素分泌，降低餐后血糖	• 适应证：T2DM 一线用药，尤其是餐后血糖高为主、进餐不规律者 • 禁用：T1DM。严重肝损害者禁用瑞格列奈 • 不宜使用：妊娠及哺乳期、≤18 岁 • 肾损害：使用瑞格列奈和那格列奈无须调整剂量 • 轻中度肝损害：使用那格列奈无须调整剂量 • 餐前服药，15min 内必须进食，不进餐不服药，加餐应增服 1 次药 • 不适用于 SU 治疗失效者，不能与 SU 合用

续表

分类	常用品种及作用机制	临床应用要点
TZDs	• 常用品种：吡格列酮和罗格列酮 • 作用机制：通过改善胰岛素抵抗，降低空腹和餐后血糖	• 适应证：T2DM，尤其是胰岛素抵抗者 • 禁用：心功能 NYHA 分级Ⅲ级以上、严重骨质疏松和骨折病史、严重肝损害。严重肾损害禁用吡格列酮 • 不宜使用：妊娠及哺乳期、≤18 岁 • 2 周起效，4 周达最大疗效，不适于初始治疗
DPP-4 抑制剂	• 常用品种：西格列汀、维格列汀、沙格列汀、利格列汀和阿格列汀 • 作用机制：通过抑制 DPP-4 活性，降低空腹和餐后血糖	• 适应证：T2DM，尤其是低血糖隐患、老年、依从性差及肥胖者 • 禁用：T1DM 或糖尿病酮症酸中毒。转氨酶 > 3 倍正常值上限禁用维格列汀 • 不宜使用：妊娠及哺乳期、≤18 岁 • 肾损害：利格列汀不需要调整剂量，其他 DPP-4 抑制剂轻中度肾功能不全减量使用；eGFR < 30mL/(min · 1.73m^2)阿格列汀仍可减量使用 • 沙格列汀不得切开或掰开服用
GLP-1 受体激动剂	• 常用品种：艾塞那肽、利拉鲁肽、利司那肽和贝那鲁肽 • 作用机制：激动 GLP-1 受体，增强胰岛素分泌、抑制高血糖分泌，并延缓胃排空，从而降低血糖	• 适应证：T2DM，尤其是低血糖隐患、肥胖、心血管疾病高风险者 • 禁用：T1DM、糖尿病酮症酸中毒 • 不宜使用：严重胃肠道疾病、CrCl < 30mL/min、妊娠及哺乳期、≤18 岁；肝损害患者：使用利司那肽无需减量，不宜使用利拉鲁肽 • 肾损害：根据 CrCl 减量或停药 • 给药时间：①贝那鲁肽：餐前 5min；②艾塞那肽、利司那肽：餐前 60min 内 • 皮下注射，不得冷冻后使用
SLGT-2 抑制剂	• 常用品种：达格列净、恩格列净和卡格列净 • 作用机制：通过抑制肾小管重吸收葡萄糖，促进尿糖排泄，降低血糖	• 适应证：T2DM，尤其是低血糖隐患、肥胖、合并心血管疾病者 • 禁用：T1DM、糖尿病酮症酸中毒、eGFR < 30mL/(min · 1.73m^2) • 不宜使用：严重胃肠道疾病、妊娠及哺乳期、≤18 岁 • 肾损害：根据 CrCl 减量或停药 • 肝损害：轻中度可用。达格列净肝损害时无需调整剂量 • 给药时间：①达格列净和恩格列净：餐前或餐后；②卡格列净：第一次正餐前
胰岛素 速效	门冬胰岛素、赖脯胰岛素、谷赖胰岛素	• 适应证：①DM 胰岛素替代治疗、强化治疗或 OAD 治疗失效者；②糖尿病酮症酸中毒等严重应激情况、血管并发症 • 可用：妊娠及哺乳期、儿童（德谷胰岛素除外，儿童适用年龄参照说明书） • 胰岛素用量：肝肾损害时减少，但慢性肝损害者可能会增加 • 速效胰岛素：餐前 15min 内注射或餐后立即注射 • 短效胰岛素：餐前 20～30min 内注射 • 餐时胰岛素：可用于皮下注射、静脉给药（谷赖胰岛素除外）或胰岛素泵；不进餐时不用药，以免发生低血糖 • 中效胰岛素：餐前 30～60min 内或饭后立即注射，单用时应睡前给药，降低夜间低血糖风险
胰岛素 短效	胰岛素（动物）、人胰岛素	
胰岛素 中效	低精蛋白锌胰岛素、精蛋白（锌）人胰岛素	
胰岛素 长效	精蛋白锌胰岛素、甘精胰岛素、地特胰岛素、德谷胰岛素	

续表

分类		常用品种及作用机制	临床应用要点
胰岛素	预混	精蛋白锌胰岛素 30R、精蛋白人胰岛素 30R/50R、门冬胰岛素 30、精蛋白锌重组赖脯胰岛素 25R/50R	• 预混胰岛素：每日 1～2 次给药（门冬胰岛素 30 可每日 3 次），餐前 30min 内或饭后立即注射，每天 2 次给药时应停用促泌剂 • 长效胰岛素：每日固定时间注射 1～2 次，与进食无关，两次注射至少间隔 8h

注：1. eGFR：estimated glomerular filtration rate（估算肾小球滤过率）；SU：sulfonylureas（磺脲类）；TZDs：thiazolidinediones（噻唑烷二酮类）；DPP-4：dipeptidyl peptidase 4（二肽基肽酶 4）；SLGT-2：sodium-glucose cotransporter-2（钠-葡萄糖协同转运蛋白 2）；G6PD：glucose-6-phosphate dehydrogenase（葡萄糖-6-磷酸脱氢酶）；NYHA：New York Heart Association（纽约心脏病协会）。

2. 人胰岛素包括生物合成或重组人胰岛素；速/短效胰岛素属于餐时胰岛素；中/长效胰岛素属于基础胰岛素。

3. 30R 是指含 30%的短效胰岛素；30R/50R 分别指含 30%或 50%的短效胰岛素，25R/50R 分别指含 25%或 50%的赖脯胰岛素。

3. 主要的药物相互作用

降糖药物联用时会增强降糖作用，联用胰岛素或促泌剂者发生低血糖时可调整胰岛素或促泌剂的剂量，也可改用其他降糖药：α-糖苷酶抑制剂、DPP-4 抑制剂或 SGLT-2 抑制剂。糖尿病治疗药物与其他药物的相互作用详见表 3-3。

表 3-3 糖尿病治疗药物与其他药物相互作用的风险及处理建议

分类	相互作用的药物	风险	处理建议
双胍类：二甲双胍	CCB、利尿剂、糖皮质激素、甲状腺制剂、雌激素、拟交感神经药、口服避孕药、烟酸、树脂类、异烟肼、苯妥英钠、酚噻嗪	血糖升高	• 监测血糖，调整二甲双胍剂量 • 更换降糖药，比如必须用 CCB 或氢氯噻嗪时可换西格列汀
	地高辛、吗啡、雷尼替丁、万古霉素	影响彼此的排泄	• 监测血糖，调整二甲双胍剂量 • 监测地高辛血药浓度，调整地高辛剂量 • 更换降糖药，比如必须用地高辛时可换西格列汀
	华法林	加强抗凝血作用	• 监测凝血功能，调整华法林剂量 • 更换降糖药，比如西格列汀
	碘造影剂	诱发乳酸酸中毒	• CrCl＞60mL/min：检查前或检查时必须停用二甲双胍 • CrCl 45～60mL/min：注射造影剂 48h 前必须停用二甲双胍 • 造影检查至少 48h 后复查肾功能无恶化才可再使用二甲双胍
α-糖苷酶抑制剂	**伏格列波糖：**β 受体阻滞剂、MAOIs、华法林、氯贝特类降脂药、水杨酸制剂	血糖降低	• 监测血糖，调整伏格列波糖剂量 • 更换降糖药，比如必须用华法林时可换西格列汀 • 避免同时服用 α-糖苷酶抑制剂和考来酰胺、肠道吸附剂、消化酶类，胃肠道胀气者可选用二甲基硅油

续表

分类	相互作用的药物	风险	处理建议
α-糖苷酶抑制剂	**伏格列波糖：**肾上腺素、糖皮质激素、甲状腺激素 **阿卡波糖：**考来酰胺、肠道吸附剂、消化酶类	血糖升高	
	阿卡波糖：地高辛	影响地高辛吸收	• 监测血糖，调整阿卡波糖剂量 • 监测地高辛血药浓度，调整地高辛剂量 • 更换降糖药，比如西格列汀
SU	**【通用】**β受体阻滞剂、MAOIs、磺胺类、水杨酸制剂、氯霉素（后3个药的相互作用格列齐特除外） **格列本脲：**保泰松、丙磺舒 **格列齐特：**氟康唑、H_2受体拮抗剂、克拉霉素 **格列喹酮：**抗结核药、双香豆素类、四环素类、氯霉素 **格列美脲：**ACEI、贝特类、喹诺酮类、氟西汀、香豆素衍生物、克拉霉素、四环素类、氟康唑、四环素族、合成代谢类固醇、雄激素 **格列吡嗪：**ACEI、ARB、贝特类、NSAIDs、氟西汀、喹诺酮类、伏立康唑、H_2受体拮抗剂、香豆素	血糖降低	• 监测血糖，调整SU剂量 • 更换降糖药，比如必须用使用口服避孕药时可换西格列汀 • 与β受体阻滞剂合用，低血糖风险增加，且可能掩盖低血糖症状，如脉率增快、血压升高；小剂量使用选择性β受体阻滞剂如阿替洛尔或美托洛尔，可降低风险 • 服用考来维仑4h前服用格列吡嗪
	【通用】糖皮质激素、拟交感神经药、吩噻嗪、甲状腺激素、利尿剂、苯妥英钠（后3个药的相互作用格列齐特除外、后2个药的相互作用格列喹酮除外） **格列喹酮：**口服避孕药、烟酸 **格列美脲：**雌/孕激素、甲状腺激素、烟酸（高剂量）、泻药（长期使用）、巴比妥类、利福平 **格列吡嗪：**CCB、非典型抗精神病药、考来维仑、甲状腺激素、蛋白酶抑制剂、异烟肼、口服避孕药、烟酸、达那唑	血糖升高	
	格列本脲、格列齐特：华法林	增强抗凝作用	• 监测INR值，调整华法林剂量 • 更换降糖药，比如西格列汀

续表

分类	相互作用的药物	风险	处理建议
格列奈类	**【通用】**β受体阻滞剂、水杨酸制剂、MAOIs、蛋白同化激素、NSAIDs **瑞格列奈：**ACEI、硫酸氢氯吡格雷、吉非贝齐、NSAIDs、克拉霉素、磺胺类、伊曲康唑、利福平、环孢素 **那格列奈：**NSAIDs、吉非贝齐、氟康唑 **米格列奈：**四环素类、磺胺类	**血糖降低**	• 监测血糖，调整格列奈类剂量 • 更换降糖药，比如必须用使用硫酸氢氯吡格雷时可换西格列汀
	【通用】糖皮质激素、甲状腺激素、拟交感神经药、苯妥英钠（以上药物的相互作用瑞格列奈除外） **瑞格列奈：**卡马西平、口服避孕药、达那唑、苯巴比妥、利福平 **那格列奈：**利福平、噻嗪类 **米格列奈：**利尿剂、烟酸、炔雌醇、卵泡激素、异烟肼、吡嗪酰胺、吩噻嗪类	**血糖升高**	
TZDs	**【通用】**吉非贝齐 **吡格列酮：**β受体阻滞剂、水杨酸制剂、MAOIs、华法林、贝特类	**血糖降低**	• 监测血糖，调整TZDs剂量 • 更换降糖药，比如必须用华法林时可换西格列汀
	【通用】利福平 **吡格列酮：**糖皮质激素、甲状腺激素、肾上腺素	**血糖升高**	
DPP-4抑制剂	**沙格列汀：**克拉霉素、伊曲康唑、泰利霉素、阿扎那韦类抗逆转录病毒药物等CYP3A4/5强抑制剂 **阿格列汀：**β受体阻滞剂、水杨酸制剂、MAOIs、贝特类、华法林	**血糖降低**	• 监测血糖，调整DPP-4抑制剂剂量 • 合用CYP3A4/5强抑制剂，沙格列汀限制在2.5mg q.d • 更换降糖药，比如必须用氢氯噻嗪时可换西格列汀
	阿格列汀、维格列汀：糖皮质激素、甲状腺激素、拟交感神经药、噻嗪类利尿剂（利尿剂的相互作用阿格列汀除外） **利格列汀：**利福平	**血糖升高**	

续表

分类	相互作用的药物	风险	处理建议
GLP-1受体激动剂	**【通用】**抗生素等口服药物 **利司那肽：**含有胃降解敏感成分的抗胃溶作用制剂	**减少其他口服药物的吸收**	• 在注射 GLP-1 受体激动剂前至少 1h 或注射后至少 4h 再服用其他药物
SLGT-2抑制剂	**卡格列净：**利福平、苯妥英钠、苯巴比妥、利托那韦	**血糖升高**	• 监测血糖，调整卡格列净剂量： ①卡格列净 100mg q. d、eGFR > 60mL/(min · 1. 73m^2)：剂量可增至 300mg q. d ②卡格列净 100mg q. d、eGFR 为 45 ~ 60mL/(min · 1. 73m^2)更换降糖药
	恩格列净：利尿剂	**尿量增加，血容量下降**	• 观察尿量、监测血压，及时调整利尿剂的剂量
	卡格列净：地高辛	**地高辛浓度升高**	• 监测地高辛血药浓度，调整地高辛剂量
胰岛素	**【通用】**（以下药物的相互作用低精蛋白锌胰岛素除外） **MAOIs、水杨酸类、ACEI**［以上药物的相互作用低精蛋白重组人胰岛素、重组甘精胰岛素、重组人胰岛素（30R/50R）、精蛋白锌重组人胰岛素除外］、**磺胺类**（以上药物的相互作用门冬胰岛素、地特胰岛素、精蛋白生物合成人胰岛素除外）、**β 受体阻滞剂**［以上药物的相互作用谷赖胰岛素、低精蛋白重组人胰岛素、甘精胰岛素、重组人胰岛素（30R/50R）除外］ **谷赖/甘精胰岛素：**贝特类、氟西汀 **赖脯胰岛素、精蛋白锌重组人胰岛素、精蛋白锌重组赖脯胰岛素（25R/50R）：**ARB **胰岛素、精蛋白锌胰岛素（±30R）：**抗凝药、NSAIDs、茶碱、氯贝特、溴隐亭	**血糖降低**	• 监测血糖，调整胰岛素剂量 • 更换降糖药，比如必须用 CCB 或氢氯噻嗪时可换西格列汀

续表

分类	相互作用的药物	风险	处理建议
胰岛素	**【通用】糖皮质激素、甲状腺素、拟交感神经药**［以上药物的相互作用胰岛素、低精蛋白重组人胰岛素、重组甘精胰岛素、重组人胰岛素（±30R/50R）、精蛋白锌重组人胰岛素除外］、**口服避孕药**（以上药物的相互作用地特胰岛素除外） **重组人胰岛素、生物合成人胰岛素、门冬胰岛素30、地特胰岛素、精蛋白重组人胰岛素（±30R/50R）、精蛋白生物合成人胰岛素（±30R/50R）：**噻嗪类利尿剂 **谷赖/甘精胰岛素：**利尿剂、异烟肼、吩噻嗪类 **谷赖胰岛素：**蛋白酶抑制剂、非典型抗精神病药 **胰岛素、低精蛋白锌胰岛素、精蛋白锌胰岛素（±30R）：**噻嗪类利尿剂、CCB、H_2受体拮抗剂、苯妥英钠 **胰岛素：**吗啡	**血糖降低**	• 监测血糖，调整胰岛素剂量 • 更换降糖药，比如必须用CCB或氢氯噻嗪时可换西格列汀

注：1. CCB：calcium channel blockers（钙通道阻滞剂）；MAOIs：monoamine oxidase inhibitors（单胺氧化酶抑制剂）；NSAIDs：non-steroidal anti-inflammatory drugs（非甾体抗炎药）；INR：international standard ratio（国际标准比率）；CYP：cytochrome P450（细胞色素P450）。

2.【通用】是指该大类药物均有的相互作用。

3. 30R是指含30%的短效胰岛素；30R/50R分别指含30%或50%的短效胰岛素，25R/50R分别指含25%或50%的赖脯胰岛素。

4. ±表示含或不含。

4. 主要的药物不良反应（详见表3-4）

表3-4 糖尿病治疗药物的主要药物不良反应及处理建议

分类	常见ADR	严重ADR	处理建议
双胍类	• 胃肠道反应：恶心、呕吐、腹泻、腹痛和食欲不振 • 味觉障碍 • 肝功能异常	• 乳酸酸中毒	• 胃肠道反应：小剂量开始服药并逐渐加量，分次随餐服，或改用缓释剂型 • 肝功能异常：定期监测肝功能，如发现异常，停药后可能恢复正常 • 乳酸酸中毒：定期监测肾功能；出现肌肉痉挛、腹痛等消化道功能紊乱和严重衰弱时，立即就医排查或治疗

续表

分类	常见 ADR	严重 ADR	处理建议
α-糖苷酶抑制剂	• 胃肠道反应：腹部胀满、肠排气增加、腹痛、腹泻 • **米格列醇：**皮疹	• 低血糖：联用其他降糖药物时 • 其他：肝功能异常、黄疸、肝炎；血小板减少；肠梗阻（米格列醇除外）	• 胃肠道反应：多为暂时性，持续给药可逐渐减轻；建议小剂量开始服药并逐渐加量 • 低血糖：应给葡萄糖，不宜给蔗糖 • 肝功能异常：一过性，停药可恢复，建议用药前 6~12 个月监测肝酶
SU	• 低血糖 • 胃肠道反应：腹痛、恶心、呕吐、消化不良、腹胀、胃灼热 • **格列本脲：**皮肤瘙痒、红斑、皮疹 • **格列美脲：**头晕、头痛	• 黄疸、肝损害 • 粒细胞、血小板减少、溶血性贫血 • **格列本脲：**再生障碍性贫血 • **格列美脲：**呼吸困难、血压降低、休克	• 胃肠道反应：一般与剂量有关，剂量减少后会消失。早餐时服用格列齐特 • 皮肤过敏：继续服用可消失，若持续不消失，应停服 • 血液、肝胆异常：在撤药后恢复
格列奈类	• 低血糖 • 胃肠道反应：腹痛、腹泻 • **米格列奈：**口腔炎；湿疹、瘙痒；肌肉关节痛、下肢僵直；头痛眩晕、嗜睡、麻木、精神紧张；感冒；蛋白尿、尿频、尿潜血	• 肝损害 • **瑞格列奈：**视觉异常 • **米格列奈：**心肌梗死	• 低血糖：给予蔗糖、葡萄糖食物，考虑降糖药物是否减量 • 肝损害：常为轻度和一过性，用药期间密切监测肝功能，并延长调整降糖药物剂量时间 • 视觉异常：常为一过性 • 心肌梗死：密切观察，出现异常胸痛时立即停用就医
TZDs	• **吡格列酮：**水肿；乳酸脱氢酶和肌酸激酶升高 • **罗格列酮：**上呼吸道感染、鼻窦炎；头痛、疲劳；腹泻	• 低血糖：联用其他降糖药物时 • 心力衰竭 • **吡格列酮：**肝损害、黄疸 • **罗格列酮：**骨折	• 低血糖：给予葡萄糖，TZDs 减量或停药 • 心力衰竭：严密监测，出现体重迅速或过度增加、呼吸困难和/或水肿等心力衰竭症状，及时就医，TZDs 考虑减量或停药
DPP-4 抑制剂	• 头痛、上呼吸道感染（维格列汀除外） • **维格列汀：**眩晕 • **西格列汀：**低血糖。胃肠道反应：腹痛、恶心、腹泻 • **沙格列汀：**尿路感染 • **利格列汀：**腹泻、咳嗽	• 急性胰腺炎 • 血管性水肿、剥脱性皮损、大疱性类天疱疮 • **西格列汀：**肾损害 • **沙格列汀：**重度和失能性关节痛 • **阿格列汀：**低血糖、暴发性肝衰竭	• 急性胰腺炎：出现持续、剧烈腹痛等可疑症状时应停用并及时就医 • 肾损害：监测肾功能，中度和重度肾损害者西格列汀应减量 • 眩晕：暂时性反应，无需停药 • 肝损害：用药期间密切监测肝功能和肝损伤的症状（如疲劳、食欲减退、右上腹不适、尿色加深或黄疸），如果肝功能异常持续或恶化，应暂停用药

续表

分类	常见 ADR	严重 ADR	处理建议
GLP-1受体激动剂	• 食欲下降 • 头痛、头晕 • 胃肠道反应：恶心、呕吐、腹胀、腹痛、腹泻、胃食管反流、便秘 • 注射部位瘙痒、硬结、红斑 • 上呼吸道感染（艾塞那肽除外） • **艾塞那肽：** 荨麻疹、全身无力 • **利拉鲁肽：** 心率增快 • **利司那肽：** 流感、膀胱炎、病毒等感染；嗜睡、视物模糊、心悸、口咽疼痛、背痛 • **贝那鲁肽：** 血脂异常、泌尿系感染	• 低血糖：联用其他降糖药物时 • 脱水、胰腺炎、急慢性肾损害（仅见于艾塞那肽、利拉鲁肽）	• 胃肠道反应：多为轻中度，多出现在治疗前 3 周内，持续数天或数周内减轻 • 低血糖：大部分为轻度，予以口服葡萄糖即可 • 急性胰腺炎：出现持续、剧烈腹痛等可疑症状时应停用，如果确诊为胰腺炎，不推荐继续使用艾塞那肽 • 肾损害：停用后肾功能可逆，密切监测肾功能，不推荐艾塞那肽、利拉鲁肽用于 eGFR < 30mL/（min · 1.73m^2）者
SLGT-2抑制剂	• 泌尿生殖系统异常：生殖器真菌感染、尿路感染、排尿增加、排尿不适 • 胃肠道反应：恶心、便秘、口干烦渴 • LDL-C 升高 • **恩格列净：** 上呼吸道感染 • **达格列净：** 鼻咽炎、流感、背痛、肢体痛	• 低血糖、酮症酸中毒：联用其他降糖药物时 • 血容量不足：低血压 • 泌尿系统：肾损害、尿脓毒症和肾盂肾炎 • **卡格列净：** 下肢截肢	• 低血糖：密切监测血糖并及时处理 • 泌尿生殖系统感染：半年内反复泌尿生殖系统感染者不推荐使用；注意个人外阴部卫生，适量饮水，保持小便通畅以预防感染；感染者应暂时停药，治愈后可继续使用 • 血容量不足：监测血压并及时处理 • 肾损害：定期评估肾功能，并根据 CrCl 调整剂量或停药 • 截肢：应监测患者是否出现下肢感染、新发疼痛或溃疡，如出现应及时停药
胰岛素	• 局部：皮下脂肪增生（硬结）、注射部位疼痛	• 低血糖 • 全身性过敏反应 • 低钾血症	• 皮下脂肪增生：停止注射该部位，直到症状消失；定期轮换注射部位 • 避免疼痛：胰岛素室温保存；待酒精彻底挥发后注射；避免在体毛根部注射；用小直径、短针头并每次更换 • 过敏反应：短期用药者可换 OAD；胰岛素依赖者，继续使用局部过敏能逐渐缓解，必要时联用抗过敏药、糖皮质激素、免疫抑制剂等或更换胰岛素（对动物和重组人胰岛素过敏，可换胰岛素类似物）、脱敏治疗、用胰岛素泵 • 低钾血症：监测血钾并及时补钾

注：LDL-C：low-density lipoprotein cholesterol（低密度脂蛋白胆固醇）。

5. 特殊剂型药物的存放、装置操作方法和给药方式要点

(1) 胰岛素存放要点

① 未开封：2～8℃储存。

② 已开封：一般 15～30℃保存 4 周，具体参照各药品说明书，注射前 30min 取出使胰岛素回温后再进行注射，以确保剂量准确和改善患者舒适感。

③ 不可冰冻，勿接近冰箱冷冻室，避免过热和阳光直射。

④ 有效期内使用，胰岛素如有悬浮物或变色则不能使用。

(2) 胰岛素注射装置操作要点（详见表 3-5）

表 3-5 胰岛素注射装置操作要点

注射装置	操作要点
胰岛素笔	• 使用中效和预混胰岛素之前应缓慢摇匀，直至胰岛素转变成均匀的云雾状白色液体，避免剧烈振摇，以免产生泡沫影响剂量准确性 • 每次使用前应先调 2U 剂量排尽笔芯内空气，以免气体存留影响剂量准确性 • 注射完拔除针头前至少停留 10s，确保药物全部注入 • 针头为一次性使用，使用后不能留在注射笔上，以免体液回流污染笔芯
胰岛素专用注射器	• 取胰岛素前，用注射器将与胰岛素剂量相当的空气注入瓶内，使胰岛素更易抽取 • 注射器为一次性，注射完即可拔出，无需停留 10s
胰岛素泵	• 输注管路应按厂家提供的建议时间更换，以免胰岛素结晶堵塞管路 • 至少每年检查 1 次注射部位，疑似皮下脂肪增生应更换位置，垂直进针的考虑倾斜进针 • 使用最短的针头和导管，以降低肌内注射风险 • 体形较瘦、肌肉较多或活泼好动可能甩掉导管的患者，建议以 30° ～45° 倾斜进针 • 发生不明原因血糖波动、高血糖或频繁低血糖怀疑导管堵塞，应该考虑更换导管

(3) 胰岛素给药方式要点（详见表 3-6）

表 3-6 胰岛素给药方式要点

项目	指导要点
注射方式	• 首选皮下注射，避免肌内注射 • 除速效和短效胰岛素外，其余胰岛素不可静脉注射
部位选择	• 腹部：肚脐两边约 1 个手掌宽以内的距离（避开以脐部正中为圆心，直径 10cm 以内区域） • 手臂：上臂三角肌下外侧 1/4 • 臀部：从髋骨上缘往下距离至少 10cm 处，通常为外上方 • 大腿：前面或外侧面
	• 速效胰岛素：可选腹部、手臂、臀部、大腿中任一部位 • 短效胰岛素：首选腹部 • 中/长效胰岛素：首选臀部或者大腿 • 预混胰岛素：建议早晨打腹部，晚上打臀部或者大腿
部位轮换	• 注射部位应经常轮换，避免 1 个月内重复使用同一注射点 • 不同部位之间轮换：按各部位先左后右的顺序各注射 1 周或 1 次，左右对称交替注射 • 同一部位内轮换：应从上次注射点至少移开 1cm 进行注射

续表

项目	指导要点
注射步骤	• 消毒：宜选 75% 酒精，禁用碘酒，以免降低胰岛素效果 • 避免肌内注射：不要按压皮肤出现凹陷；捏皮注射时用拇指、食指、中指捏起皮肤，避免用整只手捏起皮肤和肌层，应拔出针头后再松开所捏皮肤
其他	• 预混类胰岛素剩余 12U，不能保证充分混匀时，建议更换笔芯 • 短效胰岛素注射后 15～30min、超短效胰岛素注射后 5～10min 须进食，以免发生低血糖

二、实践技能要点

1. 用药治疗方案评估要点和方法（详见表 3-7）

表 3-7　糖尿病患者用药治疗方案评估要点和方法

评估要点	评估方法
疾病控制情况	• 为患者测量血糖、血压，收集近期血糖、HbA1c、血脂、血压等检查结果 • 询问患者是否有口干、多饮、多食、多尿等症状或症状改善情况
降糖药选择是否适宜	• 为患者测量身高、体重 • 收集心血管疾病风险因素（年龄、性别，是否吸烟，是否合并高血压、高血脂和高尿酸等）、患者的血清 C 肽或胰岛素水平
降糖药用法是否正确，患者是否自行调整降糖药	• 询问患者平时各种降糖药的服药剂量、频次、时间和给药方式，特别是需要餐前或餐中服药的必须明确患者的给药时间，与患者的处方进行比对 • 请患者演示平时胰岛素注射的关键环节
当前降糖药是否存在禁忌证或严重、难以耐受的 ADR	• 询问患者是否有难以耐受的胃肠道反应或低血糖等影响继续用药 • 收集患者的特殊生理状态情况（妊娠期或哺乳期）、既往史（如胃肠道病史、磺胺类过敏史）和肝肾功能
合并用药是否影响降糖药疗效或患者安全	• 查看当前联合用药是否影响患者的血糖、肝肾功能或凝血功能等
患者是否进行生活干预	• 询问患者日常饮食的种类和数量（是否嗜好高糖、高脂、高盐饮食） • 询问患者是否坚持运动以及运动的项目、时间和频率

2. 常见临床药物治疗管理要点

（1）常见用药风险和药学监护要点（详见表 3-8）

表 3-8　糖尿病患者常见用药风险和药学监护要点

用药风险	常见原因	监护/指导要点
低血糖	• 促泌剂或胰岛素剂量过大 • 胰岛素肌内注射 • 未按时进食，或进食过少 • 运动量增加或时间过长 • 酒精摄入 • 联用具有降低血糖作用的药物	• 定期监测血糖 • 皮下注射时注意捏皮方法和进针角度 • 规律饮食和运动 • 避免酗酒 • 调整降糖药的剂量或更换降糖药

续表

用药风险	常见原因	监护/指导要点
肾功能损害	• 米格列奈、西格列汀、艾塞那肽、利拉鲁肽、SLGT-2抑制剂等降糖药物ADR • 联合使用其他肾毒性药物	• 监测肾功能，出现肾损害或肾损害加重时根据CrCl或eGFR调整降糖药用量或停药 • 改用其他无肾毒性的同类药物
肝功能异常	• 双胍类、α-糖苷酶抑制剂、格列奈类、吡格列酮、阿格列汀等降糖药物ADR • 联合使用其他肝毒性药物	• 监测肝功能，出现肝损害或肝损害加重时根据转氨酶水平调整降糖药用量或停药 • 改用其他无肝毒性的同类药物
酮症酸中毒	• 急性感染 • 胰岛素不适当减量或突然中断治疗 • 饮食不当 • 胃肠疾病	• 规律饮食，胰岛素勿随意调量或停药 • 观察是否有口渴、多尿、恶心、呕吐、厌食等早期症状，监测血糖和尿酮体 • 发生足部溃疡、呼吸道或泌尿道感染时及时就医

（2）常见依从性问题原因分析和用药指导要点（详见表3-9）

表3-9 糖尿病患者常见依从性问题原因分析和用药指导要点

依从性问题	常见原因	指导要点
自行调整降糖药物的用法用量	• 对糖尿病和降糖药物治疗相关知识的缺乏 • 记忆力下降	• 对患者进行用药教育 • 为患者制定服药清单、使用药品分装盒、设定服药闹钟或请家属协助督促按时按量服药
不规范使用胰岛素引起皮下硬结或低血糖	• 未定期轮换注射部位 • 针头重复使用 • 整只手提捏皮肤导致肌内注射	• 指导患者选择和轮换皮下注射的部位，并使用皮肤标记笔 • 不要重复使用胰岛素针头 • 皮下注射时用拇指、食指和中指提起皮肤，避免按压皮肤出现凹陷
不愿定期监测血糖	• 害怕指尖血糖监测所致疼痛 • 不清楚血糖监测重要性 • 不知道如何监测	• 建议患者可改用手掌的大、小鱼际部位采血，所检测血糖结果与指尖血糖相近 • 强调血糖监测的意义并指导患者监测血糖
未积极进行生活干预	• 不知道如何进行生活干预 • 没有自控能力	• 可以为患者提供适宜的食物清单或请营养师协助制定食谱 • 没有自控能力的患者，可请家属协助或督促

（3）随访评估要点（详见表3-10）

表3-10 糖尿病患者随访评估要点

项目	随访评估要点
依从性	• 了解患者是否按药师指导按量、按时服用降糖药和注射胰岛素，是否进行糖尿病饮食
有效性	• 收集患者血糖、糖化血红蛋白、血压、血脂控制水平
安全性	• 收集患者的肝肾功能变化、ADR和合并用药情况

三、案例

案例 1 降糖药给药时间不当影响血糖控制

【患者当前用药】

药品名称及规格	用法用量		
格列吡嗪片（5mg/片）	5mg t. i. d	饭后服	口服
阿卡波糖片（50mg/片）	50mg t. i. d	饭后服	口服
瑞舒伐他汀钙片（10mg/片）	10mg q. n	睡前服	口服
非那雄胺片（5mg/片）	5mg q. d	早餐后	口服
盐酸特拉唑嗪片（2mg/片）	2mg q. n	睡前服	口服

【临床药物治疗管理过程】

项目	内容
用药相关信息收集	• 基本信息：71 岁男性 • 诊断：1. 2 型糖尿病；2. 高脂血症；3. 前列腺增生症 • 既往史：高脂血症 3 年，规律服药后血脂控制可 • 辅助检查： ➢血糖：空腹 6. 1mmol/L，餐后 13. 9mmol/L；血压：124/74mmHg ➢血脂：甘油三酯 1. 3mmol/L，总胆固醇 3. 0mmol/L，低密度脂蛋白胆固醇 2. 26mmol/L，高密度脂蛋白固醇 1. 54mmol/L，肝肾功能未见明显异常
主要问题	近期发现糖尿病，患者已进行饮食控制，且规律服用格列吡嗪片和阿卡波糖片 1 个月，但餐后 2h 血糖仍未达标
原因分析	医生处方注明了给药时间，但患者未注意，以为餐后给药对胃肠道刺激较小→当前用药中格列吡嗪和阿卡波糖均为餐后给药→餐后 2h 血糖控制欠佳
用药调整和指导	• 给药时间调整： ➢格列吡嗪：三餐前 30min 给药 ➢阿卡波糖：三餐时与第一口饭一起嚼服 • 用药指导：强调降糖药给药时间的重要性 • 用药监测：近 1 周内监测每天三餐后 2h 血糖值 • 随访计划：1 周后，追踪患者服药时间调整情况和近 1 周内餐后 2h 血糖控制情况
随访评估	• 1 周后： ➢患者能按药师指导时间服用降糖药，无明显不适 ➢餐后 2h 血糖达标：药师为患者测定餐后 2h 血糖为 8. 5mmol/L，查看患者近 1 周内餐后 2h 血糖监测结果为 8～9. 5mmol/L ➢建议患者继续按药师指导服药，每周监测 4 次餐后 2h 血糖，3 个月后查 HbA1c
	• 3 个月后： ➢患者能按药师指导服药，无明显不适 ➢血糖达标：餐后 2h 血糖 7. 8～8. 5mmol/L、HbA1c 6. 1%

案例 2 联用糖皮质激素影响血糖控制

【患者当前用药】

药品名称及规格	用法用量		
二甲双胍肠溶片（0.25g/片）	0.5g t.i.d	餐前服	口服
盐酸曲美他嗪缓释片（35mg/片）	35mg b.i.d	早晚餐时服	口服
非布司他片（40mg/片）	40mg q.d	早餐后	口服
醋酸泼尼松片（5mg/片）	10mg q.d	早餐后	口服
阿司匹林肠溶片（100mg/片）	100mg q.d	早餐前	口服

【临床药物治疗管理过程】

项目	内容
用药相关信息收集	• 基本信息：78 岁女性 • 诊断：1. 2 型糖尿病；2. 冠心病；3. 痛风性关节炎；4. 高尿酸血症 • 既往史：糖尿病 10 年，规律服药后血糖控制可，高尿酸血症 3 年，未规范治疗；曾服用塞来昔布出现全身皮疹，近期痛风发作，医生曾给予秋水仙碱，服药后腹泻难以耐受停用 • 辅助检查： ➢平常血糖：空腹 4～6mmol/L，非空腹 7～9mmol/L ➢当天血糖：空腹 5.3mmol/L，早餐后 2h 9.5mmol/L，午餐前 10.3mmol/L，午餐后 2h 16.5mmol/L，晚餐前 12.4mmol/L；晚餐后 2h 13.5mmol/L ➢血尿酸：586.1μmol/L ➢血脂和肝肾功能未见明显异常
主要问题	患者平常血糖控制可，近几天饮食无明显改变，降糖药也没有调整，但今天午餐后至晚餐后血糖这段时间的血糖突然比平常明显升高
原因分析	患者痛风发作，医生予以醋酸泼尼松片抗炎治疗（当前第 1 天）→除了疼痛应激以外，患者当前联合使用二甲双胍+ 糖皮质激素→糖皮质激素是体内重要的胰岛素拮抗激素，可诱导胰岛素抵抗和干扰骨骼肌细胞对葡萄糖的摄取和利用，抑制脂肪组织中葡萄糖在细胞内的转运及糖转运活性，从而抑制脂肪细胞对葡萄糖的摄取，并可通过调节脂肪细胞因子的分泌，影响胰岛素的敏感性。此外，糖皮质激素还可以直接抑制胰岛 β 细胞的功能，使胰岛素分泌减少，并触发 β 细胞凋亡，最终使得血糖升高，从而减弱二甲双胍的降糖作用→由于醋酸泼尼松片的给药时间是早餐后，药物半衰期一般为 2～4h，因此空腹血糖一般是正常，但是中午餐后血糖和晚餐前后血糖一般较高
用药调整和指导	• 剂量调整：药师与医生沟通，建议患者联用醋酸泼尼松片期间调整口服降糖药剂量，医生予以调整为“二甲双胍肠溶片，早餐前 1g，午餐前 0.75g，晚餐前 0.25g” • 用药监测：联合用药期间监测早餐后 2h 至晚餐后 2h 血糖 • 用药教育：告知患者二甲双胍剂量调整方法 • 随访计划：2 天后，追踪患者剂量调整后早餐后 2h 至晚餐后 2h 血糖监测值

续表

项目	内容
随访评估	• 2天后： ➢患者能按药师指导服用二甲双胍，关节疼痛较前缓解 ➢当天血糖监测：早餐后 2h 8.5mmol/L，午餐前 6.9mmol/L，午餐后 2h 9.8mmol/L，晚餐前 6.1mmol/L；晚餐后 2h 7.8mmol/L ➢药师建议医生和患者联合用药期间继续当前方案
	• 再过 2 天后： ➢患者近 2 天血糖稳定在目标范围内，关节疼痛已经消失，医生拟停用醋酸泼尼松片 ➢药师建议患者的降糖药根据血糖监测结果 2～3 天后恢复原有用量，医生表示同意
	• 再过 1 周后： ➢患者按原有方案服用降糖药（二甲双胍肠溶片 0.5g t.i.d），无明显不适 ➢血糖达标：空腹血糖 4.5～6.2mmol/L、餐后 2h 血糖 7.0～8.2mmol/L

案例 3 自行调整 OAD 用量影响血糖控制

【患者当前用药】

药品名称及规格	用法用量		
瑞格列奈片（2mg/片）	2mg q.d	早餐前	口服
磷酸西格列汀片（50mg/片）	50mg q.d	早餐前	口服
厄贝沙坦胶囊（150mg/粒）	150mg q.d	早餐前	口服
阿托伐他汀钙片（10mg/片）	10mg q.n	睡前服	口服
硫酸氢氯吡格雷片（75mg/片）	75mg q.d	早餐后	口服

【临床药物治疗管理过程】

项目	内容
用药相关信息收集	• 基本信息：65 岁女性 • 诊断：1. 2 型糖尿病；2. 高血压；3. 颈动脉粥样硬化 • 既往史：高血压 3 年，规律服用厄贝沙坦，血压控制可，糖尿病 2 年，血糖控制欠佳 • 辅助检查： ➢空腹血糖 8.3mmol/L，餐后 2h 血糖 12.4mmol/L，HbA1c 7.5%；血压：123/76mmHg ➢血脂和肝肾功能未见明显异常
主要问题	患者降糖药物（瑞格列奈片 2mg q.d、磷酸西格列汀片 50mg q.d）给药频次和日剂量不足
原因分析	医生予以瑞格列奈片 2mg t.i.d+ 磷酸西格列汀片 100mg q.d 控制血糖，患者平常自行根据血糖控制情况调整降糖药物剂量→近期降糖药调整为瑞格列奈片 2mg q.d+ 磷酸西格列汀片 50mg q.d（给药频次和日剂量不足）→患者当前血糖控制欠佳
用药调整和指导	• 剂量调整：药师建议患者按照医嘱服用降糖药（瑞格列奈片 2mg t.i.d+ 磷酸西格列汀片 100mg q.d），并密切监测血糖 • 用药教育： ➢告知患者随意调整降糖药剂量引起血糖波动的危害性 ➢告知患者打算调整剂量时应咨询医生或药师意见后再调整 • 随访计划：1 周后，追踪患者近 1 周内每天餐前和餐后 2h 血糖监测值

续表

项目	内容
随访评估	• 1周后： ➢患者能按药师指导服用瑞格列奈片（2mg t. i. d）+ 磷酸西格列汀片（100mg q. d），无明显不适 ➢血糖达标：餐前 5. 5～6. 8mmol/L，餐后 2h 7. 8～9. 5mmol/L ➢药师建议患者坚持当前用药方案，每周监测 4 次血糖，3 个月后查 HbA1c
	• 3个月后： ➢患者能按药师指导服用降糖药，无明显不适 ➢血糖达标：餐前血糖 5. 2～6. 5mmol/L、餐后 2h 血糖 7. 3～8. 2mmol/L、HbA1c 6. 1%

案例 4 肾损害者未使用合适的 OAD 存在安全隐患

【患者当前用药】

药品名称及规格	用法用量		
二甲双胍肠溶片（0. 25g/片）	0. 5g t. i. d	餐前服	口服
阿卡波糖片（50mg/片）	100mg t. i. d	与第一口饭同服	口服
硝苯地平控释片（30mg/片）	30mg q. d	早餐前	口服
阿托伐他汀钙片（10mg/片）	10mg q. n	睡前服	口服
复方 α-酮酸片（0. 63g/片）	4 片 t. i. d	餐后服	口服

【临床药物治疗管理过程】

项目	内容
用药相关信息收集	• 基本信息：67 岁女性，体重：58kg • 诊断：1. 2 型糖尿病；2. 高血压；3. 慢性肾功能不全 • 既往史：高血压 6 年，规律服用硝苯地平控释片，血压控制尚可，糖尿病 8 年，规律服用二甲双胍肠溶片+ 阿卡波糖片，血糖控制尚可 • 辅助检查： ➢空腹血糖 6. 3mmol/L，餐后血糖 9. 7mmol/L，HbA1c 6. 7%；血压 127/75mmHg ➢血肌酐 283. 4μmol/L（CrCl：15. 54mL/min）；血脂和肝肾功能未见明显异常
主要问题	患者近期检查发现肾功能受损，血肌酐 283. 4μmol/L（CrCl：15. 54mL/min），存在二甲双胍和阿卡波糖的禁忌证
原因分析	• 二甲双胍禁用于 CrCl＜45mL/min 者 • 阿卡波糖禁用于 CrCl＜25mL/min 者
用药调整和指导	• 给药调整：药师与医生沟通，根据患者当前 CrCl，予以改用： ➢瑞格列奈片 2mg t. i. d，餐前 15min 内服用 ➢利格列汀片 5mg q. d • 用药教育：告知患者新降糖方案的用法、用量及注意事项 • 随访计划：1 周后，追踪患者近 1 周内每天餐前和餐后 2h 血糖监测值

续表

项目	内容
随访评估	• 1周后： ➢患者已停用二甲双胍和阿卡波糖，能按药师指导服用瑞格列奈片和利格列汀片，无明显不适 ➢血糖达标：餐前 5.3～6.7mmol/L，餐后 2h 7.6～8.9mmol/L ➢药师建议患者坚持当前用药方案，每周监测 4 次血糖，3 个月后查 HbA1c 和肾功能
	• 3个月后： ➢患者能坚持按药师指导服用降糖药，无明显不适 ➢血糖达标：餐前 5.7～6.3mmol/L，餐后 2h 8.7～9.5mmol/L、HbA1c 6.5% ➢复查肾功能较前有所改善：血肌酐 268.4μmol/L ➢药师建议坚持当前用药方案，每周监测 4 次血糖，6 个月后复查 HbA1c 和肾功能

案例 5 胰岛素注射不规范诱发低血糖

【患者当前用药】

药品名称及规格	用法用量		
门冬胰岛素 30 注射液（3mL：300U）	早 24U，晚 16～22U	餐前 30min 内	皮下注射
苯磺酸氨氯地平片（5mg/片）	5mg q.d	早餐前	口服
氯沙坦钾片（50mg/片）	50mg q.d	早餐前	口服
硫酸氢氯吡格雷片（75mg/片）	75mg q.d	早餐后	口服
阿托伐他汀钙片（10mg/片）	10mg q.n	睡前服	口服

【临床药物治疗管理过程】

项目	内容
用药相关信息收集	• 基本信息：76 岁男性 • 诊断：1.2 型糖尿病；2. 高血压 • 既往史：高血压 5 年，规律服用苯磺酸氨氯地平片和氯沙坦钾片，血压控制可，新近发现糖尿病，医生予以门冬胰岛素 30 注射液治疗后反复出现夜间无明显诱因出汗，早上空腹血糖时高时低，波动大 • 辅助检查： ➢空腹血糖 3.9～8.9mmol/L，餐后 2h 血糖 7.5～14.6mmol/L，HbA1c 7.2%；血压：117/81mmHg ➢血脂和肝肾功能未见明显异常
主要问题	患者当前反复出现夜间低血糖表现，早上空腹血糖时高时低，波动大
原因分析	• 医生处方为：门冬胰岛素 30 注射液（早 24U，晚 18U）皮下注射，并告知患者可根据空腹血糖适当调整晚餐前门冬胰岛素 30 注射液剂量 2～4U→患者在使用过程中发现空腹血糖时高时低，波动大，经常调整胰岛素剂量 • 患者只在腿部内侧面进行注射，且注射时用整只手来提捏皮肤→有可能将肌肉及皮下组织一同捏起→导致有时为肌内注射而非皮下注射→胰岛素吸收速度不稳定→反复出现夜间低血糖，早上空腹血糖时高时低，波动大

续表

项目	内容
用药调整和指导	• 用药教育： ➢更换注射部位：早晨在腹部进行皮下注射，晚上在大腿前面或外侧面进行皮下注射，并按两边腹部或腿部先左后右的顺序各注射1次，左右对称交替注射，避免在1个月内重复使用同一注射点 ➢避免肌内注射：捏皮的正确手法是用拇指、食指和中指提起皮肤，注射时避免按压皮肤出现凹陷 ➢告知患者出现低血糖的表现，尽可能监测血糖，出现低血糖时及时进食，强调低血糖的危险，告知患者血糖经常偏离目标值或反复出现低血糖时应及时就诊排查原因 • 剂量调整：暂时按门冬胰岛素30（早24U，晚18U）使用，需要调整时应征得医生同意 • 用药监测：患者近1周内每天餐前、餐后2h和夜间随机血糖 • 随访计划：1周后，追踪患者近1周内每天餐前、餐后2h和夜间随机血糖监测值
随访评估	• 1周后： ➢患者能按药师指导方法注射门冬胰岛素30注射液，未再出现夜间低血糖表现 ➢血糖达标：餐前4.8~6.2mmol/L，餐后2h 7.1~8.4mmol/L ➢药师建议：患者坚持当前用药方案，每周监测4次血糖，3个月后查HbA1c
	• 3个月后： ➢患者能按药师指导注射门冬胰岛素30注射液，未再出现夜间低血糖表现 ➢血糖达标：餐前血糖4.6~6.0mmol/L、餐后2h血糖6.2~7.0mmol/L、HbA1c 6.2% ➢药师建议：患者坚持当前用药方案，每周监测4次血糖，6个月后复查HbA1c

（吴晓玲　谢奕丹）

【参考文献】

[1] 中国医师协会内分泌代谢科医师分会. 2型糖尿病合并慢性肾脏病患者口服降糖药治疗中国专家共识（2019年更新版）. 中华内分泌代谢杂志，2019，35（6）：447-454.

[2] 中华医学会内分泌学分会. 中国成人2型糖尿病口服降糖药联合治疗专家共识. 中华内分泌代谢杂志，2019，35（3）：190-199.

[3] 中华医学会糖尿病学分会，国家基层糖尿病防治管理办公室. 国家基层糖尿病防治管理指南（2018）. 中华内科杂志，2018，57（12）：885-893.

[4] 中华医学会糖尿病学分会. 中国2型糖尿病防治指南（2017年版）. 中华糖尿病杂志，2018，10（1）：4-67.

[5] 洪天配，母义明，纪立农，等. 2型糖尿病合并动脉粥样硬化性心血管疾病患者降糖药物应用专家共识. 中国糖尿病杂志，2017，25（06）：481-492.

[6] 二甲双胍临床应用专家共识（2018年版）. 中国糖尿病杂志，2019，27（03）：161-173.

[7] American Diabetes Association. American Diabetes Association: Standards of Medical Care in Diabetes -2018. Diabetes Care. 2018; 41 (Suppl. 1): S1-S159.

[8] American College of Physicians. Oral Pharmacologic Treatment of Type 2 Diabetes

Mellitus: A Clinical Practice Guideline Update From the American College of Physicians. Ann Intern Med. 3 January 2017.

[9] 蒋升. 2017 年 ACP《2 型糖尿病口服药物治疗临床实践指南》解读. 中国全科医学, 2017, 20 (33): 4091-4095+4104.

[10] 台湾地区糖尿病专家小组. 2018 糖尿病临床照护指引（台湾地区）. J Formos Med Assoc. 2019 Apr 2.

[11] 阚全程, 马金昌. 全国临床药师规范化培训系列教材 内分泌专业. 北京: 人民卫生出版社, 2017.

[12] 中华糖尿病杂志指南与共识编写委员会. 中国糖尿病药物注射技术指南（2016 年版）. 中华糖尿病杂志, 2017, 9 (2): 79-105.

[13] 中国老年学和老年医学学会, 中国老年学会心脑血管病专业委员会. 中国慢性疾病防治基层医生诊疗手册: 糖尿病分册. 北京: 北京大学医学出版社, 2016.

第二节 高血压的药物治疗管理

一、基础知识要点

1. 药物治疗基本原则（详见表 3-11）

表 3-11 高血压药物治疗基本原则

项目		高血压（hypertension）
疾病控制目标		• 一般患者：血压值＜140/90mmHg • 能耐受和部分高危及以上患者：血压值＜130/80mmHg
药物治疗总原则		• 采用小的有效剂量获得疗效并使不良反应最小 • 按指南剂量用到位或联合用药，争取 3 个月内血压达标
药物选择（权衡长期获益和患者耐受性）		• 利尿剂、β 受体阻滞剂、ACEI、ARB、CCB，均可作为初始治疗和维持用药 • 应根据患者的血压水平、心血管危险因素、亚临床靶器官损害及合并临床疾病情况，综合考虑安全有效、使用方便、价格合理和可持续利用，选择初始单药或联合治疗 • 首选平稳、24h 长效降压药物，次选中、短效制剂
剂量调整		• 一般患者：常规剂量 • 老年人及高龄老年人：初始治疗时较小有效剂量，逐渐加至足剂量
联合用药	指征	• 血压≥160/100mmHg • 高于目标血压 20/10mmHg 的高危患者 • 单药治疗未达标者
	原则	• 机制互补，协同降压，可互相抵消或减轻不良反应 • 起始需要联合治疗：可选择两种或多种低剂量降压药物联合用药或单片复方制剂

2. 药物分类与临床应用要点（详见表 3-12）

表 3-12 高血压治疗药物分类与临床应用要点

分类	常用品种及作用机制	临床应用要点
利尿剂	• 常用品种：氢氯噻嗪、吲达帕胺、螺内酯、呋塞米、托拉塞米、布美他尼 • 作用机制：主要通过利钠排尿、降低高血容量负荷，发挥降压作用	• 适应证：大多数高血压患者的初始和维持治疗，尤其是老年高血压、难治性高血压、单纯收缩期高血压或伴心力衰竭患者 • 禁用：痛风患者禁用噻嗪类利尿剂，高钾血症与肾衰竭患者禁用醛固酮受体拮抗剂 • 不宜使用：妊娠期 • 给药时间：白天服药，尽量避免睡前服药 • 利尿剂较少单独使用，常作为联合用药的基本药物（尤其是固定复方制剂组方）使用
血管紧张素转换酶抑制药（ACEI）	• 常用品种：卡托普利、依那普利、赖诺普利、贝那普利、培哚普利、雷米普利、福辛普利、群多普利、咪达普利 • 作用机制：主要通过抑制血管紧张素转换酶，阻断肾素血管紧张素Ⅱ的生成，抑制激肽酶的降解而发挥降压作用	• 适应证：①高血压（尤其是合并左心室肥厚和有心肌梗死病史、无症状性动脉粥样硬化或周围动脉疾病或冠心病、左心室功能不全、代谢综合征、糖尿病肾病、CKD、蛋白尿或微量白蛋白尿者）；②充血性心力衰竭；③冠心病 • 禁用：血管神经性水肿、显著的双侧肾或单侧肾动脉狭窄、低血压或血流动力学状态不稳定、妊娠中晚期妇女 • 慎用：血钾＞5. 5mmol/L、症状性低血压（收缩压＜90mmHg）、左室流出道梗阻（如主动脉瓣狭窄、左房室瓣狭窄、肥厚型梗阻性心肌病）、肾功能障碍以及未置入支架的单侧或双侧肾动脉狭窄 • 避免联用影响降压效果的药物，如大部分非甾体抗炎药（其中阿司匹林剂量≥300mg 时）、激素等。 禁止 ACEI 与 ARB 联合使用 • 剂量调整：治疗前应检测血钾、血肌酐水平及 eGFR。 小剂量开始，逐渐上调至标准剂量。 治疗 2～4 周后应评价疗效并复查上述指标。 若发现血钾＞5. 5mmol/L、eGFR 降低＞30%或肌酐水平升高＞30%，应减小药物剂量并继续监测，血肌酐＞265μmol/L 时暂停使用 • 给药时间：①卡托普利、培哚普利：餐前 1h 服用；②贝那普利、雷米普利：可在一天中任何时间服药，但需固定在同一时间
钙通道阻滞药（CCB）	• 常用品种：硝苯地平、尼群地平、尼莫地平、佩尔地平、氨氯地平、拉西地平、乐卡地平、非洛地平、地尔硫䓬、维拉帕米 • 作用机制：主要通过阻断血管平滑肌细胞的钙离子经通道内流，发挥扩张血管降低血压的作用	• 适应证：轻、中、重度高血压，其中容量性高血压（如老年高血压、单纯收缩期高血压及低肾素活性或低交感活性的高血压）、合并动脉粥样硬化的高血压（如稳定型心绞痛、颈动脉粥样硬化、冠状动脉粥样硬化及周围血管病）患者优先选用二氢吡啶类 CCB • 非二氢吡啶类 CCB（维拉帕米与地尔硫䓬）应避免用于左心室收缩功能不全的高血压患者，慎用于合并心脏房室传导阻滞或病态窦房结综合征的高血压患者 • 非二氢吡啶类 CCB+β受体阻滞剂可诱发或加重缓慢性心律失常和心功能不全 • 禁用：①严重低血压、严重主动脉瓣狭窄、严重充血性心力衰竭、严重心肌病、急性心肌梗死患者及妊娠期、哺乳期妇女；②地尔硫䓬与维拉帕米：病态窦房结综合征、二～三度房室传导阻滞，且均未安装起搏器者 • 慎用：低血压患者、肝肾功能不全者 • 给药时间：①缓释、控释剂型：应空腹或餐后服用，不可咀嚼或掰断服用。 缓释胶囊不可咀嚼或溶解于水，吞咽困难者可打开胶囊直接服用内容物；②普通片剂：空腹服用

续表

分类	常用品种及作用机制	临床应用要点
β 受体阻滞剂	• 常用品种：普萘洛尔、拉贝洛尔、阿替洛尔、比索洛尔、美托洛尔、倍他洛尔、阿罗洛尔、索他洛尔、艾司洛尔 • 作用机制：主要通过抑制过度激活的交感神经活性、抑制心肌收缩力、减慢心率发挥降压作用；抑制肾素分泌；逆转心肌重构	• 适应证：①高血压，尤其是合并快速性心律失常、冠心病、慢性心力衰竭、主动脉夹层、交感神经活性增高及高动力状态的患者；②冠心病、心绞痛、心肌梗死；③伴左心室收缩功能减退的慢性稳定型心力衰竭；④其他：肥厚型心肌病、主动脉夹层、心律失常、心脏神经官能症 • 禁用：病态窦房结综合征、二度及以上房室传导阻滞（除非已安装起搏器）、心源性休克、不稳定或失代偿性心力衰竭、心动过缓（心率＜60次/分）、有症状的心动过缓或低血压、严重支气管哮喘患者 • 慎用：变异型心绞痛患者、心功能不全者、肝功能不全者、严重肾功能损害者、有卒中倾向及心率＜80次/分的老年人、妊娠期妇女、哺乳期妇女、间歇性跛行患者、肥胖者、糖尿病患者、严格禁食的患者、卒中患者、严重慢性阻塞性肺疾病患者 • 不建议老年单纯收缩期高血压患者首选β受体阻滞剂，除非有β受体阻滞剂使用强适应证（如合并冠心病或心力衰竭） • 合并心力衰竭的高血压患者，应从极小剂量起始，如能耐受，每隔2～4周将剂量加倍，直至达到治疗所需的目标剂量或最大耐受剂量 • 使用常规剂量血压未达标，心率≥80次/分的单纯高血压患者可增加剂量 • 对合并严重肥胖的代谢综合征或糖尿病的高血压患者，需评估后使用β受体阻滞剂，并监测血糖、血脂变化 • 低血压伴有低灌注症状（如心悸气短、肢体麻木、失眠、眩晕等），应将β受体阻滞剂减量或停用 • 尽可能逐步停药，至少用2周时间，剂量逐渐减低至最后减至25mg • 肝肾损害：严重肾功能衰竭（CrCl＜20mL/min）和严重肝功能异常者比索洛尔日剂量≤10mg • 给药时间：①普通片剂：早晨空腹服用；②缓释片：可掰开服用，但不能咀嚼或压碎
血管紧张素Ⅱ受体抑制药（ARB）	• 常用品种：氯沙坦、缬沙坦、坎地沙坦、奥美沙坦、替米沙坦、厄贝沙坦、依普沙坦、坎地沙坦、阿利沙坦 • 作用机制：主要通过拮抗血管紧张素Ⅱ 1型受体发挥降压作用	• 适应证：①轻、中、重度高血压患者，尤其是合并左心室肥厚、微量白蛋白尿、肾功能不全、陈旧性心肌梗死、心力衰竭、阵发性心房颤动、终末期肾病和蛋白尿、代谢综合征、糖尿病等临床情况时可作为首选；②心力衰竭；③心肌梗死后伴左心衰竭或左心功能不全且临床状态稳定患者的治疗，且患者不能使用ACEI类 • 禁用：双侧肾动脉狭窄、重度肾功能损害（CrCl＜30mL/min）者、严重肝功能不全或胆汁淤积者、妊娠期或可能妊娠的妇女、1岁以下儿童 • 慎用：血钾＞5.5mmol/L、主动脉瓣或左房室瓣狭窄、梗阻性肥厚型心肌病、双侧肾动脉狭窄或单侧肾动脉狭窄、肾功能不全 • CKD4期或5期患者，ARB初始剂量减半并严密监测血钾、血肌酐水平及eGFR的变化，根据CrCl减量或停药。单侧肾动脉狭窄患者使用ARB应注意肾功能变化。血肌酐＞265μmol/L时暂停使用 • 急性冠状动脉综合征或心力衰竭患者先从小剂量ARB起始（约常规剂量的1/2），逐渐增加至患者能够耐受的靶剂量 • 高钾血症和肾功能损害患者应避免使用ARB+ACEI，尤其是ARB+ACEI+醛固酮受体拮抗剂 • ARB致咳嗽的发生率远低于ACEI，但仍有极少数患者出现咳嗽 • 给药时间：食物对药物疗效的影响小，进餐或餐后服用都可以，建议每天需固定在同一时间服药

续表

分类	常用品种及作用机制	临床应用要点
固定复方制剂	• 常用品种：复方利血平、复方利血平氨苯蝶啶片、珍菊降压片、培哚普利/吲达帕胺、缬沙坦/氨氯地平、氯沙坦钾/氢氯噻嗪、缬沙坦/氢氯噻嗪、厄贝沙坦/氢氯噻嗪 • 作用机制：主要由不同作用机制的两种药物组成，协同降压 • 使用固定复方制剂时，应基于患者合并的危险因素或临床疾病，并掌握复方制剂组方的禁忌证和可能的不良反应	

注：CKD：chronic kidney disease（慢性肾脏病）。

3. 主要的药物相互作用（详见表 3-13）

表 3-13 高血压治疗药物与其他药物相互作用的风险及处理建议

分类	相互作用的药物	风险	处理建议
利尿剂	• 参见慢性心力衰竭章节表 3-60		
ACEI	【通用】ARB	**增加不良反应发生风险**（如低血压、晕厥、高钾血症、肾功能变化、急性肾衰竭等）	• 无特殊情况，不推荐合用
	【通用】保钾利尿剂、钾	**高钾血症**	• 监测血钾，必要时停药并做适当处理
	【通用】NSAIDs（如阿司匹林、布洛芬、吲哚美辛等）	**降低降压作用**	• 监测血压，必要时增加降压药剂量
	【通用】干扰素 α-2a	**血液学异常**（粒细胞减少、血小板减少）	• 监测全血细胞计数 • 升高白细胞计数：轻度可给予地榆升白片、利血生等，重度减低可使用重组人粒细胞刺激因子等
	【通用】硫唑嘌呤	**血红蛋白下降** **白细胞减少**	• 监测血常规 • 升高白细胞计数：同前
	【通用】白细胞介素-3	**首剂低血压**	• 体位变化时动作轻缓，注意跌倒
	【通用】麻黄制剂	**降低降压作用**	• 避免使用含麻黄的制剂
	【通用】阿替普酶	**增加口舌部血管性水肿风险**	• 密切监测是否发生血管性水肿（如口齿不清、肢无力等），一旦发生，停用阿替普酶，立即治疗
	【通用】锂	**血锂浓度升高，导致中毒**	• 合用时减少锂制剂剂量，维持血清锂浓度小于 1.5mEq/L（1.5mmol/L）
	【通用】环孢素	**肾功能下降**	• 监测血钾、肾功能，如血钾> 5.3mmol/L，需适当减少合用药物剂量或停用
	卡托普利、依那普利：别嘌醇	**增加过敏反应发生风险**	• 慎用

续表

分类	相互作用的药物	风险	处理建议
CCB	**【通用】**其他降压药（如β受体阻滞剂），硝酸酯类药，CYP3A4抑制剂（如三环类抗抑郁药、西咪替丁、三唑仑、伊曲康唑、氟康唑及咪唑类抗真菌药物）	**增强降压作用**	• 监测血压、心率，适时调整CCB类药物剂量
	【通用】CYP3A4诱导剂（苯妥英钠、利福平、卡马西平、苯巴比妥等）	**降低CCB类药物生物利用度和降压效果**	• 应避免合用
	【通用】地高辛	**降低地高辛清除**	• 监测地高辛的血药浓度和洋地黄中毒症状，适时降低地高辛剂量
	【通用】β受体阻滞剂（美托洛尔、阿替洛尔、比索洛尔等）	**增加低血压、心动过缓和房室传导阻滞的风险**	• 必须合用时，需监测心脏功能和血压，尤其是有心力衰竭倾向的患者需适当减少β受体阻滞剂剂量
	【通用】胺碘酮	**心动过缓、房室传导阻滞和（或）窦性停搏**	• 应谨慎合用，病态窦房结综合征或部分房室传导阻滞的患者避免合用
	【通用】茶碱类药物	**升高茶碱浓度**	• 监测茶碱浓度，适时调整茶碱剂量
	【通用】CYP3A4底物（如环孢素、他克莫司）	**增加环孢素、他克莫司系统暴露量**	• 监测环孢素、他克莫司血药浓度，适时调整环孢素、他克莫司剂量
	维拉帕米：洛伐他汀、辛伐他汀和阿托伐他汀 **氨氯地平：**辛伐他汀	**增加肌病或横纹肌溶解风险**	• 合用时辛伐他汀剂量≤10mg/d • 同时须监测患者肌病或横纹肌溶解的症状，监测CK水平，若CK水平增加≥5倍或诊断为肌病或横纹肌溶解则需停药
	尼卡地平、硝苯地平：硫酸氢氯吡格雷	**降低血小板效果和增加血栓风险**	• 合用时须警惕，通过血液学检查（血小板、凝血因子、血液流变学改变、内皮素、凝血酶调节蛋白检查）密切监测硫酸氢氯吡格雷的疗效，并可通过加用西洛他唑，降低血栓发生风险
	硝苯地平：芬太尼	**严重低血压**	• 密切监测血压，若发生低血压需扩大体液循环容量
	地尔硫䓬：红霉素	**增加心脏毒性**	• 避免合用，如需合用，应定期监测Q-T间期水平
	非洛地平：阿扎那韦		

续表

分类	相互作用的药物	风险	处理建议
β受体阻滞剂	CCB类（如硝苯地平、地尔硫䓬、维拉帕米），西咪替丁	**增强低血压风险、延长房室传导时间、减弱心肌收缩力**	• 监测血压、心率，适时调整β受体阻滞剂剂量，心率＜55次/分或有心动过缓症状减少药物剂量 • 避免同时服用巴比妥类药物、普罗帕酮、维拉帕米 • 避免静脉联合使用维拉帕米
	安替比林、茶碱类和利多卡因	**降低β受体阻滞剂清除率**	• 加强监测，监测心率、血压，处理同前酌情调整剂量
	利福平、苯妥英钠、苯巴比妥	**减弱β受体阻滞剂作用**	• 适时增加β受体阻滞剂剂量 • 换用其他不依赖肝脏代谢的β受体阻滞剂：吲哚洛尔、索他洛尔、阿替洛尔
	胰岛素、口服降糖药物	**增加降血糖作用**	• 监测血糖水平，如血糖过低（＜2.8mmol/L，糖尿病患者＜3.9mmol/L）或出现低血糖症状，建议减少降糖药剂量
	非甾体抗炎药	**降低降压作用**	• 监测血压，适时调整β受体阻滞剂剂量
	华法林	**增加出血风险**	• 监测凝血酶原活性和出血征象，适时调整华法林剂量
	拟副交感神经药、洋地黄毒苷、Ⅰ类抗心律失常药（如奎尼丁）、胺碘酮	**延长房室传导时间，增加心动过缓风险**	• 密切监测血压、心率，谨慎合用，心率＜55次/分或有心动过缓症状减少药物剂量
	去甲肾上腺素、肾上腺素等拟交感胺类	**高血压、心动过缓、房室传导阻滞**	• 密切监测血压、心率
ARB	**【通用】**保钾利尿剂（如螺内酯、氨苯蝶啶、阿米洛利）、补钾剂、或含钾的盐代用品	**血钾升高**	• 监测血钾水平，处理同前
	【通用】锂	**锂中毒**	• 慎重与锂剂合用，合用时应密切监测血锂浓度
	替米沙坦：地高辛	**地高辛浓度上升**	联用初期应动态监测地高辛血药浓度，处理同前
	氯沙坦：氟康唑、利福平	**减弱降压作用**	• 血压不达标时可增加氯沙坦剂量

续表

分类	相互作用的药物	风险	处理建议
固定复方制剂	**ARB组方：**ACEI	**不良反应风险增加**（低血压、晕厥、高钾血症、肾功能变化、急性肾衰竭）	• 密切监测血压值、血钾浓度、血肌酐浓度
	ARB组方：锂	**锂中毒**	• 慎重与锂剂合用，合用时应密切监测血锂浓度
	CCB组方：硫酸氢氯吡格雷	**降低血小板效果和增加血栓风险**	• 合用时须警惕，通过血液学检查（血小板、凝血因子、血液流变学改变、内皮素、凝血酶调节蛋白检查）密切监测硫酸氢氯吡格雷的疗效，并可通过加用西洛他唑，降低血栓发生风险
	CCB组方：辛伐他汀	**增加肌病和横纹肌溶解发生风险**	• 监测CK水平，若CK水平增加≥5倍或诊断为肌病或横纹肌溶解则需停药
	CCB组方：胺碘酮	**心动过缓、房室传导阻滞和（或）窦性停搏**	• 谨慎合用，病态窦房结综合征或部分房室传导阻滞的患者避免合用
	噻嗪类利尿剂组方：洋地黄苷	**增加心律失常风险**	• 监测血钾，适当补充血钾
	噻嗪类利尿剂组方：甲氨蝶呤、环磷酰胺	**增加骨髓抑制毒性**	• 密切监测血象，关注白细胞、血小板数量变化

注：1. CK：creatine kinase（肌酸激酶）。

2.【通用】是指该大类药物均有的相互作用。

4. 主要的药物不良反应（详见表3-14）

表3-14　高血压治疗药物的主要药物不良反应及处理建议

分类	常见ADR	严重ADR	处理建议
利尿剂	• 心血管系统：低血压 • 内分泌系统：高尿酸血症、低钾血症 • 皮肤：光毒反应 • 神经系统：头晕	• 心血管系统：心律失常 • 皮肤：Stevens-Johnson综合征，中毒性表皮坏死松懈症 • 消化系统：胃炎、胰腺炎	• 低血压：需从小剂量开始，血压发生明显下降时停用利尿剂 • 高尿酸血症：应定期测定血尿酸，必要时加用降尿酸药如别嘌醇 • 低钾血症：治疗过程中监测血钾，必要时口服或静脉补钾或使用保钾利尿剂，同时注意复查血钾

续表

分类	常见 ADR	严重 ADR	处理建议
ACEI	• 心血管系统：低血压，心悸、心动过速、胸痛 • 高钾血症 • 胃肠道：恶心、呕吐 • 呼吸系统：咳嗽 • 神经系统：乏力、头晕、头痛 • 皮肤：皮疹，伴瘙痒和发热 • 味觉障碍或迟钝	• 血液系统：粒细胞缺乏症、中性粒细胞减少症、血小板减少症 • 肾脏：急性肾衰竭 • 皮肤：Stevens-Johnson 综合征 • 其他：血管性水肿 • 高钾血症	• 湿疹、皮疹、荨麻疹、瘙痒、光过敏：停药 • 低血压：平躺休息，必要时减少剂量或改用其他扩血管药物，如硝酸盐、钙拮抗剂 • 咳嗽：不严重可继续应用 ACEI；患者无法忍受时可降低用药量或采用 ARB 替代 • 肾功能：ACEI 治疗初期肌酐或血钾可有一定程度增高。如果肌酐 $< 265\mu mol/L$ 和血钾 $< 6.0mmol/L$，且患者没有症状，不需特殊处理，ACEI 对肾功能的影响一般是可逆的。用药期间应定期监测肾功能，出现蛋白尿增多，应暂停用药或减少用量 • 血管性水肿：及时停用 ACEI，如肿胀影响到舌、声门或喉，可能造成器官阻塞的，应给予肾上腺素治疗 • 高钾血症：停药，并进行适当处理
CCB	• 循环系统：潮红伴热感，踝部水肿 • 神经系统：头晕、头痛、眩晕 • 胃肠道反应：恶心、腹痛、便秘 • 疲劳、嗜睡、无力 • **维拉帕米**：心动过缓、发生心力衰竭或原有心力衰竭加重、血压过度降低和（或）直立性低血压	• 心动过缓、心力衰竭或原有心力衰竭加重 • 肝脏：肝毒性、急性肝炎	• 外周水肿：利尿药治疗 • 心肌缺血导致心绞痛：停药 • 持续性皮肤反应：停药 • 房室传导阻滞：显著一度或逐渐发展成二或三度，减量或停药 • 心动过缓或心脏停搏：可静脉给予盐酸异丙肾上腺素、氯化钙、重酒石酸去甲肾上腺素、硫酸阿托品或给予心脏起搏 • 肝脏：监测肝功能
β 受体阻滞剂	• 心血管系统：心动过缓、传导阻滞、血压降低、肢端发凉 • 呼吸系统：呼吸短促 • 胃肠道反应：腹痛、恶心、呕吐、腹泻、便秘 • 疲劳、头晕、头痛 • 皮肤：皮炎、瘙痒	• 心血管系统：心力衰竭、心脏传导阻滞 • 呼吸系统：支气管痉挛 • 其他：戒断症状及迹象	• 低血压：一般出现于首剂或加量的 24~48h 内，通常无症状，重复用药后常可自动消失。如低血压伴有低灌注症状，应将β受体阻滞剂减量或停用 • 心动过缓和房室传导阻滞：与β阻滞剂剂量大小相关，如心率 < 55 次/分，或出现二、三度房室传导阻滞，应减量或停药 • 戒断症状：对于长期使用β受体阻滞剂的患者，避免突然停用，至少用 2 周时间逐渐减低剂量，最后停止用药 • 超敏反应：β受体阻滞剂用于有过敏史的患者应特别注意 • 气道阻塞：有支气管痉挛、哮喘以及有气道阻塞病史的患者应避免使用β受体阻滞剂

续表

分类	常见 ADR	严重 ADR	处理建议
ARB	• 心血管系统：低血压、心悸 • 神经系统：头晕、头痛 • 胃肠道：恶心、呕吐 • 疲劳	• 血液系统：粒细胞缺乏症、血小板减少症 • 肾脏：急性肾衰竭 • 高钾血症 • 其他：血管性水肿	• 心血管系统：密切监测血压 • 肾脏：用药期间应定期监测肾功能，轻、中度肾功能损害患者无需调整起始剂量，重度肾功能损害（CrCl＜30mL/min）禁用；出现蛋白尿增多，应暂停用药或减少用量 • 血管性水肿：应及时停药，如肿胀影响到舌、声门或喉，可能造成器官阻塞的，应给予肾上腺素治疗 • 高钾血症：常规定期监测电解质，出现高钾血症应停药，并进行适当处理

5. 特殊剂型药物给药方式要点（详见表 3-15）

表 3-15 高血压药物特殊剂型给药方式要点

特殊剂型药物	给药方式要点
大部分缓控释片剂（如硝苯地平、非洛地平）	• 须整片吞服，勿碾碎或咀嚼
少数缓控释片剂（如美托洛尔缓释片、单硝酸异山梨酯缓释片）	• 可根据剂量沿刻痕掰开后吞服，不可咀嚼或碾碎
缓控释胶囊剂（如尼卡地平缓释胶囊）	• 需整粒服下，勿碾碎、咀嚼或掰开服用

（梅丹　高杨　胡扬）

二、实践技能要点

1. 用药治疗方案评估要点和方法（详见表 3-16）

表 3-16 高血压患者用药治疗方案评估要点和方法

评估要点	评估方法
疾病控制情况	• 为患者测量血压、心率；收集近期心电图、肾功能、眼底检查结果。引导患者做家庭血压检测（HBPM）并做好记录
降压药用法是否正确	• 询问患者平时各种降压药的服药剂量、频次和时间，是否有漏服情况及处理方法
当前降压药是否存在禁忌证	• 收集患者的肝肾功能等检查结果和既往史
不良反应和禁忌的排查	• 询问患者用药后是否出现不适和常见高血压 ADR 的排查（如下肢水肿、干咳、低血压反应等）以及药物禁忌证
患者是否自行调整降压药用法	• 询问各种降压药的用法用量，与患者的处方进行比对
患者是否进行生活干预	• 询问高血压患者是否坚持良好的、有规律的生活方式，患者日常饮食的种类和数量

2. 常见临床药物治疗管理要点

（1）常见用药风险和药学监护要点（详见表 3-17）

表 3-17 高血压患者常见用药风险和药学监护要点

用药风险	常见原因	监护/指导要点
低血压	• 药物具有“首剂”效应 • 药物剂量过大 • 不适当联用降压药物	• 定期监测血压 • 调整降压药剂量或更换降压药 • 按照医生医嘱用药，勿自行购买降压药
血压反跳	• 降压药不适当减量或突然中断治疗 • 精神应激或生活方式未获得有效改善 • 联用了其他药物（如 NSAIDs、三环类抗抑郁药、环孢素、EPO 等） • 其他诱因引发的高血压急症和亚急症	• 不要频繁更换降压药，如需换药，应逐步减量 • 规律饮食和运动，注意调整心态 • 如需服用其他药物应告知医生及药师目前在服用何种降压药 • 定期体检，如突发头昏头痛、胸闷胸痛甚至意识模糊等症状，立即就医
心动过缓	• CCB、β 受体阻滞剂的 ADR	• 定期监测心功能，可逐步减量至其耐受或换其他降压药
血钾异常	• 利尿剂剂量过大 • 长期单用一种利尿剂 • ACEI、ARB、利尿剂的 ADR • 使用了其他可影响血钾的药物［如含钾药、胰岛素、某些抗生素（阿莫西林、克拉维酸钾等）］	• 监测血钾，若血钾＜3.5mmol/L，或出现肌无力、软瘫等症状，请及时就医 • 小剂量使用利尿剂，合理联用利尿剂 • 保钾利尿剂不宜与 ACEI、ARB 合用 • 合用药品时应告知医生，查看是否会影响血钾浓度，并且密切关注肌酐清除率

注：EPO：erythropoietin（促红细胞生成素）。

（2）常见依从性问题原因分析和用药指导要点（详见表 3-18）

表 3-18 高血压患者常见依从性问题原因分析和用药指导要点

依从性问题	常见原因	指导要点
没有进行饮食控制与体育锻炼	• 不清楚饮食控制及运动的意义 • 不清楚怎么控制饮食和运动	• 强调饮食控制及运动的重要性 • 提供适合患者的食物清单和运动方法
没有定期监测血压	• 不清楚监测血压的意义 • 高血压患者部分无症状或症状轻微，常不引起重视	• 强调监测血压的意义 • 科普高血压知识
自行调整高血压药物的用法用量	• 缺乏高血压及相关药物治疗知识 • 自我保健意识差 • 害怕药物副作用 • 记忆力下降	• 对患者进行用药教育 • 患者制定服药清单、使用药品分装盒、设定服药闹钟或请家属协助督促按时按量服药
不就医自行买药服用	• 医院预约挂号难 • 对药物成分不了解，对药物相互作用不重视	• 选择方便就诊的医院，帮患者制定就医计划 • 宣传科学合理用药的重要性

（3）随访评估要点（详见表 3-19）

表 3-19 高血压患者随访评估要点

项目	随访评估要点
依从性	• 了解患者是否按药师指导按量、按时服药
有效性	• 收集患者血压和（或）动态血压数值及达标状态、心率
安全性	• 收集肝肾功能和 ADR

三、案例

案例 1 降压药服药时间不合适导致血压控制不佳

【患者当前用药】

药品名称及规格	用法用量		
硝苯地平缓释片Ⅱ（20mg/片）	20mg b. i. d	早晚餐前各 1 次	口服
贝那普利片（10mg/片）	10mg q. d	早餐前 1 次	口服
盐酸二甲双胍缓释片（0. 5g/片）	1g q. d	晚餐时服	口服
阿卡波糖片（50mg/片）	50mg t. i. d	三餐第一口饭时嚼服	口服
阿托伐他汀钙片（20mg/片）	20mg q. d	睡前服	口服

【临床药物治疗管理过程】

<table>
<tr><th>项目</th><th>内容</th></tr>
<tr><td>用药相关信息收集</td><td>• 基本信息：58 岁男性
• 诊断：1. 高血压 2 级；2. 2 型糖尿病；3. 高脂血症
• 既往史：高血压 1 年，规律服药后不规律监测血压，不予重视。发现血糖升高 1 年，规律服用二甲双胍缓释片和阿卡波糖片，血糖控制可。发现血脂升高 1 年，规律服用阿托伐他汀钙片，血脂控制可
• 辅助检查：
➢每日早上 7：00、晚上 20：00 自行监测血压，近 3 日血压监测如下。
<table>
<tr><th>日期</th><th>10-18</th><th>10-19</th><th>10-20</th></tr>
<tr><td>早上 7：00 血压（mmHg）</td><td>156/103</td><td>149/98</td><td>145/86</td></tr>
<tr><td>晚上 20：00 血压（mmHg）</td><td>120/85</td><td>126/77</td><td>123/75</td></tr>
</table>
➢血糖：空腹血糖 5. 4mmol/L，餐后 2h 血糖 9. 2mmol/L
➢总胆固醇 4. 98mmol/L，低密度脂蛋白 2. 5mmol/L，甘油三酯 1. 2mmol/L
➢血肌酐 79μmmol/L，血钾 4. 5mmol/L，肝功能未见异常</td></tr>
<tr><td>主要问题</td><td>发现高血压 1 年，患者饮食控制，作息规律，且按时按量服用硝苯地平缓释片Ⅱ和贝那普利片，测量血压方法正确，近期早上出现头晕现象后监测血压，发现清晨血压不达标</td></tr>
<tr><td>原因分析</td><td>• 患者每天清晨血压不达标，考虑为晨峰高血压
• 服用贝那普利片 2h 左右贝那普利片血药浓度达峰，多次给药后半衰期 10～11h→患者早上服药，到晚上及清晨服药前血药浓度降低→从而导致清晨血压控制不佳</td></tr>
</table>

续表

<table>
<tr><th>项目</th><th>内容</th></tr>
<tr><td>用药调整和指导</td><td>• 给药时间调整：贝那普利片给药时间调整为睡前服
• 用药监测：每日早晚监测血压，每次测量2～3遍，取平均值，连续测量7天。最好是在早上起床排尿后，服降压药和早餐前，固定时间自测坐位血压。血压值记录在本子上，下次就诊时拿给医生看
• 随访计划：1周，追踪患者服药时间调整情况和近1周内血压控制情况</td></tr>
<tr><td rowspan="2">随访评估</td><td>• 1周后：
➢患者能按药师指导时间服用降压药血压基本达标（详见下表）
<table>
<tr><th>日期</th><th>10-21</th><th>10-22</th><th>10-23</th><th>10-24</th><th>10-25</th><th>10-26</th><th>10-27</th></tr>
<tr><td>早上7：00血压（mmHg）</td><td>145/86</td><td>135/73</td><td>137/78</td><td>129/73</td><td>130/76</td><td>135/82</td><td>134/77</td></tr>
<tr><td>晚上20：00血压（mmHg）</td><td>128/71</td><td>125/75</td><td>132/75</td><td>127/68</td><td>135/82</td><td>126/74</td><td>130/71</td></tr>
</table>
➢患者没有头晕、头痛；服药期间未发生低血压、低血糖及其他不适
➢建议患者继续按药师指导服药，每周监测1～2天血压，早晚测，每次测量3次，取平均值，并记录在本子上。1个月后复诊</td></tr>
<tr><td>• 1个月后：
➢患者能按药师指导服药，血压控制在140/90mmHg以下，均达标
➢服药期间未发生低血压、低血糖，无食欲不振、肌痛等不良反应发生；血钾4.2mmol/L，血肌酐84μmol/L</td></tr>
</table>

案例2 患者自行调整降压方案导致血压反跳

【患者当前用药】

药品名称及规格	用法用量		
硝苯地平缓释片Ⅱ（20mg/片）	20mg b. i. d	早上、下午各1次	口服
培哚普利片（4mg/片）	8mg q. d	早餐前	口服
吲达帕胺缓释片（1.5mg/片）	1.5g q. d	早上	口服
盐酸哌唑嗪片（1mg/片）	2mg t. i. d	早、中、晚各1次	口服
阿托伐他汀钙片（20mg/片）	20mg q. d	睡前服	口服

【临床药物治疗管理过程】

<table>
<tr><th>项目</th><th>内容</th></tr>
<tr><td>用药相关信息收集</td><td>• 基本信息：68岁男性
• 诊断：1. 高血压3级；2. 高脂血症
• 既往史：高血压5年，血压最高200/110mmHg，规律服药，血压控制可。发现血脂升高5年，规律服用阿托伐他汀钙片，血脂控制可
• 辅助检查：
➢每日早上7：00、晚上20：00自行监测血压，近3日血压监测如下：
<table>
<tr><th>日期</th><th>11-15</th><th>11-16</th><th>11-17</th></tr>
<tr><td>早上7：00血压（mmHg）</td><td>134/72</td><td>185/95</td><td>187/100</td></tr>
<tr><td>晚上20：00血压（mmHg）</td><td>160/85</td><td>176/87</td><td>178/92</td></tr>
</table>
➢总胆固醇4.5mmol/L，低密度脂蛋白2.14mmol/L，甘油三酯1.07mmol/L
➢血肌酐95μmol/L，血钾4.52mmol/L，肝功能未见异常</td></tr>
</table>

续表

<table>
<tr><th>项目</th><th>内容</th></tr>
<tr><td>主要问题</td><td>发现高血压 5 年，患者饮食控制，作息规律，且按时按量服药。 最近听邻居说长期服用降压药可导致耐药，越服越多，剂量越来越大，3 天前自行调整给药方案（将培哚普利片剂量减少为 4mg q. d，并停用吲达帕胺缓释片和哌唑嗪片），第 2 天、第 3 天出现头晕、头痛，测量血压 185/95mmHg、187/100mmHg</td></tr>
<tr><td>原因分析</td><td>• 高血压是一种慢病，需长期规律服用降压药来将控制血压平稳达标，一旦停药，将导致血压反跳，反跳过程可能会有严重并发症发生的风险
• 降压药长期服用发生耐药的可能性较小。 有些患者开始服用药物有效，过一段时间后血压控制不如以前，多数是由于病情进展所致或者发生了其他情况，这时应该请医生根据个体情况调整给药方案
• 患者之所以停药，主要是因为对高血压疾病本身和降压药物的认识不足</td></tr>
<tr><td>用药调整和指导</td><td>• 用药调整：使用原来的降压方案
• 用药监测：每日早晚监测血压，每次测量 2～3 遍，取平均值，连续测量 7 天。 最好是在早上起床排尿后，服降压药和早餐前，固定时间自测坐位血压，血压值记录在本子上
• 随访计划：1 周后，追踪患者服药调整、症状改善情况和近 1 周内血压控制情况，复查肾功能和电解质</td></tr>
<tr><td rowspan="2">随访评估</td><td>• 1 周后：
➢患者能按药师指导时间服用降压药，血压基本达标（详见下表），未再发生头晕、头痛
<table>
<tr><th>日期</th><th>11-18</th><th>11-19</th><th>11-20</th><th>11-21</th><th>11-22</th><th>11-23</th><th>11-24</th></tr>
<tr><td>早上 7：00 血压（mmHg）</td><td>185/96</td><td>152/73</td><td>137/80</td><td>129/73</td><td>130/76</td><td>135/82</td><td>134/77</td></tr>
<tr><td>晚上 20：00 血压（mmHg）</td><td>168/81</td><td>135/75</td><td>132/75</td><td>127/68</td><td>135/82</td><td>126/74</td><td>130/71</td></tr>
</table>
➢服药期间未发生低血压，复查血钾 3. 86mmol/L，未发生低钾血症，血肌酐 103μmmol/L
➢建议患者继续按药师指导服药，每周监测 1～2 天血压，早晚测，每次测量 3 次，取平均值，并记录在本子上。 1 个月后复诊，复查肾功能和电解质</td></tr>
<tr><td>• 1 个月后：
➢患者能按药师指导服药；血压控制在 140/90mmHg 以下，均达标
➢服药期间未发生低血压，复查血钾 3. 75mmol/L，未发生低钾血症；血肌酐 106μmol/L</td></tr>
</table>

案例 3　心肌梗死患者服用硝苯地平片导致胸痛症状加重

【患者当前用药】

药品名称及规格	用法用量		
阿司匹林肠溶片（100mg/片）	100mg q. d	早餐前	口服
培哚普利片（4mg/片）	4mg q. d	早餐前	口服
琥珀酸美托洛尔缓释片（47. 5mg/片）	47. 5mg q. d	早餐后	口服
阿托伐他汀钙片（20mg/片）	20mg q. d	睡前服	口服
硝苯地平片缓释片Ⅱ（20mg/片）	20mg b. i. d	早上、晚上各 1 次	口服
硝酸甘油片（0. 5mg/片）	0. 5mg	心绞痛时舌下含服	口服
硝苯地平片（10mg/片）	10mg	血压高时舌下含服	口服

【临床药物治疗管理过程】

项目	内容
用药相关信息收集	• 基本信息：68岁女性 • 诊断：1. 高血压3级（很高危）；2. 冠心病 • 既往史：高血压10年，规律服用降压药，血压控制不达标，收缩压高到160mmHg以上时自行舌下含服硝苯地平片，血压可以降下来。冠心病5年，规律服用冠心病二级预防用药，心绞痛时舌下含服硝酸甘油片可以控制心绞痛 • 查体：血压：185/112mmHg，心率98次/分；呼吸25次/分 • 辅助检查： ➢心电图：V1~V5 ST段弓背向上抬高0.1~0.3mV，急性前壁心肌梗死 ➢ CK 243U/L，CK-MB 30.7U/L，LDH 240U/L，Mb 514.9U/L，cTnI 0.384ng/mL ➢血糖、肝功能、肾功能未见明显异常，血脂达标
主要问题	近1月来患者心绞痛发作频次和程度有所增加，1天前，晚饭后拖地时出现胸痛不适，部位性质同前，程度较前加剧，疼痛难忍，并伴有大汗。患者立即坐下休息，舌下含服硝酸甘油片1片，4h未能缓解。测量血压170/110mmHg，舌下含服硝苯地平片10mg后心率加快，胸痛加剧，立刻到医院治疗
原因分析	硝苯地平片是短效制剂，半衰期5h→口服（特别是舌下含服）硝苯地平片迅速吸收起效，可导致血压快速降低，反射性引起心跳加快、面部潮红、头痛等不良反应→当患者心肌梗死时服用硝苯地平片，心率加快，心肌耗氧量增加，可加重心绞痛症状
用药调整和指导	• 给药方法调整： ➢血压控制不达标，不得自行加用硝苯地平片，应到医院就诊调整降压方案，在能够耐受的情况下，可将培哚普利片的剂量增加至8mg q.d，琥珀酸美托洛尔缓释片剂量调整为95mg q.d • 用药监测：每日早晚监测血压，每次测量2~3遍，取平均值，连续测量7天。最好是在早上起床排尿后，服降压药和早餐前，固定时间自测坐位血压。血压值记录在本子上，下次就诊时拿给医生看 • 随访计划：1周后，追踪患者服药时间血压和心率的控制情况，并复查肾功能、电解质
随访评估	• 1周后： ➢患者能按药师指导时间服用降压药 ➢血压保持在140/90mmHg以下，基本达标；心率75次/分，尚未达标 ➢患者用药期间未发生低血压，血钾3.9mmol/L，血肌酐75μmol/L ➢建议患者出院后按照药师的指导调整了给药方案，并按时服药。每周监测1~2天血压，早晚测，每次测量3次，取平均值，并记录在本子上。如患者能够耐受可进一步降低血压至130/90mmHg以下，可将硝苯地平缓释片Ⅱ剂量调整到20mg，q.8h，琥珀酸美托洛尔缓释片剂量调整为190mg q.d。1个月后，追踪患者服药时间血压和心率的控制情况，并复查肾功能、电解质 • 1个月后： ➢患者按照药师的指导调整了给药方案，并按时服药 ➢血压128/62mmHg，心率62次/分，血压、心率均达标 ➢用药期间没有低血压和心动过缓的情况。血钾4.2mmol/L，血肌酐81μmol/L，未出现高钾血症和肾功能损害

案例 4 高血压患者自行购买降压药导致低血钾

【患者当前用药】

药品名称及规格	用法用量		
苯磺酸氨氯地平片（5mg/片）	5mg q. d	早餐后	口服
培哚普利片（4mg/片）	4mg q. d	早餐前	口服
吲达帕胺缓释片（1. 5mg/片）	10mg q. d	早餐后	口服
珍菊降压片（0. 245g/片）	0. 245g t. i. d	三餐后	口服
二甲双胍缓释片（0. 5g/片）	1g q. d	晚餐后	口服
阿卡波糖片（50mg/片）	50mg t. i. d	三餐第一口饭时嚼服	口服

【临床药物治疗管理过程】

项目	内容
用药相关信息收集	• 基本信息：72 岁男性 • 诊断：1. 高血压 3 级（很高危）；2. 2 型糖尿病 • 既往史：高血压 8 年，最高血压 200/120mmHg，规律服用苯磺酸氨氯地平片、培哚普利片和吲达帕胺缓释片，血压控制可 • 体格检查：血压 130/80mmHg，神志模糊，呈嗜睡状态。心率 90 次/分，心律齐，无杂音。双下肢肌力为Ⅲ级，双侧膝腱反射减弱，病理反射未引出 • 辅助检查： ➢血钠 120mmol/L，血钾 2. 8mmol/L，血氯 96mmol/L ➢随机血糖 6. 7mmol/L；肝肾功能正常 ➢血气分析：pH 7. 45，HCO_3^- 32mmol/L，BE 5. 6mmol/L，呈代谢性碱中毒
主要问题	近年来血压升高，常常在 160/100mmHg 上下，经邻居介绍自行购买珍菊降压片服用，血压控制可，但感觉极度疲劳无力，食欲不振，随后还出现了神志模糊、嗜睡，家人将其送至医院治疗
原因分析	珍菊降压片的主要成分是野菊花膏粉、珍珠层粉、盐酸可乐定、氢氯噻嗪、芦丁，其中氢氯噻嗪和吲达帕胺同属于排钾利尿剂→患者专业知识不够，自行购买的降压药中的成分与原来服用的药品成分重复→珍菊降压片和吲达帕胺联合使用时均抑制远端小管对氯化钠的重吸收，从而增加远端小管和集合管的 Na^+ -K^+ 交换，K^+ 分泌增多排泄增多→导致或加重低钾血症
用药调整和指导	• 给药方案调整：停用吲达帕胺缓释片和珍菊降压片，静脉补充 10%氯化钾和生理盐水。叮嘱患者一定要在医生的指导下调整给药方案，不能再自己买药吃了 • 用药监测：每日血压，早晚测，每次测量 3 次 • 随访计划：3 天后追踪患者血压控制情况，复查电解质、血气分析，观察电解质紊乱、血气失衡是否得以纠正，纳差、乏力等症状是否好转
随访评估	• 3 天后： ➢患者纳差、乏力等症状好转 ➢血钠 142mmol/L，血钾 3. 97mmol/L，血氯 110mmol/L；血气分析：pH 7. 42，HCO_3^- 24mmol/L，BE －0. 2mmol/L；血压 165/98mmHg，心率 75 次/分 ➢药师建议：患者加回吲达帕胺缓释片 1. 5mg q. d，早上服。1 周后追踪患者血压控制情况，复查血气分析、血钾。叮嘱患者出院后一定要在医生的指导下调整给药方案，不能再自己买药吃了
	• 出院后 1 周： ➢患者按照药师的指导调整了给药方案，并按时服药，无纳差、乏力 ➢血压控制在 140/90mmHg 上下，血压基本达标 ➢血气分析未见异常；复查血钾 3. 7mmol/L，未再出现低钾血症

案例5 高血压患者自行购买抗菌药物导致不良反应发生

【患者当前用药】

药品名称及规格	用法用量		
非洛地平缓释片（5mg/片）	5mg q. d	早餐前	口服
培哚普利片（4mg/片）	4mg q. d	早餐前	口服
瑞舒伐他汀钙片（5mg/片）	5mg q. n	睡前服	口服
依托红霉素片（125mg/片）	250mg t. i. d	三餐后	口服

【临床药物治疗管理过程】

项目	内容
用药相关信息收集	• 基本信息：67岁女性 • 诊断：1. 高血压2级（高危）；2. 高脂血症 • 既往史：高血压10年，最高血压170/100mmHg，规律服用非洛地平缓释片和培哚普利片，血压控制在130/70mmHg；发现高脂血症10年，规律服用瑞舒伐他汀钙片，血脂控制可 • 体格检查：血压110/60mmHg，心率105次/分，面部潮红，双下肢凹陷性水肿
主要问题	5天前患者因咽痛，自行到药店购买依托红霉素片来服用，2~3天后开始出现心悸、面部潮红、踝关节水肿症状，水肿症状逐渐加重，遂到医院就诊。患者自行购买药，忽略了药物之间的相互作用，导致不良反应增加
原因分析	高血压患者自行购买抗菌药物，非洛地平经CYP3A4代谢，而红霉素为CYP3A4抑制剂→两药合用，后者可抑制前者的代谢，导致前者血药浓度升高，血药峰浓度（C_{max}）和药时曲线下面积（AUC）升高约2.5倍→血压降低、面部潮红和周围性水肿
用药调整和指导	• 用药调整：停用依托红霉素片，换用阿莫西林克拉维酸钾片1片，b. i. d • 用药监测：每日血压和心率，早晚测，每次测量3次；监测面部潮红和外周水肿的体征 • 随访计划：3天后，追踪患者血压、心率，以及是否有面部潮红和外周水肿的体征
随访评估	• 3天后： ➢患者无面部潮红，双下肢水肿消退，血压135/78mmHg，心率75次/分 ➢药师建议：患者下次购药应在医生或药师的指导下进行，1周后追踪血压、心率
	• 1周后： ➢患者能按照药师的指导服药 ➢血压128/75mmHg，心率68次/分，无面部潮红，双下肢无水肿

（陈晓宇 李琳）

【参考文献】

[1] 中国高血压防治指南修订委员会，高血压联盟（中国），中华医学会心血管病学分会，等. 中国高血压防治指南（2018年修订版）. 中国心血管杂志，2019，24（1）：24-56.

[2] 李大魁，金有豫，汤光，等译. 马丁代尔药物大典（原著第37版）（中文版）. 北京：化学工业出版社，2014.

[3] 国家药典委员会. 中华人民共和国药典临床用药须知. 北京：中国医药科技出版社，2015.
[4] 张波，赵彬，梅丹，等. 实用患者用药指导. 北京：人民卫生出版社，2015.
[5] 中国老年医学学会高血压分会，国家老年疾病临床医学研究中心，中国老年心血管病防治联盟. 中国老年高血压管理指南 2019. 中国心血管杂志，2019，24（1）：1-23.
[6] 赵文君，郭艺芳. 国内外新版高血压指南要点与解读. 中国心血管杂志，2019，24（2）：99-101.

第三节 高尿酸血症和痛风的药物治疗管理

一、基础知识要点

1. 药物治疗基本原则（详见表 3-20）

表 3-20 高尿酸血症和痛风药物治疗基本原则

项目	高尿酸血症（hyperuricemia，HUA）和痛风（gout）
疾病控制目标	• 迅速终止急性关节炎发作；持续维持血尿酸水平达标；定期筛查与监测靶器官损害和控制相关合并症 • 无合并症的无症状高尿酸血症患者：血尿酸（serum uric acid，SUA）控制在＜420μmol/L • 如伴以下合并症之一：高血压、脂代谢异常、糖尿病、肥胖、脑卒中、冠心病、心功能不全、尿酸性肾石症、肾功能损害（≥CKD 2 期）：SUA 控制在＜360μmol/L • 痛风患者：SUA 控制＜360μmol/L；如合并下列情况之一：痛风反复发作≥2 次/年、有痛风石、慢性痛风性关节炎、肾结石、慢性肾脏疾病、高血压、糖尿病、血脂异常、脑卒中、缺血性心脏病、心力衰竭和发病年龄＜40 岁，则建议 SUA 控制在＜300μmol/L • 不建议将血尿酸长期控制在＜180μmol/L
药物治疗总原则	降尿酸药物治疗时机： • 无症状高尿酸血症患者：SUA≥540μmol/L 或 SUA≥480μmol/L 且有下列合并症之一：高血压、脂代谢异常、糖尿病、肥胖、脑卒中、冠心病、心功能不全、尿酸性肾石病、肾功能损害（≥CKD 2 期） • 痛风患者：SUA≥480μmol/L 或 SUA≥420μmol/L 且合并下列任何情况之一：痛风发作次数≥2 次/年、痛风石、慢性痛风性关节炎、肾结石、慢性肾脏疾病、高血压、糖尿病、血脂异常、脑卒中、缺血性心脏病、心力衰竭和发病年龄＜40 岁 • 建议痛风急性发作完全缓解后 2～4 周开始降尿酸药物治疗，而正在服用降尿酸药物的痛风急性发作患者则不建议停用降尿酸药物
药物选择	• 高尿酸血症 ➢推荐别嘌醇、非布司他或苯溴马隆为痛风患者降尿酸治疗的一线用药；推荐别嘌醇或苯溴马隆为无症状高尿酸血症患者降尿酸治疗的一线用药 ➢对于合并肾、输尿管结石的患者，建议使用抑制尿酸生成的药物 ➢对于不合并肾、输尿管结石的患者，若 24h 尿尿酸排泄率＜4200μmol/1.73m^2，排除禁忌证后，可选择抑制尿酸生成的药物或促进尿酸排泄的药物。若 24h 尿尿酸排泄率＞4200μmol/1.73m^2 时，建议选择抑制尿酸生成的药物 ➢高尿酸血症与痛风合并慢性肾脏疾病患者，推荐根据慢性肾脏疾病分期，个体化选择降尿酸药物及剂量；建议 eGFR＜30mL/（min · 1.73m^2）时降尿酸药物优先考虑非布司他

续表

项目		高尿酸血症（hyperuricemia，HUA）和痛风（gout）
药物选择		➢选用别嘌醇前建议行*hla-b*5801*基因检测，对于*hla-b*5801*阳性患者，不推荐使用别嘌醇 • **痛风** ➢痛风急性发作：推荐尽早使用小剂量秋水仙碱或NSAIDs（足量、短疗程），对上述药物不耐受、疗效不佳或存在禁忌的患者，推荐全身应用糖皮质激素；有消化道出血风险或需长期使用小剂量阿司匹林患者，建议优先考虑选择性环氧化酶2（COX-2）抑制剂；痛风急性发作累及多关节、大关节或合并全身症状的患者，建议首选全身糖皮质激素治疗；疼痛视觉模拟评分法（VAS）评分≥7分，或≥2个大关节受累，或多关节炎，或一种药物疗效差的患者，建议两种抗炎镇痛药物联合治疗，如小剂量秋水仙碱与NSAIDs或小剂量秋水仙碱与全身糖皮质激素联用 ➢降尿酸药物治疗初期预防痛风发作：痛风患者降尿酸治疗初期，推荐首选小剂量（0.5~1mg/d）秋水仙碱预防痛风发作，至少维持3~6个月；不能耐受秋水仙碱的患者，建议小剂量NSAIDs（≤常规剂量的50%）或糖皮质激素（泼尼松≤10mg/d）预防发作，至少维持3~6个月；建议小剂量起始降尿酸药物，缓慢加量，以避免或减少痛风发作 ➢急性发作期降尿酸治疗指征：痛风发作控制2~4周后起始降尿酸药物治疗，已服用降尿酸药物治疗的患者，急性发作期不建议停药
剂量调整		• 降尿酸药物应从小剂量起始，逐渐加量 • 高尿酸血症与痛风合并慢性肾脏疾病患者，应根据慢性肾脏疾病分期调整药物剂量
联合用药	指征	• 单药足量、足疗程治疗，血尿酸仍未达标，可考虑联合应用两种不同作用机制的降尿酸药物
	原则	• 黄嘌呤氧化酶抑制剂（xanthine oxidase inhibitor，XOI）与促尿酸排泄的药物联合 • 高尿酸血症与痛风患者有合并症时相关药物的选择：①合并高血压时，建议降压药物首选氯沙坦和（或）钙通道阻滞剂，不推荐噻嗪类和袢利尿剂等用于降压治疗；②合并高甘油三酯血症时，调脂药物建议首选非诺贝特；③合并高胆固醇血症患者，首选阿托伐他汀钙；④合并糖尿病的患者，降糖药建议优选兼有降尿酸作用的药物，次选不升高血尿酸的药物

注：HLA：human leukocyte antigen（人白细胞抗原）；COX：cyclooxygenase（环氧化酶）；VAS：Visual Analogue Scale/Score（视觉模拟评分法）。

2. 药物分类与临床应用要点（详见表3-21）

表3-21 高尿酸血症和痛风治疗药物分类与临床应用要点

分类	常用品种及作用机制	临床应用要点
抑制尿酸合成药物	• 常用品种：别嘌醇、非布司他 • 作用机制：通过对次黄嘌呤-鸟嘌呤磷酸核酸转换酶的作用，可抑制体内新的嘌呤合成	• 适应证：原发性和继发性高尿酸血症 • 妊娠及哺乳期妇女、该药过敏史者及严重肝肾功能不全患者禁用别嘌醇；正在接受硫唑嘌呤、巯嘌呤治疗的患者禁用非布司他 • 别嘌醇建议从小剂量起始，并根据肾功能调整起始剂量、增量及最大剂量。CKD 1~2期［eGFR≥60mL/（min·1.73m^2）］时，别嘌醇起始剂量为100mg/d，每2~4周增加100mg/d，最大剂量800mg/d；CKD 3~4期［eGFR 15~59mL/（min·1.73m^2）］时，起始剂量50mg/d，每4周增加50mg/d，最大剂量200mg/d • 非布司他不推荐用于无临床症状的高尿酸血症。初始剂量为20mg/d，2~4周可增加20mg/d，最大剂量为80mg/d。对于CKD 4~5期［eGFR 0~14mL/（min·1.73m^2）］患者，推荐起始剂量为20mg/d，最大剂量40mg/d • 用药期间定期检查肝肾功能。别嘌醇用药期间密切监测相关超敏反应（Stevens-Johnson综合征、中毒性表皮坏死松解症等），并注意观察有无皮疹出现；非布司他用药时注意监测心肌梗死和脑卒中的症状和体征

续表

分类	常用品种及作用机制	临床应用要点
促尿酸排泄药物	• 常用品种：苯溴马隆片、丙磺舒 • 作用机制：通过抑制近端肾小管对尿酸盐的重吸收，使尿酸排出增加，从而降低血尿酸浓度，减少尿酸沉积	• 适应证：用于反复发作的痛风性关节炎伴高尿酸血症及痛风石 • 禁用：妊娠期及哺乳期妇女、肾结石、肾小球滤过率＜20mL/min的患者禁用苯溴马隆，＜18岁儿童不建议使用苯溴马隆。磺胺过敏史者、中重度肾功能不全患者、妊娠期及哺乳期妇女及＜2岁儿童禁用丙磺舒；伴有肿瘤的高尿酸血症者，或使用细胞毒的抗癌药、放射治疗患者因可引起急性肾病，不宜使用丙磺舒 • 服用过程中应多饮水，防止形成肾结石。定期监测血尿酸和尿尿酸，密切监测肝功能。服药期间不宜服用水杨酸类制剂 • 痛风关节炎急性发作症状尚未控制时不宜使用丙磺舒 • 苯溴马隆可增强口服抗凝药的作用，合用时应调整后者用量
	• 常用品种：碳酸氢钠、枸橼酸盐制剂（枸橼酸钾、枸橼酸钠钾） • 作用机制：通过尿pH升高，使尿酸等不易在尿中形成结晶或聚集	• 适应证：碱化尿液，预防和治疗肾结石；治疗代谢性酸中毒；作为制酸药 • 碳酸氢钠禁用于吞食强酸中毒时的洗胃，妊娠期及哺乳期妇女禁用，＜6岁小儿不推荐使用。枸橼酸盐制剂禁用于铝中毒、心力衰竭或严重心肌损害、严重肾功能损害、尿路感染未控制时。高钠血症时慎用碳酸氢钠及枸橼酸钠钾，高钾血症时慎用枸橼酸钾 • 使用后注意监测电解质和酸碱平衡。出现高钾血症、高钙血症和代谢性碱中毒时需及时停药 • 用作制酸药时，宜在餐后服用
抑制白细胞游走进入关节的药物	• 常用品种：秋水仙碱 • 作用机制：通过干扰溶酶体脱颗粒降低中性粒细胞的活性、黏附性及趋化性，抑制粒细胞向炎症区域的游走，从而发挥抗炎作用	• 适应证：用于治疗痛风性关节炎的急性发作，预防复发性痛风性关节炎的急性发作 • 慎用：骨髓造血功能不全，严重心脏病、肝功能不全、肾功能不全及胃肠道疾病患者 • 说明书指出在服药期间及停药后数周内不得妊娠 • 对于肾功能不全患者，建议根据eGFR调整秋水仙碱用量：eGFR 35～59mL/(min·1.73m^2)时，秋水仙碱最大用量0.5mg/d；eGFR10～34mL/(min·1.73m^2)时，秋水仙碱最大用量0.5mg/d，隔日1次；eGFR＜10mL/(min·1.73m^2)时，禁用秋水仙碱 • 用药期间定期监测血象及肝肾功能，关注胃肠道不良反应
非甾体抗炎药（NSAIDs）	• 常用品种：布洛芬、双氯芬酸、洛索洛芬、塞来昔布、依托考昔 • 作用机制：抑制细胞分泌COX，减少或抑制前列腺素的合成，从而发挥镇痛、抗炎、解热作用	• 适应证：急性痛风 • 用药前应评估心脏风险和胃肠道出血的可能性（老人和有相关病史者）：非选择性COX抑制剂（如布洛芬、双氯芬酸）较选择性COX-2抑制剂（如依托考昔、塞来昔布）胃肠道不良反应发生率较高，如需长期服用小剂量阿司匹林的痛风患者建议优先考虑选择性COX-2抑制剂与阿司匹林联用；活动性消化道溃疡/出血，或既往有复发性消化道溃疡/出血病史者不建议使用NSAIDs；对于痛风合并肾功能不全患者，建议慎用或禁用NSAIDs，eGFR＜60mL/(min·1.73m^2)时，不建议长程使用；eGFR＜30mL/(min·1.73m^2)时禁用 • 孕妇用药可能对胎儿产生损害 • 关注有无呕血、黑便或便血等严重胃肠道反应

续表

分类	常用品种及作用机制	临床应用要点
糖皮质激素类	• 常用品种：泼尼松、倍他米松、地塞米松、曲安奈德 • 作用机制：可减轻和防止组织对炎症的反应，从而减轻炎症的表现	• 适应证：急性痛风 • 老年人使用容易引起高血压及糖尿病，更年期后的女性患者用药容易加重骨质疏松 • 长期用药还可能引起库欣综合征（表现为水牛背、体重增加、下肢水肿、痤疮）、肌肉萎缩、无力、恶心、呕吐、消化道溃疡和穿孔、青光眼和白内障等

3. 主要的药物相互作用（详见表 3-22）

表 3-22 高尿酸血症和痛风治疗药物与其他药物相互作用的风险及处理建议

分类	相互作用的药物	风险	处理建议
别嘌醇	阿司匹林和其他水杨酸盐	降低别嘌醇效果	• 避免阿司匹林用于高尿酸血症和痛风
	华法林	可增强抗凝作用	• 监测凝血功能，注意调整华法林剂量
	硫唑嘌呤、环孢素	可抑制硫唑嘌呤的代谢；显著增加环孢素的浓度	• 通常硫唑嘌呤用量要减少 1/4～1/3 • 与环孢素合用时，应使用低剂量别嘌醇
	巯嘌呤、环磷酰胺	可抑制巯嘌呤的代谢；增加环磷酰胺骨髓毒性发生率	• 通常巯嘌呤的用量要减少 1/4～1/3 • 注意与环磷酰胺合用时发生的骨髓毒性，或避免合用
	铁剂（琥珀酸亚铁等）	可导致铁离子在组织中过量蓄积，引起含铁血黄素沉着	• 不宜合用
	氨苄西林、阿莫西林	可使皮疹发生率增加	• 注意监测合用后发生的皮疹不良反应
	茶碱	可抑制茶碱代谢，升高茶碱血药浓度	• 谨慎合用，监测茶碱浓度，调整剂量
	卡托普利	可出现严重 Stevens-Johnson 综合征	• 避免合用，尤其是在慢性肾衰竭患者中
	氢氧化铝	阻止别嘌醇吸收，导致药效下降	• 避免合用或在使用氢氧化铝前 3h 给药
	丙磺舒	增加别嘌醇的清除，降低别嘌醇浓度	• 联合用药降尿酸作用比单独使用任何一种药物都强，可根据个体化调整治疗药物

续表

分类	相互作用的药物	风险	处理建议
非布司他	茶碱	**可抑制茶碱代谢，升高茶碱血药浓度**	• 谨慎合用，监测茶碱浓度，调整剂量
	巯嘌呤、硫唑嘌呤	**可提高巯嘌呤、硫唑嘌呤血药浓度**	• 禁止合用
苯溴马隆	阿司匹林和其他水杨酸盐	**拮抗苯溴马隆的作用**	• 避免阿司匹林用于高尿酸血症和痛风
	华法林	**可增强抗凝作用**	• 监测凝血功能，注意调整华法林剂量
	磺吡酮	**可使苯溴马隆作用减弱**	• 尽量避免两者合用
丙磺舒	阿司匹林和其他水杨酸盐	**拮抗丙磺舒的作用**	• 避免阿司匹林用于高尿酸血症和痛风
	各类青霉素、头孢菌素、美罗培南、一些喹诺酮类、某些抗病毒药物（阿昔洛韦、更昔洛韦、齐多夫定、扎西他滨）、吲哚美辛、氨苯砜、萘普生、利福平	**可使后者血药浓度升高，毒性加大**	• 谨慎合用
	口服降糖药	**降糖效果增强**	规律监测血糖值，以便调整用量
	磺胺类药物	**使磺胺类血药浓度升高**	• 长期合用时，应定期监测磺胺类药物的血药浓度
	别嘌醇	**增加别嘌醇的清除**	• 联合用药降尿酸作用比单独使用任何一种药物都强，可根据个体化调整治疗药物
碳酸氢钠	肾上腺皮质激素、促肾上腺皮质激素、雄激素	**易致高钠血症和水肿**	• 监测血钠 • 观察水肿
	排钾利尿药	**可致发生低氯性碱中毒的风险增加**	• 监测血氯，血气分析
	含钙药物	**可致乳-碱综合征**	• 监测血乳酸，血气分析
	麻黄碱	**可减少麻黄碱经肾脏的排泄**	• 减少麻黄碱的剂量
	苯丙胺、奎尼丁	**易致毒性作用**	• 不推荐合用
	锂剂、酸性药物	**可增加锂剂、酸性药物的排泄**	• 应酌情调整锂剂、酸性药物的剂量
	乌洛托品、胃蛋白酶、维生素 E	**可减弱以上药物的疗效**	• 不推荐合用
枸橼酸盐制剂	四环素	**可影响四环素吸收**	• 不能同时服用
	抗酸药	**可干扰本药作用**	• 不能同时服用

续表

分类	相互作用的药物	风险	处理建议
秋水仙碱	羟甲基戊二酸单酰辅酶A还原酶抑制药、贝特类药、吉非贝齐、环孢素、洋地黄糖苷类药	可导致肌病和横纹肌溶解	• 密切监测肌痛、压痛、无力的症状或体征（尤其合用初期） • 权衡利弊联合使用
	中枢神经系统抑制药、拟交感神经药	可增强以上药物的疗效	• 监测神经系统不良反应，适时调整相应药物的剂量
	维生素 B_{12}	可导致可逆性维生素 B_{12} 吸收不良	• 不能同时服用
非甾体抗炎药（NSAIDs）	华法林	增强口服抗凝药的作用	• 监测凝血功能，适时调整华法林剂量
	ACEI、环孢素、他克莫司、利尿剂	增加肾毒性风险	• 监测肾功能，适时调整相应药物的剂量
	喹诺酮类药物	引起抽搐	• 观察抽搐反应，适时调整相应药物的剂量
	苯妥英钠、磺脲类降糖药	增加彼此的药物作用	• 减少 NSAIDs 剂量
	皮质激素、SSRIs、SNRI、文拉法辛、抗血小板药硫酸氢氯吡格雷和噻氯匹定、依洛前列素、埃罗替尼、西布曲明	增加 NSAIDs 发生胃肠出血和溃疡的危险性	• 避免联合使用
	齐多夫定	加重血液毒性	• 避免联合使用
糖皮质激素	NSAIDs	增加 NSAIDs 发生胃肠出血和溃疡的危险性	• 避免联合使用
	大环内酯类、酮康唑	增加糖皮质激素血药浓度和不良反应	• 监测血电解质、血糖等，适时调整相应药物的剂量
	华法林	加强抗凝血作用	• 监测凝血功能，适时调整华法林剂量
	环孢素	增强彼此的活性	• 监测惊厥等不良反应
	有排钾作用的药物（如两性霉素B、利尿剂）	有氢化可的松与两性霉素B合用导致心脏增大和充血性心力衰竭的报道	• 密切监测血钾
	抗胆碱酯酶药	可能降低抗胆碱酯酶药在重症肌无力中的作用	• 监测肌力
	洋地黄糖苷	导致低钾血症，引发心律失常	• 监测血钾和心电图
	氨鲁米特	肾上腺抑制作用丧失	• 监测皮质醇水平
	降糖药	减弱降糖药的作用	• 需要适当调整降糖药的剂量

续表

分类	相互作用的药物	风险	处理建议
糖皮质激素	异烟肼	**降低异烟肼的血药浓度**	• 监测异烟肼血药浓度，适当调整给药剂量
	疫苗	**增强减毒活疫苗中某些微生物的复制**	• 于皮质类固醇治疗结束后再给予疫苗或类毒素 • 正接受免疫抑制剂剂量的皮质类固醇治疗的患者，禁止接种活疫苗或减毒活疫苗，可能可接种灭活疫苗

注：SSRI：selective serotonin reuptake inhibitor（选择性 5-羟色胺再摄取抑制药）；SNRI：selective serotonin norepinephrine reuptake inhibitor（选择性 5-羟色胺去甲肾上腺素再摄取抑制药）。

4. 主要的药物不良反应（详见表 3-23）

表 3-23　高尿酸血症和痛风治疗药物的主要不良反应及处理建议

分类	常见 ADR	严重 ADR	处理建议
别嘌醇	• 皮肤：皮疹、瘙痒 • 胃肠道：恶心、呕吐、腹泻、腹痛	• 皮肤：剥脱性皮炎、中毒性表皮坏死松解症、重症多形红斑 • 血液系统：粒细胞缺乏症、再生障碍性贫血、嗜酸性粒细胞增多、骨髓抑制、血小板减少症 • 肝：肉芽肿性肝炎、肝坏死、肝毒性 • 免疫系统：超敏反应 • 肾脏：肾功能衰竭	• 胃肠道反应：餐后用药可减轻或避免消化系统不良反应 • 皮肤、免疫系统：如出现皮肤反应或超敏反应，应立即停药 • 血液系统：用药期间定期监测血常规 • 肝、肾：用药期间定期监测肝、肾功能
非布司他	• 胃肠道：恶心、呕吐、腹泻、腹痛 • 皮肤：皮疹 • 肌肉骨骼系统：关节痛 • 肝：肝功能异常	• 皮肤：药物超敏反应、剥脱性皮炎、中毒性表皮坏死松解症、重症多形红斑 • 心血管系统：死亡、心肌梗死 • 肌肉骨骼系统：痛风、横纹肌溶解 • 神经系统：脑血管意外	• 肝：用药前应检查肝功能，用药期间定期监测肝功能。如出现预示肝损伤的症状，应立即检查肝功能。如检查结果异常（ALT>3 倍正常值上限），应暂停用药并查找原因 • 皮肤：如出现皮肤反应或超敏反应，应立即停药
苯溴马隆	• 胃肠道：恶心、呕吐、腹泻、腹痛 • 肝：肝功能异常	• 泌尿生殖系统：暂时性阳痿；肾功能损害 • 肝：肝细胞损害、暴发性肝衰竭 • 过敏反应：皮肤过敏	• 肝：用药期间定期监测肝功能 • 肾：用药前和用药期间监测肾功能
丙磺舒	• 胃肠道：恶心、呕吐、腹部不适、食欲减退 • 神经系统：头晕、头痛	• 皮肤：Stevens-Johnson 综合征 • 血液系统：再生障碍性贫血、白细胞减少症、中性粒细胞减少症、血小板减少症 • 肝：肝坏死 • 免疫系统：超敏反应 • 泌尿系统：肾病综合征	• 胃肠道反应：餐后用药可减轻或避免消化系统不良反应 • 皮肤：如出现皮肤反应，应立即停药 • 血液系统：用药期间定期监测血常规 • 肝、肾：用药期间定期监测肝、肾功能

续表

分类	常见 ADR	严重 ADR	处理建议
碳酸氢钠	• 胃肠道：口服给药可见嗳气、继发性胃酸分泌增加；长期用药可引起食欲减退、恶心、呕吐 • 长期用药可引起尿频、尿急 • 持续性头痛	• 代谢/内分泌系统：代谢性碱中毒、低钾血症	• 代谢/内分泌系统：用药期间定期监测电解质水平，必要时监测血气分析
枸橼酸钾、枸橼酸钠钾	• 胃肠道：恶心、呕吐、腹痛、腹泻、咽部不适、胸痛（食管刺激）、消化性溃疡	• 心脏毒性：心脏骤停 • 代谢紊乱：高钾血症 • 胃肠道：胃黏膜糜烂、出血	• 胃肠道反应：如出现轻微症状，可将药物与食物同服或减少剂量。如出现严重呕吐、腹痛或胃肠出血，应立即停药，并检查是否出现消化道穿孔或肠梗阻 • 心脏骤停/高钾血症：定期监测电解质、心电图等
秋水仙碱	• 胃肠道：腹痛、腹泻、呕吐、食欲缺乏、痛性痉挛、恶心	• 血液学毒性：骨髓抑制	• 胃肠道反应：如出现胃肠道症状（如呕吐、腹泻），应减少剂量，严重者应立即停药 • 血液学毒性：用药期间应定期监测血常规及肝、肾功能
非甾体抗炎药（NSAIDs）	• 皮肤瘙痒 • 胃肠道反应：便秘、恶心、呕吐 • 头痛、失眠 • 焦虑不安 • 呼吸系统：肺不张 • **塞来昔布**：高血压、腹泻	• 肝衰竭 • 皮肤：急性泛发性发疹性脓疱病、Stevens-Johnson 综合征、中毒性表皮坏死松解症 • 呼吸系统：局限性肺炎 • **塞来昔布**：心肌梗死、多形红斑、药物反应伴嗜酸粒细胞增多和全身性症状、高钾血症、上消化道出血、胃肠穿孔、胰腺炎、出血和血栓、暴发性肝炎、类过敏反应、脑血管事件、急性肾衰竭、哮喘、肺栓塞	• 胃肠道反应：若出现胃肠道出血或溃疡，应停药 • 皮肤过敏：若出现皮疹或过敏反应的其他体征，应立即停药 • 血液、肝肾异常：定期监测血象和血生化。如肝功能或肾功能异常持续存在或加重，应停药
糖皮质激素类（泼尼松、倍他米松、曲安奈德）	• 高血压 • 内分泌代谢：水钠潴留、糖耐量减退和糖尿病加重、食欲和体重增加、库欣综合征 • 骨质疏松 • 情绪失调 • 皮质激素停药综合征	• 心脏骤停、急性心肌梗死、充血性心力衰竭 • 伤口愈合能力下降 • 长期使用影响儿童生长发育、低钙血症、高钾血症 • 胃肠道反应：胃出血、肠穿孔、胰腺炎 • 血液系统：血栓栓塞 • 免疫系统：药物过敏反应、血管性水肿 • 肌肉骨骼：骨无菌性坏死、肌紊乱、骨折、跟腱破裂	• 心肌梗死：密切观察，出现异常胸痛时立即停用就医 • 长期用药时应定期监测尿常规、餐后 2h 血糖、血压和体重，并进行胸部 X 线检查 • 监测电解质、骨密度 • 有溃疡史或明显消化不良的患者应进行上消化道 X 线检查

续表

分类	常见 ADR	严重 ADR	处理建议
糖皮质激素类（泼尼松、倍他米松、曲安奈德）	• 曲安奈德：流感样症状	• 情感障碍（包括自杀意念）、精神病性异常［包括躁狂、精神分裂症（加重）］ • 眼部：青光眼、后囊下白内障、脉络膜视网膜病变 • 肺栓塞、潜在感染发作	• 若持续接受类固醇治疗超过6周，应监测眼压

注：ALT（alanine aminotransferase）：丙氨酸氨基转移酶。

5. 特殊剂型药物的存放要点

别嘌醇缓释片应存放在密闭、遮光、干燥处保存。

（韩方璇　周思民）

二、实践技能要点

1. 用药治疗方案评估要点和方法（详见表 3-24）

表 3-24　高尿酸血症和痛风患者用药治疗方案评估要点和方法

评估要点	评估方法
疾病控制情况	• 确定患者的控制目标 • 询问患者近期症状是否有改善（如患者痛风） • 收集患者近期测量血尿酸、尿尿酸、尿常规、血常规、血压、血糖、肝、肾功能等检查结果 • 询问患者近期是否有新诊断的其他疾病（某些疾病可能导致尿酸生成过多或尿酸排泄减少） • 询问患者近期是否有新增加的其他药物或保健品（药物可能影响尿酸代谢）
降尿酸药使用方法是否正确	• 询问患者平时降尿酸药的服药剂量、频次和时间
当前降尿酸药是否存在禁忌证	• 收集患者的肝、肾功能等检查结果和既往史
合并用药是否影响降尿酸药疗效或患者安全	• 查看当前联合用药方案是否影响患者尿酸或肝肾功能，询问患者是否有皮疹、难以耐受的胃肠道反应等不良反应影响继续用药
患者是否自行调整降尿酸药的用法	• 询问患者降尿酸药的用法用量，与患者的处方进行比对
患者是否进行生活干预	• 询问患者每日饮水量，日常饮食的种类和数量，是否坚持运动以及运动的项目、时间和频率

2. 常见临床药物治疗管理要点

（1）常见用药风险和药学监护要点（详见表 3-25）

表 3-25 高尿酸血症和痛风患者常见用药风险与药学监护要点

用药风险	常见原因	监护/指导要点
胃肠道不适	• 既往有胃肠道疾病史 • 使用非选择性 NSAIDs • 使用秋水仙碱	• 餐中或餐后服用 NSAIDs 类药物 • 评估患者心血管风险和胃肠道疾病情况，更换适宜的 NSAIDs 药物（如无心血管危险因素，可使用选择性 COX-2 抑制剂），或避免使用该类药物 • 停用秋水仙碱
别嘌醇导致的严重过敏	• 若患者*hla-b*5801* 基因阳性，可导致别嘌醇过敏	• 用药前进行*hla-b*5801* 基因检测 • 停药
肝损害	• 使用 NSAIDs • 联用其他可能影响肝功能的药物（如他汀类药物）	• 定期监测肝功能 • 评估患者肝功能，必要时停用 NSAIDs
肾损害	• 使用 NSAIDs • 联用其他肾毒性药物（如造影剂等）	• 定期监测肾功能，必要时停用 NSAIDs • 评估患者肾功能，及时调整降尿酸药物的种类或剂量
心血管事件	• 患者存在发生心血管事件的风险因素，同时使用选择性 COX-2 抑制剂或大剂量的非选择性 NSAIDs • 使用非布司他	• 评估患者，如存在心血管危险因素，慎用 NSAIDs，避免使用 COX-2 抑制剂 • 停用非布司他，换用其他降尿酸药
骨髓抑制	• 使用秋水仙碱 • 使用别嘌醇	• 监测血常规。及时就诊，由医生决定是否停药
同时使用其他影响尿酸代谢的药物	• 减少尿酸排泄 • 促进尿酸排泄	• 监测血尿酸、尿尿酸和尿 pH。避免使用导致尿酸升高的药物 • 监测血尿酸、尿尿酸和尿 pH。调整降尿酸药物的剂量

（2）常见依从性问题原因分析和用药指导要点（详见表 3-26）

表 3-26 高尿酸血症和痛风患者常见依从性问题原因分析和用药指导要点

依从性问题	常见原因	指导要点
自行调整降尿酸药物的用法用量	• 缺乏高尿酸血症和痛风、降尿酸药物治疗等相关知识 • 记忆力下降	• 对患者进行用药教育 • 为患者制定服药清单，与患者讨论可提醒其按时服药的方法，如使用药品分装盒、设定服药闹钟或请家属协助督促按时按量服药等
漏服药物	• 生活或工作过于繁忙 • 记忆力下降 • 服药种类过多	• 为患者制定服药清单，与患者讨论可提醒其按时服药的方法，如使用药品分装盒、设定服药闹钟或请家属协助督促按时按量服药等 • 帮助患者减少不必要的药物
不愿定期监测尿酸	• 不清楚监测尿酸的重要性 • 害怕抽血疼痛	• 告知监测尿酸的重要性，如高尿酸血症或痛风的危害 • 帮助患者减轻恐惧心理
没有进行饮食控制	• 不清楚饮食控制的重要性 • 不知道怎么控制饮食	• 告知控制饮食的意义 • 提供控制饮食的方法和食物嘌呤含量表

（3）随访评估要点（详见表 3-27）

表 3-27 高尿酸血症和痛风患者随访评估要点

项目	随访评估要点
依从性	• 了解患者是否按时、按量服药 • 询问患者是否自行增加或减少药物种类，自行服用保健品等
有效性	• 询问患者近期症状是否有改善（如患者痛风） • 评估患者血尿酸、尿尿酸、尿常规、血糖、血压、血脂等的控制情况 • 询问患者近期是否有新诊断的其他疾病（某些疾病可能导致尿酸生成过多或尿酸排泄减少） • 询问患者近期是否有新增加的药物或保健品（药物可能影响尿酸代谢）
安全性	• 询问患者是否有胃部不适，是否出现皮疹等不良反应 • 收集患者血常规、肝、肾功能等指标

（孙路路　粟芳）

三、案例

案例 1 降尿酸药物未及时调整存在安全隐患

【患者当前用药】

药品名称及规格	用法用量		
苯溴马隆片（50mg/片）	50mg q. d	早餐后服用	口服
碳酸氢钠片（0. 5g/片）	1. 0g b. i. d	早、晚服用	口服
苯磺酸左旋氨氯地平片（2. 5mg/片）	2. 5mg q. d	早晨服用	口服
百令胶囊（0. 2g/粒）	5 粒 t. i. d	早中晚餐后	口服
包醛氧淀粉胶囊（0. 625g/粒）	5g t. i. d	早中晚餐后温水送服	口服
阿托伐他汀片（20mg/片）	20mg q. d	睡前服用	口服

【临床药物治疗管理过程】

项目	内容
用药相关信息收集	• 基本信息：73 岁女性，身高 152cm，体重 62kg • 诊断：1. 痛风；2. 慢性肾衰竭、高血压肾病；3. 高血压 2 级（极高危） • 既往史、个人史：高血压病史 14 年，血压最高达 160/96mmHg，未规律监测，自述血压控制可；慢性肾脏病病史 5 年余，近期门诊复查肌酐 139. 0μmol/L，尿酸 410. 9μmol/L • 辅助检查：生化全套：白蛋白 43. 0g/L，ALT 14U/L，AST 17U/L，BUN 10. 88mmol/L，肌酐 139. 0μmol/L，钙 2. 28mmol/L，钾 4. 39mmol/L，钠 140. 2mmol/L，尿酸 410. 9μmol/L，TC 5. 54mmol/L，TG 3. 28mmol/L，LDL-C 2. 86mmol/L。泌尿系彩超：左肾轻度积水，左肾结石
主要问题	目前患者服用苯溴马隆降尿酸治疗，该药不适用于肾结石患者
原因分析	近期泌尿系彩超提示：左肾轻度积水，左肾结石

续表

项目	内容
用药调整和指导	• 治疗方案调整： ➢建议医生停用苯溴马隆，换用非布司他 20mg q. d，根据尿酸水平调整用药。医生同意此方案 • 用药指导： ➢非布司他每天服用一次，不要漏服 ➢健康饮食。充分饮水，保持每日尿量 2000mL 以上 • 用药监测：定期监测肾功能，4 周以后复查血尿酸（SUA）评估疗效，SUA 目标值 < 360μmol/L • 随访计划：4 周后，追踪患者 SUA 控制情况
随访评估	• 4 周后： ➢患者按照药师指导每天按时服药，没有漏服 ➢复查 SUA：328μmol/L，达标 ➢鼓励患者继续按照目前治疗方案用药，每 4 周复查 SUA 水平，保证持续达标

注：AST：aspartate aminotransferase（天冬氨酸氨基转移酶）；BUN：urea nitrogen（尿素氮）；TC：total cholesterol（总胆固醇）；TG：triglyceride（甘油三酯）。

案例 2　慢性肾功能不全合并痛风患者用药剂量存在安全隐患

【患者当前用药】

药品名称及规格	用法用量		
别嘌醇缓释片（0.25g/片）	0.25g q. d	每天固定时间服用	口服
秋水仙碱片（0.5mg/片）	0.5mg t. i. d	早、中、晚服用	口服
苯磺酸氨氯地平片（5mg/片）	10mg q. d	每天早晨服用	口服
阿托伐他汀钙片（10mg/片）	10mg q. d	每晚睡前服用	口服
尿毒清颗粒（5g/袋）	1 包 q. i. d	温水冲服。每日四次，6、12、18 时各服 1 袋，22 时服 2 袋	口服

【临床药物治疗管理过程】

项目	内容
用药相关信息收集	• 基本信息：57 岁 男性，身高 172cm，体重 67kg • 诊断：1. 痛风；2. 慢性肾脏病 3 期、慢性肾小球肾炎；3. 高血压病 3 级（极高危）；4. 高脂血症 • 既往史、个人史：高血压病史 5 年，血压最高达 180/105mmHg，规律服药后血压控制可；慢性肾脏病病史 10 年余，近期门诊复查肌酐 198.0μmol/L，尿酸 410.7μmol/L；高脂血症 6 年，规律服药后血脂控制可 • 辅助检查：生化全套：白蛋白 30.2g/L，ALT 19U/L，AST 16U/L，肌酐 198.0μmol/L，钙 2.11mmol/L，钾 4.62mmol/L，钠 142.2mmol/L，尿酸 410.7μmol/，BUN 4.9mmol/L。血脂各项无明显异常
主要问题	患者近期痛风复发，双脚跖趾关节红肿热痛，血尿酸水平控制不佳，目前已给予降尿酸药物及秋水仙碱治疗。但患者存在慢性肾功能不全，应调整用药治疗方案
原因分析	患者肌酐 198.0μmol/L，根据 MDRD 公式计算 eGFR 为 35.84mL/（min · 1.73m^2），需要调整别嘌醇剂量

续表

项目	内容
用药调整和指导	• 治疗方案调整： ➢建议医生：停用别嘌醇缓释片，改用别嘌醇片 50mg b. i. d。 医生同意此方案 • 用药指导： ➢痛风症状缓解后停用秋水仙碱 ➢按时服用别嘌醇片，不要漏服 ➢多饮水，避免食用高嘌呤食物 • 用药监测：定期监测肾功能，4 周以后复查血尿酸（SUA）评估疗效，SUA 目标值 < 360μmol/L • 随访计划：4 周后，追踪患者 SUA 控制情况
随访评估	• 4 周后： ➢患者按照药师指导每天按时服药，没有漏服 ➢复查 SUA 358μmol/L，达标

注：MDRD：modification of diet in renal disease（肾脏病饮食改良）。

案例 3　患者依从性不佳及联合用药影响血尿酸控制

【患者当前用药】

药品名称及规格	用法用量		
硝苯地平控释片（30mg/片）	30mg q. d	早晨服用	口服
阿托伐他汀钙片（20mg/片）	20mg q. d	睡前服用	口服
阿司匹林肠溶片（100mg/片）	100mg q. d	早晨空腹服用	口服
盐酸二甲双胍片（0. 5g/片）	0. 5g t. i. d	三餐时服用	口服
别嘌醇片（0. 1g/片）	0. 1g t. i. d	三餐后服用	口服

【临床药物治疗管理过程】

项目	内容
用药相关信息收集	• 基本信息：66 岁男性 • 诊断：1. 高尿酸血症；2. 高脂血症；3. 高血压；4. 糖尿病 • 既往史、个人史：糖尿病 1 年，高尿酸血症 5 年，高脂血症 8 年，高血压病史 8 年。 吸烟 20 年，一天 1 包，饮酒史，一日 2 两。 近期体重增加，每周锻炼 1～2 次 • 辅助检查：Na^+ 141. 8mmol/L，K^+ 5. 2mmol/L，Ca^{2+} 2. 39mmol/L，TC 5. 09mmol/L，UA 526μmol/L，BUN 2. 41mmol/L，CREA 112μmol/L，TG 3. 18mmol/L，HDL-C 1. 44mmol/L，LDL-C 3. 1mmol/L，HbA1c 8. 0%，空腹血糖 7. 86mmol/L，餐后 2h 血糖 16. 27mmol/L • 其他：血压 130/85mmHg，心率 88 次/分，呼吸频率 14 次/分，体重 95kg，身高 175cm
主要问题	患者 2010 年 ASCVD 发病危险评估结果为高危，患者服用阿司匹林肠溶片 100mg q. d 共 8 年，用于心血管疾病一级预防。 患者同时患有高尿酸血症，经常忘记服别嘌醇，血尿酸控制不达标
原因分析	• 患者烟酒嗜好，体重管理欠佳。 糖尿病、高血压合并有高尿酸血症，自诉有忘记服药的情况，每周有 5～6 次忘记服药，血尿酸控制不佳 • 患者同时使用阿司匹林肠溶片 100mg q. d 用于心血管疾病一级预防，低剂量的阿司匹林会减少尿酸的排泄，增加诱发痛风的风险

续表

项目	内容
用药调整和指导	• 治疗方案调整： ➢建议患者就诊医生，调整用药方案。治疗方案如下：①患者处于 CKD 3a 期，宜调整适宜降糖药物早达标；在改善患者依从性后进行血尿酸监测；②因患者合并糖尿病，ARB 类降压药可以保护靶器官，对 2 型糖尿病有益，氯沙坦有降尿酸的作用，可考虑停用硝苯地平，改用氯沙坦钾片 50mg q. d；③加用碳酸氢钠片 0. 5g t. i. d，碱化尿液，增加尿酸排出。医生同意此方案 • 用药指导： ➢提高用药依从性：使用特殊药盒服药或闹铃、手机提醒服药 ➢充分饮水，保持每日尿量 2000mL 以上。健康饮食，限制食物中嘌呤的摄入量 ➢戒烟限酒：制定戒烟计划，逐渐戒烟。不提倡饮酒，如饮酒，白酒每日应小于 1 两 ➢减重 • 用药监测：4 周以后复查血尿酸（SUA）评估疗效，SUA 目标值 < 360μmol/L • 随访计划：4 周后，追踪患者 SUA 控制情况
随访评估	• 4 周后： ➢患者按照药师指导每天按时服药，没有漏服 ➢复查 SUA 325μmol/L，达标

注：UA：uric acid（尿酸）；CREA：creatinine（肌酐）；HDL-C：high-density lipoprotein cholesterol（高密度脂蛋白胆固醇）。

案例 4　联合用药不适宜影响血尿酸控制

【患者当前用药】

药品名称及规格	用法用量		
厄贝沙坦氢氯噻嗪片（150mg/12. 5mg/片）	1 片 q. d	早饭后	口服
苯溴马隆片（50mg/片）	50mg q. d	早饭后	口服
阿司匹林肠溶片（100mg/片）	100mg q. d	睡前服	口服
阿托伐他汀钙片（10mg/片）	10mg q. d	睡前服	口服

【临床药物治疗管理过程】

项目	内容
用药相关信息收集	• 基本信息：63 岁男性 • 诊断：1. 高尿酸血症；2. 高血压；3. 颈动脉斑块 • 既往史、个人史：高尿酸血症确诊 2 年，血尿酸水平降低后间断服用；高血压 2 年；双侧颈动脉斑块发现 3 年。无食物、药物过敏史，吸烟 20 年，每天 0. 5～1 包 • 辅助检查：体温 36. 7℃，心率 83 次/分，呼吸 20 次/分，血压 135/85mmHg。ALT 13U/L，AST 15U/L，TBIL 7. 0μmol/L，Scr 62. 4μmol/L，CrCl 116. 6mL/min，TC 5. 2mmol/L，TG 2. 1mmol/L，HDL-C 1. 2mmol/L，LDL-C 2. 4mmol/L，GLU 5. 83mmol/L，UA 428μmol/L
主要问题	该患者被确诊为高尿酸血症、高血压，同时使用复方制剂厄贝沙坦氢氯噻嗪片降压、阿司匹林肠溶片用于心血管疾病一级预防。目前血尿酸控制不达标
原因分析	分析患者血尿酸不达标的原因，降压药厄贝沙坦氢氯噻嗪片中的氢氯噻嗪对血尿酸有不良影响，同时服用的低剂量的阿司匹林会减少尿酸的清除

续表

项目	内容
用药调整和指导	• 建议患者就诊医生，调整治疗方案为： ➢增加碳酸氢钠片 0.5g t.i.d，碱化尿液 ➢将厄贝沙坦氢氯噻嗪片更换为氯沙坦钾片，50mg q.d ➢评估使用阿司匹林的必要性 医生同意此方案，阿司匹林和阿托伐他汀的方案不变 • 用药指导： ➢规律用药，避免漏服 ➢多饮水，维持每日尿量 2000~3000mL • 用药监测：4 周以后复查血尿酸（SUA）评估疗效，SUA 目标值 < 360μmol/L • 随访计划：4 周后，追踪患者 SUA 控制情况
随访评估	• 4 周后： ➢患者按照药师指导每天按时服药，没有漏服 ➢复查 SUA 349μmol/L，达标

注：TBIL：total bilirubin（总胆红素）；Scr：serum creatinine（血肌酐）；GLU：glucose（血糖）。

案例 5 未使用药物控制血尿酸

【患者当前用药】

药品名称及规格	用法用量		
二甲双胍片（500mg/片）	500mg b.i.d	早、晚餐时服用	口服
格列齐特片（80mg/片）	80mg q.d	早餐时服用	口服
维生素 C 片（0.1g/片）	0.1g q.d	早餐后服用	口服
阿司匹林肠溶片（100mg/片）	100mg q.d	早晨空腹服用	口服

【临床药物治疗管理过程】

项目	内容
用药相关信息收集	• 基本信息：63 岁男性 • 诊断：1. 痛风；2. 糖尿病 • 既往史、个人史：诊断为高尿酸血症 5 年，未规律治疗，布洛芬断续使用 2 年余，痛风症状不能完全缓解。糖尿病 10 年，既往未规律治疗，3 年前开始服用二甲双胍，于 2016 年 2 月因血糖控制不佳入内分泌科进行血糖调整，加用格列齐特，经常漏服药物。有青霉素过敏史，表现为皮疹 • 辅助检查：体温 36.8℃，心率 80 次/分，血压 130/80mmHg，体重 78kg，BUN 4.4mmol/L，Scr 70μmol/L，UA 560μmol/L，TC 5.2mmol/L，LDL-C 3.5mmol/L。空腹血糖 9mmol/L，餐后 2h 血糖为 11.6mmol/L，HbA1c 7.5%
主要问题	患者目前尿酸为 560μmol/L，未使用药物治疗。患者每周会有 5~6 次漏服二甲双胍，目前血糖控制不达标
原因分析	• 患者目前尿酸为 560μmol/L，未使用药物治疗 • 患者依从性不佳，经常漏服药物，导致血糖不达标

续表

项目	内容
用药调整和指导	• 治疗方案调整： ➢给予糖尿病及痛风知识的宣传，明确依从性差的原因，引起对疾病的重视，解除对药物影响的顾虑 ➢建议医生给予降糖药物调整及降尿酸治疗：二甲双胍 500mg t.i.d 三餐时服用，苯溴马隆 50mg q.d，碳酸氢钠片 0.5g t.i.d • 用药指导： ➢规律用药，避免漏服。可以使用智能药盒或设定手机闹铃提醒服药 ➢多饮水，维持每日尿量 2000~3000mL ➢均衡饮食，限制每日总热量摄入，控制饮食中嘌呤含量 • 用药监测：4 周以后复查血尿酸（SUA）评估疗效，SUA 目标值 < 360μmol/L • 随访计划：4 周后，追踪患者血尿酸和血糖控制情况
随访评估	• 4 周后： ➢患者按照药师指导每天按时服药，没有漏服 ➢复查 SUA 351μmol/L，达标 ➢复查血糖：空腹 5.9mmol/L，餐后 2h 7.6mmol/L，达标

【参考文献】

[1] 中华医学会内分泌学分会. 中国高尿酸血症与痛风诊疗指南（2019）. 中华内分泌代谢杂志，2020，36（01）：1-13.

[2] 中华医学会内分泌学分会. 高尿酸血症和痛风治疗中国专家共识. 中华内分泌代谢杂志，2013，29（11）：913-920.

[3] 中华医学会风湿病学分会. 中国痛风诊疗指南（2016 年版）. 中华内科杂志，2016，55（11）：892-899.

[4] 廖二元. 内分泌代谢病学（第三版）下册. 北京：人民卫生出版社，2012.

[5] 中华医师协会肾脏内科医师分会. 中国肾脏疾病高尿酸血症诊治的实践指南（2017 版）. 中华医学杂志，2017，97（25）：1927-1936.

[6] 高尿酸血症相关疾病诊疗多学科共识专家组. 中国高尿酸血症相关疾病诊疗多学科专家共识. 中华内科杂志，2017，56（3）：235-248.

第四节 冠心病的药物治疗管理

一、基础知识要点

1. 药物治疗基本原则（详见表 3-28）

表 3-28 冠心病（coronary heart disease，CHD）药物治疗基本原则

项目	CSA	UA 和 NSTEMI	STEMI
主要原则	• 缓解心绞痛/心肌缺血 • 预防危险事件	• 迅速缓解症状 • 避免发生心肌梗死和死亡 • 改善预后和提高患者生活质量	• 尽快再灌注缺血心肌，防止梗死范围扩大，缩小心肌缺血范围 • 及时处理恶性心律失常、心力衰竭、休克及各种并发症，防止猝死 • 保护和维持心功能，提高患者的生活质量
疾病控制目标	• **血压：**高血压合并冠心病患者：< 140/90mmHg；血压可耐受的患者：< 130/80mmHg • **心率：**用药后要求静息心率：55～60 次/分；严重心绞痛患者如无心动过缓症状：50 次/分 • **血脂：**LDL-C < 1.8mmol/L；基础 LDL-C 在 1.8～3.5mmol/L 者：降低 50%以上		
药物选择	• 改善缺血、减轻症状：首选β受体阻滞剂，当不能耐受β受体阻滞剂或β受体阻滞剂作为初始治疗药物效果不满意时，可使用长效 CCB、长效硝酸酯类或其他治疗药物，如代谢性药物（曲美他嗪）、尼可地尔等 • 预防心肌梗死，改善预后：①抗血小板治疗：慢性稳定型心绞痛患者服用阿司匹林最佳剂量范围为 75～150mg/d，不能耐受阿司匹林的患者可改用硫酸氢氯吡格雷作为替代治疗。ACS 患者（无论是否接受 PCI 治疗）、行 PCI 的稳定型冠心病患者主张强化抗血小板治疗，即阿司匹林 + 硫酸氢氯吡格雷/替格瑞洛双联用药。②β受体阻滞剂：心肌梗死后长期接受β受体阻滞剂二级预防，可降低相对死亡率。③调脂治疗：他汀类药物应该及早应用，长期维持。④ACEI/ARB：所有 ACS 或 CSA 伴高血压、糖尿病、LVEF < 40%、合并 CKD 的患者，如无禁忌，均应给予 ACEI 长期治疗，如不能耐受 ACEI，可考虑换用 ARB		
剂量调整	• β受体阻滞剂：小剂量开始，逐渐增加，当达到上述静息心率时维持当前剂量（个体化） • 硝酸酯类：连续应用 24h 后可发生耐药，长期使用必须采用偏心给药的方法，保证提供每天 8～12h 的无硝酸酯或低硝酸酯浓度 • 阿司匹林：如无禁忌证，CSA 患者阿司匹林最佳剂量范围 75～150mg/d，ACS 患者应立即口服水溶性阿司匹林或嚼服肠溶阿司匹林 300mg，继以 100mg/d 维持治疗 • 硫酸氢氯吡格雷：ACS 患者在 PCI 之前或发作时应尽快服用硫酸氢氯吡格雷初始负荷量 300mg（拟直接 PCI 者最好服用 600mg），常用维持剂量为 75mg，每日 1 次 • 替格瑞洛：对于 STEMI 患者、缺血风险中高危及计划行早期侵入性诊治的 NSTE-ACS 患者应尽早使用替格瑞洛，初始负荷剂量 180mg，此后每次 90mg，每日 2 次		
联合用药 **指征**	• ACS 患者（无论是否接受 PCI 治疗）、行 PCI 的稳定型冠心病患者主张强化抗血小板治疗，即 DAPT • 他汀类药物治疗基础上 LDL-C 未达标者，建议联合用药		
联合用药 **原则**	• 改善缺血、减轻症状的药物应与预防心肌梗死、改善预后的药物联合使用，其中一些药物，如β受体阻滞剂，同时兼具两方面的作用 • 阿司匹林联合一种 P2Y12 受体拮抗剂的 DAPT 至少为期 1 年，根据缺血或出血风险的不同，可以选择性地缩短或延长 DAPT 的时间 • 与β受体阻滞剂联合：可选用长效二氢吡啶类（氨氯地平、非洛地平缓释片、硝苯地平缓释片/控释片），不建议使用短效 CCB 类 • LDL-C 未达标者，他汀类药物可加用胆固醇吸收抑制剂依折麦布。二者联合治疗后仍有较高水平的 LDL-C 者，可考虑应用 PCSK-9 抑制剂。若 ACS 患者存在他汀类药物应用禁忌，可单独用 PCSK-9 抑制剂或 PCSK-9 抑制剂联合依折麦布。高甘油三酯血症或低高密度脂蛋白血症的高危患者可考虑联用降低 LDL-C 的药物和一种贝特类药物（非诺贝特）或烟酸类药物		

注：CSA：chronic stable angina（慢性稳定型心绞痛）；UA：unstable angina（不稳定型心绞痛）；NSTEMI：non-ST elevation myocardial infarction（非 ST 段抬高性心肌梗死）；STEMI：ST-elevation myocardial infarction（ST 段抬高性心肌梗死）；ACS：acute coronary syndrome（急性冠状动脉综合征）；PCI：percutaneous coronary intervention（经皮冠状动脉介入）；DAPT：dual antiplatelet therapy（双联抗血小板治疗）。

2. 药物分类与临床应用要点（详见表 3-29）

表 3-29 冠心病治疗药物分类与临床应用要点

分类	常用品种及作用机制	临床应用要点
硝酸酯类	• 常用品种：硝酸甘油、单硝酸异山梨酯 • 作用机制：主要通过释放一氧化氮刺激鸟苷酸环化酶，cGMP 增加而使血管扩张	• 适应证：①硝酸甘油：用于预防和迅速缓解因冠状动脉疾病引起的心绞痛发作。②单硝酸异山梨酯：冠心病的长期治疗 • 禁用：严重低血压（收缩压＜90mmHg）患者。单硝酸异山梨酯妊娠早期妇女禁用 • 慎用：主动脉瓣或二尖瓣狭窄患者、哺乳期妇女 • 给药时间：①硝酸甘油舌下含服：每 5min 可重复给药 0.5mg，直至疼痛缓解，如果 15min 内总量达 3 片疼痛仍不缓解或加剧，应立即就医；②单硝酸异山梨酯缓释片：可整片或沿刻槽掰开服用 0.5 片，不可咀嚼或碾碎；③服药间隔应在 8～12h 以上，以免耐药
β 受体阻滞剂	• 参见高血压章节表 3-12	
CCB	• 参见高血压章节表 3-12	
抗血小板药物	• 常用品种：阿司匹林、硫酸氢氯吡格雷、替格瑞洛	
	➢ **阿司匹林**：通过抑制血小板的环氧化酶减少血栓素 A_2 的生成	• 适应证：①降低急性心肌梗死疑似患者、稳定型和不稳定型心绞痛患者、动脉血管手术或介入手术后发病风险；②预防心肌梗死复发；③卒中的二级预防；④降低短暂性脑缺血发作及其继发脑卒中的风险 • 禁用：水杨酸盐或含水杨酸物质（特别是 NSAIDs）导致哮喘的历史、有使用 NSAIDs 导致胃肠道出血或穿孔史者，活动性消化性溃疡和（或）出血者，出血体质、血友病、血小板减少者，严重肝、肾功能衰竭者，重度心力衰竭者，妊娠期（最后 3 个月）、哺乳期 • 慎用：痛风患者、高血压患者、鼻出血患者、月经过多患者、肾功能不全者，有胃肠道疾病史、溶血性贫血史者 • 给药时间：①肠溶片：餐前 0.5h。②其他剂型：餐后 30min • 长期应用阿司匹林者均应注意出血危险，监测治疗时有无黑便，定期行大小便潜血、血常规检查 • 用药期间避免饮酒或饮用含有酒精的饮料，避免受伤
	➢ **硫酸氢氯吡格雷、替格瑞洛**：选择性抑制二磷酸腺苷（adenosine diphosphate，ADP）与其血小板 P2Y12 受体的结合及继发的 ADP 介导的 GP Ⅱb/Ⅲa 复合物的活化，因此抑制血小板聚集	• 适应证：①硫酸氢氯吡格雷：用于预防动脉粥样硬化血栓形成事件：近期心肌梗死患者（＜35 日）、缺血性脑卒中患者（7 日至 6 个月）或确诊外周动脉血疾病的患者，急性冠状动脉综合征患者；②替格瑞洛：急性冠脉综合征或有心肌梗死病史且伴有至少一种动脉粥样硬化血栓形成事件高风险因素患者 • 禁用：严重的肝脏损害、活动性病理性出血，如消化性溃疡或颅内出血患者 • 慎用：出血风险增加（如创伤、手术）患者、出血倾向者；替格瑞洛慎用于高尿酸血症或痛风病史者 • 肝肾损害：硫酸氢氯吡格雷慎用于中度肝、肾损害患者；替格瑞洛慎用于中度肝功能损害患者，尿酸性肾病、肾透析者不推荐使用 • 给药时间：饭前或饭后均可，每天固定时间即可 • 硫酸氢氯吡格雷用于 75 岁以上老年患者 ST 段抬高性急性冠状动脉综合征时，不使用负荷剂量 • 替格瑞洛可能引起头晕和意识模糊等症状，用药期间尽量避免驾驶或操作机器

续表

分类	常用品种及作用机制	临床应用要点
调整血脂药物	• 常用品种：辛伐他汀、阿托伐他汀、瑞舒伐他汀、非诺贝特、依折麦布	
	➢**他汀类**：通过抑制肝脏内 HMG-COA 还原酶和胆固醇的合成，降低血浆胆固醇和脂蛋白的水平	• 适应证：冠心病或存在冠心病风险因素（如糖尿病、症状性动脉粥样硬化性疾病）合并高胆固醇血症或混合型血脂异常 • 禁用：原因不明的血清氨基转移酶持续升高者，活动性肝病患者，肌病患者，重度肾损害（CrCl＜30mL/min）者，妊娠期、哺乳期妇女 • 慎用：大量饮酒、有肝病病史者、重度肾功能不全者，有肌病或横纹肌溶解症易患因素者 • 暂停使用：转氨酶≥3倍正常上限时 • 给药时间：①辛伐他汀：建议晚上服用。②其他他汀类：不受进食影响，餐前餐后均可，但需固定在每天相同时间服用
	➢**非诺贝特**：通过抑制 VLDL 和甘油三酯的生成及增加其分解代谢，降低血 LDL、胆固醇和甘油三酯，增加载脂蛋白 A1 和 A2 生成，升高 HDL	• 适应证：用于治疗饮食疗法欠佳的高胆固醇血症（Ⅱa 型）、内源性高甘油三酯血症、单纯型（Ⅳ型）高脂血症、混合型（Ⅱb 和Ⅲ型）高脂血症 • 禁用：活动性肝病患者、胆囊疾病患者、重度肾功能损害（包括接受透析、终末期肾病）者、妊娠期妇女、哺乳期妇女 • 给药时间：为减少胃部不适，可与食物同服
	➢**依折麦布**：抑制小肠对胆固醇的吸收，减少胆固醇向肝脏的转运，增加血液中胆固醇的清除	• 适应证：用于原发性（杂合子家族性或非家族性）高胆固醇血症、纯合子家族性高胆固醇血症（HoFH）的治疗 • 禁用：活动性肝病或原因不明的血清转氨酶持续升高者 • 给药时间：可在一天中任何时间服药，但需固定在同一时间
改善心肌重构药物（ACEI、ARB）	• 参见高血压章节表 3-12	
其他药物	• 常用品种：曲美他嗪、伊伐布雷定	
	➢**曲美他嗪**：通过保护细胞在缺氧或缺血情况下的能量代谢，阻止细胞内 ATP 水平的降低，维持细胞内环境的稳定	• 适应证：作为附加疗法，用于一线抗心绞痛治疗欠佳或无法耐受的稳定型心绞痛的对症治疗 • 禁用：帕金森病、帕金森综合征、震颤、不宁腿综合征及其他相关的运动障碍，重度肾功能损害（CrCl＜30mL/min） • 慎用：中度肾功能损害、75岁以上老年患者。 • 给药时间：缓释片应完整吞服，不可掰开、咀嚼、碾碎后服用，避免毒副作用。食物不影响药效，建议进餐时服用
	➢**伊伐布雷定**：为一种单纯降低心率的药物，通过选择性和特异性抑制心脏起搏 I_f 电流而降低心率	• 适应证：用于窦性心律、心律≥75次/分且伴有心脏收缩功能障碍的慢性心力衰竭（NYHA 心功能分级为Ⅱ～Ⅳ），与标准治疗（包括β受体阻滞剂）联用，或用于对β受体阻滞剂禁用或无法耐受时。用于不适当窦性心动过速。用于稳定型心绞痛 • 禁用：不稳定型心绞痛、重度低血压（＜90/50mmHg）、不稳定型或急性心力衰竭、三度房室传导阻滞、妊娠期妇女或未采取适当避孕措施的育龄妇女、哺乳期妇女 • 慎用：CrCl＜15mL/min、中度肝功能损害、色素性视网膜炎、轻至中度低血压 • 给药时间：进餐时服用

注：VLDL：very low-density lipoprotein（超低密度脂蛋白）；ATP：adenosine triphosphate（三磷酸腺苷）；HoFH：homozygotic familial hypercholesterolemia（纯合子家族性高胆固醇血症）。

3. 主要的药物相互作用（详见表 3-30）

表 3-30 冠心病治疗药物与其他药物相互作用的风险及处理建议

分类		相互作用的药物	风险	处理建议
硝酸酯类		其他降压剂（β 受体阻滞剂、钙通道阻滞药）、神经安定类药物、三环类抗抑郁药、血管扩张药、阿司匹林	增强降压作用	• 监测血压、心率，适时调整硝酸酯类剂量
		5-磷酸二酯酶抑制剂（西地那非）	增强降压作用，引发致命的心血管并发症	• 禁止合用
β 受体阻滞剂		• 参见高血压章节表 3-13		
CCB 类		• 参见高血压章节表 3-13		
抗血小板药物		选择性 5-羟色胺再摄取抑制剂、其他 NSAIDs（如塞来昔布、布洛芬）及一般抗风湿药、口服抗凝药、肝素、纤溶药、其他抗血小板药	增加出血的发生风险（如胃肠道出血）	• 监测出血征象（如皮肤紫癜、鼻出血、胃肠出血、血尿、颅内出血等），适时调整抗血小板药物剂量及品种 • 溶栓 24h 后使用抗血小板药 • 尽量避免联用，若联用可给予保护胃黏膜药物预防
	阿司匹林	降糖药物（如胰岛素、磺脲类）	增强降血糖作用	• 监测血糖水平，适时调整降糖药物剂量
		地高辛	降低地高辛清除率	• 监测地高辛血药浓度，适时调整地高辛剂量
		促尿酸排泄的抗痛风药（如丙磺舒、磺吡酮）	降低促尿酸排泄的作用	• 监测血尿酸及症状，出现痛风发作应及时调整阿司匹林的用药剂量或停药
		丙戊酸	增加丙戊酸毒性	• 监测丙戊酸血药浓度，适时调整丙戊酸剂量
		ACEI	减弱 ACEI 类药物抗高血压作用	• 监测血压水平，必要时调整 ACEI 剂量
		碱化药（碳酸氢钠等）、抗酸药	降低抗血小板疗效	• 监测抗血小板疗效 • 适时调整阿司匹林剂量
		甲氨蝶呤	增加甲氨蝶呤的血液毒性	• 禁止与氨甲蝶呤（剂量为 15mg/周或更多）合用 • 监测甲氨蝶呤浓度，必要时调整甲氨蝶呤剂量

续表

分类		相互作用的药物	风险	处理建议
抗血小板药物	硫酸氢氯吡格雷	抑制 CYP2C19 的药物（奥美拉唑、埃索美拉唑、兰索拉唑）	**降低硫酸氢氯吡格雷活性代谢物水平**	• 不推荐联用 • 需要联用 PPI 时选用雷贝拉唑或泮托拉唑或 H_2R 阻滞剂（西咪替丁除外）
抗血小板药物	硫酸氢氯吡格雷	瑞格列奈	**增加瑞格列奈暴露量**	• 根据血糖水平减少瑞格列奈的剂量，使其日剂量≤4mg
抗血小板药物	替格瑞洛	CYP3A 强效抑制剂（酮康唑、伊曲康唑、伏立康唑、克拉霉素、奈法唑酮、利托那韦、沙奎那韦、奈非那韦、茚地那韦、阿扎那韦和泰利霉素等）、P-gp 及 CYP3A 抑制剂（环孢素）	**增强抗血小板作用**	• 避免合用强效 CYP3A 抑制剂 • 监测出血征象（如皮肤紫癜、鼻出血、胃肠出血、血尿、颅内出血等），必要时调整替格瑞洛给药剂量
抗血小板药物	替格瑞洛	CYP3A 诱导剂（如利福平、苯妥英钠、卡马西平和苯巴比妥）	**降低替格瑞洛的暴露**	• 不推荐联用
抗血小板药物	替格瑞洛	辛伐他汀、洛伐他汀	**减慢他汀类代谢**	• 辛伐他汀、洛伐他汀剂量避免超过 40mg
调整血脂药物	其他调脂药物，如：贝特类药（除外吉非贝齐）、烟酸（日剂量≥1g）		**增加肌病发生风险**	• 合用需谨慎，监测肝功能及磷酸肌酸激酶水平
调整血脂药物	环孢素、吉非贝齐		**增加肌病和横纹肌溶解的风险**	• 禁止合用
调整血脂药物	秋水仙碱		**增加肌病和横纹肌溶解的风险**	• 合用需谨慎，监测磷酸肌酸激酶水平
调整血脂药物	华法林		**增强抗凝作用**	• 合用前、期间及停止合用后均应监测凝血酶原时间。 适时调整华法林给药剂量
调整血脂药物	辛伐他汀	强效 CYP3A4 抑制剂（如伊曲康唑、红霉素、克拉霉素）	**增加肌病发生风险**	• 禁止合用
调整血脂药物	辛伐他汀	地高辛	**升高地高辛浓度**	• 监测地高辛血药浓度，适时调整地高辛给药剂量
调整血脂药物	辛伐他汀	胺碘酮、氨氯地平、维拉帕米、地尔硫䓬	**增加肌病和横纹肌溶解的风险**	• 辛伐他汀最大日剂量为 20mg

续表

分类		相互作用的药物	风险	处理建议
调整血脂药物	辛伐他汀	中效 CYP3A4 抑制剂	**增加肌病发生风险**	• 合用应适当调整辛伐他汀给药剂量
		考来烯胺	**降低他汀生物利用度**	• 在考来烯胺给药前 1h 或给药后 4~6h 用药
	阿托伐他汀	强效 CYP3A4 抑制剂（如伊曲康唑、红霉素、克拉霉素）	**减少他汀类药物代谢，增加肌病发生风险**	• 阿托他汀最大日剂量 20mg
		地高辛	**升高地高辛浓度**	• 监测地高辛血药浓度，适时调整地高辛给药剂量
	瑞舒伐他汀	红霉素	**降低瑞舒伐他汀浓度**	• 适时调整瑞舒伐他汀给药剂量
	依折麦布	免疫抑制剂（环孢素、他克莫司）	**导致肾功能恶化**	• 使用各药最低有效剂量，并监测免疫抑制剂血药浓度及肾功能
		贝特类调脂药（除外非诺贝特）	**增加胆石症发生风险**	• 避免合用
改善心肌重构药物（ACEI、ARB）		• 参见高血压章节表 3-13		
其他药物（伊伐布雷定）		环孢素	**增加伊伐布雷定生物利用度**	• 避免合用
		强效 CYP3A4 抑制剂（克拉霉素、伊曲康唑）	**增加伊伐布雷定血药浓度**	• 合用时，伊伐布雷定最大日剂量为 20mg
		胺碘酮、地高辛、β 受体阻滞剂	**增加发生心动过缓的风险**	• 监测心率，适时调整合并用药剂量
		CYP3A4 诱导剂（圣约翰草、利福平）	**减少伊伐布雷定血药浓度**	• 避免合用

4. 主要的药物不良反应（详见表 3-31）

表 3-31 冠心病治疗药物的主要药物不良反应及处理建议

分类	常见 ADR	严重 ADR	处理建议
硝酸酯类	• 胃肠道反应：恶心、呕吐、干呕、腹痛、口干 • 心血管：低血压反应 • 神经系统：头痛、眩晕 • 皮肤：颈、面部潮红，药疹	• 剥脱性皮炎	• 胃肠道反应：出现口干应停药 • 低血压：注意监测血压、心率 • 持续性头痛应减量，若仍未缓解或较严重，应停药
β 受体阻滞剂	参见高血压章节表 3-14		

续表

分类	常见 ADR	严重 ADR	处理建议
CCB	参见高血压章节表 3-14		
抗血小板药物	• 出血：鼻、瘀斑、血肿、牙龈出血 • **阿司匹林**：消化不良、腹痛、腹泻 • **替格瑞洛**：呼吸困难	• 胃肠道出血和穿孔、脑出血 • **阿司匹林**：肾损伤和急性肾衰竭、过敏性休克 • **硫酸氢氯吡格雷**：血栓性血小板减少性紫癜 • **替格瑞洛**：呼吸困难	• 鼻、口、皮下出血：立即监测血常规和凝血功能，适当降低抗血小板药物剂量 • 胃肠道出血或溃疡：停药 • 肾损伤：监测肾功能，必要时停用阿司匹林 • 呼吸困难：新发或恶化的，无需特殊治疗，若可能，不必停药。无法耐受的，应停药，考虑给予另一种抗血小板药，如硫酸氢氯吡格雷 • 血栓性血小板减少性紫癜：需立即停药并治疗（包括血浆置换）
调整血脂药物	• 胃肠道反应：腹部不适、便秘、胃肠胀气、消化不良 • ALT 或 AST 升高、肌酸磷酸激酶升高、肌痛 • **瑞舒伐他汀**：内分泌失调（糖尿病）、神经系统异常（头晕、头痛）	• ALT 或 AST 升高、肌酸磷酸激酶升高、肌痛	• 便秘：如症状加重，为防止肠梗阻，应减少剂量或停药 • 血清氨基转移酶升高：超过 ULN（正常上限）的 3 倍，应停药或降低剂量 • 确诊/疑似出现肌病：立即停用
改善心肌重构药物（ACEI、ARB）	参见高血压章节表 3-14		
其他药物	• 头晕、头痛 • 腹痛、腹泻、消化不良、恶心和呕吐 • **曲美他嗪**：皮疹，皮肤瘙痒，荨麻疹，虚弱 • **伊伐布雷定**：闪光现象，视物模糊。心动过缓，心房颤动，一度房室传导阻滞，室性期前收缩，血压控制不佳	• 视物模糊 • 心动过缓、房室传导阻滞、心房颤动	• 用药前和调整剂量时应连续监测血压、心率、心电图或进行 24h 动态心电图监测 • 用药期间在光强度可能突然发生变化的情况下驾驶或操作机械应谨慎 • 心率：持续< 50 次/分或心动过缓症状持续存在，必须停药 • 心房颤动：停药

注：ULN：upper limit of normal value（正常值上限）。

5. 特殊剂型药物的存放、装置操作方法和给药方式要点

（1）硝酸甘油存放要点

① 干燥、避光阴凉处，密封保存。

② 药品保存在原包装瓶中，并且每次用药后必须盖紧瓶盖，以避免药效损失。

（2）硝酸甘油特殊剂型操作方法及给药方式要点（详见表 3-32）

表 3-32 硝酸甘油特殊剂型操作及给药方式要点

剂型	操作及给药方式要点
喷雾剂	• 在心绞痛发作时，或根据以往经验出现了胸压迫感等心绞痛前兆时，视症状的严重程度立即舌下喷入 • 使用前，将瓶盖垂直向上拨出。初次使用前，应首先按动喷头（按动喷头时，要迅速安全按下，然后放开），对准空气喷洒 5 次，作为启动。每 6 周对泵启动 1 次，以保证随时可用。如果 6 周内未使用，则至少需要喷洒 1 次，作为启动。完成上述步骤后，即可开始使用，不需振摇 • 喷药时，将药瓶竖直拿好，喷头在上，将喷头上的凹槽尽量靠近口腔，最好喷在舌下，并屏气 30s，不要将药吸入。给药后 5~10min 不应吐出药物或漱口 • 使用后，盖上瓶盖，请勿左右转动或弯折喷头
气雾剂	• 心绞痛发作或有发作预兆时，向口腔舌下黏膜喷射 1~2 揿 • 使用时去下罩帽，摇匀，喷嘴对准口腔舌下黏膜，揿压阀门，药液即呈雾状喷入口腔内
舌下片	• 在心绞痛急性发作时，舌下或在口腔黏膜处含化 1 片，每 5min 重复 1 次直至症状缓解。若 15min 内给药 3 片胸痛仍不能缓解或较之前加剧，应立即采取其他医疗措施
贴片	• 用于预防慢性心绞痛，贴敷于左前胸皮肤，一次 25mg，一日 1 次

（姜玲　吴妍）

二、实践技能要点

1. 用药治疗方案评估要点和方法（详见表 3-33）

表 3-33 冠心病患者用药治疗方案评估要点和方法

评估要点	评估方法
疾病控制情况	• 为患者测量体重、血压、心率 • 收集近期血糖、HbA1c、血脂（LDL-C）等检查结果，应用硫酸氢氯吡格雷者关注 ADP 诱导的血小板聚集率测定结果 • 询问是否有心绞痛发作，发作频率及持续时间
药物选择是否适宜	• 询问患者服用药物的名称，是否实施冠心病二级预防“ABCDE”方案（ACEI、抗血小板、抗心绞痛、β 受体阻滞剂、控制血压/血脂/血糖）
药品使用方法是否正确	• 询问患者服用药物剂量、频次和时间，尤其是特殊剂型如阿司匹林肠溶片、硝苯地平控释片及给药时间有特殊要求的药物如培哚普利、曲美他嗪等 • 让患者描述应急药物硝酸甘油的服用方法与贮存条件
是否存在用药禁忌	• 收集患者的既往史、过敏史、不良反应及处置史、肝肾功能检查结果，评估患者是否存在用药禁忌
患者依从性评估	• 询问患者应用药物的种类及用法用量，与医生开具的处方进行比对 • 询问并指导患者定期监测危险因素，如家庭自测血压、血糖的方法
患者是否进行生活干预	• 询问患者日常饮食的种类和数量（盐及高胆固醇食物摄入情况） • 询问患者是否坚持运动以及运动的项目、时间和频率 • 询问患者是否戒烟限酒以及工作压力和个人情绪等

2. 常见临床药物治疗管理要点

(1) 常见用药风险和药学监护要点(详见表3-34)

表3-34 冠心病患者常见用药风险和药学监护要点

用药风险	常见原因	监护/指导要点
出血	• 联用增加出血风险药物 • 既往消化道溃疡或出血史 • 凝血功能异常或肝肾功能异常 • 酒精摄入 • 外力或硬物损伤	• 增减药物应咨询医生或药师;密切监测出血倾向,如皮肤黏膜出血、黑便、血尿等;定期监测血红蛋白、血小板计数、便潜血等指标 • 在医生指导下服用质子泵抑制剂,定期监测上述指标 • 定期监测凝血功能与肝、肾功能,遵医嘱调整剂量或方案 • 避免酗酒 • 更换软毛牙刷,避免摔倒、磕碰
低血压	• 联合应用影响血压的药物或降压药物剂量过大 • 血容量不足 • 服用方法错误	• 注意监测血压,必要时调整降压药物剂量 • 监测尿比重,应用扩血管药物前确保血容量充足 • 中间无刻痕的缓控释剂型不能掰开或碾碎服用
哮喘或呼吸困难	• 应用可能诱发哮喘或呼吸困难的药物,如阿司匹林、β受体阻滞剂、替格瑞洛 • 有哮喘、慢性阻塞性肺疾病、气管炎等基础疾病	• 合并气道阻塞性疾病尽可能避免使用上述药物,病情所需必须应用者如不能耐受应求助医生寻找替代方案 • 询问患者既往史,了解哮喘的诱发因素,NSAIDs诱发哮喘者禁忌服用阿司匹林 • 必须应用β受体阻滞剂者应选择β_1受体高选择性药,从小剂量起始,密切监测并备好速效支气管扩张药物
肝损害	• 应用他汀类药物强化降脂 • 既往肝脏疾病史 • 急性心肌梗死	• 用药前及用药期间定期监测肝功指标,ALT、AST升高3倍以上及合并TBIL升高者应减量或换用非他汀类调脂方案 • 尽可能避免使用会造成肝损害的药物,根据肝功能损害程度,谨慎应用经肝脏代谢的药物 • 注意观察ALT、AST变化趋势,若AST持续下降而ALT持续上升提示肝损害,暂停可疑肝损害药物
肌痛、肌炎、横纹肌溶解	• 他汀类调脂药物较大剂量或联合应用贝特类、红霉素、克拉霉素、唑类抗真菌药、秋水仙碱等 • 老年低体重女性、肾损害或甲状腺功能减退 • 酒精滥用	• 用药前及用药后出现肌病症状时监测肌酸激酶(CK),在排除运动等因素后,若CK超出5倍ULN中止治疗 • 尽可能避免联用增加肌病风险的药物 • 加强监测,避免大剂量应用 • 避免酗酒
肾损害	• 应用造影剂 • 高血压肾病或糖尿病肾病 • 应用ACEI、ARB类药物	• 遵医嘱适当水化,嘱患者多饮水促进造影剂排泄 • 治疗方案优选具有肾保护作用的药物,避免应用肾毒性药物 • 小剂量起始并监测血肌酐变化,根据肌酐清除率及时停用或调整ACEI、ARB类药物的剂量

（2）常见依从性问题原因分析和用药指导要点（详见表 3-35）

表 3-35 冠心病患者常见依从性问题原因分析和用药指导要点

依从性问题	常见原因	指导要点
自行停药或自行调整药物的用法用量	• 不清楚用药目的 • 不清楚服药方法与疗程 • 担心药品不良反应 • 忘记服药	• 讲解服药目的及停药可能带来的风险，强调遵医嘱服药的重要性 • 遵医嘱告知服药方法、疗程并让患者重复确认 • 消除患者对不良反应的恐惧，指导患者如何监测及自我应对方法 • 为患者制定服药清单，帮助患者寻找适宜的服药提醒方式，如设定服药闹钟或请家属协助等
不耐受药物治疗	• 服用硝酸酯类药物头痛 • 服用 ACEI 类药物干咳 • 服用他汀类药物肝酶异常	• 解释头痛是药物产生疗效的标志之一，头痛多发生在早期，监测服药 1~2 周多数可缓解；小剂量起始，老年患者服药后平卧一段时间；头痛时冰敷头部可明显减轻头痛 • 遵医嘱调整为 ARB 类药物治疗 • 告知转氨酶升高呈剂量依赖性，轻度增高可观察，2 倍上限以上可减量至转氨酶回落
未系统监测血压水平	• 不清楚血压监测的重要性 • 不清楚如何监测血压 • 不清楚血压控制目标	• 强调血压监测的意义 • 讲解家庭自测血压的方法与注意事项 • 告知患者血压控制目标
未系统监测血糖水平	• 不清楚血糖监测的重要性 • 不清楚如何监测血糖 • 害怕指尖血糖监测的疼痛 • 不清楚血糖控制目标	• 强调血糖监测的意义 • 讲解家庭自测血糖的方法与注意事项 • 建议患者大部分时间可改用手掌的大、小鱼际部位采血，所检测血糖结果与指尖血糖相近 • 告知患者血糖控制目标
不愿改善生活方式	• 不知道如何改善生活方式 • 不清楚改善生活方式的意义	• 提供适合患者的食物清单等（低油、少盐、少糖），告知患者适合的运动方式、频次、时间、戒烟限酒 • 强调生活方式改善的重要性，鼓励患者自我监测体重、腹围并告知其理想范围

（3）随访评估要点（详见表 3-36）

表 3-36 冠心病患者随访评估要点

项目	随访评估要点
依从性	• 了解患者是否依照药师指导按量、按时服药，了解患者是否自我监测危险因素，改善生活方式
有效性	• 收集患者血糖、血压、血脂控制水平，询问患者心绞痛发作频次、持续时间 • 收集 ADP 诱导的血小板聚集率，评价硫酸氢氯吡格雷的疗效
安全性	• 收集肝肾功能和 ADR

（姜明燕　梁宇）

三、案例

案例1 β受体阻滞剂停药过快致原发病加重

【患者当前用药】

药品名称及规格	用法用量		
阿司匹林肠溶片（100mg/片）	100mg q. d	早餐前半小时	整片吞服
硫酸氢氯吡格雷片（75mg/片）	75mg q. d	晨起	口服
阿托伐他汀钙片（10mg/片）	20mg q. d	睡前	口服
缬沙坦胶囊（80mg/粒）	80mg q. d	晨起	口服
呋塞米片（20mg/片）	20mg q. d	早餐后	口服
螺内酯片（20mg/片）	20mg q. d	早餐后	口服

【临床药物治疗管理过程】

项目	内容
用药相关信息收集	• 基本信息：56岁男性 • 诊断：1. 冠心病，陈旧性心肌梗死、缺血性心肌病、冠状动脉造影及PCI术后；2. 心功能不全，心功能Ⅲ级；3. 高血压病2级（很高危） • 既往病史与个人史：发现高血压2年，血压最高达160/100mmHg，平日服用缬沙坦氢氯噻嗪片，血压控制于（130～140）/（80～90）mmHg • 辅助检查： ➢血压：130/82mmHg；心率：88次/分；血脂：甘油三酯3. 63mmol/L；总胆固醇3. 93mmol/L，低密度脂蛋白胆固醇1. 89mmol/L，高密度脂蛋白胆固醇1. 41mmol/L ➢其他：血浆B型钠尿肽（BNP）1316ng/L，血钾3. 5mmol/L，肝肾功能未见明显异常
主要问题	患者监测血压心率时发现心率偏慢，53次/分，自行停用美托洛尔缓释片（平日服药方法为47. 5mg q. d口服），停药后出现心慌、呼吸困难，双肺听诊呼吸音粗，中下肺可闻及湿啰音，提示心力衰竭恶化
原因分析	患者未理解出院医嘱（美托洛尔缓释片47. 5mg每日1次，口服，服药期间监测心率，心率应不低于55次/分），不知晓心率过低后的处理方法
用药调整和指导	• 给药方案调整： ➢美托洛尔缓释片：病情平稳重新启动美托洛尔缓释片11. 875mg q. d口服，1周后增至23. 75mg q. d，再过2周后增至47. 5mg q. d ➢呋塞米片：调整为20mg b. i. d口服，病情平稳后逐步调整至最小维持剂量 ➢氯化钾缓释片：加用氯化钾缓释片0. 5g b. i. d口服 • 用药监测与指导： ➢为改善预后，美托洛尔应用至最大耐受剂量，当出现心率过慢或其他不能耐受的不良反应时应逐渐减量，每次剂量减半，整个撤药过程至少用2周时间 ➢监测血压与心率，监测体重 ➢呋塞米片应每日早、午餐后口服，防止夜尿增多影响睡眠 • 随访计划：1周后、1个月后记录患者服药情况，评估患者血压、心率、体重变化及血钾，3月后评估依从性、危险因素控制及不良反应发生情况

续表

项目	内容
随访评估	• 1周后： ➢患者能按药师指导服药，血压 132/80mmHg，心率 68 次/分，体重较前下降 1kg，血钾 3.9mmol/L，未诉明显不适 ➢药师建议：遵医嘱将美托洛尔缓释片调整至 23.75mg q.d，呋塞米片调整至 20mg q.d 口服，继续监测血压、心率、体重变化及血钾
	• 1个月后： ➢患者能按药师指导服药，患者血压 127/72mmHg，心率 60 次/分，监测体重无明显变化，复查血钾 4.2mmol/L。未诉明显不适 ➢药师建议：遵医嘱将美托洛尔缓释片调整为 47.5mg q.d 口服，呋塞米片调整为 20mg 隔日 1次口服
	• 3个月后： ➢患者能按药师指导服药，血压控制在 130/80mmHg 以下，心率 60 次/分左右，LDL-C 控制在 1.8mmol/L 左右，无 ADR 发生 ➢药师建议：患者遵医嘱服用药物并改善生活方式

注：BNP：type B natriuretic peptide（血浆 B 型钠尿肽）。

案例 2 PCI 术后患者自行停药导致心肌梗死再发

【患者当前用药】

药品名称及规格	用法用量		
硫酸氢氯吡格雷片（75mg/片）	75mg q.d	晨起	口服
美托洛尔缓释片（47.5mg/片）	47.5mg q.d	晨起	整片吞服
瑞舒伐他汀钙片（10mg/片）	10mg q.d	睡前	口服
氯沙坦钾片（50mg/片）	100mg q.d	晨起	口服
碳酸氢钠片（0.5g/片）	0.5g t.i.d	三餐后	口服

【临床药物治疗管理过程】

项目	内容
用药相关信息收集	• 基本信息：62 岁男性 • 诊断：1. 冠心病，急性前壁心肌梗死（Killip Ⅰ）、原支架内血栓形成 2 次冠状动脉造影及 PCI 术后；2. 高血压病 3 级（很高危）；3. 痛风 • 既往病史与个人史：高血压病史 17 年，血压最高达 178/110mmHg，平日服用厄贝沙坦氢氯噻嗪片，血压控制于 140～150/80～90mmHg，上次入院 PCI 术后遵医嘱调整为氯沙坦钾片 100mg q.d 口服。痛风病史 3 年，发作时口服碳酸氢钠片 0.5g t.i.d，洛索洛芬片 60mg t.i.d • 辅助检查： ➢血压：136/82mmHg；心率：68 次/分 ➢血脂：甘油三酯 1.21mmol/L，总胆固醇 4.04mmol/L，低密度脂蛋白胆固醇 2.35mmol/L，高密度脂蛋白胆固醇 0.79mmol/L ➢其他：血尿酸 492μmol/L，尿 pH 6.0，肝肾功能未见明显异常

续表

<table>
<tr><th>项目</th><th>内容</th></tr>
<tr><td>主要问题</td><td>患者 PCI 术后 2 月余脚趾骨肿痛，疑似痛风发作，听闻阿司匹林能诱发或加重痛风自行停药，4 天后再次心肌梗死，造影结果显示原支架完全闭塞</td></tr>
<tr><td>原因分析</td><td>患者对出院医嘱阿司匹林肠溶片 100mg q. d 长期口服的给药疗程未理解，不知晓双联抗血小板药物对维持支架通畅的意义及发生 ADR 的应对措施</td></tr>
<tr><td>用药调整和指导</td><td>• 给药方案调整
➢阿司匹林：二次 PCI 术后继续阿司匹林 100mg q. d，空腹口服
➢依折麦布：新增依折麦布 10mg q. d 口服
• 用药监测与指导：
➢告知患者 PCI 术后必须遵医嘱服用抗血小板药物，阿司匹林终生服药，硫酸氢氯吡格雷至少口服 1 年，服药期间若出现 ADR 及时向医生或药师寻求帮助，不要自行停药
➢阿司匹林肠溶片早餐前 0. 5h 口服，碳酸氢钠片与其间隔 2h 口服
➢嘱患者低盐、低脂、低嘌呤饮食，监测血尿酸水平、尿 pH、血脂水平
• 随访计划：3 日后查尿 pH，1 个月、3 个月、6 个月评估血尿酸水平、肝功能、依从性、危险因素控制及不良反应发生情况</td></tr>
<tr><td rowspan="3">随访评估</td><td>• 3 日后：
➢患者能按药师指导服药，复查尿 pH 6. 9，停用碳酸氢钠片
➢药师建议：患者于内分泌科就诊调整血尿酸水平</td></tr>
<tr><td>• 1 个月后：
➢患者能按药师指导服药，遵内分泌科医嘱服用非布司他治疗，复查血尿酸 343 μmol/L，血压 130/80mmHg 左右，LDL-C 1. 83mmol/L，肝功能正常范围
➢患者可以描述低盐、低脂、低嘌呤饮食的要求</td></tr>
<tr><td>• 3 个月、6 个月后：
➢患者能按药师指导服药，能坚持改善生活方式
➢血压控制在 130/80mmHg 以下，血脂 LDL-C < 1. 8mmol/L</td></tr>
</table>

案例 3　硝酸酯类药物联合具有降压作用的药物致低血压

【患者当前用药】

药品名称及规格	用法用量		
单硝酸异山梨酯缓释片（60mg/片）	60mg q. d	晨起整片吞服	口服
美托洛尔缓释片（47. 5mg/片）	23. 75mg q. d	晨起吞服	口服
瑞舒伐他汀钙片（10mg/片）	10mg q. d	睡前服	口服
贝那普利片（10mg/片）	10mg q. d	早餐后	口服
阿司匹林肠溶片（100mg/片）	100mg q. d	早餐前半小时	口服
硫酸氢氯吡格雷片（75mg/片）	75mg q. d	早餐后	口服

【临床药物治疗管理过程】

项目	内容
用药相关信息收集	• 基本信息：69岁女性 • 诊断：1. 冠心病，不稳定型心绞痛、冠状动脉造影及PCI术后；2. 高血压病2级（很高危）；3. 血脂异常、高甘油三酯血症、低高密度脂蛋白胆固醇血症 • 既往病史与个人史：高血压病5年余，血压最高160/98mmHg，口服贝那普利10mg每日1次，美托洛尔片25mg每日2次治疗，血压控制良好在130/75mmHg左右 • 辅助检查： ➢血压：126/70mmHg；心率：63次/分 ➢血脂：甘油三酯3.63mmol/L，总胆固醇4.41mmol/L，低密度脂蛋白胆固醇2.65mmol/L，高密度脂蛋白胆固醇0.79mmol/L，肝肾功能未见明显异常
主要问题	患者既往血压控制良好，继续维持原治疗方案，夏日外出采摘时出现短暂晕厥，测血压91/50mmHg
原因分析	患者出院医嘱中新增硝酸酯类药物，该类药物一般不引起低血压，但在联合降压药物美托洛尔、贝那普利时低血压风险增大，尤其是多数患者夏日血压较冬日低，外出采摘出汗较多，水分补充不及时的情况下可能引起血容量不足，应用扩血管药物亦发生低血压
用药调整和指导	• 给药方案调整：贝那普利片5mg（半片），每日1次，早餐后口服 • 用药监测与指导：近1周内每日早晚各测1次血压，每次测量3遍并记录。夏日出汗多时注意补充水分，避免剧烈运动、突然改变体位等 • 随访计划：1周后、3个月后，追踪患者血压控制情况，用药依从性
随访评估	• 1周后： ➢患者能按药师指导服药，为患者测定血压127/71mmHg达标 ➢药师建议：患者每周监测1天血压，早晚各1次，观察低血压是否再次出现
	• 3个月后：患者能按药师指导服药，患者血压130/73mmHg，无明显不适主诉

案例4 PCI术后患者自行调整替格瑞洛用量致瘀斑

【患者当前用药】

药品名称及规格	用法用量		
美托洛尔缓释片（47.5mg/片）	23.75mg q.d	晨起吞服	口服
阿托伐他汀钙片（20mg/片）	20mg q.d	睡前服	口服
培哚普利片（4mg/片）	4mg q.d	早餐前	口服
阿司匹林肠溶片（100mg/片）	100mg q.d	早餐前半小时服	口服
替格瑞洛片（180mg/片）	180mg b.i.d	餐后服	口服
雷贝拉唑钠肠溶片（20mg/片）	20mg q.d	早餐前半小时服	口服

【临床药物治疗管理过程】

项目	内容
用药相关信息收集	• 基本信息：65 岁女性 • 诊断：1. 冠心病，冠状动脉支架植入术后状态；2. 高血压病 • 既往病史与个人史：高血压病 8 年余，血压最高 169/83mmHg，未正规治疗 • 辅助检查： ➢血压：125/85mmHg；心率 83 次/分 ➢血脂：甘油三酯 1.78mmol/L，总胆固醇 2.53mmol/L，低密度脂蛋白胆固醇 1.37mmol/L，高密度脂蛋白胆固醇 0.65mmol/L ➢ CYP2C19 基因分型*2/*2 慢代谢，肝肾功能未见明显异常
主要问题	患者因间断胸闷 8 年入院，1 个半月前于我院行冠状动脉造影提示三支病变，植入 3 枚支架，手术顺利，出院带药嘱规律用药，现因皮肤大块瘀斑，门诊就诊
原因分析	患者出院后不知晓替格瑞洛正确用法用量（替格瑞洛片 90mg b.i.d 口服），自行调整为替格瑞洛片 180mg b.i.d 口服治疗 1 月余
用药调整和指导	• 给药方案调整：替格瑞洛片 90mg b.i.d 口服，餐后口服 • 用药监测与指导： ➢告知患者严格按照出院带药医嘱准确服用药物 ➢替格瑞洛餐前或餐后均可服用，食物不影响药物的疗效，但需固定在每天相同时间服用，每天 2 次，每次 90mg（1 片） ➢定期监测血红蛋白和血细胞比容等指标 • 随访计划：1 个月、3 个月、6 个月评估肝肾功能、依从性、危险因素控制及不良反应发生情况
随访评估	• 1 个月后： ➢患者能按药师指导服药 ➢患者瘀斑好转，复查血红蛋白 123g/L、ALT 37U/L、AST 26U/L、肌酐 66μmol/L、尿素氮 3.55mmol/L、尿酸 376.0μmol/L，药师为患者测定血压 131/76mmHg 达标
	• 3 个月、6 个月后： 患者能按药师指导服药，无明显不适主诉，嘱坚持良好生活方式

案例 5　培哚普利致持续性干咳

【患者当前用药】

药品名称及规格	用法用量		
阿司匹林肠溶片（100mg/片）	100mg q.d	早餐前半小时	整片吞服
瑞舒伐他汀钙片（10mg/片）	20mg q.d	睡前	口服
苯磺酸氨氯地平片（5mg/片）	5mg q.d	早餐前	口服
培哚普利叔丁胺片（4mg/片）	4mg q.d	早餐前	口服
酒石酸美托洛尔片（25mg/片）	25mg q.d	早餐前	口服

【临床药物治疗管理过程】

项目	内容
用药相关信息收集	• 基本信息：75岁男性 • 诊断：1. 冠状动脉粥样硬化性心脏病；2. 高血压病3级（极高危）；3. 脑梗死 • 既往病史与个人史：高血压病史30余年，未规律服药，血压最高达190/110mmHg，半个月前降压治疗方案调整为苯磺酸氨氯地平片和培哚普利叔丁胺片，血压控制于120～130/75～90mmHg • 辅助检查： ➢血压：124/82mmHg；心率：74次/分，血钾：4. 42mmol/L；肝肾功能未见明显异常 ➢血脂：甘油三酯2. 84mmol/L，总胆固醇4. 40mmol/L，低密度脂蛋白胆固醇1. 59mmol/L，高密度脂蛋白胆固醇1. 59mmol/L
主要问题	患者呼吸内科就诊，主诉喉咙干痒，咳嗽持续近半个月，双肺呼吸音轻，未闻及干湿啰音
原因分析	患者不知晓所服用药物可能引起的药品不良反应
用药调整和指导	• 给药方案调整：培哚普利叔丁胺片调整为厄贝沙坦片150mg q. d口服 • 用药监测与指导： ➢监测血压水平，目标血压＜140/90mmHg，若可耐受可进一步降至＜130/80mmHg ➢监测心率，用药后要求静息心率降至55～60次/分 ➢食物不会影响药物的疗效，可餐前或餐后服用 • 随访计划：2周、1个月后记录患者服药情况，观察咳嗽症状是否好转，评估患者血压、心率变化，3个月后评估依从性、危险因素控制及不良反应发生情况
随访评估	• 2周后： ➢患者能按药师指导服药，咳嗽好转，测定血压134/85mmHg，心率59次/分，达标 ➢药师建议：患者每周监测1天血压，早晚各1次
	• 1个月后： ➢患者能按药师指导服药 ➢患者再无咳嗽，药师为患者测定血压130/79mmHg，心率60次/分，达标。无明显不适主诉，复查血钾3. 98mmol/L，肌酐63μmol/L，ALT 13 IU/L，AST 24 IU/L
	• 3个月后： ➢患者能按药师指导服药，血压140/90mmHg以下，血脂LDL-C 1. 8mmol/L左右 ➢无ADR发生，嘱坚持良好生活方式

【参考文献】

[1] 国家卫生计生委合理用药专家委员会，中国药师协会. 冠心病合理用药指南（第2版）. 中国医学前沿杂志（电子版），2018，10（6）：1-130.

[2] 中华医学会心血管病学分会介入心脏病学组，中华医学会心血管病学分会动脉粥样硬化与冠心病学组，中国医师协会心血管内科医师分会血栓防治专业委员会等. 稳定性冠心病诊断与治疗指南. 中华心血管病杂志，2018，46（9）：680-694.

[3] 中国成人血脂异常防治指南修订联合委员会. 中国成人血脂异常防治指南（2016年修

订版). 中国循环杂志，2016，31（10）：37-53.

[4] 中华医学会心血管病学分会预防学组，中国康复医学心血管病专业委员会. 冠心病患者运动治疗中国专家共识. 中华心血管病杂志，2015，43（7）：575-588.

[5] 中国康复医学会心脏康复专业委员会. 稳定性冠心病心脏康复药物处方管理专家共识. 中华心血管病杂志，2016，44（1）：7-11.

[6] 国家卫生计生委合理用药专家委员会，中国医师协会高血压专业委员会. 高血压合理用药指南（第2版）. 中国医学前沿杂志，2017，9（7）：28-126.

[7] 中国老年医学学会高血压分会，国家老年疾病临床医学研究中心中国老年心血管病防治联盟. 中国老年高血压管理指南2019. 中华老年多器官疾病杂志，2019，18（2）：81-106.

第五节 血栓性疾病的药物治疗管理

一、基础知识要点

1. 药物治疗基本原则（详见表3-37）

表3-37 血栓性疾病药物治疗基本原则

项目	深静脉血栓形成（DVT）	肺动脉栓塞症（PTE）	心房颤动（AF）	非心源性缺血性脑卒中
疾病控制目标	• 防止血栓蔓延和（或）复发，预防致死性及非致死性血栓栓塞事件			• 减少死亡率、复发率和致残率
药物治疗总原则	• 如果没有抗凝禁忌，推荐尽早启动抗凝治疗，减少死亡及再发栓塞事件			• 口服抗血小板药物而非抗凝药物预防复发及其他心血管事件的发生
药物选择（如果没有抗凝禁忌，推荐尽早启动抗凝治疗）	• 早期治疗：①DVT非肿瘤患者：NOAC（如利伐沙班），或低分子肝素联合华法林，INR达标且稳定24h后，停用低分子肝素；②DVT或PTE肿瘤患者：首选低分子肝素，次选华法林或NOAC • 慢性期治疗：①不伴有肿瘤的下肢DVT：使用NOAC或华法林。其中继发于手术或一过性危险因素的初发DVT患者，抗凝治疗3个月；②伴有肿瘤的下肢DVT：低分子肝素抗凝治疗3个月后，若出血风险不高，建议延长抗凝治疗；③在规范抗凝治疗过程中出现PE或DVT复发，应考虑将口服华法林转换为低分子肝素抗凝治疗，或将原来应用的低分子肝素抗凝剂量适当增大（增加1/4~1/3剂量）		• 非瓣膜病心房颤动：抗栓治疗首选NOAC，次选华法林 • 瓣膜病心房颤动：抗栓治疗首选华法林	• 首选：阿司匹林（50~325mg/d）或硫酸氢氯吡格雷（75mg/d） • 次选：阿司匹林（25mg）+ 缓释型双嘧达莫（200mg）2次/天或西洛他唑（100mg）2次/天，均可作为阿司匹林和硫酸氢氯吡格雷的替代治疗药物

续表

项目	深静脉血栓形成（DVT）	肺动脉栓塞症（PTE）	心房颤动（AF）	非心源性缺血性脑卒中
剂量调整 （小剂量开始，逐渐加量）	• 华法林：小剂量开始，定期监测 INR，根据结果逐渐加量，在整个治疗过程中应使 INR 维持在 2.0～3.0，需定期监测。①住院患者：口服 2～3 天后，每天或隔日监测 INR，直到 INR 达标并维持至少 2 天，此后根据 INR 的稳定性逐渐延长，数天至 1 周监测 1 次；②门诊患者：调整剂量稳定前，数天至每周监测 1 次，当 INR 稳定后，每 4 周监测一次；③如果需调整剂量，应重新开始监测，直到 INR 稳定 • 达比加群酯：存在一种或多种出血风险因素（年龄 ≥ 75 岁、中度肾功能不全，或接受强效 P-gp 抑制剂联合治疗、抗血小板药联合治疗或之前曾发生胃肠道出血等）的患者，可考虑每日剂量减少为每次 110mg，每日 2 次			• 存在硫酸氢氯吡格雷低反应性时： ➢增加硫酸氢氯吡格雷剂量 ➢换用其他抗栓药（如新型 P2Y12 受体抑制剂替格瑞洛）
联合用药 **指征**	• 使用华法林患者：初期应与肝素重叠使用，INR 达标（2.0～3.0）2 天后再停用肝素 • 接受 PCI 的患者：推荐在阿司匹林基础上加用硫酸氢氯吡格雷			• 阿司匹林联合硫酸氢氯吡格雷抗血小板治疗的指征： ➢发病在 24h 内，具有脑卒中高复发风险（ABCD2 评分 ≥ 4 分）的急性非心源性 TIA ➢轻型缺血性脑卒中患者（NIHSS 评分 ≤ 3 分） ➢发病 30 天内伴有症状性颅内动脉严重狭窄（狭窄率 70%～99%）的缺血性脑卒中或 TIA 患者
联合用药 **原则**	• 不同抗凝血药转换过程中需要注意保证抗凝不中断的前提下，尽量减少出血风险 • 从华法林转换为 NOAC：停用华法林后监测 INR，当 INR＜2.0 时，立即用 NOAC；如果 INR 为 2.0～2.5，可以立即或第 2 日（更好一些）启动 NOAC；如果 INR＞2.5，需考虑实际的 INR 值和华法林半衰期，以估计 INR 可能下降至此阈值以下的时间 • NOAC 转换为华法林： ➢从 NOAC 转换为华法林时，两者合用直至 INR 达到目标范围，需注意：①合用期间监测 INR 的时间应该在下一次 NOAC 给药之前；②NOAC 停用 24h 后监测 INR 值来确保华法林达到目标强度；③换药后 1 个月内密切监测以确保 INR 稳定（至少 3 次 INR 在 2～3） ➢服用达比加群酯的患者，因其主要通过肾代谢，应该根据肾功能评估给药时间 ①Ccr≥50mL/min：给予华法林 3 天后停用达比加群酯 ②Ccr30～50mL/min：给予华法林 2 天后停用达比加群酯 • NOAC 之间转换：NOAC 从一种转换为另一种时，在下次服药的时间，即可开始服用新的 NOAC，肾功能不全患者建议延长 NOAC 后间隔时间			• 发病在 24h 内，具有脑卒中高复发风险（ABCD2 评分 ≥ 4 分）的急性非心源性 TIA 或轻型缺血性脑卒中患者（NIHSS 评分 ≤ 3 分），应尽早给予阿司匹林联合硫酸氢氯吡格雷治疗 21 天。此后可单用阿司匹林或硫酸氢氯吡格雷作为缺血性脑卒中长期二级预防一线用药

续表

项目		深静脉血栓形成（DVT）	肺动脉栓塞症（PTE）	心房颤动（AF）	非心源性缺血性脑卒中
联合用药	原则	• NOAC 与肝素之间的转换：从注射用抗凝血药转换为 NOAC，普通肝素停药后即可服用 NOAC，低分子肝素则在下次注射时起始服用 NOAC。从 NOAC 转换为注射用抗凝血药时，在下次服药时给予注射用抗凝血药。慢性肾病患者 NOAC 半衰期延长，需延迟给药 • 抗血小板药转换为 NOAC：阿司匹林或硫酸氢氯吡格雷停药后即可服用 NOAC			• 发病 30 天内伴有症状性颅内动脉严重狭窄（狭窄率 70%～99%）的缺血性脑卒中或 TIA 患者，应尽早给予阿司匹林联合硫酸氢氯吡格雷治疗 90 天。此后阿司匹林或硫酸氢氯吡格雷单用均可作为长期二级预防一线用药

注：DVT：deep venous thrombosis（深静脉血栓形成）；PTE：pulmonary thromboembolism（肺动脉栓塞症）；AF：atrial fibrillation（心房颤动）；PE：pulmonary embolism（肺栓塞）；VTE：venous thromboembolism event（静脉血栓栓塞症）；NOAC：novel oral anticoagulants（新型口服抗凝药物）。

2. 药物分类与临床应用要点（详见表 3-38）

表 3-38 血栓性疾病治疗药物分类与临床应用要点

分类	常用品种及作用机制	临床应用要点
血栓素 A_2 抑制剂	常用品种：阿司匹林	• 见冠心病章节表 3-29
ADP 受体抑制剂	常用品种：硫酸氢氯吡格雷、替格瑞洛	• 见冠心病章节表 3-29
磷酸二酯酶抑制剂	• 常用品种：西洛他唑、双嘧达莫 • 作用机制：抑制磷酸二酯酶活性，减少环磷酸腺苷的降解，抑制血小板聚集和舒张血管的作用。双嘧达莫还可抑制血小板、上皮细胞、红细胞摄取腺苷和血栓烷素 A_2 形成，增强内源性前列环素 I_2 的作用	• 适应证：用于预防血栓形成。用于预防脑梗死后的复发（心源性脑梗死除外）。西洛他唑还可用于改善由于慢性动脉闭塞症引起的溃疡、肢痛、冷感及间歇性跛行等缺血性症状 • 西洛他唑禁用：患有 3～4 级充血性心力衰竭的患者，出血患者如血友病、毛细血管脆弱症、上消化道出血、咯血，妊娠或有可能妊娠的妇女 •冠状动脉狭窄者慎用西洛他唑 • 肝肾损害：重症肝肾功能障碍患者慎用西洛他唑 • 给药时间：西洛他唑餐前至少半小时或餐后 2h 服药；双嘧达莫餐前服药 • 避免食用葡萄柚；避免受伤
香豆素类	• 常用品种：华法林	• 适应证：预防及治疗深静脉血栓及肺栓塞；预防心房颤动、心瓣膜疾病或人工瓣膜置换术后、心肌梗死后血栓栓塞并发症（卒中或体循环栓塞） • 禁用：肝肾功能损害、严重高血压、凝血功能障碍伴有出血倾向、活动性溃疡、外伤、先兆流产、近期手术者，妊娠期妇女 • 不宜使用：各种原因的维生素 K 缺乏症和脑脊髓手术等，老年人或女性月经期应慎用 • 暂停使用：出现口腔黏膜、鼻腔、皮下出血及大便隐血、血尿等 • 给药时间：每天固定同一时间。服药时间浮动最好≤2h

续表

分类	常用品种及作用机制	临床应用要点
香豆素类	• 作用机制：可竞争性对抗维生素K的作用，抑制肝细胞中凝血因子Ⅱ、Ⅶ、Ⅸ、Ⅹ的合成	• 注意事项：在无INR测定的条件时，切不可滥用。个体差异较大，应定期监测INR，控制INR在2.0～3.0之间；维持量足够与否务必观察5～7天后方得定论。近期计划进行手术的患者需提前1周到医院测定INR • 服药期间避免受伤，严密观察有无鼻出血、牙龈出血、伤口出血久经不愈，观察身上有无瘀斑、紫癜；尽量少食用含维生素K较多的绿叶蔬菜；避免食用葡萄柚；用药期间建议戒烟戒酒
凝血酶抑制剂	• 常用品种：达比加群酯 • 作用机制：强效、竞争性、可逆性、直接抑制凝血酶	• 适应证：预防成人非瓣膜病心房颤动患者的卒中和全身性栓塞；治疗急性深静脉血栓形成（DVT）和（或）肺栓塞（PE）以及预防相关死亡；预防复发性深静脉血栓形成（DVT）和（或）肺栓塞（PE）以及相关死亡 • 禁用：重度肾功能损害（CrCl＜30mL/min）者、显著的活动性出血患者、植有人工心脏瓣膜者、可能影响存活时间的肝功能损害或肝病患者、出血风险增加的患者 • 不宜使用：肝酶增高＞2ULN（正常值上限）、联合使用强效P-gp抑制剂如胺碘酮、奎尼丁或维拉帕米等 • 暂停使用：出现口腔黏膜、鼻腔、皮下出血及大便隐血、血尿等 • 肾损害：轻度肾功能不全患者无需调整剂量，对于中度肾功能不全者（CrCl为30～50mL/min），建议110mg b.i.d使用，并且每年至少进行一次肾功能评估 • 给药时间：餐时或餐后服用均可，请勿打开胶囊，如果出现胃肠道副作用，建议与食物同服 • 不需常规监测抗凝活性；治疗期内密切监测出血或贫血体征
Ⅹa因子抑制剂	• 常用品种：利伐沙班 作用机制：本药为选择性FⅩa抑制药，可抑制游离的FⅩa和凝血酶原酶的活性	• 适应证：用于择期髋关节或膝关节置换手术成年患者，以预防静脉血栓栓塞（VTE）；用于治疗成人深静脉血栓形成（DVT）和肺栓塞（PE），降低初始治疗6个月后深静脉血栓形成和肺栓塞复发的风险；用于具有一种或多种危险因素的非瓣膜病心房颤动成年患者，以降低卒中和全身性栓塞的风险 • 禁用：有临床明显活动性出血的患者、伴有凝血异常和临床相关出血风险的肝病患者，包括Child Pugh B级和C级的肝硬化者 • 暂停使用：出现口腔黏膜、鼻腔、皮下出血及大便隐血、血尿等 • 肾损害：轻度（CrCl 50～80mL/min）或中度肾功能损害（CrCl 30～49mL/min）的患者，无需调整利伐沙班剂量；重度肾功能损害（CrCl 15～29mL/min）患者，应避免使用；不建议CrCl＜15mL/min的患者使用利伐沙班 • 给药时间：利伐沙班10mg可与食物同服，也可以单独服用。利伐沙班15mg或20mg片剂应与食物同服。如果发生漏服，患者应立即服用利伐沙班，并于次日继续每日服药一次 • 尽量避免驾驶；避免受伤；如进行了手术，建议定期进行体格检查和检测血红蛋白来及时发现出血情况

续表

分类	常用品种及作用机制	临床应用要点
低分子肝素	• 常用品种：依诺肝素 • 作用机制：由粗制肝素裂解而成。本药还能促进组织型纤溶酶原激活物的释放，发挥纤溶作用，并能保护血管内皮，增强抗栓作用	• 适应证：预防血栓栓塞性疾病，特别是预防普外手术或骨科手术中高危患者；治疗血栓栓塞性疾病；在血液透析中预防血凝块形成 • 禁用：有与使用低分子肝素钠有关的血小板减少症病史的患者、发生或有倾向发生与止血障碍有关的出血，与肝素无关的消耗性凝血病除外患者、有出血危险的器官损伤患者、急性细菌性心内膜炎、对本品过敏者 • 不宜使用：肝功能不全、肾功能不全、高血压、胃十二指肠溃疡或其他任何可能出血的器质性损害病史、脉络膜和视网膜的血管疾病、大脑或脊髓手术的术后期慎用 • 给药方法：皮下注射，腹壁的前外侧，左右交替

3. 主要的药物相互作用（详见表 3-39）

表 3-39 血栓性疾病治疗药物其他药物相互作用的风险及处理建议

分类	相互作用的药物		风险	处理建议
血栓素 A_2 抑制剂（阿司匹林）	• 参见冠心病章节表 3-30			
ADP 受体抑制剂（硫酸氢氯吡格雷、替格瑞洛）	• 参见冠心病章节表 3-30			
磷酸二酯酶抑制剂	【通用】抗凝药（华法林等）、抑制血小板聚集药（阿司匹林等）、溶栓药（尿激酶、阿替普酶等）		增加出血风险	• 严密监测凝血功能及血常规，观察出血或贫血的体征。若出现严重的出血，应停药 • 双嘧达莫：与阿司匹林合用时，本药剂量可减至一日 100 ~ 200mg；与华法林合用时同用时出血并不增多或增剧 • 合用 PPI 时建议选择雷贝拉唑或泮托拉唑或 H_2R 阻滞剂（西咪替丁除外） • 避免与西柚汁同服
	西洛他唑	前列腺素 E1 制剂及其衍生物（前列地尔、利马前列素、阿法环糊精等）		
		抑制药物代谢酶（CYP3A4）的药物、大环内酯类抗生素（红霉素等）、抗 HIV 蛋白酶抑制剂（利托那韦等）、吡咯类抗真菌药（伊曲康唑、咪康唑等）、西咪替丁、地尔硫䓬、西柚汁		
		抑制药物代谢酶 CYP2C19 的药物（奥美拉唑、艾司奥美拉唑、兰索拉唑等）		

续表

分类	相互作用的药物	风险	处理建议
香豆素类（华法林）	其他抗凝药物（阿加曲班、达比加群酯、比伐卢定、肝素、重组水蛭素等）；抗血小板药物（阿司匹林、西洛他唑、硫酸氢氯吡格雷等）；非甾体抗炎药（塞来昔布、双氯芬酸、布洛芬、保泰松、吡罗昔康等）；5-羟色胺再摄取抑制药（西酞普兰、去甲文拉法辛、度洛西汀、艾司西酞普兰、氟西汀、舍曲林等）；心血管系统药物（地尔硫䓬、普罗帕酮、普萘洛尔等）；抗感染药（如环丙沙星、复方磺胺甲噁唑、红霉素、氟康唑、口服异烟肼、甲硝唑、伏立康唑等）；中草药（博尔多、葫芦巴、龟苓膏）	增加出血风险	• 严密监测 INR 值，并观察出血或贫血的体征 ➢ INR 轻度升高（高于上限≤0.5或未超过治疗范围），可维持原剂量，2~3天后复查 INR ➢ INR 3.0~4.5，停用华法林1~2剂后复查 INR，之后降低剂量服用 ➢ INR 4.5~10.0，停用华法林，考虑缓慢静脉注射或肌内注射维生素 K_1 1.0~2.5mg，6~12h 后复查 INR ➢ INR＞10.0，停用华法林，考虑缓慢静脉注射或肌内注射维生素 K_1 5.0mg，6~12h 后复查 INR ➢大出血（无论 INR 水平如何），停用华法林，缓慢静脉注射或肌内注射维生素 K_1 5.0mg，可考虑输注新鲜冰冻血浆、凝血酶原浓缩物或重组凝血因子Ⅶa，随时监测 INR
	CYP2C9 抑制药（胺碘酮、卡培他滨、氟康唑、氟伐他汀、恩他卡朋）；CYP1A2 抑制药（阿昔洛韦、别嘌醇、西咪替丁、法莫替丁）；CYP3A4 抑制药（阿普唑仑、胺碘酮、氨氯地平、阿托伐他汀）	增加华法林的暴露量	• 严密监测凝血功能，尤其是 INR，观察出血或贫血的体征。其余同上
	CYP2C9 诱导药（卡马西平、苯巴比妥、利福平）；CYP1A2 诱导药（孟鲁司特、奥美拉唑）；CYP3A4 诱导药（吡格列酮）	降低华法林的暴露量	• 严密监测凝血功能，尤其是 INR，观察血栓形成的体征和症状。如出现 INR 值不达标的情况，应按照原则增加剂量
	抗感染药物（灰黄霉素、奈夫西林、利巴韦林）、心血管系统药物（考来烯胺）、免疫抑制剂（美沙拉嗪）、胃肠道系统药物（含大量维生素 K 的肠道营养剂）、巯嘌呤	减弱抗凝作用	
凝血酶抑制剂（达比加群酯）	其他抗凝血药：低分子肝素、肝素衍生物（磺达肝癸钠、地西卢定）、口服抗凝血药（如华法林、利伐沙班、阿哌沙班）、溶栓药、维生素 K 拮抗药；抗血小板聚集药（如 GPⅡb/Ⅲa 受体拮抗药、噻氯匹定、普拉格雷、右旋糖苷、磺吡酮）、NSAIDs（如阿司匹林）、SSRI、SNRI	增加出血风险	• 严密监测凝血功能，观察出血或贫血的体征 • 轻度出血，应延迟或者暂时停药，重新评估合并用药 • 中度出血，物理压迫止血、外科治疗、补液以及使用血管活性药物、输注血液制品，口服活性炭（距离服用达比加群酯 2h 内）必要时行血液透析 • 监测肾功能，并根据患者的肌酐清除率调整达比加群酯用量及联用的时间间隔
	P-gp 抑制药（如全身用酮康唑、维拉帕米、胺碘酮、奎尼丁、克拉霉素、替格瑞洛、决奈达隆、伊曲康唑、他克莫司和环孢菌素）		

续表

分类	相互作用的药物	风险	处理建议
凝血酶抑制剂（达比加群酯）	P-gp诱导物（如利福平、贯叶连翘/金丝桃、卡马西平、苯妥英钠等）	**降低达比加群酯血药浓度**	• 不建议合用
Ⅹa因子抑制剂（利伐沙班）	CYP3A4和P-gp的双重抑制剂（酮康唑、卡拉霉素、红霉素）；中效CYP3A4抑制药（氟康唑）；吡咯抗真菌剂（例如酮康唑、伊曲康唑、伏立康唑和泊沙康唑）或HIV蛋白酶抑制剂；抗凝剂（华法林）、非甾体抗炎药（包括乙酰水杨酸）和血小板聚集抑制剂	**出血风险升高**	• 不建议合用 • 除了从其他治疗转换为利伐沙班或从利伐沙班转换为其他治疗的情况，或给予维持中心静脉或动脉导管所需的普通肝素（UFH）剂量之外，禁用任何其他抗凝剂的伴随治疗，例如UFH、低分子肝素（依诺肝素、达肝素等）、肝素衍生物（磺达肝癸钠等）、口服抗凝剂（华法林、阿哌沙班、达比加群等）
	P-gp和强效CYP3A4双重诱导剂（苯妥英钠、卡马西平、利福平、苯巴比妥或圣约翰草）	**降低利伐沙班血药浓度**	
低分子肝素	乙酰水杨酸盐和其他水杨酸盐（全身给药）、非甾体抗炎药（全身给药）、抗血小板药物（如潘生丁，磺吡酮等）、糖皮质激素（全身给药）、右旋糖酐（非肠道给药）	**增加出血风险**	• 严密监测凝血功能，观察出血或贫血的体征
	维生素C、抗组胺药、洋地黄、青霉素静脉给药、四环素或硫代二苯胺	**可能会抑制低分子肝素作用**	• 严密监测凝血功能，观察血栓形成的体征和症状

注：【通用】是指该大类药物均有的相互作用。

4.主要的药物不良反应（详见表3-40）

表3-40　血栓性疾病治疗药物的主要药物不良反应及处理建议

分类	常见ADR	严重ADR	处理建议
血栓素A_2抑制剂（阿司匹林）	• 参见冠心病章节表3-31		
ADP受体抑制剂（硫酸氢氯吡格雷、替格瑞洛）	• 参见冠心病章节表3-31		
磷酸二酯酶抑制剂	• 过敏反应：皮疹 • 神经系统：头痛、眩晕 • 消化：恶心、呕吐、腹泻 • **西洛他唑**：心悸、心动过速、周身热感；失眠、发麻 • **双嘧达莫**：脸红、瘙痒	• 肝功能不全 • **西洛他唑**：出血；全血细胞减少；充血性心力衰竭、心肌梗死、心绞痛、室性心动过速；间质性肺炎 • **双嘧达莫**：心绞痛和肝功能不全	• 过敏反应：应停药 • 循环或精神神经系统：减量或停药等 • 间质性肺炎：应停药，并给予肾上腺皮质激素等措施 • 肝功能不全：监测肝功能，停药可恢复

续表

分类	常见 ADR	严重 ADR	处理建议
香豆素类（华法林）	• 瘀斑、紫癜、牙龈出血、鼻衄、伤口出血经久不愈，月经量过多	• 泌尿道和消化道出血、致命性出血 • 过敏反应 • 皮肤坏死、微血管病或溶血性贫血以及大范围皮肤坏疽	• 出现轻度出血，或凝血酶原时间已显著延长至正常的 2.5 倍以上，应立即减量或停药 • 出现严重出血，可肌内注射维生素 K_1，必要时可输全血、血浆或凝血酶原复合物
凝血酶抑制剂（达比加群酯）	• 出血：贫血、鼻出血、胃肠道出血、皮肤出血 • 胃肠道反应：腹痛、腹泻、消化不良、恶心 • 血液：贫血、血细胞比容较少	• 致命性出血，包括致死性出血、颅内出血、血红蛋白至少下降 50g/L、需要输血或血细胞至少达 4 个单位、伴有低血压而需要静脉使用升压药、必须外科手术治疗的出血等 • 急性肾衰竭	• 出血：轻度出血，应延迟或者暂时停药，重新评估合并用药；中度出血，物理压迫止血、外科治疗、补液以及使用血管活性药物、输注血液制品，口服活性炭（距离服用达比加群酯 2h 内），必要时行血液透析；致命性出血，立即停药，有条件的可以给予输血和凝血酶原复合物拮抗剂 • 胃肠道反应：建议与食物同服 • 急性肾衰竭：应停药，更换凝血药
Ⅹa 因子抑制剂（利伐沙班）	• 各种出血，包括鼻衄、结膜出血、胃肠道出血、泌尿道出血、腹膜后出血、贫血、月经量增多等	• 致命性出血 • 血液系统：粒细胞缺乏、血小板减少	• 轻度出血和贫血，需观察临床症状，监测血红蛋白/血细胞比容实验指标，发现隐匿性出血 • 活动性病理性出血：应停药 • 如发生严重出血，应立即停药，有条件给予输血或凝血酶原复合物或拮抗剂
低分子肝素	• 不同部位的出血	• 严重血小板减少症	• 治疗前进行血小板计数检查，治疗过程中应每周检查 2 次。如预期将进行长期治疗，上述监测的频率应至少保持到治疗开始的第 1 个月，此后再酌情减少。如果有其他肝素治疗引起的血小板减少症病史，应加强临床监测并每日进行血小板计数检查

5. 特殊剂型药物低分子量肝素给药方式要点（详见表 3-41）

表 3-41 特殊剂型药物低分子量肝素给药方式要点

项目	描述
注射部位	• 对成年患者，无论单次注射或长期注射，抗凝剂注射部位优选腹壁 • 腹壁注射部位是，上起自左右肋缘下 1cm，下至耻骨联合上 1cm，左右至脐周 10cm，避开脐周 2cm 以内 • 非妊娠期成年患者，需长期皮下注射低分子肝素时，推荐注射前用腹部定位卡定位
注射体位	• 腹壁注射时，嘱患者放松腹部，取屈膝仰卧位
注射前	• 推荐采用预灌式抗凝针剂，该针剂注射前不排气，针尖朝下，将针筒内空气轻弹至药液上方
注射角度	• 左手拇指、示指相距 5～6cm，提捏皮肤呈一皱褶，右手持注射器以执笔姿势，于皱褶最高点垂直穿刺进针，注射前无需回抽血
注射速度与拔针	• 持续匀速注射 10s，注射后停留 10s，再快速拔针
注射后	• 拔针后无需按压，如有穿刺处出血或渗液，以穿刺点为中心，垂直向下按压 3～5min。 注射后注射处禁忌热敷、理疗

（姜玲　邓晓媚）

二、实践技能要点

1. 用药治疗方案评估要点和方法（详见表 3-42）

表 3-42 血栓性疾病患者用药治疗方案评估要点和方法

评估要点	评估方法
疾病控制情况	• 为患者测量凝血功能、血压、心率 • 查看患者近期血常规、凝血功能、D-二聚体、血糖、血脂、血压、心率等检查
抗凝/抗血小板药物使用方法是否正确	• 询问患者平时各种抗凝/抗血小板药物的用药剂量、频次和时间 • 询问患者是否根据要求按时检测相关指标（凝血功能、血常规等），是否注意有特殊要求需要饭前、饭后或睡前用药
当前抗凝/抗血小板药物是否存在禁忌证	• 收集患者的凝血功能、肝肾功能等检查结果和既往病史，如血栓史及出血史、消化道相关病史等
合并用药是否影响抗凝/抗血小板药物疗效或患者安全	• 查看当前联合用药方案是否影响患者的凝血功能或肝肾功能 • 询问患者是否有难以耐受的消化道反应或相应出血体征，如皮肤黏膜出血、眼睛出血、牙龈出血、鼻血及黑便、尿血等，或其他相关 ADR 影响继续用药
患者是否自行调整抗凝/抗血小板药物用法	• 询问各种抗凝/抗血小板药物的用法用量，与患者的处方进行比对
患者的日常生活方式	• 关注食物对药物作用的影响，询问患者日常饮食的种类和数量，是否有特别的偏好，如富含维生素 K 的绿叶蔬菜和柚子等水果 • 是否有饮用咖啡、茶习惯 • 是否坚持运动以及运动的项目、时间和频率

2.常见临床药物治疗管理要点

（1）常见用药风险和药学监护要点（详见表3-43）

表3-43 血栓性疾病患者常见用药风险和药学监护要点

用药风险	常见原因	监护/指导要点
出血及出血倾向（皮下、注射部位、消化道出血）	• 用药剂量过大 • 未按时监测凝血功能（华法林、肝素等） • 药物之间相互作用 • 饮食习惯的改变 • 胃肠道出血史或其他部位出血史	• 定时监测凝血功能、血常规 • 规律饮食和运动 • 避免酗酒 • 适当时推荐行基因检测，以便更好地调整用药剂量或更换药物
消化道反应（消化不良、胃肠道或腹部疼痛）	• 急性胃肠道溃疡病史：如胃十二指肠溃疡史，包括慢性溃疡、复发性溃疡、胃肠道出血史 • 服药时间或剂量不当	• 遵医嘱，勿随意调整用药时间或停药 • 定时定量服药，如空腹服用（阿司匹林肠溶片）、饭后服药（阿司匹林平片等） • 无法解决时可更换其他类抗血小板药物
血小板减少症（血小板计数异常降低）	• 肝素诱发的血小板减少症状，极易引起出血 • 患者伴有其他血液性疾病	• 及时停药更换药物类别 • 根据患者的情况选用恰当药物
肾损害	• 抗凝药物（华法林、达比加群酯、利伐沙班等）相关的肾损伤的ADR • 联用其他肾毒性药物（如造影剂、NSAIDs等）	• 监测肾功能 • 根据患者的肌酐清除率及时调整药物种类或剂量
肝损害	• 抗凝药物（华法林、达比加群酯、利伐沙班等）相关的肝损伤，肝功能异常 • 活动性肝病	• 监测肝功能 • 及时停药或减量 • 根据患者的肝功能及时加用护肝药物

（2）常见依从性问题原因分析和用药指导要点（详见表3-44）

表3-44 血栓性疾病患者常见依从性问题原因分析和用药指导要点

依从性问题	常见原因	指导要点
自行调整药物的用法用量	• 栓塞性疾病和相关药物治疗相关知识的缺乏 • 医嘱、相关药物的患者教育缺乏	• 对患者进行用药教育 • 为患者制定服药清单、使用药品分装盒、设定服药闹钟或请家属协助督促按时按量服药
错误服用或漏服抗凝药物使疗效未达到或增加栓塞风险	• 遗忘服药 • 因其他原因自行停止服药	• 指导患者严格按照要求定时定量服药，可食用药盒标记，以防遗漏 • 新型口服抗凝药物如漏服：每日给药1次，> 12h无需补服，未超过可补充服1次；每日给药2次，> 6h无需补服，未超过可补充服用1次
不愿定期监测凝血功能	• 不清楚凝血功能监测的重要性 • 害怕抽血、怕痛或怕麻烦	• 强调凝血功能监测的意义，建议患者凝血功能稳定后可减少监测频率为1个月1次

续表

依从性问题	常见原因	指导要点
没有进行饮食控制	• 不知道如何控制饮食 • 不清楚饮食对抗凝治疗的意义	• 提供适合患者的食物清单等 • 强调饮食控制对于患者口服抗凝药物治疗，尤其是口服华法林抗凝治疗的重要性

（3）随访评估要点（详见表 3-45）

表 3-45　血栓性疾病患者随访评估要点

项目	随访评估要点
依从性	• 了解患者是否按药师指导按量、按时服药
有效性	• 收集患者凝血功能、血常规、血小板功能、血压、血脂以考察疾病控制水平
安全性	• 收集凝血功能、血常规、肝肾功能和 ADR

（吕永宁　刘易慧　伍三兰）

三、案例

案例 1　药物剂量调整不及时增加胃肠道出血风险

【患者当前用药】

药品名称及规格	用法用量		
血栓通冻干粉针（0.25g/支） 0.9%氯化钠注射液（250mL/袋）	500mg+ 250mL q. d	早餐后	静脉滴注
阿加曲班注射液（10mg/支） 0.9%氯化钠注射液（10mL/支）	20mg+ 10mL q. d （4mL/L）	早餐后	微泵
纤溶酶注射液（1mL：100 单位/支） 0.9%氯化钠注射液（250mL/袋）	3mL+ 250mL q. d	早餐后	静脉滴注
托拉塞米粉针（2mL：10mg/支） 0.9%氯化钠注射液（10mL/支）	20mg+ 10mL q. d	早餐后	静脉注射
泼尼松龙注射液（2mL：10mg/支） 0.9%氯化钠注射液（100mL/袋）	6mL+ 100mL q. d	早餐后	静脉滴注
舒洛地特注射液（2mL：600LSU/支） 0.9%氯化钠注射液（250mL/袋）	600LSU+ 250mL q. d	早餐后	静脉滴注
注射用前列地尔乳剂（5μg/支） 0.9%氯化钠注射液（100mL/袋）	10μg+ 100mL q. d	早餐后	静脉滴注
氯化钾缓释片（0.25g/片）	0.5g t. i. d	三餐后服	口服
达比加群酯胶囊（110mg/粒）	110mg b. i. d	早晚餐后	口服

【临床药物治疗管理过程】

项目	内容
用药相关信息收集	• 基本信息：56 岁男性 • 诊断：左下肢深静脉血栓形成 • 既往史、个人史：2003 年左腿骨折后放置钢板；吸烟史 10 余年，戒烟 3 年 • 辅助检查：双下肢超声示腘静脉及其支属静脉血栓形成（外院）
主要问题	患者因左下肢水肿 2 月余，近两天突发水肿且不消肿，经检查示：左下肢深静脉血栓形成。住院期间给予抗凝、扩血管、活血治疗。因考虑下肢血栓，住院期间主要给予抗栓治疗：阿加曲班注射液+ 纤溶酶注射液+ 舒洛地特注射液联合抗栓。经下腔静脉滤器置入术出院后，给予达比加群酯胶囊（110mg b. i. d）口服抗凝治疗。出院时患者表示胃肠道不适感明显
原因分析	患者出院时，医生交代 1 个月、3 个月、6 个月、12 个月心内科复诊调整药物，但未向患者给予护胃药物治疗，患者因住院期间有胃肠道反应较明显→当前用药中达比加群酯胶囊等药物坚持规律服用→依然胃部不适感较明显→对于出院抗凝等药物的服用存在疑问
用药调整和指导	• 药物调整： ➢阿加曲班注射液+ 纤溶酶注射液+ 舒洛地特注射液：联合抗栓停用 ➢达比加群酯胶囊：110mg b. i. d 抗凝治疗，每日 2 次早晚餐后服用 ➢建议医生：该患者可选择泮托拉唑钠肠溶片 40mg q. d 或其他质子泵抑制剂同时服用，如胃部不适症状得到改善，可停用。 但医生并未采纳建议。 建议患者出院后自行购买服用，用法用量为 40mg q. d 口服 • 用药指导：嘱患者达比加群酯胶囊，一天 2 次，每次 1 粒（110mg），必须整粒吞服，请勿打开胶囊。 尽量每天固定时间服药，避免漏服，若忘记服药，6h 内补服；超过 6h，不补服，按下次服药时间用药即可 • 用药监测：查大便常规+ 隐血、尿常规、血常规等，密切关注患者有无皮肤黏膜出血、眼睛出血、牙龈出血、鼻血及黑便、血尿等情况 • 随访计划：1 个月追踪患者血红蛋白、大便隐血及尿潜血等检查结果，关注患者能否按时服药。 密切关注有无皮肤黏膜等出血情况。 复查凝血指标，监测肝肾功能有无异常。 3 个月后复查下肢超声。 根据结果提示调整治疗计划同时注意询问患者出院后是否自行口服泮托拉唑钠肠溶片进行护胃治疗，如按医嘱服用后，胃部不适感是否有所缓解
随访评估	• 1 个月后： ➢患者按药师指导规律服用达比加群酯和泮托拉唑，患者自诉每日定时定量服药。 胃部不适感得到明显改善 未出现皮肤黏膜等出血情况，血红蛋白、大便隐血及尿潜血未见异常 ➢药师建议：泮托拉唑可继续服用一段时间后停药，最长服用时间≤4 个月。 用药过程中可密切关注有无皮肤黏膜出血、眼睛出血、牙龈出血、鼻血及黑便、血尿等情况，中途如有病情变化，请随时相关科室就诊 • 3 个月后： ➢患者按药师指导定时定量服药 ➢追踪患者血红蛋白、大便隐血及尿潜血等检查结果，无异常；检查患者无皮肤黏膜出血、眼睛出血、牙龈出血、鼻血及黑便、血尿等情况

案例 2 抗血栓药物调整不及时存在出血风险

【患者当前用药】

药品名称及规格	用法用量		
硫酸氢氯吡格雷片（75mg/片）	75mg q. d	晨起空腹	口服
达比加群酯胶囊（110mg/片）	110mg b. i. d	早晚餐后	口服
培哚普利片（4mg/片）	2mg q. d	晨起空腹	口服
琥珀酸美托洛尔缓释片（47. 5mg/片）	23. 75m g q. d	晨起空腹	口服
阿托伐他汀钙片（20mg/片）	20mg q. n	睡前	口服
泮托拉唑钠肠溶胶囊（40mg/片）	40mg q. d	早餐前	口服
阿卡波糖（50mg/片）	50mg t. i. d	餐时	口服
二甲双胍片（0. 85g/片）	0. 85g b. i. d	餐时	口服
达格列净片（10mg/片）	10mg q. d	晨服，不受进食影响	口服

【临床药物治疗管理过程】

项目	内容
用药相关信息收集	• 基本信息：60 岁男性 • 诊断：1. 持续性房颤；2. 不稳定型心绞痛；3. 冠状动脉粥样硬化性心脏病；4. 冠状动脉支架植入术后；5. 2 型糖尿病 • 既往史、个人史：冠心病并行冠状动脉支架植入术 1 年余，规律药物治疗。发现持续性心房颤动 1 年余，规律抗凝治疗。糖尿病病史 5 年，规律口服降糖药，血糖控制情况不详 • 辅助检查：无
主要问题	患者持续性心房颤动，CHA2DS2-VASc 评分为 2，冠心病且 PCI 术后超过 1 年，院外仍口服硫酸氢氯吡格雷片 75mg q. d 及达比加群酯胶囊 110mg b. i. d 双联抗栓治疗。根据《2016ESC 心房颤动管理指南》及《心房颤动：目前的认识和治疗的建议（2018）》，该患者目前仅需口服抗凝药物单药治疗
原因分析	• 患者出院时，医生交代 1 个月、3 个月、6 个月、12 个月心内科复诊调整药物，但患者未予以重视，以为心房颤动及冠心病抗栓药物得终身服 • 当前用药中硫酸氢氯吡格雷片+ 达比加群酯胶囊均坚持规律服用 • 未复诊及时调整抗栓药物，但并未造成出血事件
用药调整和指导	• 药物调整：停用硫酸氢氯吡格雷片，仅达比加群酯胶囊 110mg b. i. d 抗凝治疗 • 用药指导： ➢达比加群酯胶囊：一天 2 次，每次 1 粒，餐时或餐后整粒吞服，勿打开胶囊 ➢尽量每天固定时间服药，避免漏服，若忘记服药，6h 内补服；超过 6h，不补服，按下次服药时间用药即可 • 用药监测：查大便常规+ 隐血、尿常规、血常规等；密切关注患者有无皮肤黏膜出血、眼睛出血、牙龈出血、鼻血及黑便、血尿等情况 • 随访计划：2~3 天后，追踪患者血红蛋白、大便隐血及尿潜血等检查结果，以及近 1 周内密切关注患者有无皮肤黏膜等出血情况

续表

项目	内容
随访评估	• 2天后： ➢患者血红蛋白、大便隐血及尿潜血未见异常 ➢患者规律服用达比加群酯，1周内未出现皮肤黏膜等出血情况，继续观察
	• 1个月后： ➢患者未出现皮肤黏膜等出血，嘱继续规律抗凝治疗，并密切关注出血事件发生 ➢嘱患者术后3个月心内门诊复诊（复查 TEE，若左心耳未见残余分流或残余分流小于5mm，可考虑换用硫酸氢氯吡格雷抗血小板治疗），以便进一步调整抗栓药物

注：TEE：transesophageal echocardiography（经食管超声心动图）。

案例3 服用华法林未监测 INR 导致出现血尿

【患者当前用药】

药品名称及规格	用法用量		
硝苯地平控释片（30mg/片）	30mg q. d	早餐前	口服
华法林片（3mg/片）	4. 5mg q. n	睡前服	口服

【临床药物治疗管理过程】

项目	内容
用药相关信息收集	• 基本信息：62岁男性 • 诊断：1. 心房颤动消融术后；2. 阵发性心房颤动；3. 高血压病3级（极高危） • 既往史、个人史：高血压病史5年，规律服药后血压控制可 • 辅助检查： ➢凝血功能：PT 20. 0s，INR 3. 91，APTT 51. 8s，FIB 3. 93g/L，TT 17. 7s ➢尿常规：尿潜血+ + + ➢尿沉渣：红细胞总数 999. 97/μL，红细胞 180. 50/HPF
主要问题	• 患者心房颤动术后出院1个月内未进行 INR 监测，导致出现肉眼血尿
原因分析	• 医生处方注明了出院后第3天和第7天门诊复查凝血功能，但患者以交通不便为由未进行复查
用药调整和指导	• 用药调整： ➢暂时停用华法林，1天后复查凝血四项及尿常规 ➢待血尿恢复正常，INR 下降至2. 0左右，开始服用利伐沙班片（10mg，每天1次） • 用药指导：利伐沙班片可掰开服用，与食物同服，也可单独服用。若发生漏服，应立即服用1片，并于次日继续服用1片即可，不可为弥补漏服剂量而在1日之内将剂量加倍 • 随访计划：1月后，追踪患者服药剂量和近1月内有无牙龈出血、皮肤瘀斑、黑便等情况
随访评估	• 1天后： ➢患者加用利伐沙班片 10mg q. d，未见肉眼血尿。未出现皮肤黏膜出血、眼睛出血、牙龈出血、鼻血及黑便等情况 ➢复查尿常规示尿潜血+，凝血四项：PT 13. 9s，INR 2. 87，APTT32. 6s，FIB 3. 76g/L，TT 18. 7s

续表

项目	内容
随访评估	• 1个月后： ➢患者能按药师指导服药，未出现无皮肤黏膜等出血情况，嘱患者继续规律抗凝，并密切关注有无上述不良出血事件发生 ➢复查凝血五项示 PT 11.8s，INR 1.22，APTT 30.6s，FIB 2.95g/L，TT 16.5s

注：PT：prothrombin time（凝血酶原时间）；APTT：activated partial thromboplastin time（活化部分凝血酶原时间）；FIB：fibrinogen（纤维蛋白原）；TT：thrombin time（凝血酶时间）。

案例4 华法林与胺碘酮相互作用致 INR 异常升高

【患者当前用药】

药品名称及规格	用法用量		
华法林片（3mg/片）	1.5mg、3mg q.n 单双日交替	睡前服	口服
盐酸胺碘酮片（0.2g/片）	0.2g q.d	早餐前	口服
琥珀酸美托洛尔缓释片（47.5mg/片）	23.75mg q.d	早餐前	口服
参松养心胶囊（0.4g/片）	0.8g t.i.d	三餐前	口服

【临床药物治疗管理过程】

项目	内容
用药相关信息收集	• 基本信息：54岁男性 • 诊断：1.二尖瓣、主动脉瓣置换术后；2.心律失常，心房颤动、心房扑动伴快速心室率 • 既往史、个人史：2011年因“风湿性心脏病”行机械瓣置换术 • 辅助检查： ➢凝血功能：PT 42.6s，INR 5.89，APTT 62.4s，FIB 2.93g/L，TT 17.1s ➢血压 98/65mmHg
主要问题	患者规律服用华法林片和胺碘酮片3个月余，期间未规律复诊，入院后查 INR 异常升高
原因分析	胺碘酮与华法林存在药物相互作用→胺碘酮可增强华法林抗凝作用→INR 异常升高
用药调整和指导	• 用药调整：华法林每日 1.5mg • 用药指导： ➢华法林应在下午或晚上服用，其抗凝强度受多种药物和食物影响，服药期间每3~5天监测一次 INR 值，直至稳定（即连续3次在2.0~3.0的范围）后改为每月复查1~2次，稳定后可延长至2~3个月1次 ➢如健康状况、饮食有变化，或增减了其他药物，应增加 INR 的监测次数 ➢若有出血表现或其他不适，应及时返院复查 • 随访计划：华法林服药期间每3~5天监测一次 INR 值，直至稳定（即连续3次在2.0~3.0的范围）后改为每月复查1~2次，稳定后可延长至2~3个月1次。密切关注患者有无皮肤黏膜出血、眼睛出血、牙龈出血、鼻血及黑便、血尿等情况
随访评估	• 3天后： ➢患者能按药师指导剂量服用华法林 ➢药师为患者测定 INR 2.64，达到目标范围。3~4天后复查 INR，监测结果为2.25。建议患者继续按药师指导服药。稳定后每月复查 INR 1~2次

续表

项目	内容
随访评估	• 1个月后：INR 2.35。建议患者继续按药师指导服药，2~3个月复查 INR 1~2次
	• 3个月后：INR 2.42。建议患者继续按药师指导服药，2~3个月复查 INR1~ 2次

案例5 抗血小板药物给药时间不当产生胃部不良反应

【患者当前用药】

药品名称及规格	用法用量		
盐酸二甲双胍片（0.25g/片）	0.75g b.i.d	饭前	口服
阿卡波糖片（50mg/片）	50mg t.i.d	饭时	口服
非洛地平缓释片（5mg/片）	5mg q.d	早餐前	口服
瑞舒伐他汀钙片（10mg/片）	10mg q.d	睡前服	口服
阿司匹林肠溶片（100mg/片）	100mg q.d	早餐后	口服

【临床药物治疗管理过程】

项目	内容
用药相关信息收集	• 基本信息：56岁男性 • 诊断：1.急性脑梗死；2.型糖尿病；3.高血压病 • 既往史、个人史：既往有糖尿病病史9年，长期服用盐酸二甲双胍片0.75g b.i.d，血糖控制不佳；高血压病史9年，平素服用非洛地平缓释片5mg q.d控制血压，血压控制良好。10年前脑干梗死病史，无后遗症 • 辅助检查：HbA1c 7.30%；血压130/80mmHg；血常规、血生化、肝肾功能未见明显异常
主要问题	左侧上肢无力2天余，服药后有胃部不适症状，胃部灼烧感
原因分析	医生处方注明了阿司匹林的给药时间，但患者未注意，以为餐后给药对胃肠道刺激较小→当前用药中阿司匹林肠溶片应为餐前服用→餐后服用胃肠道刺激性大
用药调整和指导	• 给药时间调整：阿司匹林，早餐前30min • 随访计划：1周后，追踪患者服药时间调整情况和不良反应情况
随访评估	• 1周后：患者能按药师指导时间服用抗血小板药物，并且患者主诉胃部不适症状好转

案例6 抗血小板药物依从性不佳产生不良反应

【患者当前用药】

药品名称及规格	用法用量		
苯磺酸氨氯地平片（5mg/片）	5mg q.d	早餐前	口服
阿司匹林肠溶片（100mg/片）	100mg q.d	早餐前	口服
瑞舒伐他汀钙片（10mg/片）	10mg q.d	睡前服	口服

【临床药物治疗管理过程】

项目	内容
用药相关信息收集	• 基本信息：76岁男性 • 诊断：1. 脑梗死；2. 右侧椎动脉支架植入术后；3. 高血压病3级（极高危） • 既往史、个人史：既往有高血压史27年，长期服用苯磺酸氨氯地平片5mg q. d控制血压，自述血压控制良好 • 辅助检查：血常规、血生化、肝肾功能未见明显异常
主要问题	患者右侧椎动脉支架术后，服用瑞舒伐他汀10mg，阿司匹林100mg，1个月后，停用阿司匹林。1个月后出现阵发性头晕，入院后DSA造影提示考虑支架内血栓形成
原因分析	医生处方注明了阿司匹林需长期服用，但患者由于服药后出现胃部不适症状，并听说该药易造成出血不良反应，因此，擅自停药1个月→脑梗死复发，支架内血栓形成
用药调整和指导	将患者药物调整为硫酸氢氯吡格雷75mg，一日1次口服使用，嘱患者出院后应遵医嘱服用，不能擅自停药或调整用药，如有不适，请至医院就诊。1个月后，电话随访，该患者用药依从性良好，暂未出现胃部不适及出血等不良反应
随访评估	1个月后：患者能按药师指导按时服用抗血小板药物，暂未出现不良反应

【参考文献】

[1] 李燕，莫伟，葛静萍. 抗凝剂皮下注射护理规范专家共识. 介入放射学杂志，2019，28（08）：709-716.

[2] 中华医学会外科学分会血管外科学组. 深静脉血栓形成的诊断和治疗指南（第三版）. 中国血管外科杂志，2017，9（04）：250-257.

[3] 中华医学会呼吸病学分会肺栓塞与肺血管病学组. 肺血栓栓塞症诊治与预防指南. 中华医学杂志，2018，98（14）：1060-1086.

[4] 胡大一，郭艺芳. 心房颤动抗凝治疗中国专家共识. 心脑血管病防治，2012，12（03）：173-177.

[5] 中华医学会神经病学分会. 中国缺血性脑卒中和短暂性脑缺血发作二级预防指南（2014）. 中华神经科杂志，2015，48（4）：258-273.

[6] 阚全程，马金昌. 全国临床药师规范化培训系列教材——抗凝专业. 北京：人民卫生出版社，2017

[7]《中国血栓性疾病防治指南》专家委员会. 中国血栓性疾病防治指南. 中华医学杂志，2018，98（36）：2861-2888.

[8] 袁志敏（译）. 013美国心脏协会举荐的7个简易生活方式可有效降低静脉血栓栓塞风险. 心血管病学进展，2016，37（5）：587-587.

[9] 中华医学会神经病学分会. 中国缺血性脑卒中和短暂性脑缺血发作二级预防指南（2014）. 中华神经科杂志，2015，48（4）：258-273.

第六节 脑血管疾病的药物治疗管理

一、基础知识要点

1. 药物治疗基本原则（详见表 3-46）

表 3-46 脑血管疾病药物治疗基本原则

项目	脑出血（ICH）		短暂性脑缺血发作（TIA）	
	脑出血急性期	脑出血恢复期	非心源性 TIA	心源性 TIA
疾病控制目标	• 稳定血压、防止继续出血、适当降低颅内压，防止脑水肿 • 血压：160/90mmHg • 血糖：7.8～10mmol/L	• 控制危险因素 • 预防再出血 • 血压：140/90mmHg • 血糖：7.8～10mmol/L	• 控制危险因素 • 预防血栓事件复发	
药物治疗总原则	• 原发性脑出血：先降颅压，再平稳降压、降糖 • 抗栓、溶栓药物等导致脑出血：立即停药，并给予相应的拮抗药物（如静脉维生素 K、凝血酶原复合物、硫酸鱼精蛋白、依达赛珠单抗）或活性炭吸附、血液透析	• 控制血压、血糖，何时、如何恢复抗栓治疗需要进行评估，权衡利弊，一般 10 天至数周之后	• 建议给予口服抗血小板药物预防复发	• 首选口服抗凝药物预防，对于不能抗凝治疗的患者，可以酌情选用抗血小板药物
药物选择	• 降颅压：首选甘露醇，次选甘油果糖，可选呋塞米、白蛋白 • 调控血压：优选尼卡地平、乌拉地尔、拉贝洛尔 • 抗纤溶：较高出血风险，没有绝对禁忌证的患者，早期短程（＜72h）应用氨基己酸 • 止血：出血 48h 内可以适当应用氨甲苯酸、酚磺乙胺预防血肿扩大，使用一般≤48h • 抗血管痉挛：对于合并蛛网膜下腔出血，可使用 CCB（尼莫地平）	• 降压：优先推荐利尿剂、ACEI、CCB、ARB 及 β 受体阻滞剂也可选用 • 降糖：根据患者的血糖水平进行调整治疗	• 阿司匹林或硫酸氢氯吡格雷均可作为首选 • 阿司匹林＋缓释型双嘧达莫或西洛他唑，均可作为替代药物	• 首选华法林 • 新型口服抗凝药物（利伐沙班、达比加群等）为替代药物 • 若不能口服抗凝药物，可选择阿司匹林或硫酸氢氯吡格雷单用或联合治疗
剂量调整	• 降颅压：①甘露醇：初始剂量为 0.25～1g/kg，其后每 4～6h 低剂量 0.25～0.5g/kg 维持。0.25～0.5g/kg 剂量无法达到目标颅内压值，可调整 1.0～2.0g/kg。②症状较轻，神志清楚，可不用脱水药。③可根据血浆渗透压目标值（300～320 mOsm/L）评估调整 • 降压：小剂量开始，逐渐加量，血压控制至目标值后逐渐减量并过渡到口服药物	• 参考高血压临床药物治疗管理、糖尿病临床药物治疗管理以及血栓性疾病临床药物治疗管理的剂量调整原则	• 阿司匹林最佳剂量：75～150mg/d • 硫酸氢氯吡格雷常用剂量：75mg/d • 阿司匹林（25mg）＋缓释型双嘧达莫（200mg，b.i.d）或西洛他唑（100mg，b.i.d）	• 华法林剂量根据 INR 值调整，使目标 INR 控制在 2.0～3.0

续表

<table>
<tr><th colspan="2" rowspan="2">项目</th><th colspan="2">脑出血（ICH）</th><th colspan="2">短暂性脑缺血发作（TIA）</th></tr>
<tr><th>脑出血急性期</th><th>脑出血恢复期</th><th>非心源性 TIA</th><th>心源性 TIA</th></tr>
<tr><td rowspan="2">联合用药</td><td>指征</td><td colspan="4">• 非心源性 TIA
➢发病 24h 内，有脑卒中高复发风险（ABCD2 评分 ≥ 4）：阿司匹林联合硫酸氢氯吡格雷治疗 21 天
➢发病 30 天内伴症状性颅内动脉严重狭窄（70% ~ 99%）：阿司匹林联合硫酸氢氯吡格雷治疗 90 天
➢伴有主动脉弓动脉粥样硬化斑块证据：抗血小板及他汀类药物
• 心源性 TIA
➢不能口服抗凝药物：可选择阿司匹林或硫酸氢氯吡格雷单用或联用
➢使用足量华法林抗凝治疗的风湿性二尖瓣疾病患者治疗过程中仍复发：可加用阿司匹林
➢已植入人工心脏瓣膜、既往有 TIA 病史者：若出血风险低，可在华法林基础上加阿司匹林</td></tr>
<tr><td>原则</td><td>• 降颅压：避免大剂量长期使用甘露醇，推荐序贯使用甘露醇联合甘油果糖、呋塞米和（或）白蛋白，以减少甘露醇用量
• 降压：老年患者起始即可联用 2 种小剂量药物或固定复方制剂，避免联用同一类药物</td><td>• 降压：优先推荐利尿剂、ACEI 两者联用，CCB、ARB 及 β 受体阻滞剂也可联合用药</td><td>• 不推荐长期应用阿司匹林联合硫酸氢氯吡格雷抗血小板治疗</td><td>• 已使用华法林的风湿性二尖瓣疾病者发生 TIA，不应常规联用抗血小板药物</td></tr>
</table>

注：1. ICH：intracerebral hemorrhage（脑出血）。

2. 危险因素包括糖尿病、高血压、高血脂、吸烟等。

3. ABCD2 评分：A：年龄≥60 岁得 1 分；B：收缩压>140mmHg 或舒张压>90mmHg 得 1 分；C：临床症状（单侧肢体无力得 2 分，不伴肢体无力的语言障碍得 1 分）；D：症状持续时间（≥60min 得 2 分；10～59min 得 1 分）；D：糖尿病得 1 分。

2. 药物分类与临床应用要点（详见表 3-47 和表 3-48）

表 3-47 脑出血治疗药物分类与临床应用要点

分类	常用品种及作用机制	临床应用要点
高渗性脱水剂	• 常用品种：甘露醇、甘油果糖、高渗盐水 • 作用机制：使血液渗透压增高，使组织细胞内水分向细胞外转运，从而使组织脱水、降低颅内压	• 适应证：①利尿；②脑出血后脑水肿、颅内高压等 • 禁用：急性肾小管坏死的无尿患者，急性肺水肿、严重心力衰竭和肾功能衰竭者等 • 不宜使用：妊娠及哺乳期妇女、儿童、不耐受者 • 暂停使用：电解质紊乱、尿血或血红蛋白尿 • 注意事项：①甘露醇：监测肾功能、尿量、电解质；快速静脉滴注，一般 20min 之内，疗程 5 ~ 7 天。②高渗盐水：早期使用、短期使用
袢利尿剂	• 常用品种：呋塞米 • 作用机制：通过降低外周循环血量而减轻脑水肿	• 适应证：①水肿性疾病；②高血压危象 • 禁用：对磺胺药、噻嗪类利尿剂过敏者、妊娠头三个月 • 不宜使用：低钾或低钾倾向者，应用洋地黄类药物或有室性心律失常者、红斑狼疮者等 • 暂停使用：电解质紊乱、血压过低 • 注意事项：使用期间监测水、电解质、血压等
血浆制品类	• 常用品种：白蛋白 • 作用机制：使血浆维持正常的胶体渗透压，调节组织与血管之间水分的动态平衡	• 适应证：原有脱水剂不能有效减轻脑水肿或因其他原因而不能使用常规脱水剂时 • 禁用：对白蛋白过敏、严重贫血或心力衰竭者 • 暂停使用：出现循环血容量过多症状如头痛、呼吸困难、血压升高等

续表

分类	常用品种及作用机制	临床应用要点
CCB类降压药	• 常用品种：尼卡地平 • 作用机制：通过抑制 Ca^{2+} 内流而发挥血管扩张作用	• 适应证：①手术时高血压的急救；②高血压急症 • 禁用：颅内出血未止血、急性期颅内压增高者 • 不宜使用：孕妇及哺乳期妇女、儿童 • 暂停使用：用量过多导致明显低血压时 • 注意事项：使用时避免阳光直射
α、β受体阻滞剂类降压药	• 选择性 β_1 受体阻滞剂：艾司洛尔 作用机制：阻断心脏 β_1 受体，使心率减慢，心排血量减少，降血压 • 选择性 α_1 受体阻滞剂：乌拉地尔 作用机制：在外周选择性阻断突触后 α_1 受体，在中枢激活低位脑干的5-羟色胺1A，降低延髓心血管中枢的交感神经反馈调节 • α、β受体阻滞剂：拉贝洛尔 作用机制：选择性的作用 α_1 受体和非选择性作用β受体	• 适应证：①高血压危象；②手术前控制血压；③嗜铬细胞瘤降压治疗；④拉贝洛尔可降妊娠期高血压；⑤难治性高血压；⑥艾司洛尔可控制心房颤动、心动过速等 • 禁用：①拉贝洛尔：支气管哮喘、心源性休克、二度至三度房室传导阻滞、窦性心动过缓者，过敏者；②乌拉地尔：过敏者、主动脉峡部或动静脉分流的患者、哺乳期妇女 • 不宜使用：儿童、哺乳期妇女 • 暂停使用：用量过多导致明显低血压时 • 注意事项：①乌拉地尔：使用疗程一般≤7天；②艾司洛尔：由于对静脉刺激、渗漏可导致皮肤坏死等原因，尽量通过大静脉给药，避免出现血栓性静脉炎
血管扩张剂	• 常用品种：硝普钠 • 作用机制：NO供体，一种速效和短时作用的血管扩张剂	• 适应证：①高血压危象、高血压急症；②嗜铬细胞瘤手术前后高血压等降压；③外科麻醉期间控制性降压；④急性心力衰竭、急性肺水肿 • 禁用：代偿性高血压如动静脉分流或主动脉缩窄者 • 不宜使用：儿童、孕妇及哺乳期妇女 • 暂停使用：应用超过48~72h，监测硫氰酸盐若超过100μg/mL，应暂停用药 • 注意事项：滴注溶液应新鲜配制并迅速将输液瓶用黑纸或铝箔纸包裹避光
抗血管痉挛药	• 常用品种：尼莫地平 • 作用机制：有效阻止 Ca^{2+} 进入细胞内，抑制平滑肌收缩，解除血管痉挛	• 适应证：预防和治疗动脉瘤性蛛网膜下腔出血后脑血管痉挛引起的缺血性神经损伤 • 禁用：过敏者、脑水肿和颅内压增高者 • 不宜使用：肝功能受损、血压过低者 • 暂停使用：出现肾功能减退者 • 注意事项：配伍注射液比例为1∶4，严禁与其他药物配伍

表3-48 短暂性脑缺血发作治疗药物分类与临床应用要点

分类	常用品种及作用机制	临床应用要点
环氧酶抑制剂	• 常用品种：阿司匹林	• 参见冠心病章节表3-29
ADP受体拮抗剂	• 常用品种：硫酸氢氯吡格雷	• 参见冠心病章节表3-29
磷酸二酯酶抑制剂	• 常用品种：西洛他唑、双嘧达莫	• 参见血栓性疾病章节表3-38
维生素K拮抗剂	• 常用品种：华法林	• 参见血栓性疾病章节表3-38
直接Ⅹa因子抑制剂	• 常用品种：利伐沙班	• 参见血栓性疾病章节表3-38
直接凝血酶抑制剂	• 常用品种：达比加群	• 参见血栓性疾病章节表3-38

3. 主要的药物相互作用（详见表 3-49 和表 3-50）

表 3-49 脑出血治疗药物与其他药物相互作用的风险及处理建议

分类		相互作用的药物	风险	处理建议
高渗性脱水剂（甘露醇、甘油果糖）	**甘露醇**	环孢素、妥布霉素、碘造影剂类（如碘帕醇、碘海醇等）	**加重肾损害**	• 监测 CrCl 或 eGFR，出现下降宜减少甘露醇剂量 • 给予碘造影剂之前应补足水分
	甘油果糖	甘露醇、乙酰唑胺等	**加强降颅压**	• 减少甘油果糖剂量
袢利尿剂（呋塞米）		胺碘酮、多潘立酮、氟哌利多、氟哌啶醇、西沙必利、克拉霉素、普罗布考、索他洛尔、特非那定等	**增加心脏毒性**	• 避免同时使用 • 如须合用，应监测水电解质平衡、心功能、心电图，如心电图出现异常，应停药或相应处理
		头孢菌素（头孢噻啶、头孢噻吩、头孢呋辛）、两性霉素 B、氨基糖苷类（阿米卡星、卡那霉素、庆大霉素、妥布霉素）等	**增加耳毒性、肾毒性**	• 避免同时使用
		洋地黄	**洋地黄中毒**	• 监测血钾，出现恶心、呕吐、心律失常应停呋塞米并相应处理
		非甾体抗炎药（阿司匹林、赖氨匹林、布洛芬、氟比洛芬、吡罗昔康、美洛昔康、塞来昔布、双氯芬酸、依托考昔）	**减弱利尿作用、增加肾毒性**	• 监测血压和 Scr 水平，出现升高，应停用非甾体抗炎药，减少呋塞米剂量，必要时补充血容量
		巴比妥类、麻醉药	**直立性低血压**	• 合用时，错开时间（如呋塞米早晨服用），避免快速直立，必要时减少呋塞米剂量或停用
		降尿酸药物（苯溴马隆、秋水仙碱等）	**减少尿酸排泄**	• 监测尿酸值，如果升高，酌情增加降尿酸药物剂量 • 如痛风发作，应暂停呋塞米
		降糖药（格列齐特、格列喹酮、格列美脲、伏格列波糖、甘精胰岛素等）	**减弱降糖疗效**	• 监测血钾、血糖，如出现低钾血症、高血糖，应减少呋塞米剂量或停用或增加降糖药剂量
抗血管痉挛药（尼莫地平）		氟西汀	**增加尼莫地平的血药浓度**	• 两者合用时，应给予小剂量的尼莫地平
		利尿剂、β 受体阻滞剂、ACEI/ARB 类药物、CCB 等	**增强降压作用**	• 联用时应从小剂量开始，监测血压，调整降压药剂量
		氨基糖苷类、头孢菌素类	**增加肾毒性**	• 监测 CrCl 或 eGFR，出现下降，应停药尼莫地平
		抗真菌药（氟康唑、伏立康唑、泊沙康唑、伊曲康唑等）	**增加尼莫地平血药浓度**	• 避免合用 • 如必须合用，应小剂量尼莫地平
		非甾体抗炎药	**增加出血风险**	• 谨慎合用，应给予小剂量尼莫地平

续表

分类		相互作用的药物	风险	处理建议
抗血管痉挛药（尼莫地平）		西柚汁	**增加尼莫地平的生物利用度**	• 避免同时服用
CCB类降压药（尼卡地平）		利尿剂、β受体阻滞剂、ACEI/ARB类药物等	**增强降压作用**	• 应从小剂量开始，监测血压水平，调整降压药剂量
		抗真菌药（氟康唑、伏立康唑、泊沙康唑、伊曲康唑、酮康唑、咪康唑等）	**增加尼卡地平血药浓度**	• 避免合用 • 如须合用，尼卡地平应给小剂量
		西咪替丁	**增加尼卡地平的血药浓度**	• 避免合用
		地高辛、环孢素	**增加地高辛、环孢素的血药浓度**	• 监测地高辛血药浓度，调整地高辛剂量 • 监测 CrCl 或 eGFR、环孢素血药浓度，调整环孢素剂量
α、β受体阻滞剂类降压药	**乌拉地尔**	α受体阻滞剂、血管舒张剂（如硝普钠等）等其他降压药物	**增强降压作用**	• 监测血压值，调整降压药物剂量
		西咪替丁	**增加乌拉地尔的血药浓度**	• 避免合用
		NSAIDs	**减弱降压作用**	• 监测血压值，调整降压药物剂量
	艾司洛尔	碘造影剂	**增加碘造影剂的毒性**	• 避免合用
		胺碘酮	**增加心动过缓、低血压和心脏停搏**	• 不推荐合用 • 如须合用，需监测心率、血压、心电图，如出现心律失常、低血压时，应停用艾司洛尔或两药
		降糖药	**减弱降糖疗效**	• 监测血糖值，调整降糖药剂量
	拉贝洛尔	三环类抗抑郁药（丙咪嗪、多塞平等）	**降低三环类抗抑郁药代谢**	• 避免合用 • 如须合用，应监护有无口干、视物模糊等，出现应停用拉贝洛尔
		碘造影剂	**增强碘造影剂的毒性**	• 避免合用
		维拉帕米	**增加心脏毒性**	• 避免合用
		降糖药	**减弱降糖疗效**	• 监测血糖值，调整降糖药剂量

续表

分类	相互作用的药物	风险	处理建议
血管扩张剂（硝普钠）	利尿剂、β-受体阻滞剂、ACEI/ARB类药物、CCB等其他降压药	**增强降压作用**	• 监测血压值，调整降压药剂量
	西地那非、伐地那非	**增强降压作用**	• 禁止合用

表 3-50 短暂性脑缺血发作治疗药物与其他药物相互作用的风险及处理建议

分类	相互作用的药物	风险	处理建议
阿司匹林	• 参见冠心病章节表 3-30		
硫酸氢氯吡格雷	• 参见冠心病章节表 3-30		
磷酸二酯酶抑制剂	• 参见血栓性疾病章节表 3-39		
华法林	• 参见血栓性疾病章节表 3-39		
达比加群	• 参见血栓性疾病章节表 3-39		
利伐沙班	• 参见血栓性疾病章节表 3-39		

4. 主要的药物不良反应（详见表 3-51 和表 3-52）

表 3-51 脑出血治疗药物的主要药物不良反应及处理建议

分类	常见 ADR	严重 ADR	处理建议
高渗性脱水剂	• **甘露醇：**①心血管系统：胸部不适；②胃肠道系统：恶心、干呕；③神经系统：头晕、头痛；④呼吸系统：咳嗽、呼吸困难 • **甘油果糖：**瘙痒、皮疹、头痛、恶心、口渴和出血溶血现象	• 甘露醇：电解质紊乱、渗透性肾病、颅内压反跳，加重脑水肿	• 监测肾功能、电解质，尤其血钾 • 渗透性肾病、颅内压反跳加重水肿：小剂量开始，一天多次给药，短疗程使用 • 用药过程中注意食盐摄入量（＜6g/d）
袢利尿剂（呋塞米）	• 高尿酸血症 • 水、电解质紊乱 • 直立性低血压等 • 乏力、肌肉酸痛、心律失常等	• 耳鸣、听力障碍等耳毒性	• 监测水、电解质 • 耳鸣、听力障碍：多为暂时性，少数为不可逆性，尤其当与其他耳毒性药物合用时，因此尽量避免合用
α、β受体阻滞剂类降压药	• **乌拉地尔：**①头痛、头晕、恶心、呕吐等；②心动过速或过缓、上胸部压迫感或呼吸困难等	• 血小板计数减少	• 常见不良反应：多为血压降得太快所致，通常在数分钟内即可消失，一般无须中断治疗 • 血小板计数减少：监测血小板计数，出现异常，应减量或停药
	• **艾司洛尔：**①注射时低血压，停药后持续低血压；②症状性低血压（出汗、眩晕）；③注射部位反应包括炎症和不耐受；④外周缺血、神志不清、头痛、乏力、呕吐		• 监测血压，根据血压水平，进行调整滴速

续表

分类	常见 ADR	严重 ADR	处理建议
α、β受体阻滞剂类降压药	• **拉贝洛尔**：①神经系统：头晕；②胃肠道：胃肠道不适、恶心；③呼吸系统：鼻塞、哮喘加重；④心血管系统：直立性低血压	• ①心血管系统：心力衰竭；②呼吸系统：支气管痉挛	• 直立性低血压：静脉用药应于卧位，滴注时切勿过快，注射完成应静卧 10～30min • 监测心功能、肺功能，出现异常应停药
CCB（尼卡地平）	• 低血压、外周水肿、心动过速、心电图变化 • 消化系统：恶心、呕吐 • 皮肤：静脉炎 • 头痛、尿量减少等	• 肝功能障碍（AST、ALT 等的上升） • 肾功能损害（BUN、Scr 上升）	• 从小剂量开始，监测血压，并根据血压调整滴注速度 • 肝肾功能损害：监测肝肾功能指标，指标升高，应减量或停药
血管扩张剂（硝普钠）	• 血压降低过快过剧，出现眩晕、大汗、头痛、神经紧张或焦虑、烦躁、反射性心动过速或心律不齐	• 血液系统：高铁血红蛋白血症 • 神经系统颅内压增高 • 硫氰酸盐中毒或超量时，可出现运动失调、视物模糊、眩晕、头痛、意识丧失、恶心、呕吐、耳鸣 • 氰化物中毒或超量时，昏迷、心音遥远、低血压、脉搏消失、皮肤粉红色、呼吸浅、瞳孔散大 • 皮肤光敏反应	• 血压降低过快过剧：导致此症状与静脉给药速度有关，与总量关系不大。减量给药或停止给药可好转 • 硫氰酸盐中毒或超量时，停止给药可好转 • 氰化物中毒或超量时，应停止给药并对症治疗 • 皮肤：光敏感与疗程及剂量有关，皮肤石板蓝色素沉着，停药后经较长时间（1～2 年）才渐退。其他过敏性皮疹，停药后消退较快
抗血管痉挛药（尼莫地平）	• 低血压 • 胃肠道系统：腹泻、恶心 • 神经系统：头痛	• 充血性心力衰竭、胃肠道出血、弥漫性血管内凝血	• 监测血压、心功能，必要时停药 • 监测血小板计数、血红蛋白，出现异常，应减量或停药

表 3-52　短暂性脑缺血发作治疗药物的主要药物不良反应及处理建议

分类	常见 ADR	严重 ADR	处理建议
阿司匹林	• 参见冠心病章节表 3-31		
硫酸氢氯吡格雷	• 参见冠心病章节表 3-31		
磷酸二酯酶抑制剂	• 参见血栓性疾病章节表 3-40		
华法林	• 参见血栓性疾病章节表 3-40		
达比加群	• 参见血栓性疾病章节表 3-40		
利伐沙班	• 参见血栓性疾病章节表 3-40		

5. 特殊剂型药物的存放和给药方式要点

（1）特殊剂型药物的存放要点

① 硝苯地平控释片：有光敏性活性成分，应避光防潮，从铝塑板中取出应立即服用。

② 抗栓药物：密封、遮光，≤25℃保存、取出后立即服用。

（2）特殊剂型药物给药方式要点（详见表 3-53）

表 3-53 特殊剂型药物给药方式要点

药物		给药方式要点
硝苯地平	缓释片	• 应饭后整片吞服，与食物同服可延缓吸收，两次给药间隔应不少于 4h • 漏服本品，不可一次服用双倍剂量，应按处方规定的给药间隔服用下一次剂量 • 不可与西柚汁同时服用，在开始使用硝苯地平前至少停止食用 3 天 • 勿嚼碎；如需减少剂量，可沿着片面“中心线”完整分开，中止服用时应逐渐减量
	控释片	• 整片药片吞服，应避免同时食用西柚汁 • 本品有不可吸收的外壳，用药后完整的空药壳随粪便排出是正常现象
非洛地平缓释片		• 应在早晨空腹口服，用水吞服，药片不能掰、压或嚼碎 • 避免同时服用西柚汁，保持良好的口腔卫生可减少牙龈增生的发生率
阿司匹林肠溶片		• 本品为肠溶片，应在每日的早晨空腹服用，须整片吞服，勿嚼碎 • 漏服本品，不可一次服用双倍剂量，应按处方规定的给药间隔服用下一次正常剂量
华法林片		• 为了保证剂量准确，建议使用专用的片剂切割器 • 每天固定时间点服用（如睡前），尽量固定每日的饮食结构，避免大幅度调整饮食结构 • 定期监测 INR 值，根据 INR 值调整剂量，切忌自行增减剂量或合并使用其他药物 • 忘记服药之后 4h 内请补上，超过 4h 请勿补服，第二天正常剂量，无需加倍。如果连续两次忘记服药，请及时与医生联系
利伐沙班片		• 10mg/d 剂量：可与或不与食物同服。15mg/d 或 20mg/d 剂量：应与食物同时服用 • 对于不可经口服用本品的患者，可以将药片压碎，与食物（营养液）混合后立即口服或与 50mL 水混合成混悬液，通过鼻胃管鼻饲给药
达比加群酯胶囊		• 应整粒吞服，餐时或餐后服用，请勿打开胶囊 • 如果发现漏服，距下次用药时间大于 6h，赶紧补服；若距下次用药不足 6h，则无需补服，下次服用正常剂量；不可服用双倍剂量

二、实践技能要点

1. 用药治疗方案评估要点和方法（详见表 3-54）

表 3-54 脑血管疾病患者用药治疗方案评估要点和方法

评估要点	评估方法
疾病控制情况	• 为患者检测血小板计数、INR 值、TCD、MRI 等检查结果，并嘱患者定期复诊、监测 • 询问患者近期是否出现 TIA 发作症状
危险因素控制情况	• 为患者测量血糖、血压、HbA1c、血脂等检查结果
降压药、抗栓药物使用方法是否正确	• 询问患者平时服用的各种降压药、抗血小板聚集药物或抗凝药物的服药剂量、频次和时间，以及血小板计数、INR 监测的时间、频次
当前降压药、抗栓药物是否存在禁忌证	• 收集患者的肝肾功能等检查结果和既往病史、ADR 史
合并用药是否影响降压药、抗栓药物疗效或患者安全	• 查看当前联合用药方案是否影响患者的血压或肝肾功能，询问患者是否有难以耐受的胃肠道反应等影响继续用药

续表

评估要点	评估方法
患者是否按时服用或自行调整降压药或抗栓药物	• 询问各种降压药、抗栓药物的用法用量，与患者的处方进行比对，询问是否按时服用药物
询问用药安全性	• 询问患者近期是否有皮肤黏膜出血、牙龈出血、大便发黑、血尿等 ADR 影响继续用药
患者是否进行生活干预	• 询问患者日常饮食结构，包括种类和数量，是否控制食盐量，是否坚持运动以及运动的项目、时间和频率

2. 常见临床药物治疗管理要点

（1）常见用药风险和药学监护要点（详见表 3-55）

表 3-55 脑血管疾病患者常见用药风险和药学监护要点

用药风险	常见原因	监护/指导要点
低血压	• 生活：运动量增加或时间过长；长时间不进食或水摄入不足；酒精摄入；同时服用西柚汁 • 用药：降压药物剂量过大；漏服药物后，加倍剂量服用；联用降低血压的药物	• 规律饮食和运动，避免酗酒 • 避免同时服用西柚汁 • 规律监测血压并记录，适时调整降压药的剂量或更换降压药
出血	• 生活：饮食结构频繁变动（对华法林的影响）；酒精摄入 • 牙龈出血：注意排除牙周病等牙龈问题 • 大便发黑：注意饮食或者胃溃疡可能 • 用药：抗栓药物剂量过大；漏服药物后，加倍剂量服用；自行服用有相互作用的药物；未规律监测 INR 值	• 出血：停用药物并及时就医，监测血常规和凝血功能 • 勿随意自行选用药物、调整抗栓药物剂量 • 定期监测 INR 指标，根据 INR 指标调整华法林剂量
肝损害	• 有肝损害药包括：阿司匹林、华法林、利伐沙班、他汀类药物、CCB 类药物等	• 监测肝功能，出现肝损害或原有的肝损害加重，应根据转氨酶水平进行调整药物剂量或停药
肾损害	• 有肾损害的药包括：ACEI 类药物、ARB 类药物等 • 联用其他肾毒性药物（如造影剂、NSAIDs）	• 监测肾功能，出现肾损害或原有的肾损害加重应根据肌酐清除率调整药物剂量或停药

（2）常见依从性问题原因分析和用药指导要点（详见表 3-56）

表 3-56 脑血管疾病患者常见依从性问题原因分析和用药指导要点

依从性问题	常见原因	指导要点
自行调整或者停用降压药物或抗栓药物	• 对脑卒中药物治疗相关知识的缺乏 • 药物种类多、记忆力下降	• 对患者进行用药教育 • 为患者制定服药清单、使用药品分装盒、设定服药闹钟或请家属协助督促按时按量服药
错误服用缓释、控释制剂药物	• 掰开或碾碎缓释、控释制剂药物	• 对患者进行用药教育，指导患者正确使用缓释、控释制剂药物

续表

依从性问题	常见原因	指导要点
不愿定期监测血压、INR值和血小板计数	• 不清楚血压、INR值和血小板计数监测的意义 • 恐惧医院或嫌麻烦	• 强调血压、INR值和血小板计数监测的意义 • 建议患者指标平稳后可以定期在就近社区医院进行肝肾指标、INR值或血小板计数监测
没有进行饮食控制	• 不知道怎么控制饮食 • 不清楚饮食控制的意义	• 提供适合患者的食物清单等 • 强调饮食控制的重要性

（3）随访评估要点（详见表 3-57）

表 3-57 脑血管疾病患者随访评估要点

项目	随访评估要点
依从性	• 了解患者是否按药师指导按量、按时服药
有效性	• 收集患者血糖、血压、血脂、血常规、凝血指标、INR值控制水平
安全性	• 收集肝肾功能指标和 ADR

三、案例

案例 1 自行调整硝苯地平控释片服用方法导致低血压

【患者当前用药】

药品名称及规格	用法用量		
硝苯地平控释片（30mg/片）	60mg q. d	早餐前	口服
厄贝沙坦片（75mg/片）	75mg q. d	早餐前	口服
瑞舒伐他汀钙片（10mg/片）	10mg q. d	睡前	口服

【临床药物治疗管理过程】

项目	内容
用药相关信息收集	• 基本信息：65 岁男性 • 诊断：1. 脑出血；2. 高血压 3 级（极高危） • 既往史、个人史：高血压病史 10 年，规律服药后常有头晕、乏力症状 • 辅助检查：ALB 46. 72g/L，ALT 43 IU/L，AST 37 IU/L，TBIL 7. 8U/L，DBIL10. 9U/L，Scr 67μmol/L，TC 3. 68mmol/L，TG 3. 45mmol/L，LDL-C 4. 35mmol/L，HDL-C 0. 8mmol/L，空腹血糖 6. 8mmol/L，K^+ 4. 52mmol/L。 头颅 CT 示右侧丘脑高密度影
主要问题	• 高血压 10 年，间断服用中药，未规律监测血压，控制不佳，未进行饮食、运动控制。 经常觉得头晕、乏力和黑矇
原因分析	• 医生处方注明了硝苯地平控释片给药剂量为 30mg q. d，但患者有一次发现大便中有白色药片，以为是药物没有起效、直接排出，接着再服 1 片，之后就每天服 2 片，导致低血压症状

续表

项目	内容
用药调整和指导	• 给药剂量调整：硝苯地平控释片 30mg q. d 口服 • 用药指导：硝苯地平控释片中含有不可吸收的外壳，随着大便排出，并非药物没有起作用 • 用药监测：监测血压；是否有低血压症状；肝、肾功能、血脂水平 • 随访计划：1 周后，追踪患者服药方法调整情况和血压控制情况、肝肾功能、血脂、肌酸激酶及病情控制情况
随访评估	• 1 周后： ➢患者能按药师指导服药，血压 119/75mmHg，ALT 37U/L，AST 34U/L，Scr 68μmol/L。 ➢建议患者继续按药师指导服药，低盐低脂饮食，适当运动
	• 3 个月后： ➢患者能按药师指导服药，低盐低脂饮食，适当运动 ➢血压 132/84mmHg，比较平稳，未出现头晕、乏力症状

注：ALB：albumin（白蛋白）；DBIL：direct bilirubin（直接胆红素）。

案例 2 华法林服药期间未关注饮食结构对药效的影响

【患者当前用药】

药品名称及规格	用法用量		
华法林片（2.5mg/片）	3.75mg q.d	睡前服	口服
阿卡波糖片（50mg/片）	50mg t.i.d	与餐同服	口服
瑞舒伐他汀钙片（10mg/片）	10mg q.d	睡前服	口服
苯磺酸氨氯地平片（5mg/片）	10mg q.d	早餐后	口服

【临床药物治疗管理过程】

项目	内容
用药相关信息收集	• 基本信息：68 岁男性 • 诊断：1.2 型糖尿病；2. 高血压 3 级（极高危）；3. 心房颤动；4 陈旧性脑梗死；5. 脑出血 • 既往史、个人史：高血压病史 8 年余，心房颤动病史 5 年，2 型糖尿病病史 10 年，规律服药后血糖、血压控制可。陈旧性脑梗死 2 年，于 1 年前服用利伐沙班出现脑出血 • 辅助检查：空腹血糖 6.1mmol/L，餐后血糖 11.2mmol/L；血压 134/89mmHg；TC 1.3mmol/L，TG 3.0mmol/L，LDL-C 2.26mmol/L，HDL-C 1.54mmol/L，INR 2.6，肝肾功能未见异常
主要问题	近期发现刷牙时有牙龈出血症状，更换牙刷和加强口腔卫生后未见明显好转
原因分析	医生处方注明了给药剂量，患者也知晓并按医嘱服用正确剂量的药物，但是近日食用较多的芒果，芒果增强了华法林的抗凝效果，导致牙龈出血症状，建议复查 INR 值确认
用药调整和指导	• 用药指导：告知尽量避免服用的食物和中药成分：①芒果、葡萄柚：增加华法林的抗凝疗效，导致出血；②含有大量维生素 K 的蔬菜如菠菜、西兰花等：每天尽量地固定饮食种类，切忌大幅度调整；③绿茶、中药制品：尽量避免同时服用绿茶、人参、当归、丹参、枸杞子等。强调药物食物对华法林疗效的影响 • 用药监测：近 1 周内监测 2~3 次 INR 指标，如果平稳可以 1 周 1 次 • 随访计划：1 周后，追踪患者服药期间饮食情况和近 1 周内 INR 指标监测情况

续表

项目	内容
随访评估	• 1周后: ➢患者能按药师指导调整饮食，未见再有牙龈出血或其他出血情况 ➢ INR值为2.5，在2～3之间，较平稳，以后可每4周监测1次INR值，一直比较平稳时，最长可以每3个月监测1次INR值
	• 3个月后: ➢患者能按照药师的指导进行饮食调整，未有出血现象，INR监测值均达标

案例3 自行服用奥美拉唑影响硫酸氢氯吡格雷疗效存在安全隐患

【患者当前用药】

药品名称及规格	用法用量		
苯磺酸氨氯地平片(5mg/片)	5mg q.d	早餐后	口服
氯沙坦钾片(50mg/片)	100mg q.d	早餐后	口服
瑞舒伐他汀钙片(10mg/片)	10mg q.d	睡前服	口服
硫酸氢氯吡格雷片(25mg/片)	75mg q.d	早餐后	口服
奥美拉唑肠溶片(20mg/片)	20mg q.d	早餐后	口服

【临床药物治疗管理过程】

项目	内容
用药相关信息收集	• 基本信息：62岁男性 • 诊断：1.急性脑梗死；2.高血压3级(极高危)；3.脑出血后遗症 • 既往史、个人史：高脂血症3年，规律服药后血脂控制可 • 辅助检查：血压132/86mmHg；LDL-C 2.53mmol/L，HDL-C 1.11mmol/L，PLT 256×10^9/L，肝肾功能未见异常
主要问题	患者近期自觉有胃部不适，反酸、烧心，于药店购买奥美拉唑肠溶片，已经服用1周多
原因分析	患者近日自觉胃部不适症状，一方面与抽烟相关，一方面与药物相关。由于奥美拉唑与硫酸氢氯吡格雷之前存在药物相互作用，前者大大减弱了后者的疗效，导致再发血栓栓塞性事件的发生率增加
用药调整和指导	• 药物调整：建议换用对硫酸氢氯吡格雷活化代谢影响较小PPI如雷贝拉唑肠溶片10mg q.d口服，请与主管医师沟通 • 用药指导：强调脑梗死二级预防的重要性。戒烟限酒，饮食控制、适当运动、保持良好的心态 • 用药监测：近1周内可监测硫酸氢氯吡格雷的血小板抑制率 • 随访计划：1周后，追踪患者服药调整情况、硫酸氢氯吡格雷抑制率以及有无胃部不适症状
随访评估	• 1周后: ➢患者选择药师建议的PPI，查看患者硫酸氢氯吡格雷血小板抑制率为55% ➢建议患者继续按药师指导服药，建议在1个月后、3个月后复查氯吡格雷血小板抑制率
	• 3个月后：患者能按药师指导服药，硫酸氢氯吡格雷的血小板抑制率76%，血小板抑制效果良好

案例 4 脑出血合并抑郁症服药方式错误导致失眠

【患者当前用药】

药品名称及规格	用法用量		
盐酸贝尼地平片（4mg/片）	4mg q. d	早餐后	口服
坎地沙坦酯片（4mg/片）	4mg q. d	早餐后	口服
盐酸吡格列酮片（30mg/片）	30mg q. d	早餐后	口服
阿托舒伐他汀钙片（10mg/片）	10mg q. d	睡前服	口服
氟哌噻吨美利曲辛片（10. 5mg/片）	10. 5mg b. i. d	早晚餐后	口服
艾司唑仑片（2mg/片）	1mg q. n	睡前	口服

【临床药物治疗管理过程】

项目	内容
用药相关信息收集	• 基本信息：65 岁男性 • 诊断：1. 脑出血；2. 高血压 3 级（极高危）；3. 糖尿病；4. 轻度焦虑抑郁症 • 既往史、个人史：高血压病 10 余年，糖尿病 3 年，规律服药后血压控制可，脑出血 1 年，未遗留明显后遗症，目前轻度焦虑抑郁状态，无特殊个人史 • 辅助检查：血压 128/86mmHg；LDL-C 2. 48mmol/L，HDL-C 1. 43mmol/L，PLT 198×10^9/L，肝肾功能未见异常，空腹血糖 7. 6mmol/L，HbA1c 6. 3%
主要问题	患者近期 1 个月，自觉失眠，夜间觉醒频繁，于社区医院开艾司唑仑片，每天睡前服用
原因分析	患者近期，自觉失眠，夜间觉醒频繁，一方面与焦虑抑郁状态相关，一方面与药物相关。由于氟哌噻吨美利曲辛片，一天服用 2 次时，通常是早餐及中午各 1 片，避免下午或晚上服用，以免导致失眠。 该患者每天最后一次服药是晚餐后，服药方式错误，考虑为导致失眠的主要原因
用药调整和指导	• 服药方式调整：建议将氟哌噻吨美利曲辛片的最后一次给药时间调整到中午餐后服用 • 用药指导：强调服药方式对睡眠的影响。 氟哌噻吨美利曲辛不可长期服用，以免导致锥体外系反应；保持愉悦的心理状态，多出去旅游，多与人沟通接触 • 用药监测：近 1 周内可检查心理状态，监测肝肾功能和血常规等 • 随访计划：1 周后，追踪患者服药调整情况和心理状态
随访评估	• 1 周后： ➢患者能按照药师指导的方式进行服用药物，近期无再出现失眠和晚间频繁觉醒现象 ➢药师建议：继续按药师指导服药，建议在 1 个月、3 个月后复查心理状态，并监测肝肾功能和血常规等 • 3 个月后：患者能按药师指导服药，患者失眠状态明显改善，心理状态也较之前好转

案例 5 利伐沙班服药方式不当影响药效

【患者当前用药】

药品名称及规格	用法用量		
利伐沙班片（20mg/片）	20mg q. d	早餐后	口服
盐酸胺碘酮片（200mg/片）	200mg q. d	早餐后	口服

续表

药品名称及规格	用法用量		
瑞舒伐他汀钙片（10mg/片）	10mg q. d	早餐后	口服
硝苯地平缓释片（20mg/片）	20mg q. d	早餐后	口服

【临床药物治疗管理过程】

项目	内容
用药相关信息收集	• 基本信息：55岁女性 • 诊断：1. 房颤；2. 高血压病3级（极高危）；3. 脑出血后遗症；4. 急性脑梗死 • 既往史、个人史：高血压3年，心房颤动病史5年，规律服药后控制可，脑出血病史7年，遗留右侧肢体无力 • 辅助检查：血压134/86mmHg，心率80次/分；LDL-C 3. 16mmol/L，HDL-C 1. 24mmol/L，肝肾功能未见明显异常
主要问题	患者近期急性脑梗死诊治3周，既往心房颤动病史，已经给予利伐沙班20mg q. d口服预防脑梗死复发，但是患者不清楚该药的服用方式，几乎所有药物均于早餐后1h一次服用
原因分析	医生处方注明了给药方式，但患者听朋友说抗凝药物对胃有刺激，容易导致胃肠道出血，所以把利伐沙班放餐后1h服用，以为对胃的刺激最小
用药调整和指导	• 给药时间调整： ➢利伐沙班：早餐时与餐同服，强调抗凝药给药服用方式的重要性（与餐同服可提高生物利用度） ➢瑞舒伐他汀：睡前给药或不用调整给药方式，但需每天固定时间点给药 • 用药监测：近1周内监测肝肾功能，关注有无出血倾向，包括牙龈出血、黏膜出血、消化道出血、尿液变红等 • 随访计划：1周后，追踪患者服药时间调整情况、近1周内监测指标和ADR情况
随访评估	• 1周后：患者能按药师指导时间服用抗凝药；近1周内未出现肝肾功能指标异常，未发现任何出血倾向；建议患者继续按药师指导服药，每3周监测一次肝肾功能指标，继续关注有无出血倾向
	• 3个月后：患者能按药师指导服药，未发现有出血倾向，肝肾功能指标均正常

案例6 阿司匹林肠溶片服用方法不当

【患者当前用药】

药品名称及规格	用法用量		
阿司匹林肠溶片（100mg/片）	100mg q. d	早餐后	口服
硫酸氢氯吡格雷片（75mg/片）	75mg q. d	早餐后	口服
瑞舒伐他汀钙片（10mg/片）	10mg q. d	睡前	口服
缬沙坦胶囊（80mg/粒）	80mg q. d	晨起服用	口服
苯磺酸氨氯地平片（5mg/片）	5mg q. d	晨起服用	口服

【临床药物治疗管理过程】

项目	内容
用药相关信息收集	• 基本信息：45岁男性 • 诊断：1. 短暂性脑缺血发作；2. 高脂血症；3. 高血压 • 既往史、个人史：高脂血症病史3年，未予治疗。高血压病史5年余，服用缬沙坦和苯磺酸氨氯地平，血压控制可 • 辅助检查：ALT 75 IU/L，AST 33 IU/L，ALB 45. 15g/L，Scr 53μmol/L，LDL-C 3. 08mmol/L，HDL-C 1. 4mmol/L，TG 2. 65mmol/L，TC 4. 98mmol/L，空腹血糖 7. 54mmol/L，K^+ 4. 31mmol/L，Na^+ 140. 6mmol/L。头颅CT未见明显异常
主要问题	• 阿司匹林肠溶片早餐后服用
原因分析	• 医生处方注明了给药时间，但患者因常有胃部不适，改为餐后服用，以为餐后给药对胃肠道刺激较小
用药调整和指导	• 给药时间调整：阿司匹林肠溶片，早餐前服用。强调空腹服用阿司匹林肠溶片的重要性 • 用药监测：监测血压；监测是否有皮肤黏膜的出血；是否有肌肉酸痛；肝功能、血脂、肌酸激酶水平 • 随访计划：1周后，追踪患者服药时间调整情况和肝功能、血脂、肌酸激酶、胃部及病情控制情况
随访评估	• 1周后：血压130/95mmHg左右；LDL-C 2. 36mmol/L，HDL-C 1. 13mmol/L，TG 2. 37mmol/L，TC 4. 09mmol/L，血脂仍高；建议患者继续按药师指导服药，低盐低脂饮食
	• 3个月后：患者能按药师指导服药，低盐低脂饮食，无明显胃部不适，血压达标；TG 1. 8mmol/L，TC 3. 88mmol/L，均达标

案例7 硫酸氢氯吡格雷和奥美拉唑联用降低抗血小板疗效

【患者当前用药】

药品名称及规格	用法用量		
阿司匹林肠溶片（100mg/片）	100mg q. d	晨起服用	口服
硫酸氢氯吡格雷片（75mg/片）	75mg q. d	晨起服用	口服
辛伐他汀片（20mg/片）	20mg q. d	睡前	口服
盐酸二甲双胍片（0. 5g/片）	0. 5g t. i. d	饭前服用	口服
格列喹酮片（30mg/片）	30mg t. i. d	饭前服用	口服
阿卡波糖片（50mg/片）	50mg t. i. d	随餐嚼服	口服
奥美拉唑肠溶片（10mg/片）	10mg q. d	晨起服用	口服

【临床药物治疗管理过程】

项目	内容
用药相关信息收集	• 基本信息：76岁女性 • 诊断：1. 短暂性脑缺血发作；2. 2型糖尿病 • 既往史、个人史：糖尿病病史20余年，服用二甲双胍、阿卡波糖和格列喹酮治疗，血糖控制可 • 辅助检查：空腹血糖 5. 8mmol/L；HbA1c 6. 2%

续表

项目	内容
主要问题	• 患者同时服用硫酸氢氯吡格雷和奥美拉唑
原因分析	• 硫酸氢氯吡格雷说明书明确说明，奥美拉唑会降低其抗血小板疗效，处方的时候未注意到该点
用药调整和指导	• 用药调整：奥美拉唑肠溶片换为雷贝拉唑肠溶片 • 用药监测：监测是否有皮肤黏膜的出血；是否有肌肉酸痛；血糖 • 随访计划：1周后，追踪患者服药时间调整情况和血糖及病情控制情况
随访评估	• 1周后：HbA1c 6.0%，血糖控制尚可；建议患者继续按药师指导服药，低糖低脂饮食
	• 3个月后：患者能按药师指导服药，低糖低脂饮食，空腹血糖（5.6～6.2mmol/L）和HbA1c（6.1%）均达标

案例8 替格瑞洛用法用量不当导致疗效不足

【患者当前用药】

药品名称及规格	用法用量		
阿司匹林肠溶片（100mg/片）	100mg q.d	晨起服用	口服
替格瑞洛片（90mg/片）	90mg q.d	晨起服用	口服
阿托伐他汀钙片（20mg/片）	20mg q.d	睡前	口服
普罗布考片（125mg/片）	500mg b.i.d	饭后服用	口服

【临床药物治疗管理过程】

项目	内容
用药相关信息收集	• 基本信息：66岁女性 • 诊断：1.短暂性脑缺血发作；2.基底动脉支架植入术后 • 既往史、个人史：既往下肢静脉曲张、手术治疗后6年 • 辅助检查：TG 1.25mmol/L；TC 3.25mmol/L；LDL-C 1.66mmol/L；空腹血糖 6.47mmol/L；HbA1c 5.9%
主要问题	• 替格瑞洛给药频次和每日用量不足，抗血小板疗效难以保证
原因分析	• 阿司匹林、硫酸氢氯吡格雷均为 q.d 给药，医生处方的时候按照惯例替格瑞洛 q.d 给药
用药调整和指导	• 用药调整：治疗替格瑞洛 90mg q.d 改为 90mg b.i.d 给药 • 用药监测：监测是否有皮肤黏膜的出血，是否有肌肉酸痛 • 随访计划：1周后，追踪患者服药时间调整情况和是否有出血不良反应及病情控制情况
随访评估	• 1周后：无出血、头晕发作，建议患者继续按药师指导服药，低糖低脂饮食
	• 3个月后：患者能按药师指导服药，低糖低脂饮食，未再出现头晕发作

案例9 阿司匹林肠溶片和替格瑞洛联用致下消化道出血

【患者当前用药】

药品名称及规格	用法用量		
阿司匹林肠溶片（100mg/片）	100mg q.d	晨起服用	口服

续表

药品名称及规格	用法用量		
替格瑞洛片（90mg/片）	90mg b. i. d	饭后服用	口服
阿托伐他汀钙片（20mg/片）	20mg q. d	睡前	口服
盐酸二甲双胍片（0. 5g/片）	0. 5g t. i. d	饭前服用	口服
阿卡波糖片（50mg/片）	50mg t. i. d	饭前嚼服	口服

【临床药物治疗管理过程】

项目	内容
用药相关信息收集	• 基本信息：61 岁女性 • 诊断：1. 短暂性脑缺血发作；2. 2 型糖尿病；3. 下消化道出血 • 既往史、个人史：2 个月前与我院行“颈动脉支架植入术”，术后规律服用“阿司匹林、替格瑞洛、阿托伐他汀”；糖尿病病史 1 年余，服用二甲双胍、阿卡波糖治疗，血糖控制可 • 辅助检查：RBC 4. 21 × 10^{12}/L，Hb 129g/L，PLT 207 × 10^{9}/L，空腹血糖 5. 35mmol/L；HbA1c 6. 1%，大便潜血阳性
主要问题	• 患者服用常规剂量阿司匹林和替格瑞洛 2 个月后，出现下消化道出血
原因分析	• 胃肠道疾病或抗血小板治疗有关
用药调整和指导	• 给药时间调整：替格瑞洛 90mg b. i. d 改为 90mg q. d • 用药监测：监测血常规、空腹血糖、HbA1c、大便潜血情况 • 随访计划：1 周后，追踪患者服药时间调整情况及大便潜血情况
随访评估	• 1 周后：RBC 4. 07 × 10^{12}/L，Hb 119g/L，PLT 311 × 10^{9}/L，大便潜血阳性。停用替格瑞洛
	• 1 个月后：大便潜血阴性，未出现脑血管病表现

案例 10　硫酸氢氯吡格雷抵抗导致支架内再狭窄

【患者当前用药】

药品名称及规格	用法用量		
阿司匹林肠溶片（100mg/片）	100mg q. d	晨起服用	口服
硫酸氢氯吡格雷片（75mg/片）	75mg q. d	晨起服用	口服
阿托伐他汀钙片（10mg/片）	10mg q. d	睡前	口服
苯磺酸氨氯地平片（5mg/片）	5mg q. d	晨起服用	口服
雷贝拉唑肠溶片（10mg/片）	10mg q. d	晨起服用	口服

【临床药物治疗管理过程】

项目	内容
用药相关信息收集	• 基本信息：51 岁男性 • 诊断：1. 颅内动脉支架术后；2. 高血压病 • 既往史：短暂性脑缺血发作 10 月余，支架植入术后 10 月余，高血压病史 10 月余 • 辅助检查：TG 1. 16mmol/L；TC 3. 19mmol/L；LDL-C 1. 59mmol/L；空腹血糖 5. 35mmol/L；HbA1c 5. 5%

续表

项目	内容
主要问题	• 患者支架术后服用阿司匹林和硫酸氢氯吡格雷 10 个月后，再次出现支架内再狭窄
原因分析	• 患者可能对硫酸氢氯吡格雷或阿司匹林存在抵抗。硫酸氢氯吡格雷基因（*CYP2C19*2* 为 AG 型，*CYP2C19*3* 为 GG 型，*CYP2C19*17* 为 CC 型，*ABCB1* 为 CT 型，*PONT1* 为 AA 型）和血栓弹力图（AA 类药物抑制率为 65.9%，ADP 类药物抑制率 12.2%）显示患者存在硫酸氢氯吡格雷抵抗
用药调整和指导	• 用药调整：治疗硫酸氢氯吡格雷换为替格瑞洛 90mg b.i.d • 用药监测：监测是否有皮肤黏膜、消化道出血等；监测血栓弹力图 • 随访计划：1 周后，复查血栓弹力图及出血等不良反应
随访评估	• 1 周后：血栓弹力图示 ADP 抑制率可达 60%
	• 1 个月后：患者能按药师指导服药，低糖低脂饮食，未再出现脑血管病的临床表现

（徐彦贵　黄欣　章袁　崔学艳）

【参考文献】

[1] 中华医学会神经病学分会，中华医学会神经病学分会脑血管病学组. 中国脑出血诊治指南（2014）. 中华神经科杂志，2015，48（6）. 435-444.

[2] 国家卫生计生委脑卒中防治工程委员会. 中国脑出血诊疗指导规范. 2015-5.

[3] 中华医学会神经病学分会，中华医学会神经病学分会脑血管病学组. 中国急性缺血性脑卒中诊治指南（2018）. 中华神经科杂志，2018，51（9）：666-682.

[4] 《脑出血后脑水肿管理专家共识》专家组. 脑出血后脑水肿管理专家共识. 实用心脑肺血管病杂志，2017，25（8）：1-6.

[5] 硝酸酯类药物静脉应用建议专家组. 硝酸酯类药物静脉应用建议. 中华内科杂志，2014，53（1）：74-78.

[6] 中国医师协会心力衰竭专业委员会. 静脉β肾上腺素能受体阻滞剂临床规范化应用中国专家建议. 中华心力衰竭和心肌病杂志，2017，1（1）：7-14.

[7] 盐酸乌拉地尔注射液临床应用专家共识组. 盐酸乌拉地尔注射液临床应用专家共识. 中华急诊医学杂志，2013，22（9）：960-966.

[8] 中国医师协会急诊医师分会，中国高血压联盟，北京高血压防治协会. 中国急诊高血压诊疗专家共识. 中国急救医学，2018，38（1）：1-13.

[9] 卫生部疾病控制司中华医学会神经病学分会. 中国脑血管病防治指南. 北京：人民卫生出版社，2007.

[10] 中国医师协会高血压专业委员会. α/β 受体阻滞剂在高血压治疗中应用的中国专家共识. 中国高血压杂志，2016，24（6）：523-527.

[11] 中华医学会心血管病学会高血压学组. 利尿剂治疗高血压的中国专家共识. 中华高血压杂志，2011，19（3）：214-222.

[12] 中华医学会神经外科学分会小儿学组，中华医学会神经外科学分会神经重症协助组. 甘露醇治疗颅内压增高中国专家共识，中华医学杂志，2019，18（99）：

1763-1766.

[13] Kernan WN, Ovbiagele B, Black HR, et al. Guidelines for the Prevention of Stroke in Patients With Stroke and Transient Ischemic Attack-A Guideline for Healthcare Professionals From the American Heart Association/American Stroke Association. Stroke, 2014 Jul; 45 (7): 2160-236.

[14] 中华医学会神经病学分会及脑血管病学组. 中国缺血性脑卒中和短暂性脑缺血发作二级预防指南 (2014). 中华神经科杂志, 2015, 44 (4): 258-273.

[15] 国家卫生计生委脑卒中防治工程委员会. 2015 中国缺血性脑卒中血管内治疗指导规范.

[16] 国家卫生计生委脑卒中防治工程委员会. 中国短暂性脑缺血发作早期诊治指导规范. 2016-5.

第七节 慢性心力衰竭的药物治疗管理

一、基础知识要点

1. 药物治疗基本原则（详见表 3-58）

表 3-58 慢性心力衰竭药物治疗基本原则

项目	慢性心力衰竭
治疗原则	• 去除或限制常见病因、诱因，纠正血流动力学异常，缓解症状、提高运动耐量、改善生活质量、阻止心室重塑
疾病控制目标	• 控制或减少心力衰竭的发生（即减轻症状，改善健康生活质量和功能状况并降低再住院率） • 降低死亡率
药物选择	• HFrEF：①所有患者的初始联合治疗：通常为利尿剂，ACEI/ARB 和 β 受体阻滞剂；②新诊断患者：应尽早使用 ACEI/ARB 和 β 受体阻滞剂（除非有禁忌证或不能耐受）；③有淤血症状和（或）体征的心力衰竭患者：应先使用利尿剂以减轻液体潴留；④当患者处于淤血状态时，ACEI/ARB 耐受性更好；⑤若患者无明显水肿而静息心率比较快时，β 受体阻滞剂耐受性会更好；⑥部分 HFrEF 患者可同时给予小剂量 β 受体阻滞剂和 ACEI/ARB。若仍有症状，考虑加用醛固酮受体拮抗剂、ARNI、伊伐布雷定、地高辛等药物或考虑同步化治疗 • HFpEF 和 HFmrEF：进行心血管疾病和非心血管疾病合并症的筛查及评估，并给予相应治疗
剂量调整基本原则	• 利尿剂：慢性心力衰竭稳定期患者，适当口服利尿剂，小剂量起始，逐渐增加至尿量增加，体重每天减轻 0.5～1kg 为宜。以能缓解症状、控制病情的最小有效剂量维持治疗，并根据体液潴留情况随时调整剂量。控制到患者无肺部淤血、腹水、外周水肿、体重稳定，且不过分利尿。如患者 3 天内体重增加 2kg 以上，应考虑体液潴留，应调整利尿剂用量 • β 受体阻滞剂：应根据患者病情个体化调整，小剂量开始，逐步加大至耐受剂量，一般控制心率不小于 55～60 次/分 • ACEI/ARB/ARNI 应小剂量起始，逐渐滴定至能耐受的最大剂量

续表

项目		慢性心力衰竭
联合用药	指征	• ①慢性心力衰竭急性失代偿；②有液体潴留；③心率控制不达标；④症状改善不理想
	原则	• ①改善慢性心力衰竭患者远期预后的“金三角”（ACEI+ β 受体阻滞剂+ 醛固酮受体拮抗剂）药物应长期使用；②有液体潴留证据的心力衰竭患者均应使用利尿剂；③已使用 ACEI/ARB/ARNI、β 受体阻滞剂、醛固酮受体拮抗剂，β 受体阻滞剂已到达推荐剂量或最大耐受剂量，心率仍然≥70 次/分，或心率≥70 次/分，且对 β 受体阻滞剂不能耐受或禁忌者，可联合使用伊伐布雷定；④应用利尿剂、ACEI/ARB/ARNI、β 受体阻滞剂及醛固酮受体拮抗剂仍持续有症状的 HFrHF，推荐使用洋地黄类药物

注：HFrEF：heart failure with reduced ejection fraction（EF 值降低型心力衰竭）；HFpEF：heart failure with preserved ejection fraction（EF 值保留型心力衰竭）；HFmrEF：heart failure with mid-range ejection fraction（EF 值中间型心力衰竭）；ARNI：angiotensin receptor neprilysin inhibitor（血管紧张素受体脑啡肽酶抑制剂）。

2. 药物分类与临床应用要点（详见表 3-59）

表 3-59 慢性心力衰竭治疗药物分类与临床应用要点

分类	常用品种及作用机制	临床应用要点
利尿剂	• 常用品种：袢利尿剂，如呋塞米；噻嗪类利尿剂，如氢氯噻嗪；保钾利尿剂如氨苯蝶啶、阿米洛利 • 作用机制：作用于肾小管不同部位，促进水、电解质排泄	• 适应证：①袢利尿剂适用于治疗急性肺水肿、脑水肿、顽固性水肿等；②噻嗪类利尿剂适用于各种原因引起的水肿，对轻度、中度心源性水肿疗效较好；③保钾利尿剂适用于慢性心力衰竭、肝硬化腹水、肾病综合征、肾上腺糖皮质激素治疗过程中发生的水钠潴留、特发性水肿 • 禁用：磺胺类、噻嗪类药物过敏者，严重肝功能不全者（保钾利尿剂除外），电解质严重失调者，超量服用洋地黄者，妊娠早期妇女（仅呋塞米），严重肾功能不全者（呋塞米除外） • 使用期间注意水、电解质紊乱
醛固酮受体拮抗剂	• 常用品种：螺内酯 • 作用机制：竞争性抑制剂醛固酮，产生保钾利尿作用	• 适应证：水肿性疾病、高血压、原发性醛固酮增多症、低钾血症的预防 • 禁用：高钾血症。用药期间注意水、电解质紊乱
血管加压素 V2 受体拮抗剂	• 常用品种：托伐普坦 • 作用机制：拮抗天然精氨酸血管加压素的作用，提高自由水的清除和尿液排泄	• 适应证：高容量性和正常容量性低钠血症，包括伴有心力衰竭、肝硬化以及抗利尿激素分泌异常综合征（SIADH）的患者 • 禁用：急需快速升高血清钠浓度、对口渴不敏感或口渴不能正常反应的患者，低容量性低钠血症、无尿症患者
ACEI	• 各阶段心力衰竭均可用。其他参见高血压章节表 3-12	
ARB	• 参见高血压章节表 3-12	
脑啡肽酶抑制剂	• 常用品种：沙库巴曲缬沙坦 • 作用机制：本药含脑啡肽酶抑制剂沙库巴曲和 ARB 缬沙坦。其活性代谢产物抑制脑啡肽酶，从而使利钠肽水平增加并抑制血管紧张素Ⅱ依赖的醛固酮的释放	• 适应证：用于射血分数降低（LVEF≤40%）的慢性心力衰竭 [纽约心脏协会（NYHA）分级为Ⅱ～Ⅳ级] 患者，以降低心血管死亡及住院的风险 • 禁用：对本药任一成分过敏、既往使用 ACEI 或 ARB 引起血管神经性水肿病史、遗传性或特发性血管神经性水肿、重度肝功能损害（Child- Pugh 分级为 C 级）、胆汁性肝硬化、胆汁淤积患者、妊娠中晚期妇女

续表

分类	常用品种及作用机制	临床应用要点
β受体阻滞剂	• 参见高血压章节表 3-12	
正性肌力药	• 常用品种：地高辛、多巴酚丁胺和米力农 • 作用机制：增强心肌收缩力，提高心排血量	• 适应证：慢性 HFrEF 已应用利尿剂、ACEI（或 ARB）、β受体阻滞剂和醛固酮受体拮抗剂、LVEF≤45%、持续有症状的患者，伴快速心室率的心房颤动患者 • 禁用：病态窦房结综合征、二度及以上房室传导阻滞以及未植入永久性心脏起搏器的患者、AMI 急性期（<24h）患者，尤其是伴进行性心肌缺血者、预激房室旁路伴心房颤动或心房扑动患者、梗阻性肥厚型心肌病患者 • 用药期间，监护患者中毒反应，如心律失常、胃肠道反应等
心脏窦房结起搏电流抑制剂	• 常用品种：伊伐布雷定 • 作用机制：通过抑制 If 电流，降低窦房结发放冲动的频率，减慢心率	• 适应证：窦性心律且心率≥75 次/分、伴有心脏收缩功能障碍的慢性心力衰竭患者 • 禁用：急性心力衰竭、血压<90/60mmHg、病态窦房结综合征、窦房传导阻滞、二度房室传导阻滞（已植入起搏器者除外）、治疗前静息心率<60 次/分、心率完全取决于起搏器者，重度肝功能不全者，联用维拉帕米或地尔硫䓬者，妊娠期及哺乳期女性 • 联用强效细胞色素 P450 3A4 抑制剂时，可能需要对本品的剂量进行调整。避免西柚汁的摄入
血管扩张剂	• 常用品种：硝酸异山梨酯 • 作用机制：通过扩张静脉，使静脉回心血量减少，降低心脏前负荷；扩张小动脉，降低外周阻力，降低心脏后负荷，增加心排血量，增加动脉供血，缓解组织缺血症状	• 适应证：治疗和预防心绞痛、心肌梗死后持续心绞痛、慢性心力衰竭 • 禁用：对硝酸酯类药物或硝基化合物过敏者、急性循环衰竭患者、严重低血压患者（收缩压<90mmHg）、梗阻性肥厚型心肌病患者、限制型心肌病患者、心包压塞或缩窄性心包炎患者、严重脑动脉硬化患者、颅内压升高患者、脑出血或头部创伤患者、青光眼患者、严重贫血患者、血容量不足患者、妊娠早期妇女 • 禁止与 5-磷酸二酯酶抑制剂（西地那非）合用 • 避免大剂量出现直立性低血压及昏厥、反射性心动过速

注：LVEF：left ventricular ejection fraction（左心射血分数）。

3. 主要的药物相互作用（详见表 3-60）

表 3-60 慢性心力衰竭治疗药物与其他药物相互作用的风险及处理建议

分类	相互作用的药物	风险	处理建议
袢利尿剂	氨基糖苷类抗生素 第一、二代头孢菌素类 顺铂	加重肾、耳毒性	• 不推荐合用氨基糖苷类 • 合用时监测血肌酐、eGFR，监测听力，必要时停药
	巴比妥类、麻醉药和麻醉性镇痛药	直立性低血压	• 体位变化时动作轻缓，防止跌倒
	非甾体抗炎药 苯妥英钠 青霉胺	减弱利尿作用	• 合用时监测尿量，体重≤10kg 的儿童为 4~6mL/（kg·h），其他为 2mL/（kg·h），尿量减少时适当加大利尿剂剂量

续表

分类	相互作用的药物	风险	处理建议
袢利尿剂	肾上腺皮质激素、促肾上腺皮质激素、两性霉素B等	**低钾血症**	• 监测血钾浓度，血钾＜3.5mmol/L，需进行补钾治疗口服或静脉补钾，维持血钾4.5～5mmol/L
	磺脲类	**升高血糖**	• 监测血糖控制情况，空腹血糖＞7mmol/L，建议更换降糖药
	强心苷类和延长动作电位时程的抗心律失常药	**诱发心律失常**	• 监测心电图
	噻嗪类利尿剂	**增强利尿作用**	• 监测血压、电解质
噻嗪类利尿剂	多巴胺	**增强利尿作用**	• 监测血压、电解质，如血压＜90mmHg，适当减小利尿剂剂量
	肾上腺皮质类激素、非甾体抗炎药（如吲哚美辛）、拟交感类药物、	**减弱利尿作用**	• 监测尿量，处理同前
	洋地黄类药物、胺碘酮	**低钾血症**	• 监测血钾浓度、心电图，低钾处理同前
	锂制剂	**增加肾毒性**	• 合用时减少锂制剂剂量，监测锂制剂血药浓度，维持血清锂浓度＜1.5mmol/L
	碳酸氢钠	**低氯性碱中毒**	• 合用时监测电解质、血气。如出现血氯降低，可考虑停用碳酸氢钠，补充氯化钠使血氯恢复正常值
	降糖药	**血糖升高**	• 监测血糖，适当调整降糖药剂量
保钾利尿剂	**【通用】**肾上腺皮质类激素、非甾体抗炎药（吲哚美辛）、拟交感类药物、甘珀酸钠、甘草类制剂	**减弱利尿作用**	• 监测尿量，处理同前
	【通用】葡萄糖胰岛素液、碱剂、钠型降钾交换树脂	**血钾降低**	• 监测血钾，低钾处理同前
	氨苯蝶啶：吲哚美辛	**急性肾功能衰竭**	• 监测血压、尿量、血钾和肌酐 • 血肌酐48h内升高＞26.5μmol/L或7天内升高≥基线的1.5倍，尿量＜0.5mL/(kg·h)持续6h，给予停药
醛固酮受体拮抗剂	肾上腺皮质激素尤其是具有较强盐皮质激素类药物、雌激素、非甾体抗炎药、甘珀酸钠、甘草类制剂	**减弱利尿作用**	• 合用时监测尿量、血压，处理同前
	拟交感神经药物	**减弱降压作用**	• 监测血压，必要时使用降压药物
	多巴胺	**增强利尿作用**	• 合用时监测尿量、血压，处理同前
	含钾药物、库存血、ACEI、血管紧张素Ⅱ受体拮抗剂和环孢素A	**增加高钾血症的机会**	• 合用时监测血钾，如＞5.3mmol/L，需适当减少合用药物剂量

续表

分类	相互作用的药物	风险	处理建议
醛固酮受体拮抗剂	具有肾毒性药物	**肾毒性增加**	• 合用时监测肾功能，如肌酐、尿素氮进行性升高需停用肾毒性药物
血管加压素V2受体拮抗剂	酮康唑、克拉霉素、伊曲康唑、尼非那韦、氟康唑、阿瑞匹坦等CYP3A抑制剂、西柚汁	**托伐普坦暴露量增加**	• 不推荐合用
	利福平、巴比妥类药物、卡马西平等CYP3A诱导剂	**托伐普坦清除加速**	• 合用时根据患者尿量适当增加托伐普坦剂量
	地高辛	**地高辛暴露量增加**	• 合用时观察地高辛中毒前兆如胃肠道反应、黄绿视，根据地高辛血药浓度目标值（0.5~0.9μg/L）调整地高辛剂量
ACEI	• 参见高血压章节表3-13		
ARB	• 参见高血压章节表3-13		
脑啡肽酶抑制剂（沙库巴曲缬沙坦）	ACEI	**增加血管性水肿发生风险**	• 应用最后一剂ACEI 36h之后才能开始应用沙库巴曲缬沙坦钠
	西地那非	**增强降压作用**	• 合用时监测血压，如血压低于90mmHg或有低血压症状，减少药物剂量
	他汀类	**增强降脂强度**	• 合用时监测血脂
	保钾利尿剂、盐皮质受体拮抗剂	**钾浓度升高、血清肌酐升高**	• 合用时监测血钾水平，处理同前
	非甾体抗炎药	**肾功能恶化，急性肾衰竭**	• 合用时监测肾功能，处理同前
β受体阻滞剂	• 参见高血压章节表3-13		
正性肌力药 地高辛	两性霉素B、皮质激素或失钾利尿剂如布美他尼、依他尼酸	**引起低血钾而致洋地黄中毒**	• 监测血钾浓度及心率、心律，低钾处理同前。如有地高辛中毒前兆如胃肠道反应、黄绿视或心律失常时，对症处理
	制酸药（尤其三硅酸镁）、果胶、考来烯胺和其他阴离子交换树脂、柳氮磺吡啶	**可抑制洋地黄强心苷吸收**	• 监测地高辛血药浓度，病情恶化时酌情调整剂量 • 使用地高辛8h后再使用考来烯胺
	奎尼丁、维拉帕米、地尔硫䓬、胺碘酮、吲哚美辛、红霉素、螺内酯、溴丙胺太林	**升高地高辛血药浓度**	• 合用时监测心电图，地高辛血药浓度及中毒征象，地高辛浓度，建议维持在0.5~0.9μg/L
	β受体阻滞剂、硫酸镁、钙盐注射剂、可卡因、泮库溴胺、琥珀胆碱、拟肾上腺素类药	**可致明显心动过缓、致心律失常、心脏停搏**	• 合用期间定期监测心电图，并能够提供心脏复苏措施 • 出现心悸、头晕、眼花、心前区不适等症状应及时就医

续表

分类		相互作用的药物	风险	处理建议
正性肌力药	**地高辛**	甲氧氯普胺	**减少地高辛的生物利用度**	• 合用时考虑增加地高辛剂量，必要时监测地高辛血药浓度
	多巴酚丁胺	全麻药（尤其环丙烷、氟烷）	**增加室性心律失常发生概率**	• 合用时监测心电图
		硝普钠	**导致心排血量微增，肺楔压略降**	• 合用时监测血压，处理同前
		碳酸氢钠等碱性药物	**出现沉淀**	• 禁用
	米力农	丙吡胺	**血压过低**	• 合用时监测血压，处理同前
		硝酸酯类	**相加效应**	• 监测血压，处理同前
		呋塞米	**产生沉淀**	• 避免合用
心脏窦房结起搏电流抑制剂（伊伐布雷定）		排钾利尿剂（髓袢利尿剂和噻嗪类利尿剂）	**增加心律失常风险**	• 监测心电图，可监测血钾，处理同前
		奎尼丁、丙吡胺、索他洛尔、伊布利特、胺碘酮、西沙必利、红霉素	**加重 QT 间期延长**	• 避免使用
		CYP3A4 抑制剂（如唑类抗真菌药物、大环内酯类抗生素、HIV 蛋白酶抑制剂等）	**可增加伊伐布雷定的血浆药物浓度**	• 合用时监测心率，适当调整剂量使心率不低于 55~60 次/分
		CYP3A4 诱导剂（如利福平、巴比妥类、苯妥英钠）	**降低伊伐布雷定暴露和活性**	• 合用时监测心率，根据心率适当增加伊伐布雷定剂量
		西柚汁	**增加伊伐布雷定的暴露量**	• 避免西柚汁的摄入
硝酸酯类药物		其他降血压药物如 β 受体阻滞剂、CCB、血管扩张剂等、酒精、5-磷酸二酯酶抑制剂	**可以增加本类药物的降血压效应**	• 监测血压，适当调整剂量，处理同前 • 避免合用 • 增加两药使用间隔
		神经抑制药和三环类抗抑郁药	**可增加本品的血浆药物浓度**	• 监测血压，适当调整剂量，处理同前

注：【通用】是指该大类药物均有的相互作用。

4. 主要的药物不良反应（详见表 3-61）

表 3-61 慢性心力衰竭治疗药物的主要药物不良反应及处理建议

分类	常见 ADR	严重 ADR	处理建议
袢利尿剂	• 水与电解质紊乱：低血容量、低钾血症、低钠血症、低氯性碱血症、低镁血症 • 耳毒性：耳鸣、听力减退或暂时性耳聋 • 高尿酸血症	无	• 电解质紊乱：监测电解质 • 耳毒性：呈剂量依赖性，定期监测听力 • 高尿酸血症：监测血尿酸 • 其他：监测血压、肝肾功能、血糖、酸碱平衡

续表

分类	常见 ADR	严重 ADR	处理建议
噻嗪类利尿剂	• 电解质紊乱：低血容量、低钾血症、低钠血症、低氯血症、代谢性碱血症等 • 代谢变化：高尿酸血症、高血糖、高脂血症	• 溶血性贫血、血小板减少、坏死性胰腺炎等	• 电解质紊乱：监测电解质 • 代谢变化：高尿酸血症：监测血尿酸、血糖、血脂，痛风者慎用
保钾利尿剂	• 恶心、呕吐、嗜睡、轻度腹泻、软弱、口干及皮疹 • 大剂量长期使用或与螺内酯合用：血钾过高现象	• 肝损害、巨幼红细胞贫血等 • 血液：粒细胞减少、血小板减少性紫癜、巨幼红细胞贫血	• 电解质紊乱：监测电解质、心电图。若血钾过高，停药后症状可逐渐消失
醛固酮受体拮抗剂	• 高钾血症 • 胃肠道反应，如恶心、呕吐、胃痉挛和腹泻	无	• 用药期间必须密切随访血钾和心电图、肾功能
血管加压素 V2 受体拮抗剂	• 心血管系统：低血压、血容量不足 • 代谢/内分泌系统：高血糖、高钠血症 • 泌尿生殖系统：多尿症 • 神经系统：头晕、渗透性脱髓鞘综合征 • 胃肠道：口渴、口腔干燥、恶心、便秘、食欲缺乏 • 其他：脱水、发热	• 肝脏：肝损害 • 免疫系统：超敏反应（包括过敏性休克和全身性皮疹）	• 心血管系统：监测心率、血压 • 代谢变化：监测血糖 • 肝损害：立即停药，对症处理。肝损伤患者不能再次使用托伐普坦 • 托伐普坦：起始剂量 7.5～15mg/d，疗效欠佳者逐渐加量至 30mg/d。短期可使用 7～14d，剂量调整之间至少有 24h 的间隔时间 • 注意血钠升高过快导致继发渗透性脱髓鞘综合征。监测血钠和容量状态
ACEI	• 参见高血压章节表 3-14		
ARB	• 参见高血压章节表 3-14		
脑啡肽酶抑制剂	• 低血压 • 肾功能损害 • 高钾血症	• 血管性水肿	• 血管性水肿：立即停用，给予适当的治疗并检测呼吸道受累情况。禁止再次使用 • 低血压：调整利尿剂、合用的降压药剂量，并治疗导致低血压的其他病因（如容量不足）。如果低血压仍持续存在，则降低 ARNI 剂量或暂时停用 • 肾功能损害：监测肾功能，根据肾功能损害调整剂量 • 高钾血症：监测血钾水平
β 受体阻滞剂	• 参见高血压章节表 3-14		

续表

分类	常见 ADR	严重 ADR	处理建议
地高辛	• 胃肠道反应：厌食、恶心、呕吐 • 神经精神症状：视觉异常、定向力障碍、昏睡及精神错乱	• 快速性房性心律失常伴传导阻滞是洋地黄中毒的特征性表现	• 怀疑地高辛中毒：①应立即停用地高辛；②纠正电解质异常；③出现室性快速性心律失常，尤其是存在血流动力学障碍时，可考虑使用利多卡因或苯妥英钠；④出现缓慢性心律失常有症状者可给予阿托品，必要时临时起搏
多巴酚丁胺	• 心悸、恶心、头痛、胸痛、气短、收缩压升高		• 多与剂量有关，应减量或暂停用药
米力农	• 头痛、血小板减少、无力 • 过量时：低血压、心动过速	• 室性心律失常	• 监测心率、血压、心律、血常规、心电图，必要时调整剂量
伊伐布雷定	• 光幻视 • 心动过缓：多发生于最初治疗的 2～3 个月内		• 光幻视：剂量依赖性，绝大部分在治疗期间消失。若发生视觉功能恶化时，应考虑停药 • 心动过缓：予对症处理，对于血流动力学不稳定患者，可考虑静脉注射 β 受体激动剂，必要时可行临时心脏起搏
硝酸酯类药物	• 暂时性面颊皮肤潮红、搏动性头痛 • 大剂量：直立性低血压及昏厥，反射性心动过速 • 呕吐、药疹	• 剥脱性皮炎	• 直立性低血压：坐躺后起身缓慢

5. 硝酸甘油片的存放和给药方式特点（详见表 3-62）

表 3-62 硝酸甘油片的存放和给药方式特点

项目	要求
存放	• 遮光、密封、在阴凉（≤20℃）处保存
给药方式	• 成人一次用 0.25～0.5mg（半片～1 片）舌下含服，不可吞服 • 每 5min 可重复 1 片，直至疼痛缓解。如果 15min 内总量达 3 片疼痛仍不缓解或加剧，应立即就医 • 在活动或大便之前 5～10min 预防性使用，可避免诱发心绞痛

（童荣生 边原）

二、实践技能要点

1. 用药治疗方案评估要点和方法（详见表 3-63）

表 3-63 慢性心力衰竭患者用药治疗方案评估要点和方法

评估要点	评估方法
疾病控制情况	• 为患者测量体重、血压、心率、血糖，收集近期静脉血糖、BNP或NTPro-BNP，超声心动图 • 询问患者有无胸闷、胸痛、气短、乏力、夜间阵发性呼吸困难、咳嗽加重、咳粉红色泡沫痰、下肢水肿、腹水、少尿、头晕、腹胀、肝区疼痛、嗜睡、出汗等临床症状
心力衰竭药物使用方法是否正确	• 询问患者平时各种治疗心力衰竭药物的服药剂量、频次、时间及服用方法
当前治疗心力衰竭药物是否存在禁忌证或严重、难以耐受的ADR	• 收集患者肝肾功能、血脂尿酸、电解质、心电图等检查结果和既往史 • 询问患者是否有低血压、心悸、“黄视”等ADR影响继续用药
合并用药是否影响治疗心力衰竭药物疗效或患者安全	• 查看当前联合用药方案是否影响患者的心、肝、肾、神经及胃肠功能
患者是否自行调整治疗心力衰竭药物的用法	• 询问各种心力衰竭药物的用法用量，与患者的处方进行比对
患者是否进行生活干预	• 询问患者日常饮食的种类和数量，是否坚持适当运动以及运动的项目、时间和频率 • 嘱咐患者注意避免心力衰竭的诱发因素，如感染（尤其是呼吸道感染）、过度劳累、情绪激动、钠盐过度摄入、饱餐、便秘等

2. 常见临床药物治疗管理要点

（1）常见用药风险和药学监护要点（详见表3-64）

表 3-64 慢性心力衰竭患者常见用药风险和药学监护要点

用药风险	常见原因	监护/指导要点
电解质丢失（钾、镁、钠）	• 袢利尿剂及噻嗪类利尿剂的应用 • 心功能不全导致胃肠道淤血，缺乏食欲	• 定期监测电解质 • 记录每日出入量、体重 • 少量多餐进食，有意识的食用含钾高的蔬菜和水果
高钾血症	• ACEI/ARB、ARNI、保钾利尿剂、补钾药物的应用 • 肾功能恶化	• 定期监测电解质 • 记录每日出入量、体重
心动过缓和房室传导阻滞	• β受体阻滞剂、伊伐布雷定、洋地黄类、抗心律失常药物的应用	• 每日监测心率，定期复查心电图 • 监测自身有无头晕、乏力等症状
快速型心律失常	• 洋地黄类、抗心律失常药物的应用 • 电解质紊乱	• 每日监测心率，定期复查心电图、动态心电图 • 定期监测电解质、肾功能及洋地黄类药物血药浓度 • 监测自身有无心悸、气短等症状
低血压	• 利尿剂、硝酸酯类药物、ACEI/ARB、ARNI、CCB类药物、β受体阻滞剂使用过早或剂量增加过快 • 心力衰竭病情恶化 • 过分严格限制盐的摄入，恶心或呕吐引起血容量不足或血钠水平过低	• 规律监测血压 • 勿随意调整用药剂量

续表

用药风险	常见原因	监护/指导要点
肾功能恶化	• 利尿剂、ACEI/ARB 类药物、ARNI、醛固酮受体拮抗剂的应用 • 心力衰竭恶化、肾脏低灌注及肾静脉充血 • 联用其他肾毒性药物（如非甾体抗炎药）	• 监测肾功能 • 勿擅自服用非甾体抗炎药等加重肾脏负担药物
高尿酸血症	• 利尿剂的应用 • 患者饮食习惯	• 优先选用袢利尿剂 • 规律复查血尿酸等指标 • 向患者进行健康饮食宣教
光幻症	• 伊伐布雷定的应用	• 询问患者有无视野局部区域出现短暂的亮度增强、光环、图像分解、彩色亮光或多重图像

（2）常见依从性问题原因分析和用药指导要点（详见表 3-65）

表 3-65 慢性心力衰竭患者常见依从性问题原因分析和用药指导要点

依从性问题	常见原因	指导要点
自行调整心力衰竭药物的用法用量	• 心力衰竭药物治疗相关知识缺乏 • 记忆力下降 • 费用过高，自行停药	• 对患者进行用药教育 • 为患者制定服药清单，使用药品分装盒、设定服药闹钟或请家属协助督促按时、按量服药
不定期监测心率、血压、出入量等指标，不定期复查	• 不清楚自我监测的重要性 • 就诊不方便	• 强调心力衰竭患者自我监测的意义 • 电话或信息督促患者就近医院复查
没有进行入量控制	• 严格控制入量导致口渴不适 • 不清楚入量控制意义	• 告知患者可少量多次饮水，缓解口渴症状 • 强调入量控制的重要性 • 告知患者不同心力衰竭程度下具体入量控制及食物、蔬菜中大致所含水量

（3）随访评估要点（详见表 3-66）

表 3-66 慢性心力衰竭患者随访评估要点

项目	随访评估要点
依从性	• 了解患者是否按药师指导按量、按时服药
有效性	• 收集患者心率、血压、出入量、体重
安全性	• 收集电解质、地高辛血药浓度监测、肝肾功能和药物 ADR

（贾乐川 王小萍）

三、案例

案例 1 心力衰竭合并高血压的患者降压药物选用不当导致症状加重

【患者当前用药】

药品名称及规格	用法用量		
美托洛尔缓释片（47.5mg/片）	47.5mg q.d	饭后服	口服

续表

药品名称及规格	用法用量		
培哚普利片（4mg/片）	4mg q. d	早餐前	口服
利伐沙班片（20mg/片）	15mg q. d	饭后服	口服
呋塞米片（20mg/片）	20mg q. d	早上服	口服
肾衰宁片（0. 43g/片）	1. 29g b. i. d	饭后服	口服

【临床药物治疗管理过程】

项目	内容
用药相关信息收集	• 基本信息：91 岁女性 • 诊断：1. 心力衰竭；2. 心房颤动；3. 高血压；4. 肾功能不全 • 既往史、个人史：高血压 10 年，规律服药后血压控制可 • 辅助检查：血压 137/82mmHg；血脂：甘油三酯 1. 53mmol/L，总胆固醇 6. 04mmol/L，低密度脂蛋白胆固醇 3. 33mmol/L，高密度脂蛋白胆固醇 1. 57mmol/L；eGFR 23. 4mL/min；肝功能无异常
主要问题	近期发现慢性心力衰竭症状加重，入院时血钾 5. 8mmol/L，心率 48 次/分
原因分析	患者既往高血压，服用 ACEI 类降压，患者合并肾功能不全，易发生高钾血症。在合并心房颤动的心力衰竭患者中，严格心率控制可能增加病死率，β 受体阻滞剂可控制心房颤动心室率、降压，改善症状，但可致心率过慢，对患者病情不利。该患者目前心率 48 次/分，心率较慢，应予药物调整
用药调整和指导	• 用药调整：暂停 β 受体阻滞剂、ACEI 类，加用利尿剂呋塞米控制血压 • 用药监测：2 周内血压、心率、电解质、肾功能 • 随访计划：2 周后血压、心率、电解质、肾功能，评估是否可重新启用 β 受体阻滞剂、ACEI 类，病情稳定后改为 1~2 个月 1 次
随访评估	• 1 周后：患者能按药师指导停用 β 受体阻滞剂、ACEI 类，2 周内查看患者血压控制良好，血钾恢复至 4~4. 5mmol/L，心率约 70~80 次/分，建议患者按药师指导服药，遵医嘱根据心率血压和电解质水平缓慢加用 ACEI 和 β 受体阻滞剂类药物，小剂量起始，缓慢加量，以改善心力衰竭长期预后，加量后 2 周内需随访心率、血压、电解质水平决定是否继续加量。继续口服小剂量呋塞米，每月复查血压、心率、电解质、肾功能
	• 3 个月后：患者能按药师指导服药，血压控制良好，血钾正常，心率 70~80 次/分

案例 2　未规律服用降压药物导致血压波动大

【患者当前用药】

药物名称及规格	用法用量		
硝苯地平控释片（30mg/片）	30mg q. d	早上服	口服
复方利血平（72. 43mg/片）	72. 43mg t. i. d	饭后服	口服
地高辛片（0. 25mg/片）	0. 125mg q. d	早上服	口服
华法林片（2. 5mg/片）	2. 5mg q. n	晚上服	口服

【药物治疗管理过程】

项目	内容
用药相关信息收集	• 基本信息：75 岁男性 • 诊断：1. 高血压病（3 级，很高危）；2. 心力衰竭；3. 永久性心房颤动 • 既往史、个人史：高血压 30 年，血压控制欠佳 • 辅助检查：血压 175/95mmHg；血脂：甘油三酯 1. 85mmol/L，总胆固醇 5. 29mmol/L，低密度脂蛋白胆固醇 2. 87mmol/L，高密度脂蛋白胆固醇 1. 30mmol/L；eGFR 110. 3mL/min，ALT 62. 8U/L，AST 42. 9U
主要问题	近期发现慢性心力衰竭症状加重，入院时血压不达标，175/95mmHg
原因分析	患者既往高血压，近 5 年患者监测血压波动较大，最高达 210/120mmHg，开始间断应用复方降压片、硝苯地平控释片等药物控制血压，血压控制欠佳。患者未规律服用降压药物，且血压控制欠佳的情况下未及时就医调整药物治疗方案
用药调整和指导	• 用药调整：停用既往未规律使用的降压药物，加用 ACEI 类药物依那普利控制血压。因患者心力衰竭急性加重期，联用 β 受体阻滞剂美托洛尔和利尿剂呋塞米、螺内酯等药物 • 用药监测：2 周内血压、心率、电解质、肾功能、BNP、体重、凝血指标等 • 随访计划：患者病情不稳定，每 2 周监测一次，评估是否调整用药治疗方案，病情稳定后改为 1~2 个月 1 次
随访评估	• 1 周后：患者能按药师指导服用治疗药物，2 周内查看患者血压控制良好，心率约 70 次/分，建议患者按药师指导服药，遵医嘱服用药物，以控制血压和改善心力衰竭长期预后，并继续口服呋塞米，每月复查血压、心率、电解质、肾功能等
	• 3 个月后：患者能按药师指导服药，血压控制良好

案例 3　未及时调整降压药物导致血压波动大

【患者当前用药】

药物名称及规格	用法用量		
螺内酯片（20mg/片）	20mg q. d	早上服	口服
氢氯噻嗪片（25mg/片）	25mg q. d	早上服	口服
坎地沙坦酯片（8mg/片）	8mg q. d	早上服	口服
阿司匹林肠溶片（100mg/片）	100mg q. d	早上空腹服	口服

【临床药物治疗管理过程】

项目	内容
用药相关信息收集	• 基本信息：71 岁男性 • 诊断：1. 冠心病；2. 心力衰竭；3. 高血压 • 既往史、个人史：有高血压病史 10 余年，偶有头晕、头痛；冠心病病史，心悸、气短，偶有心前区疼痛 • 辅助检查：血压 151/73mmHg；血脂：甘油三酯 1. 06mmol/L，总胆固醇 5. 81mmol/L，低密度脂蛋白胆固醇 2. 95mmol/L，高密度脂蛋白胆固醇 1. 30mmol/L；eGFR 75mL/min，ALT 21U/L，AST 23U，BNP 3665. 00ng/L
主要问题	近期发现慢性心力衰竭症状加重，合并高血压、冠心病等疾病

续表

项目	内容
原因分析	患者既往高血压、冠心病，规律服用降压药物，血压波动大，进行冠心病二级预防，偶有心前区疼痛，血脂控制未达标，主要因为患者未及时就医调整药物治疗方案
用药调整和指导	• 用药调整：因患者心力衰竭合并冠心病、高血压，应长期给予β受体阻滞剂改善患者冠心病和心力衰竭的远期预后，同时兼顾和控制血压，加用降脂药物他汀类调脂稳定斑块，进行冠心病的二级预防。患者2周后随访如果血压未达到控制的目标值，可以考虑加用长效的CCB类降压药物，如氨氯地平或非洛地平。 • 用药监测：2周内心率及心律、血压、体重、血糖、电解质，血常规，心电图，心功能、肝功能、肾功能等 • 随访计划：患者病情不稳定，每2周监测一次，评估是否调整用药治疗方案，病情稳定后改为1~2个月1次
随访评估	• 1周后：患者能按药师指导服用治疗药物，2周内查看患者血压控制良好，心率约65次/分，血脂控制在目标范围内。建议患者按药师指导服药，遵医嘱服用药物，以控制血压和改善心力衰竭长期预后，每月复查血压、心率、电解质、肾功能等
	• 3个月后：患者能按药师指导服药，血压、血脂控制良好

案例4　利尿剂选择不当导致高尿酸

【患者当前用药】

药品名称及规格	用法用量		
阿司匹林肠溶片（0.1g/片）	0.1g q.d	早餐前	口服
硫酸氢氯吡格雷片（75mg/片）	75mg q.d	饭后服	口服
瑞舒伐他汀钙片（10mg/片）	10mg q.d	睡前服	口服
沙库巴曲缬沙坦片（50mg/片）	25mg b.i.d	饭前服	口服
布美他尼片（1mg/片）	2mg q.d	饭后服	口服
呋塞米片（20mg/片）	20mg q.d	饭后服	口服
肾衰宁胶囊（0.35g/粒）	4粒 t.i.d	饭后服	口服

【临床药物治疗管理过程】

项目	内容
用药相关信息收集	• 基本信息：82岁男性 • 诊断：1.冠心病，陈旧性心肌梗死，缺血性心肌病，心功能（NYHA分级）Ⅳ级，经皮冠状动脉介入治疗术后；2.心律失常，一、三度房室传导阻滞，完全性右束支传导阻滞，室性早搏，持续性室速，电除颤术后，ICD植入术后；3.高血压病3级（很高危）；4.2型糖尿病；5.痛风性关节炎；6.陈旧性脑梗死（左侧丘脑、右侧基底节区）；7.高甘油三酯血症；8.高同型半胱氨酸血症；9.肺部感染 • 既往史、个人史：高血压病史近50年，最高达180/110mmHg，2013年9月诊断为糖耐量异常，既往有陈旧性脑梗死（左侧丘脑、右侧基底节区）病史，既往有痛风病史 • 辅助检查：血压118/85mmHg；心率78次/分；BNP 1840ng/L；钾5.73mmol/L；葡萄糖8.13mmol/L；尿酸558μmol/L；肝功能无异常
主要问题	近期发现慢性心力衰竭症状加重，入院时血尿酸高，558μmol/L

续表

项目	内容
原因分析	患者此次心力衰竭症状加重，应用呋塞米利尿，降低心脏负荷。但是患者既往有痛风病史，现患者血尿酸水平升高，623μmol/L，考虑为利尿剂呋塞米及布美他尼引起，呋塞米及布美他尼均为袢利尿剂，可引起高尿酸，引发痛风，应用两种袢利尿剂，更易引起痛风发作，且对肾功能也有一定影响
用药调整和指导	• 用药调整：停用利尿剂呋塞米片，且嘱咐患者低嘌呤饮食 • 用药监测：2周内血压、心率、电解质、肾功能、血尿酸 • 随访计划：2周后血压、心率、电解质、肾功能、血尿酸
随访评估	• 2周后： ➢患者按药师指导停用呋塞米。查看患者2周内血压控制良好，血钾恢复至4～4.5mmol/L，心率70～80次/分，血尿酸487μmol/L ➢建议患者继续按药师指导服药，每月复查血压、心率、电解质、肾功能、血尿酸
	• 3个月后：患者能按药师指导服药，且坚持低嘌呤饮食，血压控制良好，血钾正常，心率70～80次/分，血尿酸413μmol/L

案例5　β受体阻滞剂突然停药引起病情加重

【患者当前用药】

药品名称及规格	用法用量		
阿司匹林肠溶片（0.1g/片）	0.1g q.d	晨起空腹	口服
瑞舒伐他汀钙片（10mg/片）	10mg q.d	睡前服	口服
琥珀酸美托洛尔缓释片（47.5mg/片）	95mg q.d	早餐前	口服
缬沙坦胶囊（80mg/粒）	80mg q.d	早餐前	口服
呋塞米片（20mg/片）	20mg q.d	早餐后	口服

【临床药物治疗管理过程】

项目	内容
用药相关信息收集	• 基本信息：71岁男性 • 诊断：1.冠心病，陈旧性心肌梗死，缺血性心肌病，心功能不全（NYHA分级Ⅱ期），经皮冠状动脉介入治疗术后；2.高血压病2级（很高危） • 既往史、个人史：高血压病20余年，最高血压170/60mmHg • 辅助检查：血压140/66mmHg，心率50次/分。BNP 362ng/L。生化提示：钾4.8mmol/l，葡萄糖7.6mmol/l，肝肾功能未见明显异常。心电图提示窦性心律49次/分，与之前心电图相比未见明显ST-T改变及心律失常
主要问题	近期多次监测心率波动于50次/分，且感乏力。自行停用琥珀酸美托洛尔缓释片后胸闷、气短、心悸症状加重
原因分析	琥珀酸美托洛尔缓释片已用至2片/天，突然停药导致心血管系统疾病症状加重
用药调整和指导	• 给药时间调整：继续口服琥珀酸美托洛尔缓释片1片半/天 • 用药监测：近1周内每天监测心率 • 随访计划：3天后根据心率及患者症状决定是否继续减量，后继续随访1周

续表

项目	内容
随访评估	• 3天后：患者诉胸闷、气短症状改善不明显，心率波动于53次/分左右，将琥珀酸美托洛尔缓释片减量为1片/天
	• 1周后：患者诉胸闷、气短症状消失，心率波动于58次/分，嘱患者依据当前药物剂量继续服用

【参考文献】

[1] 国家卫生计生委合理用药专家委员会，中国药师协会. 心力衰竭合理用药指南（第2版）. 中国医学前沿杂志（电子版），2019，11（7）：11-23.

[2] 国家药典委员会. 中华人民共和国药典临床用药须知：化学药和生物制品卷（2015版）. 北京：人民卫生出版社，2017.

[3] Williams RP，Oakeshott P. Diagnosis and management of chronic heart failure. BMJ，2014，348：g1429.

[4] Bozkurt B，Aguilar D，Deswal A，et al. Contributory Risk and Management of Comorbidities of Hypertension，Obesity，Diabetes Mellitus，Hyperlipidemia，and Metabolic Syndrome in Chronic Heart Failure：A Scientific Statement From the American Heart Association. Circulation，2016，134（23）：e535-e578.

[5] 吴金春，常荣. 慢性心力衰竭患者的心率管理策略. 中国循证心血管医学杂志，2017，9（10）：1153-1155.

[6] 中华医学会心血管病学分会心力衰竭学组，中国医师协会心力衰竭专业委员会，中华心血管病杂志编辑委员会，等. 中国心力衰竭诊断和治疗指南（2018）. 中华心力衰竭和心肌病杂志（中英文），2018，2（4）：196-225.

[7] 中华医学会. 慢性心力衰竭基层诊疗指南（2019年）. 中华全科医师杂志，2019，18（10）：936-947.

第八节 慢性呼吸道疾病的药物治疗管理

一、基础知识要点

1. 药物治疗基本原则（详见表3-67和表3-68）

表3-67 慢性阻塞性肺疾病药物治疗基本原则

项目	稳定期	急性加重期
疾病控制目标	• 减轻当前症状、改善运动耐量和健康状况 • 降低未来风险：预防疾病进展、急性加重，减少病死率	• 尽量降低本次加重的不良影响，预防再次急性加重

续表

项目	稳定期	急性加重期
药物选择（支气管扩张剂是 COPD 管理的基石）	• 所有患者按需使用短效支气管扩张剂作为急救药物 • A 类患者（症状少，低风险患者）：根据药物改善患者呼吸困难的实际效果，给予短效或长效支气管扩张剂。如有效则进行维持治疗 • B 类患者（症状多，低风险患者）：推荐初始用药为长效胆碱受体拮抗剂（LAMA）或长效 β 受体激动剂（LABA），若患者存在严重呼吸困难，双支气管扩张剂可作为初始用药 • C 类患者（症状少，高风险患者）：规律予以 LAMA 治疗 • D 类患者（症状多，高风险患者）：推荐 LAMA 单药作为初始用药。对于症状严重的患者（CAT≥20 分），尤其是呼吸困难和/或运动严重受限的患者，推荐双支气管扩张剂作为初始治疗用药。对于急性加重高风险（既往 1 年≥ 2 次中度急性加重或 1 次重度急性加重）、血 EOS 计数≥ 300/μL、ACO 者，考虑含 ICS + LABA 的治疗方案	• 推荐单用短效 β_2 受体激动剂（SABA），联用或不联用短效胆碱受体拮抗剂（SAMA） • 长效支气管扩张剂应在患者出院前尽早使用，并作为维持期治疗药物 • 推荐使用全身激素改善患者肺功能、提高氧合指数，缩短住院及恢复时间，疗程≤5~7 天 • 当有细菌感染依据时，推荐使用抗菌药物 5 ~ 7 天，以减少复发及治疗失败，缩短住院及恢复时间
剂量调整	• 小剂量开始，逐渐加量 • 激素：激素剂量要权衡疗效及安全性，建议口服泼尼松 30 ~ 40mg/d，连续用 10 ~ 14 天后停药，对个别患者视情况逐渐减量停药。也可以静脉给予甲泼尼龙 40mg，每日 1 次，3 ~ 5 天后改为口服	
联合用药：指征	• 慢性阻塞性肺疾病稳定期：单一长效支气管扩张剂治疗后，如果患者呼吸困难无缓解，可联合使用双支气管扩张剂。哮喘-COPD 重叠的患者，优选 LABA-ICS 联用	
联合用药：原则	• 慢性阻塞性肺疾病稳定期：B 类患者如果联合两种支气管扩张剂后患者症状没有得到改善，建议降级为一种长效支气管扩张剂的单药治疗，需要考虑更换吸入装置或药物成分。C 类患者联合治疗考虑 ICS 可增加部分患者肺炎的发生风险，建议主要选择 LABA/LAMA	

注：1. COPD：chronic obstructive pulmonary disease（慢性阻塞性肺疾病）；SABA：short-acting beta2 agonist（短效 β_2 受体激动剂）；LABA：long-acting beta2 agonist（长效 β_2 受体激动剂）；ICS：inhaled corticosteroids（吸入性糖皮质激素）；SAMA：short-acting muscarinic antagonist（短效胆碱受体拮抗剂）；LAMA：Long-acting muscarinic antagonist（长效胆碱受体拮抗剂）；CAT：COPD assessment test（慢性阻塞性肺疾病评估测试）；EOS：eosinophilia（血嗜酸性细胞）；ACO：asthma-COPD overlap（哮喘-慢性阻塞性肺疾病重叠）。

2. 上述目标值是针对一般成人的，特殊人群目标值详见各相关指南。

表 3-68 哮喘药物治疗基本原则

项目	急性发作期	缓解控制期
疾病控制目标	• 长期目标：控制哮喘症状，维持正常活动，最大程度降低急性发作和未来风险	
	• 尽快缓解症状，改善低氧血症	• 控制症状，并减少哮喘急性发作的风险
药物选择基本原则	• 主要使用缓解药物：SABA、全身性激素、吸入性胆碱受体拮抗剂、短效茶碱等	• 主要使用控制哮喘的药物，以下药物需长期每天使用维持治疗：ICS、LABA、全身性激素、白三烯受体拮抗剂、缓释茶碱、色甘酸钠等

续表

项目	急性发作期	缓解控制期
药物选择（按疾病分期及严重程度选药）	**1. 轻中度** • 首选：反复使用吸入性 SABA，同时增加控制药物（如 ICS）的剂量 • 次选：吸入 ICS/LABA 复合制剂（如布地奈德/福莫特罗） **2. 中重度** • 首选：反复使用吸入性 SABA，尽早口服全身激素（疗程 5~7天） • 次选：SABA、联合静脉使用糖皮质激素或 SAMA **3. 重度或危重度** • 首选：反复使用吸入性 SABA、SAMA，联合茶碱类 • 次选：肾上腺素（伴有过敏性休克和血管性水肿的哮喘患者）	**1. 第 1 级：**考虑低剂量 ICS **2. 第 2 级** • 首选：低剂量 ICS • 次选：白三烯受体拮抗剂（LTRA）、低剂量茶碱 **3. 第 3 级** • 首选：低剂量 ICS/LABA（6~11 岁的儿童：中等剂量 ICS） • 次选：中等/高剂量 ICS、低剂量 ICS+ LTRA（或+ 茶碱） **4. 第 4 级** 首选：中等/高剂量 ICS/LABA • 次选：加入噻托溴铵、高剂量 ICS+ LTRA（或+ 茶碱） **5. 第 5 级** • 首选：附加治疗，如噻托溴铵、抗 IgE、抗 IL-5 • 次选：加入低剂量 OCS
剂量调整（根据疾病控制情况及肺功能，升级或降级治疗）	• 升级治疗：当目前级别的治疗方案不能控制哮喘，症状持续和（或）发生急性发作，排除药物使用不正确、依从性差、持续暴露于触发因素、存在合并症所致呼吸道症状、哮喘诊断错误等，应给予升级治疗，直至达到哮喘控制为止 • 降级治疗：当哮喘症状得到控制并维持至少 3 个月，且肺功能恢复正常并维持稳定，可考虑降级治疗。推荐通常首先减少激素用量（口服或吸入），再减少使用次数（由每日 2 次减至每日 1 次），然后再减与激素合用的控制药物如 LABA 或 LTRA，以最低剂量 ICS 维持治疗	

注：1. LTRA：leukotriene receptor antagonist（白三烯受体拮抗剂）。
2. 上述目标值是针对一般成人的，特殊人群目标值详见各相关指南。

2. 药物分类与临床应用要点（详见表 3-69）

表 3-69 慢性呼吸道疾病治疗药物分类与临床应用要点

分类	常用品种及作用机制	临床应用要点
β_2 受体激动剂	• 常用品种：SABA：如沙丁胺醇、特布他林、丙卡特罗；LABA：如沙美特罗、福莫特罗 • 作用机制：主要通过激动气道平滑肌和肥大细胞膜表面的 β_2 受体，松弛支气管平滑肌	• 适应证：①SABA：用于缓解 COPD 急性加重时的症状。也为缓解哮喘急性发作的首选药物，缓解期按需使用；②LABA：用于 COPD 稳定期长期维持治疗。与 ICS 联用作为中重度哮喘患者起始治疗的首选方案。 • 禁用：对肾上腺素受体激动药过敏者 • 不宜使用：妊娠期及哺乳期、≤12 岁（特布他林气雾剂） • 慎重使用：有心血管疾病老年患者应尽量从小剂量开始。妊娠哮喘患者（动物可见致畸性）宜权衡利弊 • 注意事项：哮喘急性发作首选吸入性 SABA 治疗。但不推荐长期单独使用 SABA

续表

分类	常用品种及作用机制	临床应用要点
胆碱受体拮抗剂	• 常用品种：SAMA：如异丙托溴铵；LAMA：如噻托溴铵 • 作用机制：通过抑制平滑肌 M 受体，阻滞气道平滑肌收缩，同时亦可抑制黏液过度分泌	• 特点：舒张支气管作用比 β_2 受体激动剂弱，起效也较慢，但作用比 SABA 更长久，联合应用具有协同、互补作用 • 适应证：SAMA 用于缓解 COPD 急性加重时的症状。LAMA 还用于 COPD 稳定期长期维持治疗。《2018 年 GINA 哮喘防治指南》推荐 LAMA 可作为第 5 级哮喘的控制药物，但说明书适应证仅为 COPD • 禁用：青光眼、幽门梗阻及对阿托品及其衍生物过敏者 • 不宜使用：妊娠期及哺乳期、≤ 18 岁 • 慎用：心肌梗死或心律失常患者，前列腺增生或膀胱癌颈部梗阻的老年患者，窄角型青光眼倾向的患者
糖皮质激素	• 常用品种：吸入用（ICS）：布地奈德、丙酸倍氯米松、丙酸氟替卡松。口服：泼尼松、泼尼松龙。静脉给药：甲泼尼龙、氢化可的松 • 作用机制：主要通过经典和非经典途径，影响炎症反应所必需的细胞和分子而发挥抗炎作用。包括受体介导的基因转录调控作用、激活糖皮质激素受体、调节炎症相关基因的表达，以及抑制炎症细胞浸润、减少炎症因子的产生、干扰转录因子的活性等	• 适应证：①吸入用（ICS）：最有效的控制哮喘气道炎症的药物，吸入为首选途径。规律治疗适用于重度伴频繁急性加重的 COPD 患者；②口服：吸收好，起效时间与静脉给药相近，中重度急性哮喘加重首选口服给药，适用于 COPD 急性发作患者；③静脉给药：适应证同口服制剂，适用于不宜口服激素的患者 • 禁用：全身性真菌感染患者（口服及静脉用） • 慎用：妊娠期及哺乳期妇女，儿童长期使用应定期监测生长情况 • 注意事项：吸入或雾化糖皮质激素后应及时漱口，防止口腔真菌感染。如出现口咽部白色念珠菌感染，应给予适当的局部或全身抗真菌药或停药 • 疗程：①哮喘急性发作：口服激素 5～7 天（2 周内可直接停用，不必逐渐减量）。静脉激素（不推荐半衰期较长的地塞米松）和口服给药的序贯疗法可减少激素用量和不良反应（如静脉使用 2～3 天，继之以口服 3～5 天）；②AECOPD：口服或静脉糖皮质激素 5～14 天，泼尼松推荐剂量 30～40mg/d
复合制剂	• SABA+ 胆碱受体拮抗剂：沙丁胺醇/异丙托溴铵	• 适应证：①适用于需要多种支气管扩张剂联合应用的患者，用于治疗气道阻塞性疾病有关的可逆性支气管痉挛；②治疗哮喘中重度急性发作的次选方案 • 禁用：肥厚型梗阻性心肌病、快速性心律失常的患者 • 避免使用：妊娠头 3 个月 • 注意事项：不可与其他药物混合在同一雾化器中使用
	• LABA+ 胆碱受体拮抗剂：乌美溴铵/维兰特罗	• 适应证：COPD 的长期维持治疗 • 禁用：儿童、严重乳蛋白过敏的患者、哮喘患者
	• LABA+ 糖皮质激素：沙美特罗/替卡松、布地奈德/福莫特罗	• 适应证：①可逆性气道阻塞性疾病的规律治疗，包括成人和儿童哮喘；②治疗哮喘轻中度急性发作的次选方案，以及缓解控制期第 3 级、第 4 级的首选控制药物；③布地奈德福莫特罗可用于治疗 COPD • 禁用：对乳糖及牛奶过敏的患者 • 吸入剂严格按装置说明长期使用，才可发挥有效作用

续表

分类	常用品种及作用机制	临床应用要点
白三烯受体拮抗剂	• 常用品种：孟鲁司特、普仑司特、扎鲁司特、曲尼司特 • 作用机制：抑制白三烯引起气管收缩、气道重塑、增加微血管渗透、黏液分泌和嗜酸性粒细胞募集的反应	• 适应证：可单独用于轻度哮喘的维持治疗，也可作为辅助治疗用于控制中重度哮喘。夜间症状明显的哮喘患者睡前服用
茶碱类	• 常用品种：茶碱、氨茶碱、多索茶碱、二羟丙茶碱 • 作用机制：通过减少细胞内环磷酸腺苷的分解，降低支气管平滑肌张力，抑制炎性介质和细胞因子的释放等途径来舒张支气管	• 适应证：用于支气管哮喘、哮喘性支气管炎、阻塞性肺气肿等，以缓解喘息症状，还可用于心源性哮喘 • 多索茶碱：松弛气道平滑肌的强度是氨茶碱10倍以上，有茶碱没有的镇咳作用，腺苷受体阻断作用小 • 二羟丙茶碱：平喘作用稍弱于茶碱，心脏兴奋作用仅为氨茶碱的1/20~1/10，对心脏和神经系统的影响较小。适用于伴有心动过速以及不能耐受茶碱的哮喘患者 • 禁用：活动性消化性溃疡、未控制的惊厥性疾病、急性心肌梗死伴血压下降、未治愈的潜在癫痫患者 • 谨慎使用：妊娠期及哺乳期、≤18岁 • 血药浓度：茶碱治疗窗窄，个体差异大，多经过肝脏细胞色素P450代谢，容易受其他药物影响，建议监测血药浓度 • 避免同时服用：含大量咖啡因的饮料或食用大量巧克力

注：AECOPD：acute exacerbations chronic obstructive pulmonary disease（慢性阻塞性肺疾病急性加重）。

3. 主要的药物相互作用（详见表3-70）

表3-70 慢性呼吸道疾病治疗药物与其他药物相互作用的风险及处理建议

分类	相互作用的药物	风险	处理建议
β_2受体激动剂	单胺氧化酶抑制药、三环类抗抑郁药	增强本药对心血管系统的作用	• 正使用或停用单胺氧化酶抑制药或三环类抗抑郁药2周内的患者慎用β_2受体激动剂 • 避免合用，如必须使用抗抑郁药时，需用选择性5-羟色胺再摄取抑制剂（如艾司西酞普兰）、5-羟色胺与去甲肾上腺素再摄取抑制剂（如文拉法辛）等其他类型的抗抑郁药
	非选择性β-受体阻滞剂（如普萘洛尔）	拮抗支气管扩张作用	• 更换β受体阻滞剂：对需要使用的患者，需用选择性的β受体阻滞剂（如美托洛尔、比索洛尔、阿替洛尔等）
	其他拟交感药物	产生过度的拟交感作用	• 同一机制类型的吸入剂不联用 • 对已经出现心悸、血压升高、视物模糊等症状的患者，停用或减量相关药物，并对症处理
	黄嘌呤衍生物、利尿药、皮质激素、茶碱类	增加发生低钾血症和高血糖症风险	• 监测血清钾浓度，如发生低钾血症应及时补钾治疗 • 合用时需监测血糖

续表

分类	相互作用的药物	风险	处理建议
胆碱受体拮抗剂	其他胆碱受体拮抗剂如阿托品、山莨菪碱等	**过度的抗胆碱能作用**	• 出现严重口干、便秘、少尿、过度镇静、视物模糊等症状，应立即停用以上药物，严重者应采取相应的救治措施
白三烯受体拮抗剂	曲尼司特、扎鲁司特：华法林	**凝血酶原时间延长约35%**	• 建议密切监测凝血酶原时间、INR，必要时调整华法林剂量 • 警惕牙龈、鼻腔、胃肠道等部位出血现象
茶碱类	大环内酯类、喹诺酮类、肝药酶抑制剂（美西律、咪唑类抗真菌药、异烟肼、甲氧沙林、氟伏沙明）	**增加茶碱类中毒风险**	• 肝肾功能不全的老年患者应避免使用 • 应选用相互影响较小的药物（阿奇霉素、罗红霉素等） • 密切注意是否出现茶碱中毒，如出现心动过速、心律失常、发热、失水、惊厥等症状，严重者甚至呼吸、心跳停止致死等，监测茶碱血药浓度，适当调整茶碱剂量
	肝药酶诱导剂（卡马西平、苯巴比妥、利福平）、苯妥英类、β受体阻滞剂	**降低茶碱类疗效**	• 开始肝药酶诱导剂类药物治疗时，需要注意治疗作用是否降低 • 监测苯妥英钠和茶碱的血药浓度，根据需要调整药物使用剂量 • 茶碱作为支气管扩张药使用时（如哮喘患者）应避免与非选择性β受体阻滞剂联用
	腺苷、苯二氮䓬类	**降低配伍药物疗效**	• 必须联用甲基黄嘌呤类药物的情况下，可提高腺苷的用量，而在使用腺苷进行放射性核素造影前停用茶碱类药物至少5个半衰期 • 开始使用茶碱或增加茶碱剂量后，需要严密观察苯二氮䓬的治疗作用是否降低
	黄嘌呤类（如咖啡因、其他茶碱类等）、肾上腺素类（如麻黄碱）	**增加茶碱类作用和毒性**	• 不得与其他黄嘌呤类药物同时使用 • 与麻黄碱或其他肾上腺素类药物同用时须密切观察茶碱类中毒的症状，监测茶碱类血药浓度，必要时根据血药浓度检查结果，调整茶碱类的剂量
吸入性糖皮质激素	酮康唑、伊曲康唑、克拉霉素、红霉素	**抑制代谢**	• 监测糖皮质的全身作用相关不良反应的出现，必要时调整糖皮质激素的用量或停药，并对症处理

4. 主要的药物不良反应（详见表3-71）

表3-71 慢性呼吸道疾病治疗药物的主要药物不良反应及处理建议

分类	常见ADR	严重ADR	处理建议
$β_2$受体激动剂	• 震颤 • 心率加快 • 恶心 • 头痛、头晕	• 低钾血症 • 心绞痛、心律失常等	• 震颤、心率加快、恶心、头痛、头晕呈剂量相关性，密切观察，必要时停药或减量，一般停药后症状会消失 • 低钾血症：停药，补充钾，可换用其他药物如胆碱受体拮抗剂等 • 严重心血管系统不良反应：应停药，心血管中毒症状可用非选择性β受体阻滞剂如普萘洛尔等。出现心绞痛者可口服硝苯地平

续表

分类	常见 ADR	严重 ADR	处理建议
胆碱受体拮抗剂	• 口干、口渴感、嘴唇干燥 • 胃肠道症状：恶心、消化不良、便秘 • 排尿困难、少尿 • 眼压升高：初期无症状，眼压持续高时可出现眼睛疼痛或不适、视物模糊、结膜和角膜充血等	• 肠梗阻 • 青光眼	• 口干：用水漱口或吃无糖糖块（或无糖口香糖） • 胃肠道症状：减量或停药，可换用其他药物如胆碱受体拮抗剂等。补充水分，摄取促进肠蠕动的饮食 • 排尿障碍：减量或停药 • 眼压升高：减量或停药
白三烯受体拮抗剂	• 精神/神经系统：头痛、头昏、偶有头沉重感 • 胃肠道：恶心、呕吐、消化不良、腹泻 • 肝脏：ALT 和 AST 升高 • 血液系统：红细胞数、血红蛋白、血小板减少	• 血液系统：出血倾向增加	• 一般耐受性良好，不良反应轻微，通常不需要终止治疗 • 密切观察，当发生的不良反应患者不可耐受，或评估风险大于获益时采取减量、停药等措施
茶碱类	• 胃肠道症状：恶心、呕吐、食欲缺乏 • 尿次数增多 • 血浆茶碱浓度 > 20μg/mL：恶心、呕吐、心悸、心动过速、心律失常烦躁不安、失眠	• 血浆茶碱浓度 > 40μg/mL：发热、失水、惊厥、呼吸和心跳停止、死亡	• 胃肠道症状：减量或服用制酸剂 • 尿次数增多：减量或停药 • 血浆茶碱浓度 > 20μg/mL：进行血药浓度监测，减量或更换为其他类药物 • 血浆茶碱浓度 > 40μg/mL：催吐、洗胃、口服药用炭、血液透析
吸入性糖皮质激素	• 声音嘶哑：咽部局部刺激 • 口咽喉部念珠菌感染：口腔黏膜上白色或蓝白色丝绒状斑片	• 肾上腺皮质功能抑制：全身不适、无精打采、乏力、倦怠、恶心、食欲减退	• 声音嘶哑：吸入方法的再教育，使用储雾罐，减量或换药 • 口咽喉部感染：餐前吸入、用抗真菌药、用药后清水漱口、减量或换药 • 肾上腺皮质功能抑制：降低剂量，并合用长效 β_2 受体激动剂或白三烯受体拮抗剂

5. 特殊剂型药物的存放、装置操作方法和给药方式要点

（1）吸入剂存放要点

① 密闭，在室温下保存（10～30℃）。

② 避免阳光直射。不论空否，药罐不得弄破、刺穿或火烤。

③ 避免受冻，当药罐受冻后，可能降低药品的疗效。

④ 有效期内使用，吸入装置每次使用后及时擦拭，避免污染。

（2）吸入剂装置操作方法要点（详见表 3-72）

表 3-72 吸入剂装置操作方法要点

类型	常见药物	操作要点
粉雾剂	布地奈德、布地奈德福莫特罗、沙美特罗替卡松	• 装药：旋松并拔出瓶盖，将装置直立，握住旋柄部分和中间部分，向某一方向旋转到底，再向反向旋转到底，听到咔嗒一声，即完成一次装药 • 使用：尽可能充分呼气，快速用力吸气。在停止吸气后，将吸嘴移开嘴边，尽可能地屏气 10s 后，缓慢呼气，并擦拭吸嘴关闭装置

续表

类型	常见药物	操作要点
气雾剂	沙丁胺醇、丙酸氟替卡松、丙酸倍氯米松	• 使用：先打开防尘帽和吸嘴，用力摇匀，尽可能充分呼气，手持气雾剂，嘴唇合拢含住吸嘴，在缓慢且深地吸气的同时，按压药罐的底部，并继续吸气。在停止吸气后，将吸嘴移开嘴边，尽可能地屏气 10s 后，缓慢呼气，并擦拭吸嘴，盖上保护盖
喷雾剂	噻托溴铵	• 使用：直立位手持吸入装置，按标签指示方向将透明底座旋转半周，直至听到咔嗒声。将防尘帽充分打开，尽可能充分呼气，将装置指向咽喉后部，压给药按钮并缓慢尽可能长时间吸气，在停止吸气后，将吸嘴移开嘴边，并屏住呼吸 10s 或在可耐受的范围内尽量长时间地屏住呼吸。再缓慢呼气，并擦拭吸嘴，盖上防尘帽，以防药物意外释放

（3）吸入剂给药方式要点

① 确保药物尽可能吸入下呼吸道，减少气道沉降，需要配合呼吸使用装置。用药之前先呼气至尽，用完后尽可能地屏气 10s。

② 减少装置污染，需要患者在呼气前，先将吸嘴移开，在使用后擦拭清洁吸嘴，以减少微生物附着和污染。

二、实践技能要点

1. 用药治疗方案评估要点和方法（详见表 3-73）

表 3-73 慢性呼吸道疾病患者用药治疗方案评估要点和方法

评估要点	评估方法
疾病控制情况	• 观察患者喘息、气急、胸闷或咳嗽等症状 • 定期评估肺功能及呼出一氧化氮的情况，监测血氧饱和度、血气分析和血常规等 有条件的情况下可以监测茶碱血药浓度
吸入制剂使用方法是否正确	• 了解并询问患者吸入制剂用药剂量、频次、使用方法等 • 请患者演示吸入制剂的使用方法及关键环节，询问用药后是否漱口
当前药物是否存在禁忌证	• 关注患者的药物过敏史、肺功能、心功能 • 老年男性患者的前列腺功能及排尿情况
合并用药是否影响口服药疗效或患者安全	• 查看当前联合用药方案是否影响患者的药物疗效及肝肾功能 • 询问患者是否出现骨骼肌震颤、心慌等情况 • 询问患者是否有难以耐受的心悸、心慌、便秘、尿潴留、胃肠道反应等情况
患者是否自行调整吸入制剂及口服药物的用法	• 询问患者使用吸入制剂和所有口服药物的用法用量，并与医生的处方进行对比
患者是否进行生活干预	• 询问患者是否戒烟、戒酒，生活环境的通风、温湿度等情况 • 询问哮喘患者日常生活的环境是否存在过敏原、刺激性气体等 • 建议慢性阻塞性肺疾病患者进行疫苗接种

2. 常见临床药物治疗管理要点

（1）常见用药风险和药学监护要点（详见表 3-74）

表 3-74　慢性呼吸道疾病患者常见用药风险和药学监护要点

用药风险	常见原因	监护/指导要点
口腔及咽部不适	使用含胆碱受体拮抗剂和糖皮质激素的吸入制剂： • 自行增加吸入制剂的剂量或频次 • 使用方法掌握不当 • 长期使用	• 多饮水，注意用药后漱口。出现口腔黏膜白斑等真菌感染可能，请及时就医
便秘、尿潴留	• 主要出现在老年人群或患有前列腺增生的老年男性患者	• 关注其排便情况，如有便秘时需及时干预避免发展成肠梗阻 • 嘱托多饮水、多食用新鲜瓜果蔬菜，必要时可加用缓泻剂如乳果糖等
心血管问题	• 常见于糖皮质激素、β受体激动剂及茶碱类药物的不良反应	• 监测心功能或心电图、电解质，如出现低钾血症可以予以口服氯化钾缓释片对症处理或根据患者的哮喘控制情况予以停药 • β受体激动剂宜选择长效 $β_2$ 受体激动剂如沙美特罗、福莫特罗、茚达特罗等长期使用。茶碱类药物宜选择心血管不良反应较小的如多索茶碱
消化系统及神经系统问题	• 常见于茶碱类药物的不良反应	• 观察患者的临床表现 • 制定个体化给药剂量 • 指导患者监测茶碱的不良反应
高血糖、高血压	• 糖皮质激素的不良反应	• 定期监测血糖、血压。如在短时间内出现高血糖和高血压等症状，需根据患者的哮喘控制情况考虑是否减少糖皮质激素给药剂量或暂时停用糖皮质激素治疗
骨质疏松	• 糖尿病患者并发哮喘时使用糖皮质激素治疗	• 长期使用糖皮质激素患者可以使用钙剂预防骨质疏松
肝损害	• 茶碱类药物的不良反应 • 联用其他对肝功能有损害的药物（如 NSAIDs）	• 定期监测肝功能。根据患者的转氨酶和胆红素水平调整茶碱类药物的使用剂量。如患者转氨酶及胆红素高于正常值，需考虑茶碱类 ADR 并密切监测，如持续升高，请及时停药 • 减少联合应用有肝损害的药物
过敏反应	• 抗 IgE 单克隆抗体（奥马珠单抗）的不良反应	• 观察患者是否出现支气管痉挛、低血压晕厥、荨麻疹或舌血管神经性水肿等过敏反应表现，如出现过敏反应及时停药并立即到医院就诊

注：胆碱受体拮抗剂：异丙托溴铵、噻托溴铵、格隆溴铵、乌美溴铵等。糖皮质激素：倍氯米松、氟替卡松、布地奈德、曲安奈德。β受体激动剂：沙丁胺醇、特布他林、克伦特罗、丙卡特罗、班布特罗、沙美特罗、福莫特罗、茚达特罗。茶碱类药物：茶碱、氨茶碱、二羟丙茶碱、多索茶碱。

（2）常见依从性问题原因分析和用药指导要点（详见表 3-75）

表 3-75　慢性呼吸道疾病患者常见依从性问题原因分析和用药指导要点

依从性问题	常见原因	指导要点
自行调整口服药物的用法用量或自行联合用药	• 对疾病及治疗相关知识的缺乏 • 记忆力下降 • 相信药品广告而自行用药	• 对患者进行疾病和用药教育，为患者制定服药清单 • 使用药品分装盒、设定服药闹钟或请家属协助督促按时按量服药 • 告知患者及家属药品与保健品等的区别

续表

依从性问题	常见原因	指导要点
错误使用吸入制剂导致慢性阻塞性肺疾病控制不佳	• 吸入制剂的用药方法掌握不佳	• 指导患者正确使用吸入制剂，了解吸入制剂装置的特点和药物的用法用量
不愿定期监测肺功能、呼出一氧化氮或使用无创呼吸机等	• 不清楚肺功能监测的意义 • 不清楚无创呼吸机对于疾病控制的意义	• 帮助患者理解肺功能和呼出一氧化氮监测对疾病治疗的重要性 • 对于 COPD 分级为 D 类的患者，告知患者家用无创呼吸机对于疾病控制的意义，建议每日定时使用呼吸机
没有戒烟或接种疫苗	• 对于吸烟的危害认识不清楚 • 不清楚疫苗接种意义	• 通过视频或者图画等通俗易懂地告诉患者吸烟的危害并鼓励患者戒烟 • 强调流感疫苗和肺炎疫苗接种的重要性

（3）随访评估要点（详见表 3-76）

表 3-76　慢性呼吸道疾病患者随访评估要点

项目	随访评估要点
依从性	• 了解患者是否按药师指导按量、按时服药 • 告知需要长期维持用药患者不能随意停用药物
有效性	• 评价患者呼吸及肺功能情况、呼出一氧化氮的控制水平
安全性	• 收集评价患者肝肾功能、心功能、饮食、睡眠、情绪、大小便等及不良反应监测情况

三、案例

案例 1　含重复成分的药物联用导致茶碱中毒

【患者当前用药】

药品名称及规格	用法用量		用药起止时间
头孢哌酮他唑巴坦粉针（2g/支）	2g q. 8h	静脉滴注	4 月 21 日～5 月 1 日
沙美特罗丙酸氟替卡松粉吸入剂（50μg/250μg）	1 吸 b. i. d	吸入	长期维持治疗
多索茶碱注射液（0. 3g/支）	0. 3g q. d	静脉滴注	4 月 21 日～4 月 25 日
乙酰半胱氨酸泡腾片（0. 6g/片）	0. 6g b. i. d	泡水口服	4 月 21 日～5 月 2 日
溴己新注射液（4mg/支）	4mg b. i. d	静脉滴注	4 月 21 日～5 月 1 日
单硝酸异山梨酯注射液（20mg/支）	20mg	静脉滴注	St
复方甲氧那明胶囊	2 粒 t. i. d	口服	4 月 23 日～4 月 25 日

【临床药物治疗管理过程】

项目	内容
用药相关信息收集	• 基本信息：71 岁男性 • 诊断：1. 气促查因：肺源性？ 心源性？；2. 慢性阻塞性肺疾病，急性加重期 D 类；3. 社区获得性肺炎 • 既往史：患者既往无高血压、冠心病等心血管基础疾病 • 辅助检查：

续表

项目	内容
用药相关信息收集	➢（4月24日）心电图提示：窦性心动过速、偶发室性早搏、肢导联 QRS 波低频 ➢（4月24日）BNP 18.35ng/L（阴性）。心肌肌钙蛋白＜0.001ng/mL（阴性）。肌酸激酶 36U/L↓。血钾 3.43mmol/L ➢（4月26日）茶碱血药浓度测定：22.7μg/mL↑
主要问题	4月23日患者加用复方甲氧那明胶囊后第2日出现心慌不适症状，心率125次/分，对症处理后仍有心慌不适，出汗多，伴轻微恶心、无呕吐，伴头晕不适，心率138次/分
原因分析	患者首先出现的心慌不适，以及随后出现的胃肠道不适等症状，属于茶碱类药物的不良反应
用药调整和指导	• 停药处理：4月25日建议停用多索茶碱及复方甲氧那明胶囊 • 用药指导：多索茶碱及复方甲氧那明胶囊中含有的氨茶碱，均属于茶碱类药物，该药治疗窗窄，中毒剂量与治疗剂量接近，且个体差异大。避免同时使用含茶碱药物 • 用药监测：使用茶碱类药物时进行血药浓度监测 • 随访计划：3日后，追踪患者不良反应恢复情况
随访评估	• 3日后：患者未再出现上述不良反应

案例2 复方异丙托溴铵不良反应导致前列腺功能障碍

【患者当前用药】

药品名称及规格	用法用量	
复方异丙托溴铵溶液（2.5mL/支）	2.5mL q.12h	氧气雾化
布地奈德混悬剂（1mg/支）	1mg q.12h	氧气雾化
头孢哌酮他唑巴坦粉针（2g/支）	2g q.8h	静脉滴注
厄贝沙坦片（150mg/片）	150mg q.d	口服
单硝酸异山梨酯注射液（20mg/支）	20mg q.d	静脉滴注

【临床药物治疗管理过程】

项目	内容
用药相关信息收集	• 基本信息：77岁男性 • 诊断：1.慢性阻塞性肺疾病，慢性肺源性心脏病（失代偿期）；2.高血压病（1级，很高危） • 既往史：患者诉患者10余年前无明显诱因出现咳嗽、咳痰症状，咳嗽无明显昼夜差异，晨间咳少许白色黏液痰，上述症状反复于冬春季节更替时出现，每年持续时间较长，未引起重视，长期未予以特殊处理 • 辅助检查：肾功能：BUN 11.26mmol/L↑。前列腺彩超：前列腺增生；前列腺移行区多发高回声结节，考虑增生结节可能
主要问题	患者使用复方异丙托溴铵后第4日出现解小便困难，下腹部轻压痛，膀胱区叩诊浊音。对症处理后仍出现夜尿3次，小便困难
原因分析	患者首先出现下尿路症状，属于复方异丙托溴铵药物的不良反应

续表

项目	内容
用药调整和指导	• 停药处理：建议停用复方异丙托溴铵 • 用药指导：异丙托溴铵可导致膀胱逼尿肌松弛、膀胱括约肌收缩，引起排尿困难、尿潴留。患者基础疾病有前列腺增生，雾化使用复方异丙托溴铵有增加尿潴留的风险，建议停用，调整为 β_2 受体激动剂（沙丁胺醇溶液）发挥舒张支气管作用 • 用药监测：停药后监测患者的下尿路症状 • 随访计划：3天后，追踪患者不良反应恢复情况
随访评估	• 3天后：患者未再出现上述不良反应

案例3 慢性阻塞性肺疾病急性加重期使用抗菌药物升高茶碱血药浓度引起不良反应

【患者当前用药】

药品名称及规格	用法用量		
茶碱缓释胶囊（Ⅱ）（0.1g/粒）	0.2g q.d	睡前服用	口服
硫酸沙丁胺醇雾化溶液（5mg/支）	5mg b.i.d	雾化	吸入
吸入用布地奈德雾化溶液（1mg/支）	1mg q.d	雾化	吸入
左氧氟沙星片（0.5g/片）	0.5g q.d	早餐后	口服
乙酰半胱氨酸泡腾片（0.6g/片）	0.6g b.i.d	用水溶解后服用	口服
沙美特罗替卡松粉吸入剂（50μg/500μg）	1吸 b.i.d	吸入	吸入
硝苯地平控释片（0.1g）	0.1g q.d	清晨服用	口服

【临床药物治疗管理过程】

项目	内容
用药相关信息收集	• 基本信息：75岁女性 • 诊断：1. 慢性阻塞性肺疾病急性加重期；2. 原发性高血压（2级，中危组） • 既往史、个人史：慢性阻塞性肺疾病10余年，长期服用吸入制剂控制，原发性高血压2余年，规律服用降压药控制良好。对双黄连过敏，表现为寒战和皮疹 • 辅助检查：WBC 12.40×10^9/L、N% 84.70%，C反应蛋白（超敏）12.56mg/L。血气分析：pH 7.42，$PaCO_2$ 48mmHg，PaO_2 77mmHg，HCO_3^- 30.4mmol/L，SaO_2 65%。胸部CT提示慢性支气管炎征象，左肺下叶小结节，右肺中叶侧段、左肺上叶舌段及下叶慢性炎症/纤维化灶。肝肾功能未见明显异常
主要问题	老年患者，诊断慢性阻塞性肺疾病、高血压，因胸闷并气促再发加重，于社区医院考虑慢性阻塞性肺疾病急性加重期，处方开具茶碱缓释片及左氧氟沙星片口服，患者服药后出现恶心、呕吐、头晕并伴有心率增快，监测茶碱血药浓度为22.68μg/mL
原因分析	左氧氟沙星片与茶碱缓释片合用，同时老年患者肾脏清除率较正常人下降，导致茶碱在体内血药浓度增高，出现胃肠道不适及心血管系统方面的不良反应
用药调整和指导	• 抗感染药物调整：因考虑患者为老年患者，长期使用吸入制剂，为社区获得性肺炎（CAP）感染的高危人群，并根据CAP感染可能的病原学类型，因此考虑将左氧氟沙星调整为β-内酰胺类抗菌药物阿莫西林克拉维酸钾（8：1）562.5mg q.12h口服，采用酶抑制剂可以控制可能的耐酶细菌感染 • 茶碱剂量调整：减少茶碱缓释胶囊给药剂量，改为0.1g q.d，调整剂量后，测定茶碱血药浓度为17.26μg/mL • 随访计划：及时关注患者胃肠道不良反应及心率变化。3天后，评估患者的血常规及炎性指标，判断抗感染治疗效果及慢性阻塞性肺疾病急性加重期的治疗效果。1个月后关注患者慢性阻塞性肺疾病的控制情况

续表

项目	内容
随访评估	• 3天后：调整给药方案后，患者胃肠道不良反应减轻，心率逐渐恢复正常。患者胸闷气促现象较前减轻，7天后复查 WBC 8.90×10^9/L、N% 77.27%，C反应蛋白（超敏）9.32mg/L
	• 出院后： ➢嘱患者加强生活教育，建议患者在流感高发季节前注射疫苗 ➢增加药物前及时咨询医师或药师，评估药物之间的相互作用，以免发生 ADR
	• 1个月后： 患者能按药师指导服药，未再出现慢性阻塞性肺疾病急性加重情况

案例4 混淆哮喘缓解药物及控制药物导致疾病控制不佳

【患者当前用药】

药品名称及规格	用法用量	
布地奈德粉吸入剂（200μg/剂）	300μg b. i. d	吸入
硫酸沙丁胺醇气雾剂（100μg/掀，200掀/瓶）	200μg p. r. n	吸入
盐酸氨溴索片剂（30mg/片）	30mg t. i. d	口服

【临床药物治疗管理过程】

项目	内容
用药相关信息收集	• 基本信息：68岁男性 • 诊断：支气管哮喘（急性发作期，轻度） • 既往史：5年前受凉后出现气喘，诊断为气管哮喘 • 辅助检查：支气管激发试验呈阳性。肺功能：FEV_1 为预计值的 89%。SaO_2（吸空气）为 94%。动脉血气（未吸氧）：pH 7.37，$PaCO_2$ 为 42mmHg，PaO_2 为 80mmHg
主要问题	患者用药后，症状无缓解，次日晚上憋醒而入急诊室
原因分析	患者不知晓布地奈德吸入剂和沙丁胺醇气雾剂作用的区别，随意使用两者中任意一种吸入
用药调整和指导	• 药物使用时机：气喘急性发作时吸入沙丁胺醇气雾剂，长期规律坚持吸入布地奈德吸入剂 • 用药指导：使用含激素的吸入制剂后一定要用清水漱口。加强用药依从性教育，需每天吸入糖皮质激素控制哮喘；在哮喘急性发作时，吸入沙丁胺醇气雾剂，沙丁胺醇气雾剂每天≤8喷，如超过，应及时就医重新评估 • 随访计划：如出现急性发作次数明显增加，应及时就医，如控制尚可则每3个月随访患者气喘症状复发的频次、症状的严重程度等
随访评估	• 患者按指导用药，气喘症状缓解 • 加强用药依从性教育。告知患者如出现新增疾病或不适，在增加药物前及时咨询医师或药师，评估药物之间的相互作用，以免发生 ADR

案例5 超量使用短效 β_2 受体激动剂导致疾病反复发作

【患者当前用药】

药品名称及规格	用法用量	
硫酸沙丁胺醇气雾剂（100μg/掀，200掀/瓶）	200μg p. r. n	吸入

【临床药物治疗管理过程】

项目	内容
用药相关信息收集	• 基本信息：54 岁男性 • 诊断：支气管哮喘（急性发作期，重度） • 既往史：40 年前开始反复咳嗽、气促不适，多于受凉后发作，8 年前诊断支气管哮喘 • 辅助检查：肺功能检查提示：肺通气功能极重度减退，支气管舒张试验（-）。血气分析：FiO_2% 29%，pH 7.383，$PaCO_2$ 37.7mmHg，PaO_2 77.4mmHg
主要问题	• 患者症状逐年加重，日常活动受限 • 患者本次入院在 24h 内自行吸入沙丁胺醇（每次 1~2 揿）共吸入约 8 次"沙丁胺醇"后，出现左上肢肌肉不自主轻微震颤，每次持续 2min 左右，可自行缓解
原因分析	• 沙丁胺醇为 SABA，主要用于缓解哮喘的急性发作症状，不能替代缓解期的控制药物 • 沙丁胺醇可以直接作用骨骼肌，导致轻度震颤，双手是受最影响最明显的部位，这种不良反应呈剂量相关性，沙丁胺醇气雾剂每日不能超过 8 喷（0.8mg）
用药调整和指导	• 药物选择调整： ➢布地奈德福莫特罗吸入剂（320/9μg×1 支）：1 喷 q.12h 喷雾吸入 ➢硫酸沙丁胺醇气雾剂（100μg/揿）：200μg 必要时吸入（每日≤8 揿） • 用药指导： ➢强调按医嘱要求的用法用量给药的重要性 ➢吸入剂型装置的合理使用，吸毕后用清水漱口 • 随访计划：患者活动受限程度、每年复发入院次数、症状的严重程度等
随访评估	• 患者按指导用药，定期复查开药，气促情况控制可

案例 6　未及时使用全身性糖皮质激素导致哮喘急性发作控制不佳

【患者当前用药】

药品名称及规格	用法用量	
盐酸氨溴索片（30mg/片）	30mg t.i.d	口服
吸入用异丙托溴铵溶液（500μg/支）	500μg t.i.d	雾化吸入
吸入用布地奈德混悬液（1mg/支）	1mg t.i.d	雾化吸入
孟鲁司特钠片（10mg/片）	10mg q.n	口服
盐酸二甲双胍缓释片（0.5g/片）	0.5g q.d	口服
阿卡波糖片（50mg/片）	50mg t.i.d	口服
注射用头孢曲松（2g/支）+0.9%氯化钠注射液	2g+100mL q.d	静脉滴注

【临床药物治疗管理过程】

项目	内容
用药相关信息收集	• 基本信息：56 岁男性 • 诊断：1. 支气管哮喘；2. 2 型糖尿病 • 既往史、个人史：2 型糖尿病 4 余年，规律服用二甲双胍缓释片（0.5g q.d，口服），阿卡波糖片（50mg t.i.d，口服），血糖控制可，无食物药物过敏史 • 辅助检查：血常规：WBC 11.38×10^9/L，N 78.2%。血气分析：pH 7.35，$PaCO_2$ 50mmHg，PaO_2 92mmHg，SaO_2 95%。随机血糖 5.2mmol/L。胸部 X 线提示双肺纹理增粗，余未见明显异常

续表

项目	内容
主要问题	患者1天前无明显诱因出现咳嗽，呈阵发性干咳，无痰，夜间症状加重，继发出现喘憋，呼吸急促，无发热等症状，自行口服抗菌药物（具体不详），咳嗽、喘息症状不能缓解，入院后予以上述药物治疗，症状仍未改善
原因分析	• 支气管哮喘急性发作的治疗目的是以快速缓解症状为目的，若哮喘急性发作期经吸入用支气管舒张剂和雾化糖皮质激素无效后，可考虑尽早使用全身性糖皮质激素，严重急性发作者可以考虑静脉使用糖皮质激素。该患者的哮喘症状控制不佳考虑与没有尽早使用全身性糖皮质激素有关 • 虽然患者为2型糖尿病患者，属于社区获得性肺炎感染的高危人群，但该患者无发热，虽然白细胞及中性粒细胞百分比略高，但并不代表为细菌感染。如果支气管哮喘是由上呼吸道感染所引起的，则一般不需要使用抗菌药物
用药调整和指导	• 抗感染药物调整：停用头孢曲松 • 平喘方案调整：增加注射用甲泼尼龙琥珀酸钠40mg q.d静脉滴注+多索茶碱片0.2g b.i.d口服 • 随访计划：关注患者哮喘发作的次数，使用糖皮质激素期间注意关注患者血糖变化。停用抗菌药物后，注意关注患者的体温的变化，3~5天后，复查血常规。使用多索茶碱及吸入用异丙托溴铵期间注意关注心率变化
随访评估	• 3天后： ➢患者体温正常，无发热，患者支气管哮喘急性发作症状基本消退 ➢查空腹血糖4.2mmol/L，餐后2h 5.7mmol/L。3天后复查WBC 7.83×10^9/L、N% 72.48%，C反应蛋白5.22mg/L
	• 1周后（患者出院）： ➢予以加强生活教育，建议患者在流感高发季节前注射疫苗，并注意保持室内空气流通和湿度。不可盲目使用抗菌药物治疗上呼吸道感染引起的支气管哮喘 ➢加强用药依从性教育，在哮喘急性期缓解后，可予以丙酸氟替卡松气雾剂50μg吸入b.i.d控制哮喘症状，同时继续使用白三烯受体拮抗剂孟鲁斯特钠片，作为轻度哮喘的替代治疗和中重度哮喘的联合治疗用药 ➢长期规律使用吸入性糖皮质激素和使用孟鲁斯特钠可以有效预防哮喘急性发作 ➢使用吸入性糖皮质激素期间注意关注血糖变化，自行使用血糖仪测定空腹及餐后2h血糖，注意使用吸入制剂后需要温水漱口防止真菌感染可能
	• 1个月后： ➢患者能按药师指导服药，未再出现哮喘急性加重情况 ➢告知患者如出现新增疾病或不适，在增加药物前及时咨询医师或药师，评估药物之间的相互作用，以免发生ADR

（刘世坤　谢娟　宋立莹　陈琦）

【参考文献】

[1] Global initiative for chronic obstructive pulmonary disease. Global strategy for the diagnosis, management and prevention of chronic obstructive pulmonary disease (2020 report). http://goldcopd.org/wp-content/uploads/2019/11/GOLD-2020-REPORT-ver1.1wms.pdf

[2] 中华医学会呼吸病学分会慢性阻塞性肺疾病学组. 慢性阻塞性肺疾病诊治指南（2013年修订版）. 中华结核和呼吸杂志，2013，36（4）：255-264.

[3] 慢性阻塞性肺疾病急性加重诊治专家组. 慢性阻塞性肺疾病急性加重（AECOPD）诊治中国专家共识（2017年修订版）. 国际呼吸杂志，2017，37（14）：1041-1057.

[4] 葛均波，徐永健. 内科学. 第9版. 北京：人民卫生出版社，2018.

[5] 蔡映云，吕迁洲. 临床药物治疗学，呼吸系统疾病. 北京：人民卫生出版社，2016.

[6] Global Initiative for Asthma（GINA）. Global strategy for asthma management and prevention：update 2018.

[7] 中华医学会呼吸病学分会哮喘学组. 支气管哮喘防治指南（2016年版）. 中华结核和呼吸杂志，2016，39（9）：675-697.

[8] 中华医学会临床药学分会《雾化吸入疗法合理用药专家共识》编写组. 雾化吸入疗法合理用药专家共识（2019年版）. 医药导报，2019（2）：135-146.

[9] 鲍一笑，陈爱欢，符州，等. 儿童支气管哮喘诊断与防治指南（2016年版）// 第二十次全国儿科中西医结合学术会议资料汇编. 2016.

第九节 慢性肾脏病的药物治疗管理

一、基础知识要点

1. 药物治疗基本原则（详见表3-77）

表3-77 慢性肾脏病药物治疗基本原则

项目	慢性肾脏病（CKD）
疾病控制目标	
HbA1c	• 一般：≤7%；eGFR＜60mL/（min · 1.73m²）者：≤8%；老年患者：≤8.5%
空腹血糖	• 2型糖尿病：4.4～7.0mmol/L；1型糖尿病：3.9～7.2mmol/L
血压	• 无白蛋白尿者：＜140/90mmHg；有白蛋白尿者：＜130/80mmHg
LDL-C	• 一般：＜2.6mmol/L；eGFR＜60mL/（min · 1.73m²）者：＜1.8mmol/L
总胆固醇	• 一般：＜4.5mmol/L；持续性蛋白尿，或伴有糖尿病者：＜4.0mmol/L
甘油三酯	• 0.45～1.69mmol/L
血红蛋白	• 男性：＞130g/L；非妊娠期女性：＞120g/L；妊娠期女性：＞110g/L
血钙	• 2.25～2.75mmol/L；CKD 3～4期：2.10～2.37mmol/L；CKD 5期：2.10～2.54mmol/L
血磷	• 1.1～1.3mmol/L；CKD 3～4期：0.87～1.49mmol/L；CKD 5期：1.13～1.78mmol/L
全段甲状旁腺激素	• CKD 3期：35～70pg/mL；CKD 4期：70～110pg/mL；CKD 5期：150～300pg/mL

续表

项目	慢性肾脏病（CKD）
药物治疗总原则	• 肾病综合征：主要措施为利尿剂消除水肿和免疫抑制剂的应用，并使用降血脂、抗凝、抗感染等对症治疗各种并发症 • 肾功能衰竭：以调节水、电解质和酸碱平衡药物为重点 • 慢性肾小球肾炎：以对症治疗为主，必要时可应用糖皮质激素或免疫抑制剂 • 急性肾小球肾炎：水肿严重者应选用利尿剂，高血压给予降压药，应用抗菌药物控制感染病灶及清除病灶 • 首次可给予常规剂量，维持剂量根据肌酐清除率或肾小球滤过率计算

2. 药物分类与临床应用要点（详见表 3-78）

表 3-78 慢性肾脏病治疗药物分类与临床应用要点

分类	常用品种及作用机制	临床应用要点
改善贫血用药	• 常用品种：多糖铁复合物、富马酸亚铁、叶酸 • 作用机制：铁剂供合成血红蛋白，叶酸用于促进红细胞生成	• 适应证：用于贫血治疗 • 禁用：血色素沉着症及含铁血黄素沉着症 • 铁剂：应饭后口服。不应与浓茶同服。使用后可能出现黑便或舌头发黑。需与复方 α-酮酸片间隔 2h 服用 • 叶酸：长期用药有畏食、恶心、腹胀等胃肠症状；大量服用叶酸时，可使尿液呈黄色
钙磷调节用药	• 常用品种：①钙剂（碳酸钙片）；②维生素 D 制剂（阿法骨化醇、骨化三醇）；③降磷药（司维拉姆、碳酸镧）；④拟钙剂（西那卡塞）；⑤其他（阿仑膦酸钠、鲑降钙素） • 作用机制：调节钙磷代谢	• 适应证：用于肾病患者矿物质及骨代谢异常 • 钙剂和维生素 D 制剂：服用过量可能发生高钙血症。高钙血症、高钙尿症、含钙肾结石或有肾结石病史患者禁用钙剂 • 钙剂：大量饮用含酒精和咖啡因的饮料、大量吸烟、大量进食富含纤维素的食物，均会抑制这类药物的口服吸收。用于降磷目的时应餐中嚼服，以充分结合食物中的磷，减少磷的吸收 • 维生素 D 制剂：服用阿法骨化醇或骨化三醇时无需同时服用维生素 D 类物质 • 降磷药物：碳酸镧和司维拉姆均需随餐服用，其中碳酸镧须经咀嚼后咽下，勿整片吞服。碳酸镧可致头晕或眩晕，可能影响驾驶和操作机械的能力 • 用药过程中建议监测血钙及血磷：①血钙目标值 2.25～3.75mmol/L，若持续高钙，需停钙剂或降低剂量。②若有血磷升高，首先积极降磷。血钙＞2.54mmol/L，应减少或停用含钙的磷结合剂；有条件时使用不含钙的磷结合剂（如司维拉姆、碳酸镧等）。严重高血钙（＞3.75mmol/L）时应减量或停用活性维生素 D，待血钙恢复正常再重新开始使用 • 阿仑膦酸钠：推荐剂量为每天 1 次 10mg，或每周 1 次 70mg，早晨空腹用清水送服，服药后至少站立 30min，并饮用大量清水 • 西那卡塞：服用过程中应检测血清钙值，密切注意避免低钙血症。如发生低钙血症，应酌情使用钙剂或维生素 D 制剂
降压药	• 参见高血压章节表 3-12 • 注意事项：ACEI 或 ARB 类药物在使用后可能导致肌酐上升，若肌酐值上升幅度超过 30% 甚至 50%，应停用药物，直到肾缺血状态被纠正后方可继续使用	
降糖药	• 常用品种：胰岛素。具体参见糖尿病章节表 3-2	

续表

分类	常用品种及作用机制	临床应用要点
改善营养用药	• 常用品种：复方 α-酮酸片 • 作用机制：提供必需氨基酸并减少氨基氮的摄入	• 适应证：用于延缓肾病进展 • 注意事项：应配合低蛋白饮食。用餐时整片吞服，使其充分吸收并转化为相应的氨基酸。应定期监测血钙水平，并保证摄入足够的热量 • 禁用：高钙血症
改善便秘用药	• 常用品种：乳果糖口服溶液、聚乙二醇 4000、开塞露 • 作用机制：改善便秘	• 适应证：用于改善便秘 • 乳果糖：在常用剂量下，乳果糖不会对糖尿病患者带来任何不良影响 • 聚乙二醇 4000：聚乙二醇 4000 日常需配合生活习惯和饮食的调整，增加富含植物纤维的食物的摄取，增加饮水量，适当运动等。聚乙二醇 4000 可用于糖尿病患者
护胃药	• 常用品种：质子泵抑制剂、硫糖铝、铝碳酸镁 • 作用机制：参见消化道疾病章节表 3-103	• 适应证：用于胃黏膜保护 • 质子泵抑制剂：可引起肝肾功能损伤 • 铝碳酸镁：大剂量服用时可导致软糊状便和大便次数增多 • 其他内容参见消化道疾病章节表 3-103
调节肠道菌群用药	• 常用品种：酪酸梭菌活菌片、枯草杆菌二联活菌、双歧杆菌三联活菌胶囊 • 作用机制：改善肠道菌群紊乱	• 适应证：用于调节肠道菌群 • 活菌制剂切勿置于高温处 • 与抗菌药物应分开服用 • 不能与抗酸药、铋剂、鞣酸、药用炭、酊剂合用
免疫抑制用药	• 常用品种：①糖皮质激素；②钙调磷酸酶抑制剂：环孢素、他克莫司、西罗莫司；③抗代谢物：霉酚酸酯、硫唑嘌呤；④烷化剂：环磷酰胺；⑤来氟米特；⑥雷公藤多苷等 • 作用机制：参见结缔组织病章节表 3-112	• 适应证：用于自身免疫性疾病 • 糖皮质激素：应在上午 9 点前服用以模拟皮质类固醇正常峰值水平；用药期间应监测血压、血糖；注意预防感染；停药时应逐渐减量或同时使用促腺皮质激素类药物；甲状腺功能减退症、肝硬化、脂肪肝、糖尿病、重症肌无力患者慎用；小儿应定期监测生长和发育情况；不可在使用免疫抑制剂量的皮质激素期间注射活病毒疫苗 • 免疫抑制剂：使用期间应监测血液计数和肝肾功能，有严重不良反应需要停止治疗。药物过量时一般采用对症处理，严重者可考虑透析排出。疗程期间使用适当避孕措施 • 环孢素、他克莫司：可能引起血钾、血镁水平波动，故应对严重肾功能不全的患者作血清钾和血清镁的监测。用药期间监测血药浓度 • 雷公藤多苷：在用药期间应注意定期随诊并检查血、尿常规及心电图和肝肾功能 • 其他内容参见结缔组织病章节表 3-112

3. 主要的药物相互作用（详见表 3-79）

表 3-79 慢性肾脏病治疗药物与其他药物相互作用的风险及处理建议

分类		相互作用的药物	风险	处理建议
改善贫血用药	铁剂	制酸剂、四环素类	**抑制铁剂吸收**	• 至少间隔 2h
		复方 α-酮酸	**影响铁剂吸收**	• 间隔 2h 服用

续表

分类		相互作用的药物	风险	处理建议
改善贫血用药	叶酸	苯巴比妥、苯妥英钠、扑米酮	大剂量叶酸可使癫痫发作的临界值明显降低，发作次数增多	• 避免同时服用，如不可避免，则应严密监测抗癫痫药物浓度，如有异常进行及时调整
		锌	大剂量叶酸可影响锌的吸收	• 避免与锌制剂同服
钙磷调节用药	钙剂、维生素D制剂	噻嗪类利尿剂	升高血钙	• 监测血钙，目标值 2.25～2.75mmol/L，若持续高钙，需停钙剂或降低剂量
		洋地黄苷类	可出现高钙血症，诱发心律失常	• 应避免同时应用，如有必要至少应间隔 4h
		含磷制剂	诱发高磷血症	• 监测血钙及血磷。若有血磷升高，首先积极降磷 ➢血钙＞2.54mmol/L，应减少或停用含钙的磷结合剂；有条件时使用不含钙的磷结合剂（如司维拉姆、碳酸镧等） ➢严重高血钙（＞3.75mmol/L）时应减量或停用活性维生素D，待血钙恢复正常再重新开始使用
	钙剂	苯妥英钠、四环素类	影响药物的吸收	• 避免联用
		维生素D、避孕药、雌激素	增加钙的吸收	• 监测血钙，目标值 2.25～2.75mmol/L，若持续高钙，需停钙剂或降低剂量
		含钾的药物	心律失常	• 注意监测心率
		含铝抗酸药	铝的吸收增多	• 避免联用
	维生素D制剂	含镁的制剂（如抗酸药）	高镁血症	• 长期透析患者不可联用
		酶诱导剂（如苯妥英钠、苯巴比妥）	降低维生素D药效	• 尽量避免联用 • 合用时适当加大维生素D剂量
		骨化三醇：胆汁酸螯合剂	削弱骨化三醇在肠道的吸收	• 尽量避免联用 • 合用时间隔 2h 服用
	双膦酸盐、降钙素	• 参见骨质疏松章节表 3-87		
	西那卡塞	唑类抗真菌药、大环内酯类抗生素、三环类抗抑郁药	导致西那卡塞血药浓度升高，作用增强	• 如发生低钙血症，可酌情使用钙剂或维生素D制剂，如血清钙值＜2.0mmol/L，应停用西那卡塞，待恢复至 2.25mmol/L 以上时再重新给药
		降钙素、双膦酸盐类骨吸收抑制剂、肾上腺皮质激素	血清钙值可能下降	

续表

分类	相互作用的药物	风险	处理建议
降压药	• 参见高血压章节表 3-13		
降糖药	• 参见糖尿病章节表 3-3		
改善营养用药（复方 α-酮酸）	四环素、喹诺酮类、铁剂、氟化物、含雌莫司汀的药物	与钙结合形成难溶性复合物，影响药物吸收	• 应间隔 2h 以上服用
	含钙药物	增加心律失常的风险	• 监测血钙，停用或减少使用含钙药物
改善便秘用药（乳果糖）	噻嗪类、皮质类固醇和两性霉素 B	加剧钾的流失，降低血钾	• 监测血钾水平。当血钾＜3.5mmol/L 或临床表现符合低钾血症时，应减少或停止乳果糖的使用，或补钾
	强心苷类药物	引起心律失常	• 避免合用
护胃药	• 参见消化道疾病章节表 3-104		
调节肠道菌群用药	抗菌药物、抗酸药、铋剂、鞣酸、药用炭、酊剂	影响活菌制剂活性	• 至少间隔 2h
免疫抑制用药：糖皮质激素	• 参见结缔组织病章节表 3-113		
免疫抑制用药：他克莫司、环孢素	• 参见结缔组织病章节表 3-113		
免疫抑制用药：霉酚酸酯	抗酸药	霉酚酸酯暴露量降低	• 监测霉酚酸酯血药浓度，根据浓度异常值调整霉酚酸酯剂量
	阿昔洛韦	两种药物的血浆浓度可能升高	
免疫抑制用药：环磷酰胺	• 参见结缔组织病章节表 3-113		

4. 主要的药物不良反应（详见表 3-80）

表 3-80　慢性肾脏病的主要药物不良反应及处理建议

分类	常见 ADR	严重 ADR	处理建议
改善贫血用药	• **铁剂：**可能出现胃肠刺激或便秘，可减少肠蠕动，引起便秘，并排黑便。静脉注射铁剂可产生局部疼痛及色素沉着 • **叶酸：**长期用药可以出现畏食、恶心、腹胀等胃肠症状。大量服用叶酸时，可使尿呈黄色	—	• 如可耐受则无需特殊处理

续表

分类	常见 ADR	严重 ADR	处理建议
钙磷调节用药	• **钙剂、维生素 D 制剂：**钙中毒；并发高钙血症和高磷血症的患者（浓度 > 6mg/dL 或 1.9mmol/L）使用钙剂可能发生钙质沉着 • **碳酸钙：**偶可发生奶-碱综合征，表现为碱中毒及肾功能不全（因服用牛奶及碳酸钙、或单用碳酸钙引起）。过量长期服用可引起胃酸分泌反跳性增高 • **降磷剂：**头痛、过敏性皮肤反应 • **双膦酸盐、降钙素：**参见骨质疏松章节表 3-88 • **西那卡塞：**恶心呕吐、胃部不适、食欲不振、腹胀；低钙血症；QT 间期延长	• **阿仑膦酸钠：**可能导致严重皮肤反应，包括 Stevens-Johnson 综合征和毒性表皮坏死松懈 • **双膦酸盐、降钙素：**参见骨质疏松章节表 3-88 • **西那卡塞：**低钙血症；QT 间期延长；消化道出血、消化道溃疡；意识水平降低、短暂性意识丧失；猝死	• 用药期间应注意监测血钙浓度及尿钙水平，特别是对于同时补充钙剂者，如已出现头晕、恶心、呕吐、腹痛等高钙血症征象者，及时停药可恢复正常 • 胃肠道反应，如果进餐时同时服药，这些反应会减轻，连续服药时也会随着时间而逐渐减轻 • 西那卡塞：需密切观察，如出现消化道出血、消化道溃疡、意识水平降低、短暂性意识丧失等症状时，应立即停用本品并采取适当措施
降压药	• 参见高血压章节表 3-14		
降糖药	• 参见高血压章节表 3-14		
改善营养用药	• 复方 α-酮酸：高钙血症	—	• 减少维生素 D 的摄入量。如高钙血症持续发生，将复方 α-酮酸减量并减少其他含钙物质的摄入
改善便秘用药	• **乳果糖：**如长期大剂量服用，可能会因腹泻出现电解质紊乱 • **聚乙二醇 4000：**偶有腹胀和恶心	—	• 腹痛和腹泻：停药后 24～48h 内即可消失 • 减少乳果糖或聚乙二醇 4000 的使用剂量
护胃药	• 参见常见消化道疾病章节表 3-105		
免疫抑制剂	• 胃肠道症状，如恶心、呕吐、腹痛、腹泻等 • 并发感染 • 高血压（糖皮质激素、环孢素、西罗莫司、雷公藤多苷） • 高血糖（糖皮质激素、他克莫司）；血压降低（糖皮质激素、雷公藤多苷） • 其他（皮疹、瘙痒等） • **糖皮质激素、环孢素、来氟米特、他克莫司：**见结缔组织病章节表 3-114 • **西罗莫司：**血小板减少、贫血、发热、低钾血症、低磷酸盐血症、尿道感染、高胆固醇血症、高甘油三酯血症、淋巴囊肿、外周水肿、关节痛、疼痛、头痛以及血乳酸脱氢酶水平升高 • **雷公藤多苷：**转氨酶升高；白细胞/血小板下降；少尿或多尿、肾功能异常；心悸、心电图异常；月经紊乱、精子活力及数目减少；头昏、嗜睡	• 严重精神异常 • 骨折 • 严重感染 • 急性肝损伤和急性肾损伤（如环孢素、来氟米特、他克莫司、西罗莫司、雷公藤多苷）等 • **硫唑嘌呤：**参见结缔组织病章节表 3-114 • **雷公藤多苷：**胃出血；粒细胞缺乏和全血细胞减少	• 及时停药 • 对症处理

（卢晓阳　柳琳）

二、实践技能要点

1. 用药治疗方案评估要点和方法（详见表 3-81）

表 3-81 慢性肾脏病患者用药治疗方案评估要点和方法

评估要点	评估方法
疾病控制情况	• 测定血肌酐，计算肾小球滤过率，评估患者肾功能 • 监测血压，评估患者高血压控制情况 • 监测血红蛋白、铁蛋白、血清铁、总铁结合力，评估贫血控制情况 • 监测血钙、血磷、甲状旁腺激素，评估患者钙磷代谢情况 • 监测血气等，评估是否存在酸中毒等 • 监测白蛋白等，评估营养状况
当前用药是否存在适应证	• 根据疾病控制情况评估，是否有不必要的药物治疗 • 是否有需要增加的药物治疗
当前用药是否存在禁忌证	• 收集患者的肝肾功能、铁蛋白、血钙等检查结果 • 有无结石等病史和既往史
用药治疗方案安全性评估	• 是否有难以耐受的 ADR • 给药剂量是否根据肾功能调整，如各种抗菌药、抗病毒药
药物使用方法是否正确	• 询问患者平时各种药物的单次剂量、给药频次、用药时间 • 具体给药途径，如部分缓释、控释制剂、肠溶制剂必须整粒吞服；降磷药碳酸钙必须餐中嚼服
是否存在严重药物相互作用	• 查看患者联合用药方案，是否存在严重药物相互作用 • 询问患者自备药物及保健品，是否存在严重相互作用
用药依从性评估	• 询问各种药物的用法用量，与患者的处方进行比对 • 药物治疗依从性欠佳原因分析及提高措施
是否进行生活干预	• 询问患者日常饮食的种类和数量，与患者的饮食医嘱对比 • 患者运动情况评估

2. 常见临床药物治疗管理要点

（1）常见用药风险和药学监护要点（详见表 3-82）

表 3-82 慢性肾脏病患者常见用药风险和药学监护要点

用药风险	常见原因	监护/指导要点
低血压	• 降压药剂量过大 • α 受体阻滞剂致直立性低血压	• 注意监测血压 • α 受体阻滞剂建议睡前服用，服药后避免迅速起立 • 规范使用缓释、控释制剂
急性肾损伤	• ACEI/ARB 类药物 • 非甾体抗炎药 • 部分中草药（含马兜铃药物等） • 造影剂 • 抗菌药：氨基糖苷类、磺胺类等	• 用药初期监测肌酐 • 短期内肌酐升高 30% ~ 50% 建议暂停使用 • 不宜自行服用保健品 • 慎行造影检查，必要时注意水化 • 慎用解热镇痛药

续表

用药风险	常见原因	监护/指导要点
心动过缓	• β受体阻滞剂 • α受体阻滞剂、β受体阻滞剂	• 小剂量开始使用 • 监测心率。如心率＜50次/分，建议停药、减量或改用其他种类的降血压药物
高钙血症、血管钙化	• 含钙磷结合剂 • 维生素D制剂 • 其他含钙药物	• 定期监测血钙 • 限制钙、磷入量 • 换用不含钙磷结合剂
栓塞、脑梗死	• 促红细胞生成素 • 抗凝不足	• 定期监测血常规 • Hb月上升不宜＞10g/L，Hb不宜＞130g/L • Hb月上升＞10g/L，或Hb＞130g/L时，减少促红细胞生成素的用量 • 肾病综合征患者（ALB＜20g/L）适时抗凝
肾脏结石	• 苯溴马隆 • 饮水量少 • 尿液过酸或过碱	• 肾结石患者禁用苯溴马隆 • 服用苯溴马隆期间应大量饮水（初期2000mL/日） • 碱化尿液，目标pH 6.2～6.9

（2）常见依从性问题原因分析和用药指导要点（详见表3-83）

表3-83 慢性肾脏病患者常见依从性问题原因分析和指导要点

依从性问题	常见原因	指导要点
自行调整药物的用法用量	• 缺乏慢性肾脏病药物治疗相关知识 • 担心药物副作用 • 记忆力不好，偶有忘记服药 • 药物太贵、药品缺货 • 服用药物品种太多 • 缺乏正确指导 • 自我约束能力差，不重视	• 加强教育，包括对肾脏疾病的认识，治疗的目的、治疗的长期性，自行调整药物的风险 • ADR的发生率及预防措施 • 帮助患者优化药物，制定服药清单 • 使用药品分装盒、设定服药闹钟或请家属协助督促按时按量服药
不愿定期随访	• 不清楚随访监测的重要性 • 不清楚随访周期 • 没有时间，行动不便	• 加强教育，强调随访、监测的意义 • 固定随访时间，预约随访 • 就近随访治疗
没有进行饮食控制	• 不清楚饮食控制的重要性 • 不知道如何控制饮食 • 自控能力差	• 加强教育，强调饮食控制的重要性 • 提供适合患者的食物清单等 • 建议患者记录饮食日记 • 请家属协助监督
自备药管理	• 不清楚哪些药物有肾损风险 • 乱用中药、保健品	• 加强教育，服用任何药物及保健品之前咨询医师或药师 • 注意定期监测疗效和ADR

（3）随访评估要点（详见表3-84）

表 3-84 慢性肾脏病患者随访评估要点

项目	随访评估要点
依从性	• 查看患者随访记录等，并了解患者是否按药师指导按量、按时、规范用药 • 患者是否进行饮食控制等生活干预
有效性	• 评估患者肾功能及相关并发症（监测血压、钙磷、PTH、血红蛋白、血气）控制情况
安全性	• 关注药品不良反应（监测血压、心率、血钙、肾功能等）

注：PTH：parathyroid hormone（甲状旁腺素）。

三、案例

案例 1 降血压药物导致肾损害加重

【患者当前用药】

药品名称及规格	用法用量		
苯磺酸氨氯地平片（5mg/片）	5mg q. d	饭前服	口服
氯沙坦片（100mg/片）	100mg q. d	饭前服	口服
阿司匹林肠溶片（100mg/片）	100mg q. d	空腹服	口服

【临床药物治疗管理过程】

项目	内容
用药相关信息收集	• 基本信息：45 岁男性 • 诊断：1. IgA 肾病；2. 慢性肾脏病急性加重；3. 高血压 • 既往史、个人史：确诊 IgA 肾病十余年，近 1 年内肌酐稳定于 150～200μmol/L。高血压 15 年，长期服用苯磺酸氨氯地平片，3 周前因血压控制不佳加用氯沙坦 100mg q. d 口服 • 辅助检查： ➢血压：150/90mmHg，心率：87 次/分 ➢肾功能：肌酐 320μmol/L ➢未见其他明显异常
主要问题	患者近期无感染、无腹泻等，近期肌酐上升迅速
原因分析	患者近期肌酐上升明显，可能与氯沙坦的使用有关。ACEI/ARB 类药物扩张出球小动脉较入球小动脉作用明显，有可能导致肾脏缺血而影响肾功能；会加重肾灌注不足，可能造成急性肾损伤。ACEI/ARB 类药物导致肾损伤，多出现在治疗初期，一般认为用药 2～4 周后。因此若发现血钾水平升高（＞5. 5mmol/L）、肌酐水平升高＞30%～50%以上应停药
用药调整和指导	• 用药调整： ➢停用氯沙坦 ➢加用阿罗洛尔 5mg b. i. d 口服 • 用药监护：每天监测心率 • 随访计划：1 周后复查肾功能
随访评估	• 1 周后： ➢依从性：患者规范用药，按要求随访 ➢有效性：肌酐 232μmol/L，肾功能明显好转 ➢安全性：患者心率：72 次/分，心率在目标范围内

续表

项目	内容
随访评估	• 1个月后： ➢依从性：患者规范用药，按要求随访 ➢有效性：肌酐 181μmol/L，肾功能接近基线水平 ➢安全性：患者心率：70次/分，心率在目标范围内

案例2 自行停用缬沙坦致蛋白尿增多

【患者当前用药】

药品名称及规格	用法用量		
缬沙坦片（80mg/片）	80mg q. d	饭前服	口服
阿司匹林肠溶片（100mg/片）	100mg q. d	空腹服	口服

【临床药物治疗管理过程】

项目	内容
用药相关信息收集	• 基本信息：45岁女性 • 诊断：1. IgA肾病；2 慢性肾脏病，CKD 3期 • 既往史、个人史：半年前因蛋白尿就诊（24h尿蛋白 1. 0～1. 5g），确诊为 IgA 肾病，使用缬沙坦片 80mg 减少蛋白尿，24h尿蛋白控制于 0. 5～0. 8g。每月门诊随访。此次诉尿泡沫明显增多。患者近期无腹泻、感染等病史 • 辅助检查： ➢血压：130/80mmHg；心率：87次/分 ➢肾功能：肌酐 107μmol/L ➢ 24h蛋白尿：1. 5g
主要问题	患者病情稳定，近期蛋白尿明显上升迅速
原因分析	询问病史，患者因近期血压控制较好，自行停用了缬沙坦。而对于该患者而言，使用缬沙坦的目的不是降压，主要是为了减少蛋白尿
用药调整和指导	• 用药调整：继续缬沙坦 80mg q. d 口服 • 用药指导： ➢使用缬沙坦主要目的是降低肾小球滤过压，减少蛋白尿，保护肾功能 ➢主要目的不是降压，不能因为血压控制而停药。只要能够耐受，建议此药长期使用 ➢患者目前并未出现低血压，建议继续使用 • 用药监护：注意监测血压。如血压过低，及时就诊 • 随访计划：1个月后复查 24h尿蛋白
随访评估	• 1个月后： ➢依从性：患者规范用药，按要求随访 ➢有效性：肌酐 97μmol/L，肾功能稳定；尿泡沫减少，24h尿蛋白 0. 8g ➢安全性：患者血压：115/75mmHg，无头晕等不适
	• 2个月后： ➢依从性：患者规范用药，按要求随访 ➢有效性：肌酐 98μmol/L，肾功能稳定；尿泡沫减少，24h尿蛋白 0. 6g ➢安全性：患者血压：118/80mmHg，无头晕等不适

案例 3 降磷药使用不当导致降磷疗效欠佳

【患者当前用药】

药品名称及规格	用法用量		
碳酸钙片（0.5g/片）	0.5g t.i.d	餐中	嚼服
苯磺酸氨氯地平片（5mg/片）	5mg q.d	饭前服	口服
阿罗洛尔片（10mg/片）	10mg b.i.d	饭前服	口服
琥珀酸亚铁（0.1g/片）	0.1g t.i.d	饭后服	口服
重组人促红素注射液（6000U/支）	6000u q.w	每周三	皮下注射

【临床药物治疗管理过程】

项目	内容
用药相关信息收集	• 基本信息：55 岁男性 • 诊断：1. 慢性肾脏病，CKD 4 期；2. 肾性高血压，高磷血症，肾性贫血 • 既往史、个人史：发现蛋白尿及肌酐升高十年余，之后肌酐进行性上升，近 1 年内肌酐维持在 250~300μmol/L。3 个月前因血磷升高至 2.1mmol/L，加用降磷药碳酸钙 0.5g t.i.d。3 天前复查血磷 2.25mmol/L，未见明显降低
主要问题	患者使用碳酸钙 3 个月，血磷不降反升
原因分析	• 磷酸钙用法不当，依从性差：询问患者用药情况，发现患者磷酸钙餐前空腹吞服，使用方法不当，并且经常漏服 • 食物影响：请患者记录 1 周的饮食清单，发现患者有饮用碳酸饮料的习惯，特别在夏天，平均每天饮用一瓶可口可乐，而可乐等饮料中含有大量的食品添加剂，磷酸含量 196mg/L，不建议高磷患者使用
用药调整和指导	• 用药指导： ➢碳酸钙：三餐餐中嚼服，方可更好地结合食物中的磷，减少磷的吸收 ➢强调碳酸钙正确使用的重要性，不可漏服或自行停药 • 饮食指导： ➢注意低磷饮食，提供饮食清单 ➢需选择磷蛋白比低的食物：如蛋清，含磷量很低，含蛋白量较高 ➢关注磷的吸收率：食品添加剂中的磷几乎能完全被吸收，避免食用含太多添加剂的食物，多食用新鲜菜肉制品 • 随访计划：1 个月后随访，监护血磷、血钙
随访评估	• 1 个月后： ➢依从性：患者按药师指导，碳酸钙餐中嚼服，控制饮食，按要求随访 ➢有效性：患者血磷：1.98mmol/L，血磷一定程度降低，但仍未达标 ➢安全性：患者血钙：2.1mmol/L，血钙正常范围 ➢建议：继续原方案，2 个月后查血钙、血磷
	• 3 个月后： ➢依从性：患者按药师指导，碳酸钙餐中嚼服，控制饮食，按要求随访 ➢有效性：患者血磷：1.64mmol/L，血磷基本达标 ➢安全性：患者血钙：2.15mmol/L，血钙正常范围 ➢建议：继续按药师指导服药，控制饮食，3 个月后查血钙、血磷

案例 4　多种药物联用导致血管钙化

【患者当前用药】

药品名称及规格	用法用量		
氯沙坦片（100mg/片）	100mg q. d	饭前服	口服
骨化三醇胶丸（0. 25μg/片）	0. 25μg q. d	饭前服	口服
重组人促红素注射液（6000U/支）	6000U q. w	每周四	皮下注射
琥珀酸亚铁片（0. 1g/片）	0. 1g t. i. d	饭后服	口服
碳酸钙片（0. 5g/片）	0. 5g t. i. d	餐中	嚼服
复方 α-酮酸片（630mg/片）	1890mg t. i. d	饭前服	口服

【临床药物治疗管理过程】

项目	内容
用药相关信息收集	• 基本信息：68 岁男性 • 诊断：1. 慢性肾脏病，CKD 5 期；2. 规律腹膜透析 • 既往史、个人史：患者规律腹膜透析 5 年，存在肾性高血压、肾性贫血，及钙磷代谢紊乱。长期使用降压药、人促红素、铁剂、含钙磷结合剂，α-酮酸等药物 • 辅助检查：ALB 33g/L，甲状旁腺素 289. 4pg/mL，磷 1. 90mmol/L，钙 2. 44mmol/L，CT 检查示患者腹膜、血管多发钙化
主要问题	患者出现多发钙化，可能与患者含钙制剂的使用有关
原因分析	患者同时使用碳酸钙、复方 α-酮酸片、骨化三醇胶丸，均可能导致血钙升高 • 碳酸钙是一种含钙磷结合剂，可以结合肠道中的磷降低血磷，但同时可能导致血钙升高 • 复方 α-酮酸片为复方制剂，含 4 种酮氨基酸钙、1 种羟氨基酸钙和 5 种氨基酸。 每片含钙 50mg，长期使用有升高血钙风险 • 骨化三醇胶丸可以促进血钙吸收，升高血钙
用药调整和指导	• 用药调整： ➢停用碳酸钙：患者已经有明显的血管、腹膜钙化情况，不宜继续使用 ➢加用碳酸镧片 0. 5g t. i. d 餐中嚼服：此药为不含钙，降磷同时不会引起血钙升高 ➢停用复方 α-酮酸片：患者 ALB 33g/L，营养状况尚可，且出现血钙偏高，腹膜、血管多发钙化，不宜使用 ➢停用骨化三醇胶丸：目前 PTH 基本达标，且血钙偏高，暂停使用 • 饮食指导： ➢注意低磷饮食，并为患者提供饮食清单 ➢控制饮食中钙的摄入 • 随访计划：1 个月后随访，监护血磷、血钙、PTH
随访评估	• 1 个月后： ➢依从性：患者按要求调整药物，控制饮食，规律随访 ➢有效性：患者血磷：1. 88mmol/L，血钙：2. 12mmol/L，甲状旁腺素 296. 4pg/mL，血钙明显降低，血磷尚未达标，甲状旁腺素基本稳定 ➢安全性：患者未出现恶心等不良反应 ➢建议：继续按药师指导服药，控制饮食，3 个月后查血钙、血磷、血甲状旁腺素

续表

项目	内容
随访评估	• 3个月后： ➢依从性：患者按要求调整药物，控制饮食，规律随访 ➢有效性：患者血磷：1.80mmol/L，血钙：2.03mmol/L，甲状旁腺素 292.4pg/mL；血磷、甲状旁腺素稳定，血钙正常范围 ➢安全性：无明显药品不良反应 ➢建议：患者继续按药师指导服药，控制饮食，3个月后查血钙、血磷

案例 5 降压药物使用不当导致直立性低血压

【患者当前用药】

药品名称及规格	用法用量		
氯沙坦片（100mg/片）	100mg q.d	饭前服	口服
苯磺酸氨氯地平片（5mg/片）	10mg q.d	饭前服	口服
甲磺酸多沙唑嗪缓释片（4mg/片）	4mg q.n	睡前服	口服
琥珀酸亚铁片（0.1g/片）	0.2g t.i.d	饭后服	口服
重组人促红素注射液（6000U/支）	6000U q.w	每周二	皮下注射

【临床药物治疗管理过程】

项目	内容
用药相关信息收集	• 基本信息：68岁男性 • 诊断：1.慢性肾脏病，CKD 5期；2.高血压；3.肾性贫血；4.前列腺增生 • 既往史、个人史：患者慢性肾脏病病史十余年，肾功能进行性恶化。目前存在肾性高血压、肾性贫血等并发症；1年前诊断为前列腺增生 • 辅助检查：血压 140/90mmHg，Hb 110mg/dL
主要问题	患者近期每日晚上用药后体位变化时，经常出现头昏、头晕、视物模糊症状。高度怀疑为直立性低血压
原因分析	患者近期多次出现直立性低血压。详细询问，发现患者降血压药的使用存在问题：患者因高血压、前列腺增生，联合使用苯磺酸氨氯地平片、氯沙坦片及甲磺酸多沙唑嗪缓释片降血压，近期患者血压控制尚可，自行减药，患者将甲磺酸多沙唑嗪缓释片掰开服用，每次 2mg。失去缓释效果，大量药物同时释放入血，α受体阻断的作用迅速而强烈，可导致显著的直立性低血压
用药调整和指导	• 用药调整： ➢甲磺酸多沙唑嗪缓释片：此药既可以治疗前列腺增生，又有利于控制血压，建议继续使用 ➢甲磺酸多沙唑嗪缓释片：此药为缓释制剂，不可掰开服用，应 4mg q.n 口服 ➢为避免血压过低，苯磺酸氨氯地平片减半至 5mg q.d 口服 • 用药指导： ➢甲磺酸多沙唑嗪缓释片：必须完整吞服，不应咀嚼、掰开或碾碎。如果掰开服用，则会失去缓释效果，大量药物同时释放入血，α受体阻断的作用迅速而强烈，可导致显著的直立性低血压 ➢甲磺酸多沙唑嗪缓释片中，多沙唑嗪被置入一个不能被吸收的外壳中缓慢释放药物。空壳被排出并可能在大便中见到，无需紧张

续表

项目	内容
用药调整和指导	➢建议睡前服用。 用药后避免体位变化过大，如突然坐起或站立等 • 用药监测：每日监测血压，特别在出现头晕等不适症状时及时测量 • 随访计划：2周后随访，观察血压控制情况
随访评估	• 2周后： ➢依从性：患者按规范用药，按要求随访 ➢有效性：患者血压 145/78mmHg，血压达标 ➢安全性：患者诉未出现明显头昏、头晕、视物模糊等症状 ➢建议：患者继续之前治疗

（林厚文　逄晓云）

【参考文献】

[1] 中华医学会糖尿病学分会. 中国2型糖尿病防治指南（2017年版）. 中华糖尿病杂志，2018，10（1）：4-67.

[2] Kidney Disease：Improving Global Outcomes（KDIGO）Glomerulonephritis Work Group. KDIGO clinical practice guideline for glomerulonephritis. Kidney Inter Suppl，2012，2（2）：139-274.

[3] Khanna D，Fitzgerald JD。Khanna PP，et a1. 2012 American College of Rheumatology Guidelines for Management of Gout. Part 1：Systematic Nonpharmacologic and Pharmacologic Therapeutic Approaches to Hyperuricemia. Arthritis Care Res，2012，64（10）：1431-1446.

[4] Paul A. James，MD，Suzanne Oparil，MD，Barry L. Carter，PharmD，et al. 2014 Evidence-Based Guideline for the Management of High Blood Pressure in Adults Report From the Panel Members Appointed to the Eighth Joint National Committee（JNC 8）. JAMA，2014，311（5）：507-520.

[5] Kidney Disease：Improving Global Outcomes（KDIGO）Blood Pressure Work Group. KDIGO Clinical Practice Guideline for the Management of Blood Pressure in Chronic Kidney Disease. Kidney inter，Suppl，2012（2）：337-414.

第十节　骨质疏松的药物治疗管理

一、基础知识要点

1. 药物治疗基本原则（详见表3-85）

表3-85　骨质疏松药物治疗基本原则

项目	骨质疏松（Osteoporosis，OP）
疾病控制目标	• 降低骨折发生，维持骨量和骨质量，预防增年龄骨丢失

续表

项目		骨质疏松（Osteoporosis，OP）
药物治疗指征		• 无论是否有骨折，骨密度 T 值 < - 2.5，已诊断为骨质疏松者 • 无论是否有过骨折，骨量低下（骨密度：- 2.5 < T 值 < - 1.0）并存在一项以上骨质疏松危险因素者。骨质疏松危险因素包括：不可控因素（人种、老龄、女性绝经和脆性骨折家族史）和可控因素（不健康生活方式、合并影响骨代谢的疾病、服用影响骨代谢的药物） • 无骨密度测定条件时，具备以下情况之一者，也需药物治疗：已发生脆性骨折；亚洲人 OSTA 筛查为“高风险”；FRAX 计算出髋部骨折概率≥3%或任何重要的骨质疏松性骨折发生概率≥20%
药物选择		• 基础干预措施：调整生活方式，使用钙剂和维生素 D 等药物 • 双膦酸盐类药物口服制剂：适用于低、中度骨折风险者（如年轻的绝经后妇女、骨密度水平较低但无骨折史者） • 双膦酸盐类、特立帕肽等药物注射剂：适用于口服不能耐受、有禁忌证、依从性欠佳及高骨折风险者（如多发椎体骨折或髋部骨折的老年患者、骨密度极低的患者） • 雌激素或选择性雌激素受体调节剂：适用于仅椎体骨折高风险，而髋部和非椎体骨折风险不高的患者 • 降钙素短期使用：适用于新发骨折伴疼痛患者
联合用药	指征	• 骨质疏松症如同其他慢病一样，不仅要长期、个体化治疗，也需药物联合或序贯治疗
	原则	• 同时联合方案：基础药物+ 抑制骨吸收药物、基础药物+ 促进骨形成药物 • 续贯用药：某些骨吸收抑制剂治疗失效、疗程过长或存在不良反应时；骨形成促进剂（PTH 类似物）的推荐疗程仅为 18~24 个月，停药后应序贯治疗 • 不建议相同作用机制的药物同时联合应用，也不建议双膦酸盐与甲状旁腺激素制剂的联合应用

注：OSTA：osteoporosis self-assessment tool for Asians（亚洲人骨质疏松自我筛查工具）；FRAX：fracture risk assessment tool（骨折风险预测简易工具）。

2. 药物分类与临床应用要点（详见表 3-86）

表 3-86　骨质疏松治疗药物分类与临床应用要点

分类	常用品种及作用机制	临床应用要点
钙剂	• 常用品种：碳酸钙、醋酸钙、乳酸钙 • 作用机制：骨矿化促进剂，参与骨骼形成、骨折后骨组织重建以及肌肉收缩、神经传递等	• 适应证：骨质疏松的基础治疗 • 禁用：高钙血症、高钙尿症 • 大剂量补充钙剂潜在增加肾结石和心血管疾病风险，用药期间建议监测血钙和尿钙 • 大量饮用酒精、进食富含纤维素食物、咖啡因饮料以及吸烟，均会抑制钙剂的吸收
维生素 D 制剂	• 常用品种：维生素 D、α-骨化醇和骨化三醇 • 作用机制：体内转化成活性维生素 D，促进钙吸收并调节钙矿化，促进肌肉细胞分化，增强肌力和神经肌肉协调性等	• 适应证：骨质疏松的基础治疗 • 禁用：高钙血症、维生素 D 中毒征象 • 用药期间应监测血钙、尿钙及肌酐 • 饮食改变（增加奶制品摄入）可能引起钙摄入量迅速增加或不控制服用钙制剂可导致高钙血症，需严格遵守处方饮食

续表

分类	常用品种及作用机制	临床应用要点
双膦酸盐	• 常用品种：阿伦膦酸钠、利塞膦酸钠、伊班膦酸钠、依替膦酸二钠、唑来膦酸 • 作用机制：①抑制破骨细胞活性，防止骨的吸收，降低骨转换率而达到骨钙调节作用；②对体内的磷酸钙有较强亲和力，抑制人体异常钙化和过量钙吸收，减轻骨痛；③降低血清碱性磷酸酶和尿羟脯氨酸的浓度	• 适应证：用于预防和治疗绝经后妇女骨质疏松，治疗男性骨质疏松、糖皮质激素所致的绝经后妇女骨质疏松 • 禁用：孕妇及哺乳期妇女、CrCl＜35mL/min、口服双膦酸盐无法保持直立者或食管异物导致食管排空延迟者 • 胃及十二指肠溃疡、反流性食管炎者慎用口服双膦酸盐 • 一过性“流感样”症状在用药3天内缓解，症状明显者可用非甾体抗炎药对症处理 • 下颌骨坏死高风险（伴有糖尿病、牙周病等）需复杂口腔手术者，建议暂停该类药物3~6个月后再实施手术，术后3个月口腔无异常再恢复用药 • 肾功能异常者应慎用或减量使用，可在用药前给予500~1000mL 0.9%氯化钠注射液充分水化减少不良反应发生，唑来膦酸滴注时间不少于15min，伊班膦酸钠滴注时间不少于2h • 阿仑膦酸钠和利塞膦酸钠不要咀嚼或吮吸，服用后保持直立或端坐至少30min，依替膦酸二钠需在两餐间服用
降钙素	• 常用品种：鲑降钙素、依降钙素 • 作用机制：抑制破骨细胞生物活性、减少破骨细胞数量，减少骨量丢失并增加骨量	• 适应证：主要用于缓解骨质疏松症及骨折引起的骨痛 • 禁用：孕妇及哺乳期妇女 • 儿童不建议使用 • 偶有过敏，根据说明书要求确定是否做过敏试验
雌激素	• 常用品种：雌激素 • 作用机制：抑制骨转换，阻止骨丢失，降低骨质疏松性骨折发生风险	• 适应证：围绝经期和绝经后妇女，特别是有绝经症状（如潮热、出汗等）及泌尿生殖道萎缩症状 • 禁用：雌激素依赖性肿瘤（乳腺癌、子宫内膜癌）、血栓性疾病、不明原因阴道出血及活动性肝病和结缔组织病 • 慎用：子宫肌瘤、子宫内膜异位症、有乳腺癌家族史、胆囊疾病和垂体泌乳素瘤者 • 绝经早期开始用（60岁前或绝经10年内），应用最低有效剂量，每年重点对乳腺和子宫做安全性监测
选择性雌激素受体调节剂	• 常用品种：雷洛昔芬 • 作用机制：抑制破骨细胞，降低骨转换至妇女绝经前水平	• 适应证：用于预防和治疗绝经后妇女的骨质疏松 • 禁用：有或既往患有静脉血栓栓塞或血栓倾向者、肝功能减退包括胆汁淤积、CrCl＜35mL/min、妊娠期及哺乳期妇女、子宫出血原因不明以及有子宫内膜癌症状和体征者 • 潮热症状严重的围绝经期妇女暂时不宜使用
甲状旁腺激素类似物	• 常用品种：特立帕肽 • 作用机制：刺激成骨细胞活性，促进骨形成，增加骨密度，改善骨质量，降低椎体和非椎体骨折的发生风险	• 适应证：促骨形成的代表性药物，用于有骨折高风险的绝经后骨质疏松症治疗 • 禁用：并发畸形性骨炎、骨骼疾病放射治疗史、肿瘤骨转移及并发高钙血症、CrCl＜35mL/min、妊娠期及哺乳期妇女、＜18岁青少年和骨骺未闭合的青少年 • 用药期间监测血钙、尿钙、血压，以及是否有甲状腺功能减退，定期检查牙齿情况 • 初次用药采取坐位或卧位方式，避免直立性低血压，应于大腿或腹部皮下注射给药

续表

分类	常用品种及作用机制	临床应用要点
锶盐	• 常用品种：雷奈酸锶 • 作用机制：具有抑制骨吸收和促进骨形成的双重作用，可降低椎体和非椎体骨折的发生风险	• 适应证：仅用于无法使用其他药物以治疗严重骨质疏松症 • 禁用：伴有已确诊的缺血性心脏病、外周血管病和（或）脑血管疾病者、伴有未控制的高血压、CrCl < 30mL/min • 用药期间监测肾功能，需根据肾功能调整给药剂量 • 本药应在睡前服用，最好在进食后 2h

3. 主要的药物相互作用（详见表 3-87）

表 3-87 骨质疏松治疗药物与其他药物相互作用的风险及处理建议

分类	相互作用的药物	风险	处理建议
钙剂	• 参见慢性肾脏病章节表 3-79		
维生素 D 制剂	• 参见慢性肾脏病章节表 3-79		
双膦酸盐	钙剂、抗酸药	**干扰双膦酸盐类药物吸收**	• 服用双膦酸盐类药物后至少半个小时，才可服用其他药物
降钙素	**鲑降钙素：**锂	**血锂浓度下降**	• 锂的剂量可能需要调整
	依降钙素：氨基糖苷类、双膦酸盐	**血清钙浓度降低**	• 停药并注射钙剂等进行适当处置
雌激素	高血压药、他莫昔芬、口服降糖药、胰岛素、抗凝药	**减弱药物疗效**	• 调整抗凝药物、降糖药、胰岛素等用量 • 高血压药、他莫昔芬谨慎联用
	对乙酰氨基酚，CYP3A4 抑制剂	**增强雌激素疗效**	• 使雌激素浓度升高，增加不良反应，密切监测 • 减少雌激素使用剂量
	卡马西平、苯巴比妥、苯妥英钠、扑米酮、利福平	**减弱雌激素药效**	• 肝药酶诱导药可加快雌激素清除并降低疗效，最大诱导作用出现在 2～3 周，停药后可持续 4 周
	钙剂	**增加钙剂的吸收**	• 无需处理
选择性雌激素受体调节剂	**【通用】**华法林	**缩短凝血酶原时间**	• 合用时密切监测凝血酶原时间
	雷洛昔芬：考来烯胺	**减少本药的吸收和肝肠循环**	• 不应合用
甲状旁腺激素类似物	尚不明确		

续表

分类	相互作用的药物	风险	处理建议
锶盐	含有铝、钙、镁的制剂	降低锶盐吸收	• 间隔 2h 以上服用
	喹诺酮类、四环素类	减少喹诺酮类、四环素类药物的吸收	• 避免合用

注：【通用】是指该大类药物均有的相互作用。后面列举单个药物独有的相互作用。

4. 主要的药物不良反应（详见表 3-88）

表 3-88 骨质疏松治疗药物的主要药物不良反应及处理建议

分类	常见 ADR	严重 ADR	处理建议
钙剂、维生素 D 制剂	• 参见慢性肾脏病章节表 3-80		
双膦酸盐	• 胃肠道反应：上腹疼痛、恶心、反酸、消化道溃疡 • 肌肉关节疼痛 • 肾功能损害	• 下颌骨坏死	• 胃肠道反应：避免与非甾体抗炎药同服，服药后 30min 内避免躺卧 • 肌肉关节疼痛：多在用药 3 天内明显缓解，症状明显者可用解热镇痛药对症治疗 • 肾功能损害：监测肾功能，CrCl < 35mL/min 患者禁用该类药物 • 下颌骨坏死：停药，及时就医
降钙素	• 过敏反应：皮疹、荨麻疹 • 面部潮红	• 过敏性休克	• 过敏反应：有可疑降钙素过敏史或过敏体质患者，使用鲑降钙素前应做皮肤过敏试验，依降钙素一般不需做皮肤过敏试验。一旦发生过敏反应后应及时停药，并予以相应处理 • 面部潮红：一般可以耐受，如合并出现胸闷、心悸应考虑停药
雌激素	• 胃肠道反应：腹痛、恶心 • 生殖系统和乳房疾病：阴道分泌物异常、子宫颈异常、乳房触痛、乳腺增生 • 体重增加	• 静脉血栓栓塞	• 胃肠道反应：多为轻中度，一般能耐受 • 生殖系统和乳房疾病：乳腺癌或怀疑雌激素依赖性恶性肿瘤者禁用，用药期间定期安全性评估，特别是针对乳腺和子宫 • 静脉血栓栓塞：有静脉栓塞病史及有血栓倾向者禁用，用药期间动态监测 D-二聚体，定期行血栓风险评分
选择性雌激素受体调节剂	• 胃肠道反应：腹痛、恶心、呕吐、腹泻 • 流感样症状：发热、头痛、鼻炎、肌痛及骨痛等类流感样不良反应 • 下肢痉挛 • 阴道出血、子宫内膜疾病	• 静脉血栓栓塞	• 流感样症状：多在用药 3 天内缓解，症状明显者可酌情对症处理 • 阴道出血、子宫内膜疾病：用药期间行定期安全性评估，如出现不明原因子宫出血应立即停药并就医 • 静脉血栓栓塞：有静脉栓塞病史及有血栓倾向者禁用，用药期间动态监测 D-二聚体，定期行血栓风险评分

续表

分类	常见 ADR	严重 ADR	处理建议
甲状旁腺激素类似物（特立帕肽）	• 高钙血症 • 下肢痛性痉挛、关节痛	无	• 高钙血症：用药期间应监测血钙水平。为防止高钙血症的发生，治疗时间一般≤2年
锶盐（雷奈酸锶）	• 神经系统反应：头晕、头痛、眩晕 • 肌肉关节疼痛 • 皮肤过敏反应：皮疹、瘙痒、风疹	• 静脉血栓栓塞 • Stevens-Johnson综合征	• 静脉血栓栓塞：有静脉栓塞病史及有血栓倾向者禁用该药，用药期间动态监测D-二聚体，定期行血栓风险评分 • Stevens-Johnson综合征：在治疗初期的发生风险最高，一旦发生应立即停药，并接受必要的糖皮质激素治疗

5. 特殊剂型药物的存放、装置操作方法要点

（1）鲑降钙素鼻喷剂存放要点

① 未开封鲑降钙素鼻喷剂：2～8℃储存。

② 已开封鲑降钙素鼻喷剂：必须直立放置于室温条件下，避免过热和阳光直射。最长可使用4周。

③ 不可冰冻，勿接近冰箱冷冻室。

（2）鲑降钙素鼻喷剂操作方法要点（详见表3-89）

表3-89 鲑降钙素鼻喷剂操作方法要点

项目	要点
操作	• 初次使用，手持喷鼻瓶，按压瓶帽，重复操作（1～2次），直到释放均匀细小的气雾，即可使用 • 将头略向前倾，将喷雾瓶的瓶嘴插入一侧鼻孔，使用时确保瓶口与鼻腔成直线，以便鼻喷剂充分扩散 • 喷压一个剂量后，用鼻子深吸气几次，以免药液流出鼻孔，不要立即用鼻孔呼气 • 如果一次用药两喷，在另一个鼻孔重复操作一次 • 如果喷雾器阻塞，可以通过强力的按压启动装置来解除，勿使用尖锐的物体，以免损伤喷雾器
注意	• 避免喷向鼻中隔 • 勿使用尖锐物体扩大喷嘴

（夏培元　江灏　李薇　唐敏）

二、实践技能要点

1. 用药治疗方案评估要点和方法（详见表3-90）

表3-90 骨质疏松患者用药治疗方案评估要点和方法

评估要点	评估方法
疾病控制情况	• 收集患者血钙、血磷、25-OH维生素D水平、骨转化指标、骨密度
抗骨质疏松药使用方法是否正确	• 询问患者平时各种抗骨质疏松药的服药剂量、频次和时间 • 请患者描述某些药物的服用要点，如阿仑膦酸钠

续表

评估要点	评估方法
当前抗骨质疏松药是否存在禁忌证或严重、难以耐受的 ADR	• 收集患者的肝肾功能等检查结果和既往史 • 询问患者是否有难以耐受的胃肠道反应等 ADR 影响继续用药
合并用药是否影响抗骨质疏松药疗效或患者安全	• 查看当前联合用药方案是否影响患者的肝肾功能
患者是否自行调整抗骨质疏松药的用法用量	• 询问各种抗骨质疏松药的用法用量，与患者的处方进行比对
患者是否进行生活干预	• 询问患者日常饮食的种类和数量，是否坚持运动以及运动的项目、时间和频率 • 强调规律运动、充足日照在抗骨质疏松治疗中的重要性

2. 常见临床药物治疗管理要点

（1）常见用药风险和药学监护要点（详见表 3-91）

表 3-91 骨质疏松患者用药风险和药学监护要点

用药风险	常见原因	监护/指导要点
血钙、尿钙升高	• 钙剂服用过量 • 维生素 D、活性维生素 D 及其类似物服用过量 • 降钙素类药物的使用 • 甲状旁腺激素类似物的应用（如特立帕肽）	• 定期监测血钙、尿钙 • 若血钙、尿钙高于正常值，可调整抗骨质疏松药的剂量
胃肠道不良反应	• 抗骨质疏松药（口服双膦酸盐类常见） • 应激反应	• 服用双膦酸盐时需关注胃肠道反应，若有明显不适，及时就医 • 勿随意调整双膦酸盐的服用时间和姿势
肾损害	• 抗骨质疏松药（如双膦酸盐类） • 联用其他肾毒性药物（如造影剂、NSAIDs 等）	• 监测肾功能 • 根据患者的 CrCl 及时调整抗骨质疏松药物的种类或剂量
一过性“流感样”症状	• 首次口服或静脉输注含氮双膦酸盐可出现一过性发热、骨痛和肌痛等类流感样不良反应，多在用药 3 天内明显缓解	• 发热可自行降温处理 • 骨痛和肌痛等可用非甾体抗炎药（如布洛芬）或其他解热镇痛药（如塞来昔布）对症治疗
下颌骨坏死	• 双膦酸盐类药物可能导致的 ADR，罕见	• 需要接受口腔手术的患者，不建议使用双膦酸盐类药物 • 若需要进行复杂的口腔手术，建议间隔 3 个月再使用双膦酸盐类药物
非典型股骨骨折	• 双膦酸盐类药物可能导致的 ADR	• 连续使用 3 年以上双膦酸盐类药物患者，定期行双股骨 X 线片。若出现非典型股骨骨折，停用双膦酸盐类药物
皮疹等过敏反应	• 抗骨质疏松药（如双膦酸盐类、降钙素类）	• 可用抗过敏药（如氯雷他定）对症治疗

续表

用药风险	常见原因	监护/指导要点
绝经激素类治疗相关ADR（子宫内膜癌、乳腺癌、心血管疾病、血栓）	• 雌、孕激素补充疗法导致绝经妇女的不良反应	• 最低有效剂量 • 定期随访（尤其是乳腺和子宫检查），每年评估是否继续用绝经激素类药

（2）常见依从性问题原因分析和用药指导要点（详见表 3-92）

表 3-92　骨质疏松患者常见依从性问题及用药指导

依从性问题	常见原因	指导要点
自行调整抗骨质疏松药物的用法用量	• 对抗骨质疏松药物治疗相关知识的缺乏 • 记忆力下降 • 正确的服药姿势嫌麻烦	• 对患者进行用药教育，强调服药姿势正确的重要性 • 请家属协助督促以正确姿势服药
不愿定期监测血钙、血磷、25-OH 维生素 D 水平、骨转化指标、骨密度	• 不清楚监测这些指标的重要性 • 不清楚抗骨质疏松的疗程	• 强调指标监测的重要性，尤其是血钙的检测 • 强调抗骨质疏松疗程较长，定期监测指标有利于优化抗骨质疏松方案
没有优化饮食结构	• 不知道如何调整饮食结构 • 不清楚饮食结构优化的意义 • 饮食习惯不好	• 根据患者的营养状况，提供适合的食物清单等 • 强调饮食优化的重要性 • 尽量少饮用碳酸饮料，适量饮用咖啡、浓茶等
未进行规律运动、充足日照	• 运动方式选择不合适 • 患者不喜欢运动、晒太阳	• 建议一些适合患者的运动，推荐有氧运动 • 强调规律、循序渐进运动在抗骨质疏松治疗的重要性

（3）随访评估要点（详见表 3-93）

表 3-93　骨质疏松患者随访评估要点

项目	随访评估要点
依从性	• 了解患者是否按药师指导按量、按时服药，是否采取正确的服药姿势
有效性	• 收集患者血钙、血磷、25-OH 维生素 D 水平、骨转化指标、骨密度等
安全性	• 收集肝肾功能和 ADR

三、案例

案例 1　抗骨质疏松给药时间不当影响药物疗效

【患者当前用药】

药品名称及规格	用法用量		
阿法骨化醇胶丸（0.5μg/粒）	0.5μg q.d	睡前服	口服
碳酸钙 D_3 片（600mg/片）	600mg q.d	睡前服	口服

续表

药品名称及规格	用法用量		
唑来膦酸注射液（5mg/支）	5mg q. y	—	静脉滴注
达比加群酯胶囊（110mg/粒）	110mg b. i. d	餐后服	口服
曲美他嗪片（20mg/片）	20mg t. i. d	餐时服	口服
阿托伐他汀钙片（20mg/片）	20mg q. d	睡前服	口服
酒石酸美托洛尔缓释片（47. 5mg/片）	47. 5mg q. d	晨起服	口服

【临床药物治疗管理过程】

项目	内容
用药相关信息收集	• 基本信息：81岁女性 • 诊断：1. 严重骨质疏松症伴病理性骨折；2. 心房颤动，心功能Ⅱ级 • 既往史、个人史：骨量减少1年，1年多开始规律服用“阿法骨化醇片0. 5μg 1天1次、碳酸钙D_3片600mg 1天1次”至今 • 辅助检查： ➢电解质：血钙2. 33mmol/L，血磷1. 29mmol/L ➢尿酸：402. 0μmol/L ➢肾小球滤过率：52. 13mL/（min · 1. 73m^2） ➢骨转化指标：骨特异碱性磷酸酶7. 17μg/L，β-胶原降解产物0. 242ng/mL，血清骨钙素N端片段14. 0ng/mL。25-OH维生素D 59. 52nmol/L。骨特异碱性磷酸酶6. 30μg/L，Ⅰ型胶原羧基末端肽0. 280ng/mL，血清骨钙素N端片段13. 2 ng/mL ➢骨密度示：L_1、L_2、L_3、L_4、股骨颈、全髋骨密度分别为0. 735g/cm^2、0. 833g/cm^2、0. 873g/cm^2、1. 044g/cm^2、0. 782g/cm^2、0. 750g/cm^2；T值分别为－2. 5、－2. 3、－2. 3、－0. 8、－1. 2、－1. 7。肝功能未见明显异常
主要问题	1年多前规律服用阿法骨化醇片0. 5μg 1天1次、碳酸钙D_3片600mg 1天1次，近1年有夜间双下肢阵发性肌肉抽搐的症状
原因分析	医生处方注明了给药时间（睡前服用），但患者服用药物较多，近几个月自行将碳酸钙D_3片及阿法骨化醇服用时间改为午餐后服用，导致夜间双下肢阵发性肌肉抽搐。骨代谢在夜间最为活跃，患者为严重骨质疏松，夜间参与骨代谢消耗大量钙，导致夜间双下肢缺钙，发生双下肢阵发性肌肉抽搐
用药调整和指导	• 给药时间调整： ➢阿法骨化醇片：睡前服用 ➢碳酸钙D_3片：睡前服用 ➢强调抗骨质疏松药给药时间的重要性 • 用药监测：无特殊，针对本患者主要观察是否再次发生肌肉抽搐症状 • 随访计划：1周后，追踪患者服药时间调整情况和肌肉抽搐情况，以及血钙、血磷水平
随访评估	• 1周后： ➢患者能按药师指导时间服用抗骨质疏松药 ➢患者肌肉抽搐情况明显好转，建议患者继续按照医生处方、药师建议继续服用药品，持续关注患者腿部肌肉抽搐情况 ➢根据情况及时调整药品种类和用量
	• 3个月后： ➢患者能按药师指导服药，未再次发生夜间双下肢肌肉抽搐情况 ➢血钙、血磷、尿酸均恢复正常，肾小球滤过率无明显变化 ➢骨特异碱性磷酸酶8. 30μg/L，Ⅰ型胶原羧基末端肽0. 210ng/mL，血清骨钙素N端片段14. 2ng/mL。肝功能未见明显异常

案例2 输注唑来膦酸引起一过性“流感样”症状

【患者当前用药】

药品名称及规格	用法用量		
阿法骨化醇胶丸（0.5μg/粒）	0.5μg q.d	睡前服	口服
碳酸钙 D_3 片（600mg/片）	600mg q.d	睡前服	口服
唑来膦酸注射液（5mg/支）	5mg q.y	—	静脉滴注
阿司匹林肠溶片（100mg/片）	100mg q.d	餐前服	口服
二甲双胍片（850mg/片）	850mg b.i.d	餐时服	口服
阿卡波糖片（50mg/片）	50mg t.i.d	餐时服	口服

【临床药物治疗管理过程】

项目	内容
用药相关信息收集	• 基本信息：76岁女性 • 诊断：1.骨质疏松症；2.2型糖尿病 • 既往史、个人史：长期口服阿法骨化醇、碳酸钙 D_3 片 • 辅助检查： ➢电解质：血钙 2.13mmol/L，血磷 1.59mmol/L ➢骨密度示：L_1、L_2、L_3、L_4、股骨颈、全髋骨密度分别为：0.696g/cm²、0.788g/cm²、0.871g/cm²、0.908g/cm²、0.716g/cm²、0.703g/cm²，T值分别为-2.8、-2.6、-2.3、-1.9、-1.8、-2.1 ➢骨转化指标：骨特异碱性磷酸酶 7.15μg/L，Ⅰ型胶原羧基末端肽 0.430ng/mL，血清骨钙素N端片段 12.8ng/mL。25-OH维生素D 79.27nmol/L ➢肝肾功能未见明显异常
主要问题	静脉滴注唑来膦酸注射液后，出现发热（体温38.5℃）、肌肉酸痛等症状
原因分析	唑来膦酸注射液常见不良反应，一过性“流感样”症状
用药调整和指导	• 发热：先给予物理降温，如有必要可加用布洛芬或塞来昔布对症治疗。1~3天情况可缓解。无需过度紧张 • 用药监测：关注患者“流感样”症状是否好转，疼痛情况是否缓解 • 随访计划： ➢住院期间：体温 ➢ 3个月后：25-OH维生素D、肝肾功能、血钙、血磷 ➢ 1年后：骨转换指标、骨密度
随访评估	• 在药师指导下，患者选择口服塞来昔布对抗一过性“流感样”症状缓解，体温降至37.0℃，肌肉酸痛缓解 • 3个月后：复查25-OH基维生素D 92.57nmol/L，随访肝肾功能，无明显降低。血钙、血磷均在正常值 • 1年后：复查骨转换指标、骨密度。骨转化指标活跃，骨密度稍有提高

案例3 抗骨质疏松药用量过大引起尿钙升高

【患者当前用药】

药品名称及规格	用法用量		
骨化三醇胶丸（0.5μg/粒）	0.5μg q.d	睡前服	口服
碳酸钙 D_3 片（600mg/片）	900mg q.d	睡前服	口服
唑来膦酸注射液（5mg/支）	5mg q.y	—	静脉滴注
阿托伐他汀钙片（20mg/片）	20mg q.d	睡前服	口服
苯磺酸氨氯地平片（5mg/片）	5mg q.d	晨起服	口服

【临床药物治疗管理过程】

项目	内容
用药相关信息收集	• 基本信息：90岁女性 • 诊断：1.严重骨质疏松症伴病理性骨折；2.高血压2级；3.高胆固醇血症 • 既往史、个人史：骨质疏松症。2011年输注国产“唑来膦酸”，出现皮疹 • 辅助检查： ➢估算肾小球滤过率85.53mL/（min·1.73m²） ➢电解质：血钙2.21mmol/L，血磷0.95mmol/L；同步尿电解质：尿钙8.26mmol/24h，尿磷11.61mmol/24h ➢骨转化指标：25-OH维生素D 59.72nmol/L。骨特异碱性磷酸酶7.28μg/L，Ⅰ型胶原羧基末端肽0.210ng/mL，血清骨钙素N端片段12.2ng/mL ➢骨密度示：L_1、L_2、L_3、L_4、股骨颈、全髋骨密度分别为0.745g/cm²、0.843g/cm²、0.883g/cm²、1.054g/cm²、0.772g/cm²、0.73 0g/cm²；T值分别为-2.5、-2.4、-2.4、-0.9、-1.2、-1.6
主要问题	血钙正常，尿钙升高
原因分析	一天900mg碳酸钙 D_3 片，剂量过大，引起尿钙增加
用药调整和指导	• 给药剂量调整：碳酸钙维生素 D_3 片：“900mg 1次/日”调整为“600mg 1次/日” • 用药监测：关注患者尿钙水平是否正常 • 随访计划：每个月复查血电解质、尿电解质水平
随访评估	• 每月随访肝肾功能、血钙、尿钙等，调整钙片剂量后血电解质、尿电解质水平均在正常范围。 • 3个月后：复查25-OH维生素D 78.39nmol/L • 半年后：复查骨转换指标、骨密度。骨转化指标活跃，骨密度较前稍有增加

案例4 维生素D类药物与其他药物相互作用

【患者当前用药】

药品名称及规格	用法用量		
阿法骨化醇胶丸（0.5μg/粒）	0.5μg q.d	睡前服	口服
碳酸钙 D_3 片（600mg/片）	600mg q.d	睡前服	口服
阿仑膦酸钠片（70mg/片）	70mg q.w	晨起服	口服

续表

药品名称及规格	用法用量		
恩替卡韦片（0.5mg/片）	1mg q.d	空腹服	口服
铝碳酸镁片	500mg t.i.d	胃部不适时	嚼服

【临床药物治疗管理过程】

项目	内容
用药相关信息收集	• 基本信息：45岁男性 • 诊断：1. 骨质疏松症；2. 慢性乙型病毒性肝炎（复治）；3. 维生素D不足 • 既往史、个人史：30年前诊断“乙肝大三阳”，15年前开始服用阿德福韦酯 • 辅助检查： ➢电解质：血钙 2.44mmol/L，血磷 1.23mmol/L ➢骨转化指标：25-OH 维生素 D 47.28nmol/L。骨特异碱性磷酸酶 8.10μg/L，Ⅰ型胶原羧基末端肽 0.190ng/mL，血清骨钙素N端片段 13.8ng/mL ➢骨密度示：L_1、L_2、L_3、L_4、股骨颈、全髋骨密度分别为 0.739g/cm^2、0.839g/cm^2、0.877g/cm^2、1.043g/cm^2、0.781g/cm^2、0.750g/cm^2；T值分别为 −2.5、−2.3、−2.4、−0.8、−1.3、−1.6
主要问题	患者近期胃部反酸，自行间断服用碳酸铝镁片（约1个月），查电解质提示：血镁 1.30mmol/L
原因分析	• 碳酸铝镁片与维生素D类合用可能引起高镁血症 • 碳酸铝镁还可能与药品产生的相互作用： ➢碳酸铝镁片可减少阿法骨化醇的吸收，两者不宜同服，应间隔2h，先后服药 ➢同时服用碳酸铝镁片和阿仑膦酸钠可能会影响阿仑膦酸钠的吸收
用药调整和指导	• 用药调整： ➢换用其他抗酸药：如氢氧化铝、碳酸钙等。服药时需与阿法骨化醇、阿仑膦酸钠间隔2h服药 • 随访计划：1个月后：随访血镁。每月随访肝肾功能、血钙、尿钙等
随访评估	• 1个月后： ➢血镁 1.01mmol/L ➢患者肝肾功无明显异常，血钙尿钙水平正常 ➢抗乙肝病毒治疗有效。药师强调抗乙肝病毒治疗的疗程较长，鼓励患者，提高依从性
	• 3个月后： ➢复查骨转化指标：25-OH 维生素 D 77.52nmol/L。骨特异碱性磷酸酶 10.10μg/L，Ⅰ型胶原羧基末端肽 0.170ng/mL，血清骨钙素N端片段 14.8ng/mL ➢复查骨密度：L_1、L_2、L_3、L_4、股骨颈、全髋骨密度分别为 0.839g/cm^2、0.919g/cm^2、0.927g/cm^2、1.053g/cm^2、0.881g/cm^2、0.830g/cm^2；T值分别为 −2.3、−2.2、−2.3、−0.7、−1.0、−1.5

案例5 服药姿势不规范引起胃肠道不适

【患者当前用药】

药品名称及规格	用法用量		
阿仑膦酸钠片（70mg/片）	70mg q.w	晨起服	口服

续表

药品名称及规格	用法用量		
碳酸钙 D_3 片（600mg/片）	600mg q. d	睡前服	口服
阿法骨化醇胶丸（0. 25μg/粒）	0. 25μg q. d	睡前服	口服
美洛昔康片（7. 5mg/片）	7. 5mg p. r. n	疼痛时	口服

【临床药物治疗管理过程】

项目	内容
用药相关信息收集	• 基本信息：54 岁女性 • 诊断：1. 严重骨质疏松症伴病理性骨折；2. 多发椎体压缩性骨折（T_{10}、T_{11}） • 既往史、个人史：长期口服碳酸钙 D_3 片 600mg q. d、阿法骨化醇胶丸 0. 25～0. 5μg/天 • 辅助检查： ➢影像学：腰椎 X 片：腰椎退行性变，骨质疏松，T_{10}、T_{11} 椎体压缩性骨折。MRI 腰椎：L4/5 椎间盘变性，膨出；T_{10} 椎体陈旧性压缩骨折，T_{11} 椎体新近压缩性骨折 ➢骨转化指标：25-OH 维生素 D 37. 28nmol/L。血钙 1. 98mmol/L，血磷 0. 98mmol/L。骨特异碱性磷酸酶 10. 30μg/L，Ⅰ型胶原羧基末端肽 0. 250ng/mL，血清骨钙素 N 端片段 15. 2ng/mL ➢骨密度示：L_1、L_2、L_3、L_4、股骨颈、全髋骨密度分别为 0. 835g/cm²、0. 833g/cm²、0. 873g/cm²、0. 944g/cm²、0. 712g/cm²、0. 750g/cm²；T 值分别为 -2. 6、-2. 4、-2. 4、-0. 9、-1. 1、-1. 8
主要问题	阿仑膦酸钠片服用姿势不规范，引起胃部不适
原因分析	患者嫌麻烦，服药后未保持上半身直立至少 30min，家属也未引起重视
用药调整和指导	• 阿仑膦酸钠服药注意事项：本品应在清晨起床后用一满杯白水送服，服药后需站立或至少是取坐位 30 min，保持上身直立，避免躺卧，目的是防止药物挂在食管或停留在 • 胃的局部，没有崩解散开，导致局部浓度过高 • 用药监测：根据患者服药姿势不正确这一情况，主要监测患者胃肠道问题是否改善 • 随访计划：1 周后，追踪患者服药姿势调整情况和胃肠道情况
随访评估	• 1 周后： ➢患者能按药师指导的姿势服用阿仑膦酸钠片 ➢胃肠道情况恢复正常 ➢每月监测血钙、血磷，升高到正常范围
	• 3 个月后： ➢患者能严格按药师的指导服药 ➢复查骨转化指标：25-OH 维生素 D 79. 55nmol/L。骨特异碱性磷酸酶 13. 30μg/L，Ⅰ型胶原羧基末端肽 0. 210ng/mL，血清骨钙素 N 端片段 15. 0ng/mL ➢复查骨密度：L_1、L_2、L_3、L_4、股骨颈、全髋骨密度分别为 0. 836g/cm²、0. 834g/cm²、0. 874g/cm²、0. 945g/cm²、0. 719g/cm²、0. 755g/cm²；T 值分别为 -2. 6、-2. 4、-2. 4、-0. 9、-1. 1、-1. 8 ➢近期未再次发生病理性骨折

案例 6 肾损害患者未使用合适的抗骨质疏松药物存在安全隐患

【患者当前用药】

药品名称及规格	用法用量		
阿法骨化醇胶丸（0.5μg/粒）	0.5μg b.i.d	午晚饭后服	口服
碳酸钙 D_3 片（600mg/片）	600mg q.d	睡前服	口服
左甲状腺素钠片（50μg/片）	50μg q.d	早餐前半小时	口服

【临床药物治疗管理过程】

项目	内容
用药相关信息收集	• 基本信息：82 岁女性 • 诊断： 1. 严重骨质疏松；2. 甲状腺功能减退症：桥本甲状腺炎 • 既往史：5 个月前在当地社区医院输注“伊班膦酸钠 1mg”治疗。 病程中间断口服阿仑膦酸钠片、阿法骨化醇胶丸、碳酸钙 D_3 片、四烯甲萘醌软胶囊治疗 • 辅助检查： ➢肾功：CrCl 估算为 28.37mL/min ➢电解质：25-OH 维生素 D 42.91nmol/L。 血钙 1.79mmol/L，血磷 0.95mmol/L ➢骨转化指标：骨特异碱性磷酸酶 10.97μg/L，Ⅰ型胶原羧基末端肽 0.300ng/mL，血清骨钙素 N 端片段 14.9ng/mL ➢骨密度示：L_1、L_2、L_3、L_4、股骨颈、全髋骨密度分别为 0.735g/cm²、0.733g/cm²、0.773g/cm²、0.844g/cm²、0.792g/cm²、0.760g/cm²；T 值分别为 -2.7、-2.5、-2.5、-0.9、-1.5、-1.7
主要问题	患者 CrCl<35mL/min
原因分析	患者计划使用唑来膦酸注射液进行抗骨质疏松治疗，但唑来膦酸注射液药品说明书不建议 CrCl<35mL/min 的患者使用，可能加重肾损害
用药调整和指导	• 药品调整： ➢停用唑来膦酸注射液 ➢根据患者情况，调整阿法骨化醇胶丸为骨化三醇胶丸 ➢每日补充约 800mg 钙 • 用药监测：无特殊，因为大剂量服用骨化三醇胶丸，重点检测血钙、尿钙水平 • 随访计划：定期复查血钙、尿钙
随访评估	• 4 周后： ➢血钙和血肌酐浓度，血钙、血磷恢复到正常水平 ➢估算 CrCl 恢复到 35~50mL/min
	• 3 个月后： ➢复查骨转化指标：25-OH 维生素 D 72.24nmol/L。 骨特异碱性磷酸酶 12.57μg/L，Ⅰ型胶原羧基末端肽 0.220ng/mL，血清骨钙素 N 端片段 15.2ng/mL ➢复查骨密度示：L_1、L_2、L_3、L_4、股骨颈、全髋骨密度分别为 0.735g/cm²、0.733g/cm²、0.773g/cm²、0.844g/cm²、0.792g/cm²、0.760g/cm²；T 值分别为 -2.7、-2.5、-2.5、-0.9、-1.5、-1.7

（徐斑 苏娜）

【参考文献】

[1] 中华医学会骨质疏松和骨矿盐疾病分会. 原发性骨质疏松症诊疗指南（2017）. 中华骨质疏松和骨矿盐疾病杂志，2017，10（5）：413-443.

[2] 夏维波，章振林，林华，等. 维生素D及其类似物临床应用共识. 中华骨质疏松和骨矿盐疾病杂志，2018，11（1）：1-19.

[3] 邹军，章岚，任弘，等. 运动防治骨质疏松专家共识. 中国骨质疏松杂志，2015（11）：1291-1302，1306.

[4] 国家卫生计生委疾病预防控制局. 中国居民营养与慢性病状况报告（2015年）. 北京：人民卫生出版社，2015.

[5] 原发性骨质疏松症社区诊疗指导原则. 中国全科医学，2019，22（10）：8-15.

第十一节 慢性疼痛的药物治疗管理

一、基础知识要点

1. 药物治疗基本原则（详见表3-94）

慢性疼痛是持续时间超过正常恢复时间的疼痛，它失去了一般生理伤害性感受的警示作用。通常将持续或复发的时间超过3～6个月的疼痛定义为慢性疼痛。国际疾病分类(ICD)-11将慢性疼痛划分为以下7类：慢性原发性疼痛；慢性癌性疼痛；慢性术后痛和创伤后疼痛；神经病理性疼痛；慢性头部和颌面部疼痛；慢性内脏疼痛；慢性骨骼肌疼痛。其中，慢性癌性疼痛包括由癌症自身（原发性的或转移的肿瘤）所引起的疼痛以及由癌症治疗（手术、化疗、放疗等）所引起的疼痛。本章主要以慢性癌性疼痛为例，阐述慢性疼痛的药物治疗管理。

表3-94 慢性疼痛药物治疗基本原则

项目	慢性疼痛（以慢性癌性疼痛为例）
疾病控制目标	• 慢性癌性疼痛应当采用综合治疗的原则，根据患者的病情和身体状况，快速、有效地消除疼痛，同时预防和控制药物的不良反应
药物治疗总原则［世界卫生组织（WHO）癌性疼痛三阶梯止痛治疗指南的五项基本原则］	• 首选：口服给药 • 次选：其他无创给药途径，如直肠给药、经皮给药及黏膜给药等 • 无创给药疗效不佳的或无法无创给药的情况下：可考虑药物皮下注射、静脉注射及患者自控镇痛等镇痛方法
	• 按阶梯用药：根据患者疼痛程度，有针对性地选用不同强度的镇痛药物 ➢轻度疼痛：可选用NSAIDs ➢中度疼痛：可选用弱阿片类药物，并可合并应用NSAIDs及辅助镇痛药物 ➢重度疼痛：可选用强阿片类药，并可合并应用NSAIDs及辅助镇痛药物
	• 按时用药：按规定时间间隔规律性给予镇痛药。强调以缓释、控释阿片类药物作为基础用药的镇痛方法，在滴定和出现爆发痛时，可给予速释阿片类药物对症处理

续表

项目	慢性疼痛（以慢性癌性疼痛为例）
药物治疗总原则［世界卫生组织（WHO）癌性疼痛三阶梯止痛治疗指南的五项基本原则］	• 个体化给药：指按照患者病情和癌性疼痛缓解情况调整药物剂量，制定个体化用药方案
剂量调整	• 阿片类药物常规剂量：根据滴定给予，起始转换为长效制剂时剂量为每日需要量的 50%～100% • 病情变化长效阿片类药物剂量不足，或发生爆发痛时：立即给予短效阿片类药物解救，解救剂量为前 24h 用药总量的 10%～20%。每日短效阿片解救用药次数 > 2 次时，应考虑将前 24h 解救用药换算成长效阿片类药按时给药，即增加长效缓释阿片类药物的剂量 • 如需减少或停用阿片类药物，采用逐渐减量法：按照阿片药物总剂量的 10%～25% 减少，直到每天剂量相当于 30mg 口服吗啡的药量，继续服用 2 天后可停药
联合用药	• 长效阿片类药物和短效阿片类药物可联合使用，长效阿片类药物剂量不足，或发生爆发痛时，立即给予短效阿片类药物解救。不推荐两种长效阿片类药物联用治疗癌性疼痛 • 伴有炎症的疼痛：可以试用 NSAIDs、糖皮质激素 • 不伴有肿瘤急症的骨痛：可以试用 NSAIDs、双膦酸盐、糖皮质激素 • 神经的压迫或炎症：试用糖皮质激素 • 神经病理性疼痛：试用抗惊厥药物、抗抑郁药物

2. 药物分类与临床应用要点（详见表 3-95）

表 3-95 慢性疼痛治疗药物分类与临床应用要点

分类	常用品种及作用机制		临床应用要点
阿片类	• 常用品种：吗啡缓释片、羟考酮缓释片、芬太尼透皮贴剂 • 作用机制阿片受体激动剂，激动中枢阿片受体产生镇痛作用		• 适应证：用于治疗中重度癌性疼痛 • 禁用：急性或严重哮喘、COPD、缺氧性呼吸抑制、头部损伤或颅内压升高、意识障碍或昏迷、同时服用单胺氧化酶抑制剂患者 • 剂量：根据滴定给予 • 严重肾功能损害尽量避免使用吗啡，可使用芬太尼 • 使用吗啡，肝功能不全应调整剂量，严重肝功能不全禁用，可使用芬太尼 • 不能将缓释片切割、掰断、压碎、咀嚼、溶解、注射、吸入使用
非甾体抗炎药（NSAIDs）	非选择性 COX 抑制剂	• 常用品种：吲哚美辛、布洛芬、双氯芬酸 • 作用机制通过对环氧化酶（COX）的抑制而减少前列腺素的合成，具有抗炎、解热及镇痛作用	• 适应证：常用于缓解轻度疼痛，或与阿片类药物联合用于缓解中、重度疼痛 • 服用阿司匹林或其他 NSAIDs 后诱发哮喘、荨麻疹或过敏反应、与使用 NSAIDs 治疗相关的上消化道出血或穿孔史者、活动性或既往有消化道溃疡史，胃肠道出血或穿孔、重度心力衰竭、肝肾功能衰竭患者禁用 • 有肾脏、消化道或心脏毒性高危因素、血小板减少或出血性疾病患者慎用 • 有规定日限制剂量：布洛芬 2400～3600mg/d，双氯芬酸 75～150mg/d • 缓释片/胶囊应整片/粒服用。为减少对胃肠道的刺激，吲哚美辛口服制剂宜于饭后服用或与食物或制酸药同服

续表

分类	常用品种及作用机制	临床应用要点
非甾体抗炎药（NSAIDs）	选择性COX-2抑制剂： • 常用品种：塞来昔布 • 作用机制抑制环氧化酶-2（COX-2）来抑制前列腺素生成	• 适应证：常用于缓解轻度疼痛，或与阿片类药物联合用于缓解中、重度疼痛 • 禁用：磺胺过敏、服用阿司匹林或其他 NSAIDs 后诱发哮喘、荨麻疹或过敏反应、活动性消化道溃疡/出血、重度心力衰竭患者 • 肝功能：中度损害每日剂量减少 50%，严重损害不建议使用 • 有规定日限制剂量 400mg/d
抗惊厥药	• 常用品种：加巴喷丁、普瑞巴林 • 作用机制作用于钙离子通道α2δ位点，有高度亲和力，抑制兴奋性神经递质释放	• 适应证：主要用于神经病理性疼痛 • 禁用：加巴喷丁急性胰腺炎患者 • CrCl＜60mL/min 患者应调整剂量和给药间隔。加巴喷丁两次服药之间的间隔时间最长不能超过 12h • 为减少头晕、嗜睡等不良反应的发生，加巴喷丁第一天用药可在睡前服用 • 如需停药，建议至少用 1 周时间逐渐减停
抗抑郁药	• 常用品种：阿米替林、度洛西汀 • 作用机制阿米替林为三环类抗抑郁药，度洛西汀为选择性 5-羟色胺及去甲肾上腺素再摄取抑制剂，抑制 5-羟色胺及去甲肾上腺素再摄取	• 适应证：主要用于神经病理性疼痛 • 阿米替林禁用于严重心脏病、近期心肌梗死发作史、癫痫、青光眼、尿潴留、甲状腺功能亢进症、肝功能损害；度洛西汀禁用于同时服用单胺氧化酶抑制剂（MAOIs）者、未经治疗的窄角型青光眼 • 肝肾功能不全、前列腺肥大、心血管疾病患者慎用阿米替林，建议慢性肝病和肝硬化及 CrCl＜30mL/min 患者避免服用度洛西汀 • 度洛西汀为肠溶制剂，需整粒吞服，不得咀嚼和压碎，也不得打开本品，以及将内容物撒于食物上或与液体混合服用，应缓慢停药，勿忽然停药
双膦酸盐	• 常用品种：帕米膦酸、唑来膦酸 • 作用机制抑制破骨细胞活性	• 适应证：主要用于骨转移导致的骨痛 • 严重肾功能损害 CrCl＜30mL/min 不推荐使用 • 帕米膦酸滴注时间应＞4h • 用药后监测电解质、血钙和磷水平

3. 主要的药物相互作用（详见表 3-96）

表 3-96 慢性疼痛治疗药物与其他药物相互作用的风险及处理建议

分类	相互作用的药物	风险	处理建议
阿片类	**【通用】**MAOIs（如呋喃唑酮、异恶唑酰肼、苯乙肼、雷沙吉兰、司来吉兰）	**增强呼吸抑制和中枢神经抑制**	• 服用阿片类药物都应避免同时使用 MAOIs
	【通用】镇静剂、麻醉剂、催眠药、酒精、抗精神病药、肌肉弛缓剂、抗抑郁药、抗帕金森病药物、抗组胺药、吩噻嗪类	**加剧和延长吗啡的抑制作用**	• 密切监测患者呼吸和中枢神经系统情况，如出现呼吸抑制停用阿片类药物，予纳洛酮拮抗 • 尽量减少合用
	【通用】其他中枢抑制剂	**导致呼吸抑制、低血压、深度镇静或昏迷等症状**	• 合用时要较少剂量和疗程，密切监测中枢神经抑制症状 • 慎用盐酸羟考酮缓释片，并减少初始剂量（常规剂量的 1/3～1/2）

续表

分类	相互作用的药物	风险	处理建议
阿片类	**【通用】**混合阿片受体激动剂/拮抗剂和阿片受体部分激动剂镇痛药如丁丙诺菲、布托啡诺、纳布啡、喷他佐辛	**降低镇痛作用、和（或）诱发这些患者出现戒断症状，增加呼吸抑制**	• 吗啡避免合用 • 羟考酮谨慎合用。监测疼痛情况及戒断症状
	羟考酮、芬太尼：CYP3A4抑制剂，如大环内酯类抗生素（如红霉素和克拉霉素、泰利霉素）、唑类抗真菌药物（如酮康唑、伊曲康唑、伏立康唑、泊沙康唑）、蛋白酶抑制剂（如利托那韦、茚地那韦、奈非那韦、沙奎那韦）、西米替丁、葡萄柚汁	**升高羟考酮及芬太尼血药浓度**	• 密切监测患者呼吸和中枢神经系统情况，如出现呼吸抑制停用阿片类药物，予纳洛酮拮抗 • 羟考酮和芬太尼剂量可能需要相应调整
	羟考酮、芬太尼：CYP3A4诱导剂，如利福平、卡马西平、苯妥英钠和圣约翰草	**降低羟考酮及芬太尼血药浓度**	• 密切监测患者疼痛情况 • 羟考酮和芬太尼剂量可能需要相应调整
	吗啡：利尿剂	**降低利尿剂的作用，会导致膀胱括约肌痉挛、急性尿潴留**	• 监测患者排尿情况，出现急性尿潴留可导尿
	吗啡：抗胆碱能药物	**增加尿潴留或便秘风险，甚至导致麻痹性肠梗阻**	• 监测患者呼吸抑制情况和胃动力，如出现呼吸抑制停用阿片类药物，予纳洛酮拮抗
非甾体抗炎药（NSAIDs）	**【通用】**酒精、糖皮质激素	**增加溃疡风险**	• 用药期间不得饮酒或饮用含有酒精的饮料
	【通用】地高辛	**升高地高辛血药浓度**	• 监测地高辛血药浓度，适时调整地高辛剂量
	【通用】抗高血压药	**降低降压效果**	• 监测血压
	【通用】其他解热、镇痛、抗炎药	**增加胃肠道不良反应，并可能导致溃疡**	• 避免同时使用
	【通用】抗凝药及抗血小板药	**增加出血倾向**	• 密切监测
	【通用】甲氨蝶呤	**升高甲氨蝶呤血药浓度，并延长高血药浓度时间**	• 给予甲氨蝶呤前后24h慎用
	【通用】呋塞米	**减弱呋塞米的排钠和降压作用**	• 监测呋塞米疗效
	【通用】口服降糖药	**升高口服降糖药血药浓度**	• 监测血糖，必要时调整剂量
	【通用】环孢素和他克莫司	**增加肾毒性，增加血钾水平**	• 监测肾功能、血钾 • 适当减量

续表

分类	相互作用的药物	风险	处理建议
非甾体抗炎药（NSAIDs）	**【通用】**培美曲塞	**增加培美曲塞相关骨髓抑制、肾和胃肠道毒性风险**	• 合并使用塞来昔布和培美曲塞期间，监测 CrCl 45 ~ 79mL/min 的肾功能受损患者是否出现骨髓抑制、肾和胃肠道毒性的体征 • 轻、中度肾功能不全患者避免在培美曲塞给药前两天、当天和后两天使用半衰期较短的 NSAIDs（如双氯芬酸、吲哚美辛）；半衰期较长的 NSAIDs，应在培美曲塞给药前至少 5 天、给药当天和给药后 2 天中断，如必须使用，应密切监测骨髓抑制、肾脏和胃肠道毒性
	布洛芬、双氯芬酸：CYP2C9 抑制剂（如伏立康唑和氟康唑）	**增加布洛芬、双氯芬酸血药浓度**	• 谨慎合用，密切监测与 NSAIDs 相关的不良反应事件及毒性反应，合理选择或调整用药
	吲哚美辛：齐多夫定	**增强齐多夫定毒性**	• 避免合用
抗惊厥药	**加巴喷丁：**氢氧化铝	**降低加巴喷丁生物利用度**	• 加巴喷丁在氢氧化铝服用后至少 2h 服用
抗抑郁药	**【通用】**MAOIs	**增加 5-色胺综合征危险**	• MAOIs 停药后至少 14 天才可使用
	【通用】乙醇或其他中枢神经系统抑制药	**中枢抑制作用增强**	• 监测中枢系统症状体征，必要时换用其他镇痛药
	阿米替林：肾上腺素、去甲肾上腺素	**高血压及心律失常**	• 监测血压及心电图，必要时换用其他镇痛药
	可乐定	**抗高血压作用减弱**	• 监测血压，出现高血压增加降压药用量或换用其他镇痛药
	抗惊厥药	**降低抗惊厥作用**	• 监测惊厥症状，必要时调整抗惊厥药用量或换用其他镇痛药
	氟西汀、氟伏沙明	**增加血药浓度，出现惊厥，不良反应增加**	• 监测惊厥症状，必要时减量或停药
	度洛西汀：CYP1A2 抑制剂，如氟伏沙明、西咪替丁、环丙沙星、依诺沙星 **度洛西汀：**CYP2D6 抑制剂，如帕罗西汀、氟西汀、奎尼丁	**增加度洛西汀暴露量**	• 监测度洛西汀不良反应，必要时减量或停药
	度洛西汀：由 CYP2D6 代谢且治疗窗窄的药物，如三环类抗抑郁药（去甲替林、阿米替林）、吩噻嗪、Ⅰc 类抗心律失常药（普罗帕酮）	**抑制其他药物代谢**	• 如与三环类抗抑郁药合用，应监测三环类抗抑郁药浓度并减少其用量
	度洛西汀：影响抗凝血药物，如 NSAIDs、阿司匹林、华法林	**增加出血风险**	• 密切监测凝血，根据 INR 调整

续表

分类	相互作用的药物	风险	处理建议
抗抑郁药	**度洛西汀：**5-羟色胺药物，如利奈唑胺、曲马多、曲坦类、锂盐、圣约翰草	**增加5-羟色胺综合征风险**	• 不推荐同时使用其他 SNRIs、SSRIs 或色氨酸 • 谨慎合用利奈唑胺、曲马多、曲坦类、锂盐、圣约翰草，如出现5-羟色胺综合征及时停药
双膦酸盐	**【通用】**肾毒性药物	**增加肾毒性风险**	• 监测肾功能，出现肾功能受损应减量或停药
	唑来膦酸：氨基糖苷类	**可能延长低钙血症持续时间**	• 监测血钙，可补充钙剂和维生素 D
	唑来膦酸：利尿剂	**增加低钙血症风险**	

注：【通用】是指该大类药物均有的相互作用。

4. 主要的药物不良反应（详见表 3-97）

表 3-97 慢性疼痛治疗药物主要的药物不良反应及处理建议

分类	常见 ADR	严重 ADR	处理建议
阿片类	• 恶心、呕吐、嗜睡、头晕等 • 便秘 • 嗜睡及过度镇静 • 尿潴留 • 瘙痒	• 呼吸抑制	• 恶心、呕吐、嗜睡、头晕等：大多出现在未使用过阿片类药物患者的用药最初几天。初用阿片类药物的数天内，可考虑同时给予甲氧氯普胺、地塞米松等止吐药预防恶心、呕吐，如无恶心症状，则可停用止吐药 • 便秘：通常持续发生于阿片类药物治疗全过程，在启动阿片类药物治疗时应同时预防性使用通便类药物，用药期间应多喝水，多吃含纤维的食物 • 嗜睡及过度镇静：阿片类药物缓慢加量，可使用咖啡因、哌甲酯、右苯丙胺 • 尿潴留：诱导自行排尿；导尿 • 瘙痒：局部使用止痒剂，皮肤干燥者使用凡士林、羊毛脂等润肤剂，使用苯海拉明等药物治疗 • 呼吸抑制：用纳洛酮解救
非甾体抗炎药（NSAIDs）	• 胃肠道反应（非选择性COX 抑制剂）：恶心、呕吐、转氨酶升高、消化性溃疡、消化道出血	• 肾毒性 • 心脏毒性	• 胃肠道毒性：如果出现胃部不适或恶心，考虑停用 NSAIDs 或换为选择性 COX-2 抑制剂，考虑加用抑酸药如 H_2 受体拮抗剂、米索前列醇、奥美拉唑；如果出现消化道溃疡、出血或肝功能高于正常值上限 1.5 倍，停用 NSAIDs • 肾毒性：如 BUN 或肌酐水平升高 1 倍，或出现高血压、或原有高血压加重，则停用 NSAIDs • 心脏毒性：如果出现高血压或原有血压加重，停用 NSAIDs

续表

分类	常见 ADR	严重 ADR	处理建议
抗惊厥药	• 眩晕、嗜睡 • 周围性水肿 • 消化系统：腹泻、便秘、口干、恶心、呕吐、胃肠胀气 • 代谢和营养紊乱：体重增加、高血糖 • 神经系统：共济失调、思维异常、异常步态、感觉迟钝 • 鼻咽炎 • 皮疹、瘙痒 • 其他：血管性水肿、弱视、复视、结膜炎、中耳炎、尿频、尿失禁	• 出血性胰腺炎 • 自杀企图 • 普瑞巴林：横纹肌溶解	• 小剂量起始，逐渐加量 • 糖尿病患者监测血糖，出现血糖升高可调整降糖药用量或换用其他镇痛药 • 如出现视觉改变应告知医生，定期进行眼科检查 • 普瑞巴林长期服用可能发生血管性水肿，表现为面、口及颈部肿胀，如出现应停药，换用其他镇痛药 • 如出现胰腺炎的临床症状应立即停药，全面检查，换用其他镇痛药 • 横纹肌溶解：出现难以解释的肌肉疼痛、触痛或无力，伴全身不适或发热应迅速报告，如疑似或确诊为肌病或肌酸激酶显著升高应停药，换用其他镇痛药 • 监测患者是否出现抑郁、自杀想法或行为，和（或）情绪或行为的任何异常变化，如出现换用其他镇痛药
抗抑郁药	• 阿米替林：口干、便秘、嗜睡及感觉障碍 • 度洛西汀：恶心、口干、便秘、食欲下降、疲乏、嗜睡、出汗增多、肝酶异常、排尿困难、低血糖、感觉减退、皮疹	• 阿米替林：癫痫发作、骨髓抑制、中毒性肝损害 • 度洛西汀：自杀风险、肝功能衰竭	• 服用阿米替林患者有转向躁狂倾向时应立即停药，换用其他镇痛药 • 服用期间应监测肝功能，出现药物性肝损伤应及时停用可疑肝损伤药物
双膦酸盐	• 流感样症状（骨痛、发热、疲乏、寒战及关节痛和肌痛） • 血浆磷酸盐水平降低、低钙血症 • 肾功能损害 • 偶有注射部位轻度反应	• 颌骨坏死	• 不良反应多为轻度和一过性，多数情况无需特殊处理在 24~48h 缓解 • 监测肾功能，如出现肾功能受损应减量或停药 • 监测电解质，如发生低钙血症、低磷血症或低镁血症，可能需要短期补充治疗 • 肿瘤患者应保持良好口腔卫生，使用双膦酸盐治疗前应考虑进行预防性口腔检查或牙科治疗，治疗过程中应尽可能避免介入性口腔治疗

5. 特殊剂型药物的存放、操作方法和给药方式要点

(1) 芬太尼透皮贴剂存放要点

① 15～25℃密封保存。

② 取下的旧贴妥善保存，药房回收。

(2) 芬太尼透皮贴剂操作方法要点

① 应在躯干或上臂未受刺激及未受照射的平整皮肤表面贴用。

② 如有毛发应在使用前剪除（勿用剃须刀剃除）；在使用前可用清水清洗贴用部位，不能使用肥皂、油剂、洗剂或其他可能会刺激皮肤或改变皮肤性状的用品。使用贴剂前皮肤应完全干燥。

③ 在打开密封袋后立即使用。使用时需用手掌用力按压 30s，确保贴剂与皮肤完全接

触，尤其应注意其边缘部分。

④ 可持续使用72h，在更换贴剂时，应更换粘贴部位。

(3) 芬太尼透皮贴剂给药方式要点 芬太尼的释放会随温度升高而增加，因此避免将贴用部位直接与热源接触，如：加热垫、电热毯、加热水床、烤灯或日照灯、强烈的日光浴、热水瓶、长时间的热水浴、蒸汽浴或紧贴供暖的暖气片等。

（张艳华 李然）

二、实践技能要点

1. 用药治疗方案评估要点和方法（详见表3-98）

表3-98 慢性疼痛患者用药治疗方案评价要点和方法

评估要点	评估方法
疾病控制情况	• 为患者疼痛进行评分，询问患者24h内疼痛次数及生活改善情况 • 收集近期患者疼痛动态变化及镇痛药的使用记录，了解疼痛缓解程度
镇痛药选择是否适宜	• 评估患者疼痛程度 • 收集患者肝肾功能、心血管疾病因素（合并心血管血栓等）、胃肠道疾病因素（合并消化道溃疡及出血、慢性胃炎等）、呼吸系统疾病因素（合并哮喘等）等
镇痛药使用方法是否正确，患者是否自行调整镇痛药物	• 询问患者服用各种镇痛药的剂量、频次和时间，特别是不能自行调整用药剂量或突然停药的必须明确患者的给药剂量，与处方进行对比 • 询问患者口服镇痛药的服用方法、透皮贴的使用部位及用药当中注意事项等
前镇痛药是否存在禁忌证	• 询问患者年龄、吸烟饮酒史、妊娠及哺乳情况、伴发疾病（如是否有严重心力衰竭、活动性消化道溃疡或出血、麻痹性肠梗阻、支气管哮喘、前列腺肥大或排尿困难及重度肝肾功能不全等）、既往病史（如使用NSAIDs后发生胃肠道出血或穿孔史）、现服用药物及过敏史（如有阿片类药物及对乙酰氨基酚或NSAIDs过敏史等）
合并用药是否影响患者镇痛疗效或患者安全	• 查看当前联合用药是否影响肝肾功能、心功能及凝血功能 • 询问患者疼痛改善情况及是否出现难以忍受的胃肠道反应、心血管系统损害、神经系统症状、呼吸系统症状及成瘾性等不良反应，影响继续用药
患者是否进行生活干预	• 询问便秘患者是否制定有助肠道运动的膳食计划 • 询问患者是否吸烟、饮酒

2. 常见临床药物治疗管理要点

(1) 常见用药风险和药学监护要点（详见表3-99）

表3-99 慢性疼痛患者常见用药风险和药学监护要点

用药风险	常见原因	监护/指导要点
消化道溃疡或出血	• 长期、超剂量使用NSAIDs • 消化道溃疡或出血病史 • 吸烟、饮酒 • 多种NSAIDs同时服用或与糖皮质激素或抗凝药联合使用	• 避免长期及超量使用NSAIDs • 不得已长期使用或有消化道溃疡或上消化道出血病史时，监测便潜血、血红蛋白等，如出现黑便，需进行胃肠镜检查，发生出血情况需换用胃肠道风险小的NSAIDs或根据疼痛情况换用其他镇痛药物 • 规律饮食，最好与食物同服或餐后服药 • 电子烟替代或远离吸烟人群等方法戒烟。 避免饮酒或饮用含有酒精的饮料 • 避免一次给予一种以上NSAIDs或与其他导致消化道溃疡或出血的药物合用

续表

用药风险	常见原因	监护/指导要点
血小板功能障碍	• 超剂量、长疗程使用非选择性 NSAIDs • 多种 NSAIDs 同时服用或与其他抗凝药物或抗血小板药物联合使用	• 避免长期及超量使用非选择性 NSAIDs • 不得已长期使用时，需定期监测凝血功能、血常规，出现凝血功能异常或血小板较少时，换用选择性 COX-2 抑制剂或根据疼痛情况换用其他镇痛药物 • 避免一次给予一种以上 NSAIDs 或与其他抗凝药物或抗血小板药物联合使用
心血管血栓	• 超剂量、长疗程使用选择性 COX-2 抑制剂 • 已知心血管疾病或具有心血管疾病风险因素 • 多种选择性 COX-2 抑制剂同时服用或与其他凝血药物联合使用	• 避免长期及超量使用选择性 COX-2 抑制剂 • 不得已长期使用或已知有心血管疾病或风险因素时，观察下肢皮温、颜色及疼痛情况，监测 D-二聚体、下肢动静脉彩超，出现 D-二聚体升高或下肢静脉血栓时，换用非选择性 NSAIDs 或根据疼痛情况换用其他镇痛药物 • 避免一次给予一种以上 NSAIDs 或与其他凝血药物联合使用
肝损伤	• 多数 NSAIDs 及抗抑郁药，特别是对乙酰氨基酚的大剂量长期使用 • 饮酒 • 与其他肝毒性药物联合使用	• 避免长期及超量使用 • 不得已长期使用时，观察全身乏力、食欲减退、厌油、恶心、上腹胀痛、尿黄、目黄、皮肤黄染等临床症状，监测肝功能，如转氨酶提示高于正常值上限 1.5 倍时停用 NSAIDs，根据疼痛情况换用其他无肝毒性的镇痛药物或根据患者转氨酶水平调整抗抑郁药物剂量 • 避免饮酒 • 避免与其他肝毒性药物联合使用或改用其他无肝毒性的同类药物
肾损害	• 长期或超剂量使用 NSAIDs • 伴发疾病，如原有肾脏疾病、肾功能异常、高血压、心力衰竭、糖尿病等 • 同时使用其他肾毒性药物，如利尿剂	• 避免长期及超量使用 • 不得已长期使用或存在伴发疾病时，需测尿素氮、肌酐等，如尿素氮或肌酐升高 1 倍或出现少尿、水肿、腰痛、肉眼血尿等临床症状时停用 NSAIDs，根据疼痛程度换用其他无肾毒性镇痛药物 • 避免与其他肾毒性药物联合使用或改用其他无肾毒性的同类药
呼吸抑制	• 长期、大剂量使用阿片类药物 • 合并肾功能不全 • 饮酒 • 同时服用其他镇静药物，如苯二氮䓬类药物等 • 突然增加剂量或停药	• 长期使用或合并肾功能不全时，定期观察呼吸次数、口唇颜色、瞳孔状态、血压及心率情况等，出现上述症状时给予纳洛酮解救，症状缓解后根据疼痛程度联合辅助镇痛药物治疗以减少阿片类药物剂量 • 保持气道通气 • 避免饮酒或饮用含有酒精的饮料 • 避免与其他镇静药物合用 • 勿随意调整阿片类用量或停药

续表

用药风险	常见原因	监护/指导要点
慢性便秘	• 长期使用阿片类药物 • 伴发疾病，如梗阻性结肠癌、已知便秘等 • 长期卧床 • 饮食量少 • 高龄 • 同时使用减慢肠蠕动用药	• 长期使用或有伴发疾病时，要观察排便次数 • 给予缓泻剂（番泻叶、麻仁丸、乳果糖等）或反复进行鼓胀即收腹运动，腹部按摩防治便秘 • 出现排便次数减少给予缓泻剂或饮食干预后仍不能改善便秘症状，可考虑辅助镇痛药物治疗以减少阿片类药物剂量 • 养成规律排便习惯 • 适当运动、多饮水，改善患者饮食结构，增加谷类及纤维素的摄入 • 避免与其他减慢肠蠕动药物合用或改用对肠蠕动影响小的同类药物
恶心、呕吐	• 阿片类药物及非选择性 NSAIDs 等镇痛药的不良反应 • 胃肠道基础疾病，如慢性胃炎等 • 精神紧张 • 合用其他胃肠道毒性药物	• 保持口腔清洁，少食多餐，避免甜食及油腻食物，进食后保持坐姿休息 • 通过欣赏音乐、聊天放松精神 • 考虑停用 NSAIDs 或调整阿片类药物剂量或更换给药途径 • 改用其他无胃肠道毒性的同类药物
精神神经系统反应（嗜睡、头痛、共济失调、癫痫发作及过度镇静）	• 初次大剂量使用阿片类药物或使用高剂量抗抑郁药及抗惊厥药 • 饮酒 • 与其他中枢抑制药物（苯二氮䓬类药物等）联合使用 • 突然停用抗惊厥药及抗抑郁药	• 用药初期从小剂量阿片类药物开始使用 • 避免饮酒 • 考虑使用非阿片类药物以减少阿片类药物剂量或减少每次给药剂量、增加给药频次以降低阿片类药物峰浓度 • 避免与其他中枢抑制药物合用 • 剂量调整需逐渐进行，勿突然停药

（2）常见依从性问题原因分析和用药指导要点（详见表 3-100）

表 3-100　慢性疼痛患者常见依从性问题原因分析和用药指导要点

依从性问题	常见原因	指导要点
漏服（贴）镇痛药物	• 高龄，记忆力下降 • 服用药物过多 • 家属护理不当 • 贴剂贴于较隐匿部位（后背），忘记及时更换	• 使用药品分装盒，设定服药闹钟 • 为患者制定服药清单及记录表 • 教育家属协助督促按时按量服药 • 贴于自己可见的身体正确部位，并在贴剂背面写上开始使用的时间，以便于及时更换
自行调整镇痛药的用法用量	• 对镇痛药物治疗相关知识缺乏 • 担心镇痛药物产生依赖或加重用药后不良反应 • 疼痛加重，自行加量 • 心理负担重，不接受自身疾病 • 由于原发疾病加重，吞咽困难	• 对患者进行用药教育，增强患者及家属对疼痛和药物的认识，消除顾虑。同时对药物正确的服药方法及用法用量进行指导 • 为患者制定不良反应应对策略 • 告知患者如疼痛加重应及时就诊，在医生指导下进行剂量调整 • 为患者进行心理疏导 • 更换其他给药途径

续表

依从性问题	常见原因	指导要点
错误使用特殊剂型镇痛药	• 不了解镇痛药剂型特点，忽略正确使用方法的重要性 • 不了解影响药物疗效的因素，如透皮贴剂使用部位等	• 告知患者服药方法的重要性，指导患者正确使用特殊剂型镇痛药物，如控释片要整片吞服，不能嚼碎、掰开；透皮贴远离热源，不能分拆、切割等，否则剂型结构破坏会导致不良反应发生 • 告知患者使用特殊剂型影响疗效的因素，如透皮贴要贴在躯干或上臂未受刺激及未受辐射的平整皮肤表面 • 将药物注意事项，可能影响药物疗效及导致不良反应发生的因素制成书面材料，方便患者查阅

（3）随访评估要点（详见表 3-101）

表 3-101 慢性疼痛患者随访评估要点

项目	随访评估要点
依从性	• 了解患者是否按药师指导按时按量服药，服药方法是否正确，是否记录每天疼痛评分及用药情况，生活方式是否健康，饮食方式是否合理
有效性	• 询问患者近期疼痛动态变化，查阅镇痛药的使用记录，了解患者疼痛缓解程度、功能和生活改善情况
安全性	• 收集肝肾功能、血尿便常规等水平及不良反应

三、案例

案例 1 自行调整镇痛药剂量影响镇痛效果

【患者当前用药】

药品名称及规格	用法用量		
甲磺酸奥希替尼片（80mg/片）	80mg q. d	饭后服	口服
盐酸羟考酮缓释片（10mg/片）	30mg q. 12h	饭后服	口服
盐酸吗啡片（10mg/片）	20mg p. r. n	爆发痛时	口服
乳果糖口服液（100mL/瓶）	30mL q. d	早餐时	口服
甲氧氯普胺片（5mg/片）	10mg t. i. d	餐前 30min	口服
甘油灌肠剂（20mL/支）	20mL s. t	-	纳肛

【临床药物治疗管理过程】

项目	内容
用药相关信息收集	• 基本信息：57 岁男性 • 诊断：1. 右肺非小细胞癌；2. 骨转移；3. 腰骶疼痛 • 既往史、个人史：反流性食管炎病史 10 余年，肾结石及高血压病史 4 年余 • 辅助检查： ➢血压 120/80mmHg；呼吸 20 次/分；心率 88 次/分

续表

项目	内容
用药相关信息收集	➢疼痛评分（NRS）为 6 分 ➢肝肾功能未见明显异常 • ADR：近期出现恶心，但未呕吐，大便干结，5 天未解
主要问题	患者疼痛控制良好，近期出现恶心、便秘症状，已予以甲氧氯普胺片缓解恶心，乳果糖口服溶液及甘油灌肠协助排便，同时患者自行减量服用盐酸羟考酮缓释片为 30mg q.12h，目前每日爆发痛大于 3 次，疼痛控制不佳
原因分析	患者按照医生处方服用盐酸羟考酮缓释片（40mg q.12h）后，疼痛控制良好，但出现恶心及便秘不良反应，担心处方剂量大，不良反应会逐渐加重→自行将盐酸羟考酮缓释片给药剂量减量使用→疼痛控制欠佳
用药调整和指导	• 给药剂量调整：按照处方执行盐酸羟考酮缓释片剂量为：40mg q.12h • 用药指导： ➢通过数字或笑脸评估法对疼痛进行自我评估，并将镇痛药用药情况详细记录在服药记录表中，以便对后续用药进行调整 ➢强调镇痛药给药剂量的重要性 ➢为患者制定不良反应应对策略：①保持口腔清洁，少食多餐，避免甜食及油腻食物，缓解恶心症状；②观察排便次数，养成规律排便习惯；③适当运动；④多饮水，改善患者饮食结构，增加谷类及纤维素的摄入；⑤服用缓泻剂改善便秘症状，同时反复进行鼓胀即收腹运动，腹部按摩；⑥如不能耐受不良反应，可在医生指导下调整镇痛药物剂量或更换剂型或更换镇痛药物 • 随访计划： ➢ 24h：追踪患者规范服药后镇痛效果 ➢ 1 周后：追踪患者 1 周内服用镇痛药剂量调整情况及不良反应改善情况
随访评估	• 24h 后： ➢查看患者 24h 内镇痛药使用记录表，患者能按药师指导按时按量服用镇痛药物 ➢药师为患者评估 24h 内疼痛评分（NRS）为 2 分，期间爆发痛 1 次，疼痛控制及精神状态良好，恶心症状可耐受，未排便 ➢建议患者继续按药师指导服药，每日记录镇痛药物使用情况，继续服用甲氧氯普胺片改善恶心症状，服用乳果糖口服液改善便秘症状，1 周后随访
	• 1 周后： ➢患者能按药师指导按时按量服用镇痛药物 ➢查看患者 1 周内疼痛评分（NRS）在 2~3 分，爆发痛均小于 2 次，疼痛控制及精神状态良好，无恶心，2~3 日排便一次 ➢建议继续规范服药、记录镇痛效果及镇痛药物使用情况，继续监测恶心及便秘等不良反应情况。 如一日爆发痛大于 2 次或疼痛评分（NRS）大于 3 分或不良反应难以耐受，及时就诊

注：NRS：numeric rating scales（数字等级量表）。

案例 2　长时间服用对乙酰氨基酚期间饮酒造成急性肝损伤

【患者当前用药】

药品名称及规格	用法用量		
卡培他滨片（500mg/片）	1500mg b. i. d	饭后 30min 内	口服
对乙酰氨基酚胶囊（0. 3g/粒）	0. 6mg t. i. d	饭后服用	口服
华蟾素胶囊（0. 25g/粒）	0. 5g t. i. d	饭前服用	口服

续表

药品名称及规格	用法用量		
乌苯美司胶囊（10mg/片）	10mg t. i. d	饭前 1h	口服
灵芝孢子粉胶囊（0. 2g/粒）	1g t. i. d	饭后服用	口服

【临床药物治疗管理过程】

项目	内容
用药相关信息收集	• 基本信息：43 岁男性 • 诊断：1. 直肠癌；2. 右腹痛 • 不良嗜好：吸烟 25 年，25 根/天；饮酒 20 年，4 两/天 • 辅助检查： ➢血压 100/70mmHg；呼吸 18 次/分；心率 61 次/分 ➢ NRS 评分 3 分 ➢肝功能：丙氨酸氨基转移酶 336 IU/L；天冬氨酸氨基转移酶 221 IU/L；碱性磷酸酶 214 IU/L；谷酰胺基转移酶 153 IU/L • ADR：肝功能异常
主要问题	患者右下腹疼痛 3 月余，NRS 评分 3 分，口服对乙酰氨基酚胶囊治疗 1 个月，疼痛控制不明显，近期复查生化，提示肝功能异常
原因分析	患者口服对乙酰氨基酚 1 个月，其常见不良反应为肝毒性，长期服药期间同时饮酒会加重肝毒性风险→该患者在服药期间每日饮酒 4 两左右→肝功能损伤
用药调整和指导	• 用药方案调整：停用对乙酰氨基酚，改用盐酸羟考酮缓释片，剂量 10mg q. 12h • 用药指导： ➢通过数字或笑脸评估法对疼痛进行自我评估，并将镇痛药使用情况详细记录在服药记录表中，以便对后续用药进行调整 ➢为患者制定不良反应应对策略 ➢目前患者肝功损害，给予保肝治疗，同时定期监测肝功能 ➢戒烟戒酒 • 随访计划： ➢ 24h 后：追踪患者疼痛控制情况和不良反应情况 ➢ 1 周后：复查肝功能及 1 周内疼痛控制情况
随访评估	• 24h 后： ➢查看患者镇痛药使用记录表，患者能按药师指导规律服用镇痛药物 ➢药师为患者评估 24h 内疼痛评分（NRS）为 1 分，期间无爆发痛，疼痛控制良好，无不良反应发生 ➢建议继续规律服药并记录镇痛药物使用情况，及时评估疼痛程度，监测不良反应发生，1 周后复查肝功能
	• 1 周后： ➢疼痛控制平稳，1 周内 NRS 评分平均为 1 分，期间无爆发痛，不良反应可耐受 ➢患者未饮酒，复查肝功能：丙氨酸氨基转移酶 34 IU/L；天冬氨酸氨基转移酶 27 IU/L；碱性磷酸酶 96 IU/L；谷酰胺基转移酶 41 IU/L，肝功能恢复正常 ➢建议继续规范服药、记录镇痛效果及镇痛药物使用情况，继续监测不良反应发生。 如一日爆发痛大于 2 次或疼痛评分大于 3 分或不良反应难以耐受，及时就诊

案例3 普瑞巴林自行停药导致头痛加重和失眠

【患者当前用药】

药品名称及规格	用法用量		
吉非替尼片（250mg/片）	250mg q. d	饭前 1h 服	口服
硫酸吗啡缓释片（30mg/片）	90mg q. 12h	饭后服	口服
盐酸吗啡片（10mg/片）	50mg p. r. n	饭后服	口服
普瑞巴林胶囊（75mg/粒）	150mg b. i. d（已停用）	饭前服	口服
乳果糖口服液（100mL/瓶）	30mL q. d	早餐时	口服
非洛地平缓释片（5mg/片）	5mg q. d	晨起服	口服
厄贝沙坦片（0. 15g/片）	0. 15g q. d	晨起服	口服

【临床药物治疗管理过程】

项目	内容
用药相关信息收集	• 基本信息：66 岁男性 • 诊断：1. 非小细胞肺癌；2. 骨转移；3. 头痛；4. 高血压 • 既往病史：高血压病史 2 年 • 辅助检查： ➢血压 135/90mmHg；呼吸 18 次/分；心率 98 次/分 ➢ NRS 评分 6 分 ➢肝肾功能未见明显异常 • ADR：腹胀、排便费力、失眠、头痛加重
主要问题	患者遵处方联用普瑞巴林胶囊镇痛治疗 20 天，疼痛控制良好，停用普瑞巴林治疗，随后患者出现头痛加重、入睡困难
原因分析	患者考虑每日口服药物过多，疼痛控制良好，以为停用普瑞巴林可以减少服药数量，同时对身体不会造成什么影响→患者突然停用普瑞巴林→失眠、头痛加重
用药调整和指导	• 用药调整：建议继续口服普瑞巴林胶囊 150mg b. i. d • 用药指导： ➢用药期间评估临床症状改善情况及镇痛效果，并将镇痛药用药情况详细记录在服药记录表中，以便对后续用药进行调整 ➢强调普瑞巴林及硫酸吗啡缓释片均不能突然停药，如需停药应在医生指导下逐渐减停，以免发生严重不良反应 ➢患者目前便秘，为其制定不良反应应对策略，嘱其适当运动，多饮水，改善饮食结构，增加谷类及纤维素的摄入，同时通过服用缓泻剂及反复进行鼓胀即收腹运动或腹部按摩等改善便秘症状 • 随访计划： ➢ 24h 后：评估患者规范服药后疼痛改善程度，以及患者出现失眠、头痛等不良反应改善情况 ➢ 1 周后：查看患者镇痛药使用记录表，追踪患者 1 周内服药情况及不良反应改善情况
随访评估	• 24h 后： ➢通过查看镇痛药使用记录表，可知患者能按药师指导规律服用镇痛药物 ➢评估 24h 内疼痛评分（NRS）为 3 分，期间爆发痛 1 次，疼痛控制及精神状态良好，睡眠状况及头痛症状较前改善 ➢建议患者继续按药师指导服药，记录每日镇痛药物使用情况及不良反应缓解程度，1 周后随访

续表

项目	内容
随访评估	• 1周后： ➢患者规律服用镇痛药物，头痛症状缓解，睡眠可，精神佳 ➢ 1周内 NRS 评分平均为 2分，爆发痛小于 2次 ➢如要调整用药，建议在医生指导下进行

案例4 芬太尼透皮贴不当使用引起呼吸抑制

【患者当前用药】

药品名称及规格	用法用量		
阿那曲唑片（1mg/片）	1mg q. d	饭后服	口服
芬太尼透皮贴（4. 2mg/贴）	8. 4mg q. 72h	睡前贴	外贴
百灵胶囊（0. 5g/粒）	3g t. i. d	饭后服	口服
乳果糖口服液（100mL/瓶）	10mL t. i. d	早餐时	口服
碳酸钙 D_3 咀嚼片［每片含碳酸钙 1. 25g（相当于钙 500mg），维生素 D_3 200 IU］	1片 q. d	睡前服	口服

【临床药物治疗管理过程】

项目	内容
用药相关信息收集	• 基本信息：56岁女性 • 诊断：1. 乳腺癌；2. 骨转移；3. 腰痛 • 既往史、个人史：2004年行乳腺癌手术及胆囊手术 • 查体： ➢体温 36. 8℃；血压 140/70mmHg；呼吸 21次/分；心率 112次/分 ➢ NRS 评分 3分 ➢昏迷，刺激有反应，双侧瞳孔等大，直径 4mm，对光反射迟钝，双肺呼吸音清，心律齐，未及杂音。 腹软，肝脾肋下未及，双下肢不肿，双侧病理征未引出 • 辅助检查： ➢随机血糖 6. 24mmol/L；血常规、肝肾功能、电解质、凝血功能均正常 ➢血芬太尼浓度 3μg/L（最小止痛血清浓度范围 0. 3~0. 5μg/L） • ADR：意识障碍
主要问题	患者使用芬太尼透皮贴镇痛治疗 10余天，每 72h 更换一贴，每次贴于腰部疼痛处，一般状况尚可，疼痛控制良好，4h 前患者忽然出现呼之不应，伴有胡言乱语、肢体抽搐症状
原因分析	医生未嘱托患者在使用芬太尼透皮贴期间避免接触热源，也未告知患者正确外贴部位，昨日因室温较低，患者夜间使用电热毯，芬太尼透皮贴贴于患者腰部，热源直接与药物接触→①局部温度升高加快了贴剂中药物的分子热运动，芬太尼的释放加快；②人体皮温增加，经皮吸收芬太尼的速度及药物量增加→芬太尼中毒导致意识障碍
用药调整和指导	• 不良事件处理及后续疼痛治疗： ➢立即去除芬太尼透皮贴剂，及时就诊 ➢同时给予紧急吸氧及盐酸纳洛酮静脉注射解救 ➢即使取下贴剂，存储于表皮的芬太尼仍能不断地通过真皮进入血液循环，所以要在停药后继续观察 24h

续表

项目	内容
用药调整和指导	➢待患者临床症状好转后，继续给予芬太尼透皮贴剂 8.4mg q.72h 规范镇痛治疗 • 用药指导： ➢告知患者避免将芬太尼透皮贴的贴用部位直接与热源接触，以免药物快速释放，导致不良反应发生 ➢强调芬太尼透皮贴应贴于躯干或上臂非刺激及非辐射的平整表面。使用部位的毛发（最好是无毛发部位）应在使用前予以剪除（不需用剃须刀剃净） • 随访计划： ➢ 24h 后：观察患者呼吸抑制的改善情况 ➢ 1 周后：对患者透皮贴贴用部位及接触热源等情况进行追踪，继续监测不良反应发生
随访评估	• 24h 后：患者神志清，问答切题，无其他异常，瞳孔正常，对光反射灵敏。1 周后随访
	• 1 周后： ➢患者能按药师指导正确贴用芬太尼透皮贴，贴用期间未再接触电热毯等热源 ➢疼痛评分（NRS）为 3 分，疼痛控制及精神状态良好，无其他不适症状 ➢建议患者继续按药师指导服药，记录每日镇痛药物使用情况，密切观察不良反应发生

案例 5 漏服后加量使用镇痛药导致头晕及嗜睡

【患者当前用药】

药品名称及规格	用法用量		
来曲唑片（2.5mg/片）	2.5mg q.d	饭前服	口服
盐酸羟考酮缓释片（40mg/片）	40mg q.12h	饭后服	口服
盐酸吗啡片（10mg/片）	20mg p.r.n	饭后服	口服
槐耳颗粒（20g/粒）	20g t.i.d	饭后服	口服
骨化三醇软胶囊（0.25μg /粒）	0.25μg q.d	饭前服	口服

【临床药物治疗管理过程】

项目	内容
用药相关信息收集	• 基本信息：76 岁女性 • 诊断：乳腺癌晚期伴腰椎、肋骨、头骨多发转移瘤 • 辅助检查： ➢血压 134/82mmHg；呼吸 19 次/分；心率 81 次/分 ➢ NRS 评分 3 分 ➢头颅核磁：散在脑白质脱髓鞘灶 ➢肝肾功能均无异常 • ADR：头晕、嗜睡
主要问题	患者腰椎疼痛 2 月余，口服盐酸羟考酮缓释片+ 盐酸吗啡片治疗 1 个月，疼痛控制良好，由于患者漏服一次盐酸羟考酮缓释片，下一次服药时加量使用，夜间出现头晕及嗜睡症状
原因分析	由于患者年龄大，记忆力减退，漏服一次盐酸羟考酮缓释片→以为下一次加倍使用药物至日剂量不变，才能维持镇痛效果→突然加量使用阿片类药物→导致头晕、嗜睡

续表

项目	内容
用药调整和指导	• 用药调整：遵医嘱规律服用盐酸羟考酮缓释片剂量 40mg q. 12h • 用药指导： ➢强调镇痛药按时按量使用的重要性 ➢告知患者服用盐酸羟考酮缓释片要整片吞服，不得掰开、咀嚼或研磨，如漏服一次，下一次按原有剂量给予即可，无需加量使用 ➢为患者制定服药清单及记录表。建议患者使用药品分装盒，设定服药闹钟 ➢请家属协助督促按时按量服药 • 随访计划： ➢ 24h 后：监测患者不良反应改善情况、用药情况及疼痛控制情况 ➢ 1 周后：查看患者镇痛药使用记录表，追踪患者 1 周内用药情况及不良反应改善情况
随访评估	• 24h 后： ➢查看患者 24h 内镇痛药使用记录表，患者能按药师指导按时按量服用镇痛药物 ➢药师为患者评估 24h 内疼痛评分（NRS）为 2 分，期间爆发痛 1 次，疼痛控制良好；头晕、嗜睡症状较前好转 ➢建议患者继续规律服药并记录镇痛药物使用情况，进行监测不良反应缓解程度
	• 1 周后： ➢患者规律服用镇痛药物 ➢ 1 周内 NRS 评分为 2～3 分，爆发痛小于 1 次，精神佳，无头晕及嗜睡症状 ➢规律服用镇痛药物 ➢建议患者继续按药师指导服药，记录每日镇痛药物使用情况，监测不良反应发生

（杨宏昕　朱岚　郭小彬）

【参考文献】

[1] 北京市疼痛治疗质量控制和改进中心癌痛专家组. 北京市癌症疼痛管理规范（2017 年版）. 中国疼痛医学杂志，2017，23（12）：881-889.

[2] 国家风湿病数据中心，中国系统性红斑狼疮研究协作组. 非甾体消炎药相关消化道溃疡与溃疡并发症的预防与治疗规范建议. 中华内科杂志，2017，56（1）：81-85.

[3] 中华人民共和国国家卫生健康委员会. 癌症疼痛诊疗规范（2018 年版）. 临床肿瘤学杂志，2018，23（10）：937-944.

[4] Swarm Robert A，Paice Judith A，Anghelescu Doralina L，et al. Adult Cancer Pain，Version 3. 2019，NCCN Clinical Practice Guidelines in Oncology. Journal of the National Comprehensive Cancer Network：JNCCN，2019，17（8）.

[5] 胡夕春，王杰军，常建华，等. 癌症疼痛诊疗上海专家共识（2017 年版）. 中国癌症杂志，2017，27（04）：312-320.

[6] 袁锁中，赵志刚，王爱国. 疼痛治疗临床药师指导手册. 北京：人民卫生出版社，2012.

[7] 吴永佩，颜青，高申. 疼痛药物治疗的药学监护. 北京：人民卫生出版社，2019.

[8] 航燕南，罗爱伦，吴新民. 疼痛治疗药. 上海：兴界图书出版公司，2017.

[9] World Federation of Societies of Biological Psychiatry. Monitoring for antidepressant-associated adverse events in the treatment of patients with major depressive disorder：An international consensus statement. World J Biol Psychiatry. 2017 Oct 6：1-19.

第十二节 常见消化道疾病的药物治疗管理

一、基础知识要点

1. 药物治疗基本原则（详见表 3-102）

表 3-102 常见消化道疾病药物治疗基本原则

项目	胃食管反流病（GERD）	消化性溃疡
疾病控制目标	• 缓解烧心和反流等症状，不影响患者生活质量 • 治愈受损的食管黏膜，减少复发 • 降低并发症（食管狭窄、Barrett 食管和食管腺癌）的风险	• 缓解消化性溃疡症状、愈合溃疡，同时根除致病因素，避免复发
药物治疗总原则	• 改变生活方式是基础，药物治疗要足疗程、个体化	• 防治结合，对于易发生消化性溃疡的高危人群，应根据发生溃疡的危险程度，给予预防性用药 • 应诊断全面，排除癌变可能，一旦诊断明确，应根据不同致病因素采用针对性治疗方案；若存在急性出血等并发症，还应作对症处理 • 在对消化性溃疡进行药物治疗的同时，还要结合戒烟、戒酒，注意饮食、休息等生活方式改变
药物选择	• 首选：PPI，如果一种无效可尝试另一种 • 次选：H_2RA，通常用于缓解 NERD 症状和治疗夜间酸突破	• 抑酸治疗：一般首选 PPI，但在以基础胃酸分泌增高为特点的十二指肠溃疡治疗中，优先选择 H_2RA • NSAIDs 相关性溃疡：首选 PPI，加用胃黏膜保护剂（优先选择米索前列醇） • 幽门螺杆菌（helicobacter pylori，Hp）阳性消化性溃疡：选择铋剂、PPI 加抗 Hp 药的联用方案；抗 Hp 药中，阿莫西林、四环素、呋喃唑酮、耐药性低（治疗失败后亦不易产生耐药），为推荐选择方案
剂量调整	• 初始治疗：PPI 标准剂量 q. d 治疗至少 2 周后症状未缓解，可改用双倍剂量 • 维持治疗：依病情调整 PPI 至最小有效剂量 q. d 或 q. o. d 维持，或按需给药	• 抑酸剂（包括 PPI 和 H_2RA）：采用标准剂量给药，对于多发性、难治性溃疡，剂量常需加倍 • 抗 Hp 药：标准剂量足剂量、足疗程给药
联合用药	• PPI 效果不佳时，考虑联合应用促动力剂 • 夜间酸突破患者，在服用 PPI 的基础上，睡前加服 H_2RA	• 对于老年人消化性溃疡、难治性溃疡、巨大溃疡和复发性溃疡，在抑酸、抗 Hp 治疗的同时，联合应用胃黏膜保护剂 • 对于 Hp 感染所致的消化性溃疡以及其他因素所致消化性溃疡伴 Hp 感染等，根据病情选择 PPI+ 2 种抗 Hp 药物的三联方案，或铋剂+ PPI+ 2 种抗 Hp 药物的四联方案 • 消化道溃疡伴发反酸、腹痛、恶心、呕吐、腹胀等消化道非特异性症状，患者不能耐受时，尚需短时应用抗酸剂、促动力剂等

注：1. GERD：gastroesophageal reflux disease（胃食管反流病）；PPI：proton pump inhibitor（质子泵抑制剂）；H_2RA：H_2 receptor antagonist（组胺 2 受体拮抗剂）；NERD：non-erosive reflux disease（非糜烂性反流病）。

2. 夜间酸突破：指在每天早、晚餐前服用 PPI 治疗的情况下，夜间胃内 pH<4 持续时间大于 1h。

2. 药物分类与临床应用要点（详见表 3-103）

表 3-103 常见消化道疾病治疗药物分类与临床应用要点

分类	常用品种及作用机制	临床应用要点
PPI	• 常用品种：奥美拉唑、兰索拉唑、泮托拉唑、雷贝拉唑、艾司奥美拉唑 • 作用机制：通过阻断胃底腺壁细胞上的质子泵而抑制胃酸分泌	• 适应证：可抑制基础胃酸分泌以及各种形式的应激性胃酸分泌，属抑酸治疗的首选药物 • 报警症状：出现吞咽困难和（或）吞咽疼痛、出血、贫血、消瘦或反复呕吐等报警症状时，需进行上消化道内镜检查排除恶性肿瘤，以免使用 PPI 治疗减轻症状，延误诊断 • 肝肾功能不全：肾功能不全和轻中度肝功能不全者通常不需要调整剂量，重度肝功能不全者应减量 • 服药时间：PPI 应在早餐前 0.5～1h 服用，若每天服用 2 次，另 1 次应在晚餐前 0.5～1h 服用 • 肠溶剂型：不可咀嚼或压碎，以免造成药物在胃酸中失效，有些品种可以打开胶囊或将片剂分散在指定液体中服用（详见 3-106）
H_2RA	• 常用品种：西咪替丁、雷尼替丁、法莫替丁 • 作用机制：竞争性阻断胃底腺壁细胞基底膜的 H_2 受体，抑制胃酸分泌	• 适应证：对组胺及夜间胃酸分泌抑制强，其他作用弱，疗效不及 PPI，可用于轻、中度 GERD 及夜间酸突破的治疗，以及作为消化性溃疡治疗的备选药物 • 禁用：严重肾功能不全者、妊娠期及哺乳期妇女 • 用药注意：使用此类药物可能掩盖胃癌症状，故应在排除胃癌的基础上应用 • 肝肾功能不全：肝、肾功能不全和老年患者慎用，老年患者、肾功能不全者需酌情减量，而肝功能不全者一般无需减量 • 服药时间：早、晚餐后服用，或睡前顿服；治疗 GERD 的夜间酸突破时，在日间服用 PPI 的基础上，睡前服用一次剂量
抗酸剂	• 常用品种：氢氧化铝、铝碳酸镁、磷酸铝 • 作用机制：直接中和的胃酸，升高胃内容物 pH 值，降低胃蛋白酶活性，缓解酸相关症状	• 适应证：用于对症治疗，缓解疼痛、反酸等不适症状。 • 禁用：严重肾功能不全、阑尾炎、急腹症者；含铝制剂对低磷血症、早产儿和婴幼儿禁用；铝碳酸镁对肠梗阻、溃疡性结肠炎、不明消化道出血、慢性腹泻者禁用 • 慎用：肾功能不全者、妊娠期及哺乳期妇女；含铝制剂慎用于长期便秘、低磷血症者；铝碳酸镁慎用于高镁血症、高钙血症者 • 服药时间：症状出现或将要出现时，以餐后 1.5h 及睡前给药最佳 • 服药方法：咀嚼片应嚼碎后服用，混悬液应混匀后服用 • 疗程：连续使用通常≤7 天
促动力剂	• 常用品种：多潘立酮、莫沙必利、伊托必利（甲氧氯普胺疗效差，副作用大，限制了其应用） • 作用机制：增加胃和十二指肠的运动，促进胃排空，减少反流	• 适应证：与 PPI 联合用于 GERD 合并胃排空延迟的患者 • 禁用：机械性肠梗阻、消化道出血、消化道穿孔者禁用。多潘立酮禁用于嗜铬细胞瘤、分泌催乳素的垂体肿瘤（催乳素瘤）、乳腺癌患者，中重度肝功能不全的患者；禁止与酮康唑口服制剂、红霉素或其他可能会延长 QTc 间期的 CYP3A4 酶强效抑制剂（如氟康唑、伏立康唑、克拉霉素、胺碘酮、泰利霉素）合用 • 服药时间：餐前 15～30min 服用，不可长期大量服用，症状缓解或疾病治愈后应及时停药 • 用药注意：应用 1～2 周治疗无效时应停药就诊。多潘立酮成人每日≤40mg；剂量超过 30mg 和（或）伴有心脏病患者、接受化疗的肿瘤患者、电解质紊乱等严重器质性疾病的患者、年龄大于 60 岁的患者中，发生严重室性心律失常甚至心源性猝死的风险可能升高

续表

分类	常用品种及作用机制	临床应用要点
胃黏膜保护药	• 常用品种：米索前列醇、硫糖铝、枸橼酸铋钾、胶体果胶铋、替普瑞酮 • 作用机制：促进黏液或 HCO_3^- 分泌，增强屏障功能；部分药物尚可弥散覆盖溃疡表面形成保护膜	• 适应证：与抑酸剂配伍使用防止溃疡复发，适用难治性溃疡和复发性溃疡 • 禁用：孕妇及哺乳期妇女（如米索前列醇）；严重肾功能不全患者（如枸橼酸铋钾） • 不宜合用：硫糖铝与碱性药物，米索前列醇与含镁抗酸剂，枸橼酸铋钾与其他铋制剂 • 间隔用药：若必须与抗酸剂同服，应间隔至少 1h
抗 Hp 药	• 常用品种：阿莫西林、克拉霉素、四环素、左氧氟沙星、甲硝唑、呋喃唑酮 • 作用机制：抑制或杀灭 Hp，去除溃疡致病因素	• 适应证：Hp 阳性消化性溃疡 • 禁用：对同类抗生素过敏者 • 不宜使用：≤8 岁小儿不宜用四环素 • 肝肾功能不全：慎用或酌情调整剂量 • 应用要求：一般与抗酸药及胃黏膜保护药联合应用，并予足够剂量和疗程 • 本类药物多存在交叉过敏和交叉耐药现象，应予注意

3. 主要的药物相互作用（详见表 3-104）

表 3-104 常见消化道疾病治疗药物与其他药物相互作用的风险及处理建议

分类	相互作用的药物		风险	处理建议
PPI	【通用】地高辛		**升高地高辛血药浓度**	• 监测地高辛的血药浓度（中毒浓度为 2ng/mL），适时调整地高辛的剂量
	【通用】华法林		**可能导致异常出血**	• 监测 INR 和凝血酶原时间，适时调整华法林的剂量以保证 INR 在目标范围内（1.8~2.5）
	【通用】铁盐、厄洛替尼、达沙替尼、尼洛替尼、吉非替尼、伊曲康唑、泊沙康唑		**PPI 降低这些药物的吸收**	• 避免与泊沙康唑、厄洛替尼的联合使用
	【通用】利匹韦林、阿扎那韦、奈非那韦		**PPI 降低这些药物的血药浓度**	• 禁止合用
	【通用】甲氨蝶呤		**引起甲氨蝶呤中毒**	• 某些使用高剂量甲氨蝶呤的患者（如癌症、银屑病）可能需考虑暂时停用 PPI
	奥美拉唑、艾司奥美拉唑	硫酸氢氯吡格雷	**增高血栓形成风险**	• 避免合用 • 更换 PPI：泮托拉唑、雷贝拉唑
		地西泮、苯妥英钠、西洛他唑	**PPI 增加以上药物的血药浓度**	• 监测地西泮和苯妥英钠的血药浓度，适时调整 PPI 或地西泮、苯妥英钠剂量 • 合用时西洛他唑的剂量应降为一次 50mg，一日 2 次
		克拉霉素、伏立康唑	**增加 PPI 的血药浓度**	• 短期合用时，PPI 剂量不必调整 • 严重肝功能不全和 PPI 需要长期治疗时应考虑调整 PPI 的剂量

续表

分类	相互作用的药物		风险	处理建议
PPI	**奥美拉唑、艾司奥美拉唑**	利福平、贯叶连翘（圣约翰草）	**降低这两种 PPI 的血药浓度**	• 避免合用
	奥美拉唑、艾司奥美拉唑、兰索拉唑：他克莫司		**增加他克莫司的血药浓度**	• 监测他克莫司的血药浓度，适时调整他克莫司的剂量
	兰索拉唑：茶碱		**降低茶碱血药浓度**	• 开始合用或停止合用时，应注意监测茶碱的血药浓度，个别患者可能需调整茶碱的剂量
H_2RA	**【通用】**抗酸剂（氢氧化铝、铝碳酸镁）		**降低抑酸效果**	• 间隔用药（至少在服用抗酸剂前 1h 服药）
	西咪替丁：地西泮、苯妥英钠、茶碱、华法林、环孢素、阿片类、普萘洛尔、美托洛尔、硝苯地平、维拉帕米		**西咪替丁增强这些药物药理及毒副作用**	• 应用华法林监测凝血功能，根据 INR 适时调整华法林剂量 • 应用苯妥英钠、地高辛，监测血药浓度，适时调整苯妥英钠、地高辛剂量 • 更换 H_2RA：选择雷尼替丁、法莫替丁
抗酸剂	四环素、喹诺酮类药物、华法林、地高辛、苯妥英钠、H_2RA、异烟肼、双膦酸盐		**抗酸剂减少或延迟这些药物吸收**	• 合用时与抗酸剂间隔 2~3h • H_2RA、异烟肼与含铝抗酸剂合用至少在服用抗酸剂前 1h 服药 • 在双膦酸盐服用至少半小时后服用含铝抗酸剂
促动力剂	**【通用】**抗胆碱能药物（硫酸阿托品、山莨菪碱、丁溴东莨菪碱）		**减弱促动力剂的作用**	• 避免合用
	多潘立酮	抑酸剂（PPI 和 H_2RA）、抑酸剂	**减少多潘立酮的吸收**	• 间隔用药
		红霉素、克拉霉素、泰利霉素、氟康唑、伏立康唑、胺碘酮	**QTc 间期延长**	• 禁止合用
胃黏膜保护药	**【通用】**H_2RA、PPI		**降低各自药效**	• 间隔用药（至少 1h）
	米索前列醇	含镁抗酸剂	**加重腹泻**	• 避免合用
		阿司匹林和其他 NSAIDs	**影响各自药效**	• 避免合用
	硫糖铝：四环素、铁剂、西咪替丁、苯妥英钠、华法林、脂溶性维生素、地高辛、氟喹诺酮		**降低伍用药物药效**	• 间隔 1~2h 服用（至少 1h）
抗 Hp 药	**阿莫西林**	口服避孕药	**降低避孕效果**	• 避免合用
		丙磺舒、阿司匹林、吲哚美辛、磺胺药	**增加阿莫西林药效及副作用**	• 调整阿莫西林剂量
	左氧氟沙星：尿碱化剂、丙磺舒		**增加肾毒性**	• 避免合用

续表

分类	相互作用的药物		风险	处理建议
抗 Hp 药	**克拉霉素：** 地高辛、格列本脲、卡马西平、秋水仙碱、奥美拉唑、兰索拉唑、洛伐他汀、西沙必利、匹莫齐特、西咪替丁		**增加伍用药物药理及毒副作用**	• 秋水仙碱、洛伐他汀、匹莫齐特避免与克拉霉素合用 • 调整伍用药物剂量 • 监测地高辛、卡马西平血药浓度
	四环素	抗酸药，含钙、镁、铁等金属离子的药物，考来烯胺	**降低四环素药效**	间隔用药（至少 1h）
		呋塞米	**加重肾损害**	监测肾功能
	甲硝唑	苯妥英钠、苯巴比妥	**降低抗 Hp 效果**	调整甲硝唑剂量
		西咪替丁	**增强抗 Hp 效果**	调整甲硝唑剂量

注：【通用】是指该大类药物均有的相互作用。

4. 主要的药物不良反应（详见表 3-105）

表 3-105 常见消化道疾病治疗药物的主要药物不良反应及处理建议

药物分类	常见 ADR	严重 ADR	处理建议
PPI	• 神经系统异常：头痛、头晕 • 胃肠道反应：腹泻、恶心/呕吐、便秘、腹痛及腹胀、口干 • 皮肤反应：皮疹、瘙痒、荨麻疹	• 肝损伤 • 全血细胞减少、粒细胞缺乏、血小板减少、溶血性贫血 • 过敏反应：过敏性休克、血管性水肿、支气管痉挛、间质性肾炎等	• 常见 ADR 通常较轻微，为自限性 • 胃肠道反应：PPI 尽量选择最低有效剂量和最短疗程，严重者停药对症治疗 • 肝损伤：定期进行肝功能检查，发现明显异常，立即停药并进行治疗 • 过敏反应（包括皮肤反应）和血液学改变：观察皮肤表现，监测血常规和肝功能，出现明显异常时应立即停药并进行治疗
H_2RA	• 神经系统异常：头痛、头晕 • 胃肠道反应：腹泻、恶心、呕吐 • 抗雄激素作用（西咪替丁）：男性乳房发育、女性溢乳、性欲减退	• 精神紊乱、谵妄、幻觉、言语模糊等（主要发生于静脉给药或老年人用药时） • 白细胞减少、粒细胞减少、血小板减少	• 胃肠道反应：一般无需停药，严重者需对症治疗 • 抗雄性激素作用：停药后即可消失 • 精神紊乱：停药后 48h 内能恢复 • 血细胞减少：监测血常规，出现明显异常时，停药后通常可逆
抗酸剂	• 胃肠道反应：便秘、腹泻（含镁制剂） • 血清电解质变化	• 大剂量服用铝剂可导致肠梗阻 • 长期大量服用铝剂可导致骨质疏松、骨软化症	• 胃肠道反应：停药可改善，避免长期大量服用 • 血清电解质变化：停药治疗 • 骨质疏松：补充钙、磷
促动力剂	• 神经系统异常：头痛、头晕 • 胃肠道反应：腹泻、腹痛、口干（多潘立酮、莫沙必利）、唾液分泌增加（伊托必利）	• 暴发性肝炎、严重肝功能障碍、黄疸（莫沙必利） • 白细胞减少（莫沙必利、伊托必利） • 心律失常（多潘立酮）	• 常见 ADR 通常可耐受 • 服用莫沙必利出现不适、食欲不振、尿黄和球结膜黄染等肝功能受损症状，应停止服药并对症处理 • 出现白细胞减少应立即停药 • 多潘立酮剂量超过 30mg 和（或）伴有心脏病患者、接受化疗的肿瘤患者、电解质紊乱等严重器质性疾病的患者、年龄大于 60 岁的患者中，发生严重室性心律失常甚至心源性猝死的风险可能升高，应谨慎用药加强监测心率、血压

续表

药物分类	常见 ADR	严重 ADR	处理建议
胃黏膜保护药	• 神经系统异常：头痛、头晕 • 胃肠道反应：便秘、腹泻、腹痛 • 皮肤异常：皮疹 • 枸橼酸铋钾：舌苔及大便呈灰黑色	• 米索前列醇：流产、早产或出生缺陷 • 替普瑞酮：肝功能障碍	• 常见 ADR：一般为剂量相关性的，且为自限性的 • 流产、出生缺陷：禁止在可能妊娠的妇女中应用米索前列醇 • 肝功能障碍：立即停药并采取适当处理措施
抗 Hp 药	• 胃肠道反应：恶心、呕吐、腹泻 • 变态反应：皮疹、潮红 • 神经系统异常：失眠、头痛、头晕	• 过敏性休克 • 四环素：二重感染、抑制婴幼儿骨骼发育 • 左氧氟沙星：光敏反应、心脏毒性	• 胃肠道反应：一般可耐受，严重者对症治疗 • 二重感染：立即停药，口服万古霉素或甲硝唑治疗 • 抑制骨骼发育：≤8岁儿童禁用四环素 • 光敏反应：用药期间避免日照 • 心脏毒性：定期作心电图检查，避免与抗心律失常药、红霉素、三环类抗抑郁药合用

5. 特殊剂型药物的给药方式要点

（1）PPI 肠溶制剂的特殊情况给药　PPI 在酸性条件下不稳定，因此制成肠溶制剂使其在小肠中释放、吸收。PPI 的肠溶片或肠溶胶囊不可咀嚼或压碎，以免造成药物失效。对于吞咽困难的患者，有些品种可以打开胶囊或将片剂分散在指定液体中于 30min 之内服用（详见表 3-106）。

表 3-106　常见 PPI 经处理后服用药品的品种与方法

通用名	用法
奥美拉唑镁肠溶片	将其分散于水或微酸液体中（如果汁），分散液必须在 30min 内服用
艾司奥美拉唑镁肠溶片	将片剂溶于半杯不含碳酸盐的水中（不应使用其他液体，因肠溶包衣可能被溶解），搅拌，直至片剂完全崩解，立即或在 30min 内服用，再加入半杯水漂洗后饮用。微丸不应被嚼碎或压破
奥美拉唑钠肠溶胶囊 兰索拉唑肠溶胶囊 泮托拉唑钠肠溶胶囊	可以打开胶囊，但不可嚼碎或压碎微丸

注：具体以药品说明书和厂家对制剂原理的解释为准。

对于不能吞咽的患者，可将奥美拉唑镁肠溶片和艾司奥美拉唑镁肠溶片的片剂溶于不含碳酸盐的水中，并通过胃管给药。①应仔细检查选择的注射器和胃管的合适程度；②溶解药片的水需要 25～50mL；③振摇过程中注意注射器尖端朝上，避免尖端被堵塞；④每次向胃管内注入 5～10mL 混悬液，随后翻转注射器并振摇，然后再注入 5～10mL，重复此过程直到注射器中无液体。

（2）其他口服制剂的给药方式要点　铝碳酸镁咀嚼片应充分咀嚼后服用；硫糖铝口服混悬液用前摇匀；枸橼酸铋钾口服溶液用温开水稀释 3 倍后服用。

二、实践技能要点

1. 用药治疗方案评估要点和方法（详见表 3-107）

表 3-107　消化道疾病患者用药治疗方案评估要点与方法

评估要点	评估方法
疾病控制情况	• 询问患者反酸、烧心、腹痛等症状的发生频率和程度，评估疗效 • 根据患者食管炎的程度，监督患者在医生指导下复查胃镜，关注食管黏膜愈合情况 • 询问患者是否存在持续性疼痛、吞咽困难或吞咽痛等并发症表现，及时调整治疗方案
当前用药方案是否合理	• 收集患者就医检查结果，关注溃疡发生部位、严重程度、是否伴有 Hp 感染等 • 收集患者的用药史、过敏史、肝肾功能，评估选用药物及剂量 • 询问吞咽是否存在困难，选择合适的剂型
药物服用方法是否正确	• 询问患者日常服药剂量、频次和时间，特别是 PPI 是否饭前 0.5～1h 服用，肠溶制剂是否完整吞服，抗 Hp 药的服药剂量以及服药天数等
用药方案是否影响患者安全	• 收集患者的肝肾功能和血常规等检查结果 • 询问患者是否在用药期间出现不良反应，若有应询问对不良反应的耐受情况
合并用药是否会加重胃食管反流病或影响患者安全	• 询问患者是否因其他疾病合并用药，记录患者当前所有用药，分析合并用药是否会加重消化性溃疡或 GERD，如有是否能停用或换药，相互影响的药物是否间隔服用
患者是否坚持生活方式干预	• 询问患者饮食的种类，是否戒烟限酒，超重和肥胖患者是否减重 • 询问卧位反酸者是否避免餐后躺卧，夜间反酸者是否抬高床头、避免睡前进食 • 关注患者的日常运动情况、睡眠状况和精神状态等

2. 常见临床药物治疗管理要点

（1）常见用药风险和药学监护要点（详见表 3-108）

表 3-108　消化道疾病患者常见用药风险和药学监护要点

用药风险	常见原因	监护/指导要点
胃肠道反应：腹泻、腹痛、便秘、腹胀等	• 消化性溃疡控制不佳（腹痛） • GERD 治疗用药的 ADR • 剂量过大或疗程过长	• 了解腹痛部位、规律，鉴别疼痛类型 • 通常可耐受，为自限性 • 应遵医嘱用药，不可长期、大剂量用药 • 严重消化不良加服胃动力药 • 呕吐等不能耐受时，及时停药，就医
肝损害	• 消化性溃疡、根除 Hp、GERD 治疗用药的 ADR • 其他合并用药的 ADR	• 根据患者肝功能选择合适的药物和用法用量 • 监测用药前后的肝功能指标，出现异常及时停药对症处理

续表

用药风险	常见原因	监护/指导要点
出血、穿孔等	• 不按医嘱服药或自行中断治疗 • 存在 Hp 感染，未得根治，反复发作 • 没有改善生活方式 • 长期用 NSAIDs、抗血小板药等	• 强调用药依从性的重要性，加强随访 • 存在指征即采用抗 Hp 治疗 • 戒烟、戒酒、避免辛辣饮食 • 合用 NSAIDs、抗血小板药的高风险人群应采用预防措施

（2）常见依从性问题原因分析和用药指导要点（详见表 3-109）

表 3-109 消化道疾病患者常见依从性问题原因分析和用药指导要点

依从性问题	常见原因	指导要点
未按规定疗程服药	• 自觉症状改善 • 对足疗程用药避免复发和并发症的认识不够 • 药物 ADR 不能耐受	• 对患者进行用药教育，指明 GERD 易反复发作，并发症后果严重，强调足疗程服药对 GERD 治疗和避免复发/并发症的重要性 • 对需要长期维持治疗的患者强调服药治疗的必要性和药物的安全性，消除患者的顾虑 • 加强随访或提供用药咨询热线，及时发现和指导患者处理 ADR
未按医嘱时间服药	• 不清楚正确的服药时间，不了解服药时间对疗效的影响 • 容易遗忘	• 指导患者各药物的服用时间，如有合并用药，尽量统一用药时间 • 为患者整理用药清单，标注服药时间，或使用药盒按服药时间分装，设定手机闹铃提醒
未按要求复诊或复查	• 认为已经治愈，无需复查 • 挂号、就医烦琐，害怕抽血、做胃镜	• 强调复查的重要性，根据患者的身体和经济状况，提出合理检查建议 • 普通胃镜不适明显的患者可采用无痛胃镜
未进行饮食、生活习惯等方面的干预	• 不清楚饮食、生活习惯等因素对胃食管反流病的影响 • 不能坚持生活方式干预	• 强调饮食控制、生活方式调整是胃食管反流病治疗的基础，应贯穿整个治疗 • 根据患者的饮食现状和日常习惯制定明确的指导单 • 请家属协助监督

（3）随访评估要点（详见表 3-110）

表 3-110 消化道疾病患者随访评估要点

项目	随访评估要点
依从性	• 了解患者是否按医嘱或药师指导按量、按时、按疗程服药，是否坚持生活方式干预
有效性	• 询问患者反酸、烧心、腹痛等消化道症状的改善程度 • Hp 是否根除 • 若遵医嘱复查胃镜，关注溃疡、食管黏膜愈合情况
安全性	• 收集肝肾功能、血常规和 ADR

三、案例

案例1 未坚持改善生活方式导致病情反复

【患者当前用药】

药品名称及规格	用法用量		
铝碳酸镁咀嚼片（0.5g/片）	1g p.r.n	反酸、烧心时服	嚼服
硝苯地平控释片（30mg/片）	30mg q.d	晨起服	口服
阿托伐他汀钙片（20mg/片）	20mg q.n	睡前服	口服
非那雄胺片（5mg/片）	5mg q.d	早餐后服	口服
盐酸坦索罗辛缓释胶囊（0.2mg/粒）	0.2mg q.n	睡前服	口服

【临床药物治疗管理过程】

项目	内容
用药相关信息收集	• 基本信息：58岁男性 • 诊断：1.胃食管反流病；2.高血压；3.高脂血症；4.前列腺增生 • 既往史、个人史：高血压3年，平素血压控制可。高脂血症2年，监测血脂达标。前列腺增生1年，规律服用非那雄胺片、盐酸坦索罗辛缓释胶囊，症状控制可 • 现病史：2月前开始出现反酸、烧心的症状，每周发作1~2次，自服铝碳酸镁咀嚼片，按需给药，症状控制可。近2周反酸、烧心症状出现反复，每周发作2~3次，进食过饱或饮酒后症状明显 • 胃镜检查：非糜烂性反流病 • 辅助检查：血常规、血生化结果未见明显异常
主要问题	患者自服铝碳酸镁咀嚼片治疗反酸、烧心，近期控制不佳，症状发作较前频繁，进食过饱或饮酒后症状明显。此外，患者有饭后躺卧的习惯
原因分析	患者未充分认识到饮食和生活习惯对疾病发作的影响，用药使症状改善后，恢复了进食过饱、饭后躺卧和饮酒的不良生活习惯，导致症状出现反复
用药调整和指导	• 给药方案调整：奥美拉唑肠溶片20mg，早饭前0.5h服用，连续服用8周 • 生活方式调整： ➢进食避免过饱，避免高脂肪饮食，辛辣、酸性等刺激性饮食，限制饮酒，尽量戒酒 ➢餐后半小时内不宜马上躺下，可适当站立走动 • 疗效评价：近2周内反酸、烧心发作的频率和程度 • 随访计划：追踪患者最初2周内症状控制情况和2个月内药物应用的依从性和安全性
随访评估	• 2周后： ➢患者就诊消化内科调整用药治疗方案，按药师建议调整饮食和生活习惯 ➢反酸、烧心症状明显缓解，2周后症状基本消失
	• 2个月后： ➢患者规律服用药物，改掉不良饮食习惯，限制饮酒，症状得到长期缓解，治疗期间未见不耐受的ADR，未见血生化、血常规明显变化 ➢嘱患者足疗程停药后继续保持良好的生活习惯，关注反酸、烧心是否复发，如果发作频率<1次/周，可服用铝碳酸镁咀嚼片对症处理。如果复发恢复到原来的频率和程度甚至加重，应及时就诊

案例2 反流性食管炎选药不适宜导致控制不佳

【患者当前用药】

药品名称及规格	用法用量		
法莫替丁片（20mg/片）	20mg b. i. d	饭后服	口服
琥珀酸美托洛尔缓释片（47. 5mg/片）	47. 5mg q. d	晨起服	口服
单硝酸异山梨酯片（20mg/片）	20mg b. i. d	饭后服	口服
苯磺酸氨氯地平片（5mg/片）	5mg q. d	晨起服	口服
阿托伐他汀钙片（20mg/片）	20mg q. n	睡前服	口服
硫酸氢氯吡格雷片（75mg/片）	75mg q. d	晨起服	口服

【临床药物治疗管理过程】

项目	内容
用药相关信息收集	• 基本信息：72岁男性 • 诊断：1. 反流性食管炎；2. 冠心病；3. 高血压 • 既往史、个人史：高血压8年，冠心病5年，2年前行冠状动脉支架植入，规律服药后心率、血压、血脂控制可 • 现病史：1个月前出现明显反酸、口苦症状，通过调整饮食未见明显改善，后在药店购买了法莫替丁服用，服药1周左右症状缓解，继续服药3周之后症状出现反复 • 胃镜检查：反流性食管炎（LA-B级） • 辅助检查：血常规、血生化结果未见明显异常
主要问题	患者近期出现反酸、口苦的症状，服用法莫替丁后短期内症状缓解，继续服药3周后症状出现反复
原因分析	患者胃食管反流病的症状出现反复，在核实患者依从性和用药规范性之后应考虑是疾病进展还是法莫替丁耐药。法莫替丁短期内疗效尚可，但是长期用药（约1个月）会有耐受性产生，导致症状控制不佳或病情进展。胃镜检查提示为中度反流性食管炎，首选治疗药物应为PPI类，患者长期服用硫酸氢氯吡格雷，合用PPI可选择泮托拉唑或雷贝拉唑
用药调整和指导	• 给药方案调整：泮托拉唑肠溶片40mg早饭前0. 5h服用，连续服用8周 • 生活方式提示： ➢进食避免过饱，尽量避免高脂肪饮食，辛辣、酸性等刺激性饮食 ➢戒烟限酒，适当运动 • 疗效评价：换用PPI 2周后反酸、烧心发作的频率和程度 • 随访计划：追踪患者最初2周内症状控制情况和2个月内药物应用的依从性和安全性
随访评估	• 2周后：患者就诊消化内科调整用药治疗方案，按药师建议调整饮食和生活习惯，反酸、口苦症状基本消失 • 2个月后： ➢患者规律服用药物，症状得到长期缓解，治疗期间未见不耐受的ADR，未见血生化、血常规明显变化 ➢嘱患者足疗程停药后继续保持良好生活习惯，关注反酸、口苦症状，如复发及时就医

案例3 嚼服PPI肠溶剂型导致治疗失败

【患者当前用药】

药品名称及规格	用法用量		
泮托拉唑肠溶片（40mg/片）	40mg q.d	饭后	嚼服
缬沙坦胶囊（80mg/片）	80mg q.d	晨起	口服
阿司匹林肠溶片（100mg/片）	100mg q.d	晨起	口服
碳酸钙片（0.75g/片）	0.75g t.i.d	饭后	口服
阿法骨化醇软胶囊（0.25μg/粒）	0.5μg q.d	晨起	口服

【临床药物治疗管理过程】

项目	内容
用药相关信息收集	• 基本信息：63岁女性 • 诊断：1.胃食管反流病；2.高血压；3.骨质疏松 • 既往史、个人史：高血压6年，规律服药后血压控制可。无肿瘤家族史，其他无特殊 • 现病史：2个月前间断出现烧心、反酸症状，自服铝碳酸镁咀嚼片对症治疗，2周前就诊消化内科，开始服用泮托拉唑40mg q.d，近2周自述症状改善不明显 • 胃镜检查：反流性食管炎（LA-A级） • 辅助检查：血常规、血生化结果未见明显异常
主要问题	患者胃镜检查提示为轻度反流性食管炎，但服用PPI标准剂量q.d服药2周后胃食管反流病的症状改善不明显
原因分析	患者规律服用药物，但未遵医嘱早饭前服药，而是根据自己既往服用铝碳酸镁咀嚼片的经验，饭后嚼服药物，这就破坏了PPI的肠溶包衣，导致药物在胃酸中被破坏而无法起效
用药调整和指导	• 给药时间调整：泮托拉唑肠溶片，早饭前30min服用 • 用药注意事项：肠溶片要完整吞服，不可咀嚼或压碎，否则会失效 • 疗效评价：正确服用PPI治疗2周后反酸、烧心发作的频率和程度 • 随访计划：2周后，追踪患者服药时间和服药习惯调整情况和近2周内症状控制情况，以及2个月内药物应用的依从性和安全性
随访评估	• 2周后： ➢患者能按药师指导时间服药，并完整吞服肠溶片，近2周内症状出现明显缓解 ➢建议患者继续按药师指导规律服用药物8周，并注意饮食、运动、精神状态的调整。
	• 2个月后：患者能按药师指导服药，烧心、反酸的症状得到长期缓解，考虑停药

案例4 夜间反酸控制不佳自行调整PPI服药时间

【患者当前用药】

药品名称及规格	用法用量		
艾司奥美拉唑镁肠溶片（20mg/片）	20mg q.d	睡前服	口服
盐酸二甲双胍片（0.5g/片）	0.5g t.i.d	饭后服	口服
阿卡波糖片（50mg/片）	100mg t.i.d	随餐嚼服	口服
瑞舒伐他汀钙片（10mg/片）	10mg q.d	睡前服	口服
阿司匹林肠溶片（100mg/片）	100mg q.d	晨起服	口服

【临床药物治疗管理过程】

项目	内容
用药相关信息收集	• 基本信息：70 岁男性 • 诊断：1. 反流性食管炎；2. 2 型糖尿病；3. 高脂血症 • 既往史、个人史：2 型糖尿病 5 年，规律服药结合饮食控制，血糖控制可。高脂血症 3 年，规律服药后血脂控制可。无肿瘤家族史，其他系统回顾无特殊 • 现病史：患者 3 个月前偶有夜间反酸出现，近 1 个月夜间反酸症状加重，影响睡眠。就诊后每晚睡前服用艾司奥美拉唑镁肠溶片 20mg，服药 2 周后复诊自述症状略有改善，仍然影响休息，为求进一步优化治疗方案就诊 • 胃镜检查：反流性食管炎（LA-B 级） • 辅助检查： ➢空腹血糖 6.1mmol/L，餐后 2h 血糖 9.6mmol/L。血压 124/74mmHg ➢血脂：三酰甘油 1.4mmol/L，总胆固醇 3.2mmol/L，低密度脂蛋白胆固醇 2.31mmol/L，高密度脂蛋白胆固醇 1.34mmol/L ➢肝肾功能未见明显异常
主要问题	患者因夜间反酸明显，影响睡眠，就诊开具 PPI 后，患者自认为为控制夜间反酸，抑酸药应在睡前服用，服药 2 周之后夜间反酸的症状改善不明显，仍影响睡眠
原因分析	• 患者未按医嘱要求的时间服药：为了达到最佳的抑酸效果，PPI 应于早饭前 0.5～1h 服用，如果夜间反酸仍得不到控制，可以在晚餐前加服一次 PPI 或睡前加服 H_2RA • 患者睡前有进食习惯：在监测血糖平稳的情况下，应尽量避免睡前进食对夜间反流的影响
用药调整和指导	• 给药时间和方案调整： ➢艾司奥美拉唑镁肠溶片，早饭前 0.5h 服用 ➢睡前加服法莫替丁 20mg。强调服药时间对最佳药效发挥的重要性 • 生活方式调整：抬高床头 15～25cm，睡前 3h 不再进食，同时关注血糖变化 • 疗效评价：近 2 周内每天夜间反酸发作的情况，对睡眠的影响程度 • 随访计划：2 周后，追踪患者服药方案依从性和近 2 周内夜间反酸发作、血糖控制情况，以及 2 个月内药物应用的依从性和安全性
随访评估	• 2 周后： ➢患者能按药师指导规律服用 PPI 和 H_2RA，夜间反酸的次数明显减少，几乎不影响睡眠 ➢睡前 3h 之内不再进食，监测血糖未出现晨起低血糖情况 ➢药师建议患者继续按目前方案用药，1 个月后监测血常规和血生化，服药至少达 8 周 • 2 个月后： ➢患者能按药师指导服药，2 周前停用法莫替丁，继续 PPI 治疗 ➢夜间反酸得到长期缓解，不影响睡眠，监测血常规、血生化与用药前无明显改变 ➢药师建议服药达 8 周后，在医生指导下停药

案例 5 症状缓解后自行停药导致 GERD 复发

【患者当前用药】

药品名称及规格	用法用量		
苯磺酸氨氯地平片（5mg/片）	5mg q.d	晨起服	口服
阿托伐他汀钙片（20mg/片）	20mg q.n	睡前服	口服

续表

药品名称及规格	用法用量		
阿司匹林肠溶片（100mg/片）	100mg q. d	早餐后	口服
双氯芬酸钠肠溶片（25mg/片）	50mg b. i. d	餐前 1h 服	口服
盐酸氨基葡萄糖胶囊（0. 24g/粒）	0. 48g t. i. d	饭后服	口服

【临床药物治疗管理过程】

项目	内容
用药相关信息收集	• 基本信息：67 岁女性 • 诊断：1. 反流性食管炎；2. 高血压；3. 高脂血症；4. 颈动脉斑块；5. 骨关节炎 • 既往史、个人史：高血压 5 年，高脂血症 3 年，体检发现颈动脉斑块，规律服药后血压、血脂控制可。 骨关节炎疼痛间断发作，药物对症治疗。 无肿瘤家族史，其他无特殊 • 现病史：6 个月前出现明显反酸、烧心症状，后因发作程度加重就诊消化内科，胃镜检查结果为反流性食管炎（LA-C 级），规律服用雷贝拉唑肠溶片 10mg b. i. d，1 个月后症状改善明显，自行停药。 2 月前进食后再次出现反酸、烧心，就诊后开始规律服用艾司奥美拉唑镁肠溶片 20mg b. i. d，服用 1 个月后因症状改善明显再次停药。 3 天前因症状复发来咨询 • 辅助检查：血常规、血生化结果未见明显异常
主要问题	患者反流性食管炎为 LA-C 级，PPI 标准剂量 b. i. d 治疗后症状改善明显，患者服药 1 个月后自行停药，症状多次复发
原因分析	患者反流性食管炎为 LA-C 级，PPI 往往需要每天 2 倍标准剂量给药，为了确保食管黏膜的充分愈合，用药至少要达到 8 周 患者为老年患者、食管炎为 C 级，停药后多次复发，可能需要 PPI 长期维持治疗→患者对药物长期使用的安全性担忧→患者在症状明显改善后自行停药，导致症状多次复发
用药调整和指导	• 给药方案调整：艾司奥美拉唑镁肠溶片：20mg，早、晚饭前 0. 5h 服用，连续服用 8 周后，改为 20mg 早饭前 0. 5h 服用 4 周，之后根据病情评估和胃镜结果可考虑长期维持或间歇给药 • 给药指导： ➢跟患者强调服药足疗程才能让食管黏膜充分愈合，有效控制症状和避免复发，否则可能造成病情反复发作，增加食管狭窄、Barrett 食管和食管腺癌等并发症发生的风险 ➢告知患者其反流性食管炎为重度，可能需要服用 PPI 长期维持或间歇给药，PPI 长期应用的安全性很高，可定期监测血常规、血生化 • 生活方式提示： ➢进食避免过饱，尽量避免高脂肪饮食，辛辣、酸性等刺激性饮食 ➢睡前 3h 不要进食，适当运动 • 疗效评价：重新开启 PPI 抑酸治疗 2 周后反酸、烧心发作的频率和程度 • 随访计划：追踪患者最初 2 周内症状控制情况和 2 个月内药物应用的依从性和安全性

续表

项目	内容
随访评估	• 2周后： ➢患者就诊消化内科后规律服用 PPI，并按药师建议调整饮食和生活习惯 ➢ 1周后反酸、烧心症状明显改善，2周后症状充分缓解 ➢药师建议：PPI 减量为艾司奥美拉唑镁肠溶片 20mg q. d 给药，早饭前 0. 5h 服用，继续保持良好的生活习惯
	• 2个月后： ➢患者规律服用药物，症状得到长期缓解，治疗期间未见不耐受的 ADR，服药 1 个月后检查未见血生化、血常规明显变化 ➢嘱患者关注反酸、烧心症状是否能有效控制，如果复发及时就医 ➢遵医嘱复查胃镜，如果需要长期服用 PPI，可以考虑每日 1 次或隔日 1 次给药，密切监测症状，如果出现持续疼痛、吞咽困难、吞咽痛时及时就诊

案例 6 奥美拉唑与硫酸氢氯吡格雷联用造成潜在血栓风险

【患者当前用药】

药品名称及规格	用法用量		
奥美拉唑肠溶胶囊（20mg/粒）	20mg b. i. d	饭前半小时服	口服
硫酸氢氯吡格雷片（75mg/片）	75mg q. d	晨起服	口服
瑞舒伐他汀钙片（10mg/片）	10mg q. n	睡前服	口服
琥珀酸美托洛尔缓释片（47. 5mg/片）	47. 5mg q. d	晨起服	口服
单硝酸异山梨酯缓释片（60mg/片）	60mg q. d	晨起服	口服
盐酸地尔硫䓬片（30mg/片）	30mg t. i. d	餐前服	口服

【临床药物治疗管理过程】

项目	内容
用药相关信息收集	• 基本信息：69 岁男性 • 诊断：1. 反流性食管炎；2. 冠心病；3. 高血压 • 既往史、个人史：高血压 7 年，冠心病 3 年，2 年前行冠状动脉支架植入，术后规律服药后心率、血压、血脂控制可，极少发作心绞痛，目前服用硫酸氢氯吡格雷进行二级预防。 无肿瘤家族史，其他系统回顾无特殊 • 现病史：2 周前间断出现明显烧心、胸痛症状，就诊心内科后排除心源性胸痛，转诊消化内科初步诊断为胃食管反流病，采用奥美拉唑肠溶胶囊 20mg b. i. d 进行试验性治疗，服药 2 周后症状改善明显 • 胃镜检查：待完善 • 辅助检查：血常规、血生化结果未见明显异常
主要问题	患者出现烧心、胸痛的症状初步诊断为胃食管反流病，采用奥美拉唑进行试验性治疗，但奥美拉唑会影响硫酸氢氯吡格雷的活化起效，造成患者潜在的血栓风险增加
原因分析	奥美拉唑主要经过肝药酶 CYP2C19 代谢，而抗血小板药物硫酸氢氯吡格雷需要经过肝药酶 CYP2C19 代谢后激活，二者联用时奥美拉唑会竞争 CYP2C19 使硫酸氢氯吡格雷的活性代谢产物减少，影响抗血小板效果，从而造成潜在的血栓风险

续表

项目	内容
用药调整和指导	• 给药方案调整：停用奥美拉唑肠溶胶囊，改用泮托拉唑肠溶片每天 40mg 早饭前 0.5h 口服，连续服用 8 周 • 生活方式提示： ➢低盐低脂饮食，进食避免过饱，尽量避免高脂肪饮食，辛辣、酸性等刺激性饮食 ➢戒烟限酒，适当运动 • 疗效评价：监测换用泮托拉唑 2 周后反酸、烧心发作的频率和程度 • 随访计划：追踪患者最初 2 周后症状控制情况和 2 个月内药物应用的依从性和安全性
随访评估	• 2 周后： ➢患者就诊消化内科调整用药治疗方案，按药师建议调整饮食和生活习惯 ➢换药后烧心、胸痛症状基本消失
	• 2 个月后： ➢患者规律服用药物，症状得到长期缓解，治疗期间未见不耐受的 ADR，未见血生化、血常规明显变化 ➢胃镜检查结果提示患者为非糜烂性反流病，嘱患者用药 8 周后停药继续保持良好的生活习惯，关注反酸、胸痛症状，如果复发及时就医

案例 7　奥美拉唑导致头痛、恶心的不良反应

【患者当前用药】

药品名称及规格	用法用量		
奥美拉唑镁肠溶片（20mg/片）	20mg q.d	早饭前半小时服	口服
盐酸二甲双胍片（0.5g/片）	0.5g t.i.d	饭后服	口服
阿卡波糖片（50mg/片）	100mg t.i.d	随餐嚼服	口服
辛伐他汀片（20mg/片）	20mg q.n	睡前服	口服
氯沙坦钾片（50mg/片）	50mg q.d	晨起服	口服

【临床药物治疗管理过程】

项目	内容
用药相关信息收集	• 基本信息：75 岁男性 • 诊断：1. 胃食管反流病；2. 2 型糖尿病；3. 高脂血症；4. 高血压 • 既往史、个人史：2 型糖尿病 8 年，高脂血症 5 年，高血压 6 年，规律服药后血糖、血脂、血压控制可。无肿瘤家族史，其他系统回顾无特殊 • 现病史：1 个月前间断出现烧心、反酸症状，每周发作 3～4 次，1 周前就诊消化内科，开始服用奥美拉唑镁肠溶片 20mg q.d，服药 3 天后烧心、反酸症状缓解，但出现头痛、恶心症状，程度轻，可耐受 • 胃镜：待完善 • 辅助检查：血尿酸为 412μmol/L，其余血常规、血生化结果未见明显异常
主要问题	患者采用奥美拉唑镁肠溶片标准剂量 q.d 治疗烧心、反酸症状，治疗 3 天后症状缓解的同时出现头痛、恶心的症状，程度较轻，可耐受

续表

项目	内容
原因分析	患者长期服用慢性病治疗用药，近期增加了奥美拉唑，烧心、反酸症状缓解的同时，出现了头痛、恶心的症状。考虑到奥美拉唑常见的不良反应可表现为头痛、恶心，且此症状的出现与用药有明确的时间先后，认为此症状可能为奥美拉唑的不良反应
用药调整和指导	• 给药指导：此类不良反应通常是自限性的，患者目前未达到服药疗程且症状轻可耐受，建议患者继续服用奥美拉唑，同时应警惕头痛、恶心可能由其他疾病引起，如有持续加重应及时就诊神经内科等相关科室 • 生活方式提示： ➢低嘌呤饮食，减少动物内脏、海鲜等嘌呤含量高的食物摄入 ➢每日饮水量达到 2000mL，适当运动 • 疗效评价：继续 PPI 治疗后反酸、烧心发作的频率和程度，血尿酸目标值 < 360μmol/L • 随访计划：1 周后，追踪患者烧心、反酸症状的控制情况以及头痛、恶心的发作情况和 1 个月后关注患者用药依从性和安全性以及血尿酸水平
随访评估	• 1 周后： ➢头痛、恶心症状逐渐消失，考虑很可能是奥美拉唑的 ADR ➢患者烧心、反酸症状持续缓解，药师建议：患者继续规律服用奥美拉唑肠溶片，疗程 8 周，并注意饮食、运动、精神状态的调整
	• 1 个月后： ➢患者能按药师指导服药，烧心、反酸的症状得到长期缓解，未再出现其他明显不适症状，胃镜检查提示患者为反流性食管炎（LA-A）级 ➢药师建议患者继续服用奥美拉唑至 8 周，同时坚持改善生活方式 ➢血尿酸：263μmol/L，注意低嘌呤饮食和足够的饮水量，并定期监测血尿酸水平

案例 8 忽略 Hp 感染导致病情反复

【患者当前用药】

药品名称及规格	用法用量		
奥美拉唑肠溶胶囊（20mg/粒）	20mg q. d	早餐前 0. 5h 服	口服
铝碳酸镁片（0. 5g/片）	1g t. i. d	饭后 1. 5h 服	嚼服
枸橼酸铋钾片（300mg/片）	300mg q. i. d	餐前 1h，睡前服	嚼服

【临床药物治疗管理过程】

项目	内容
用药相关信息收集	• 基本信息：45 岁男性 • 诊断：十二指肠溃疡 • 既往史、个人史：自诉患十二指肠溃疡 10 余年，反复发作，间断性用药。前次治疗（方案如上所示）症状改善后停药，3 个月后，溃疡复发，现因连日夜间腹痛发作来我院就诊 • 检查：腹部平坦，上腹部压痛阳性，未见胃肠型及蠕动波。胃镜显示十二指肠球内椭圆形深溃疡灶 2 个，直径 1. 5cm× 1. 5cm，活动期。Hp 组织学检查显示 Hp 感染阳性，肝肾功能正常

续表

项目	内容
主要问题	十二指肠溃疡治疗后复发
原因分析	患者存在 Hp 感染，这是导致患者溃疡久治不愈的关键原因，但既往接诊医师未予关注，溃疡不能得到根治，导致病情反复
用药调整和指导	• 给药调整： ➢艾司奥美拉唑肠溶胶囊（20mg）、枸橼酸铋钾片（300mg），b. i. d，早餐前 0. 5h 及睡前口服，连服 4 周 ➢四环素 500mg t. i. d，呋喃唑酮片 100mg b. i. d，餐后服用，连服 2 周 • 随访计划：治疗 1 周、2 周后随访，追踪用药依从性和症状改善情况。 治疗结束后 4 周，要求患者复诊。 治疗结束后 6 个月，追踪有无复发
随访评估	• 1 周后：患者能按药师指导剂量和时间服药，腹痛减轻 • 2 周后：患者停服四环素、呋喃唑酮，继续服用艾司奥美拉唑和铋剂，腹痛明显改善 • 治疗结束后 4 周：患者复诊，胃镜显示溃疡基本愈合；^{14}C 尿素呼气试验：Hp 阴性 • 治疗结束后 6 个月：患者溃疡未再复发

案例 9 给药时间不当导致溃疡控制不佳

【患者当前用药】

药品名称及规格	用法用量		
来氟米特片（10mg/片）	20mg q. d	餐后服	口服
硫酸羟氯喹片（0. 1g/片）	0. 1g b. i. d	餐后服	口服
美洛昔康胶囊（7. 5mg/粒）	7. 5mg q. d	餐后服	口服
雷贝拉唑肠溶胶囊（10mg/粒）	10mg q. d	早餐后服	口服
铝碳酸镁片（0. 5g/片）	1g t. i. d	餐后服	嚼服
硫糖铝片（0. 25g/片）	1g q. i. d	餐前 1h，睡前服	嚼服

【临床药物治疗管理过程】

项目	内容
用药相关信息收集	• 基本信息：65 岁男性 • 诊断：1. 类风湿关节炎；2. 胃溃疡 • 既往史、个人史：患者确诊类风湿关节炎 8 年，一直服用抗风湿药物和非甾体抗炎药，近期因类风湿症状加重，遵医嘱加服泼尼松片。 1 周后无明显诱因出现上腹部疼痛，伴头晕、乏力，连续 1 周，来我院就诊 • 检查：腹部平坦、柔软，上腹剑突下压痛，肝脾未触及肿大，未见胃肠型及蠕动波。 胃镜显示胃窦小弯近幽门处有一深大溃疡灶，大小约 2. 2cm × 2. 0cm，活动期。 Hp 检查阴性。 肝肾功能无明显异常。 血生化检查示：C 反应蛋白 82. 5 mg/L，类风湿因子：783 IU/mL
主要问题	诊断为药物性胃溃疡后，医嘱逐渐停用泼尼松片。 给予抗胃溃疡治疗，同时加强饮食控制，戒烟、戒酒，但 2 周后，腹痛症状仍无明显改善

续表

项目	内容
原因分析	抗酸剂与PPI同时服用，会抑制PPI的活化，降低药效，应间隔用药。另外PPI只有在早起餐前服药，抑酸覆盖时间最长。本例中处方医师虽然告知了正确的服药时间，但患者服药种类较多，并未严格执行，雷贝拉唑肠溶胶囊每日服药时间并不固定，且均与铝碳酸镁片同服
用药调整和指导	• 服药时间干预：向患者强调按时间要求服药的重要性，为患者制定服药清单，详细写明每种药物的准确服药时间，雷贝拉唑服用时间固定为早餐前0.5h • 随访计划：2周后随访，追踪症状改善情况。4周后要求患者复诊
随访评估	• 2周后：患者能按规定时间服药，腹痛、头晕症状改善 • 4周后：患者复诊，腹痛症状明显减轻，胃镜显示溃疡灶0.6cm×0.8cm，愈合期。建议患者继续按药师指导服药。考虑患者高龄、且需长期服用非甾体抗炎药等因素，告知患者治愈后仍需预防用药

案例10 初次治疗中Hp耐药，致治疗失败

【患者当前用药】

药品名称及规格	用法用量		
奥美拉唑肠溶胶囊（20mg/粒）	20mg b.i.d	早餐前0.5h、睡前服	口服
枸橼酸铋钾片（300mg/片）	300mg b.i.d	早餐前0.5h、睡前服	嚼服
阿莫西林胶囊（500mg/粒）	1000mg b.i.d	餐后服	口服
克拉霉素片（250mg/片）	500mg b.i.d	餐后服	口服

【临床药物治疗管理过程】

项目	内容
用药相关信息收集	• 基本信息：58岁女性 • 诊断：胃溃疡 • 既往史、个人史：自诉曾患慢性胃炎，已治愈，近因反酸、烧心、上腹痛月余入院 • 检查：腹部平软，上腹部压痛阳性，肝脾肋下未及，无移动性浊音，肠鸣音正常。便潜血（-）。肝肾功能正常。胃镜显示，胃窦部近大弯侧可见散在浅溃疡，大小约0.5cm×0.3cm，胃窦黏膜充血、水肿，散在糜烂，Hp快速尿素酶检测呈阳性
主要问题	诊断为Hp阳性胃溃疡，采用铋剂+奥美拉唑+阿莫西林+克拉霉素的根治疗法（用法如前所示）规范治疗14天后，症状无明显改善
原因分析	患者初次治疗失败后，体外药敏试验，发现该例患者胃部Hp为克拉霉素耐药菌株
用药调整和指导	• 用药调整：体外药敏试验同时显示，该患者Hp对呋喃唑酮敏感，因此，将克拉霉素片改为呋喃唑酮片（100mg b.i.d），其余药物同前一方案 • 随访计划：治疗2、4周后随访，追踪症状改善情况。治疗结束4周后要求患者复诊
随访评估	• 2周后：患者能按药师指导用药，按医嘱停服阿莫西林和呋喃唑酮 • 4周后：反酸、腹痛症状明显改善，按医嘱停服奥美拉唑和枸橼酸铋钾 • 治疗结束后4周：患者复诊。胃镜显示，原水肿、糜烂消失，溃疡已完全愈合，瘢痕期；呼气试验显示Hp感染转阴

案例 11 乙型肝炎病史患者应用艾司奥美拉唑镁致肝功能异常

【患者当前用药】

药品名称及规格	用法用量		
艾司奥美拉唑镁肠溶片（40mg/片）	40mg b. i. d	早餐前 0. 5h，睡前服	口服
硫糖铝片（0. 25g/片）	1g q. i. d	饭前 1h，睡前服	嚼服

【临床药物治疗管理过程】

项目	内容
用药相关信息收集	• 基本信息：51 岁女性 • 诊断：胃溃疡 • 既往史、个人史：因无明显诱因，间断性腹痛月余，加重 2 周，来院就诊。 自诉曾患乙型病毒性肝炎，已治愈。 无药物与食物过敏史 • 检查：腹壁软，剑突下压痛，无反跳痛，其余无异常。 胃镜检查显示，胃窦部及胃角有散在溃疡灶，约 0. 3cm × 0. 2cm。 Hp 呼吸试验显阴性。 辅助检查：HBeAb 和 HBcAb 阳性肝肾功未见异常
主要问题	治疗 2 周后，复查胃镜示溃疡基本愈合，遵医嘱，将艾司奥美拉唑镁减量至每天 1 次，继续服用 2 周后，患者出现皮疹、瘙痒症状，查肝功能转氨酶（AST、ALT）升高
原因分析	患者曾患乙型病毒性肝炎，应用有肝脏方面不良反应的药物，易导致肝功能异常，而本例患者所使用的艾司奥美拉唑镁即具有潜在肝毒性
用药调整和指导	• 用药调整：立即停用艾司奥美拉唑镁，改服雷贝拉唑钠肠溶片（10mg，q. d）。 同时加服盐酸西替利嗪片进行抗过敏治疗 • 随访计划：1 周后要求患者复查，追踪患者溃疡及过敏症状改善情况，检查患者肝功能
随访评估	• 1 周后：患者皮疹、瘙痒消失，复查肝功能，AST、ALT 恢复正常。 胃镜显示，溃疡完全愈合。 指导患者停服雷贝拉唑钠肠溶片

案例 12 抗溃疡治疗的同时没有改善生活方式致治疗失败

【患者当前用药】

药品名称及规格	用法用量		
兰索拉唑肠溶片	30mg b. i. d	早餐前 0. 5h、睡前服	口服
克拉霉素片（250mg/片）	500mg b. i. d	餐后服	口服
阿莫西林胶囊（500mg/粒）	1000mg b. i. d	餐后服	口服
枸橼酸铋钾片（300mg/片）	300mg b. i. d	早餐前 0. 5h 、睡前服	嚼服

【临床药物治疗管理过程】

项目	内容
用药相关信息收集	• 基本信息：73 岁男性 • 诊断：十二指肠溃疡 • 既往史、个人史：患者无明显诱因出现上腹部隐痛，伴餐后饱胀不适 1 周，自服健胃消食片无效后来我院治疗。 既往无特殊病史 • 检查：腹软，全腹无压痛及反跳痛，肝、脾肋下未触及，无包块，移动性浊音阴性。 胃镜检查见十二指肠球部前壁有一 1. 5cm × 1. 0cm 溃疡，处活动期，^{14}C 呼气试验 Hp 阳性。 肝肾功未见异常

续表

项目	内容
主要问题	根治方案结束后，^{14}C呼气试验阴性，但复查胃镜显示溃疡未愈合
原因分析	患者因症状未改善来院复诊，经询问患者家属得知，患者嗜酒，虽然医生交代戒烟、戒酒，但患者并未重视，坚持饮酒
用药调整和指导	• 指导措施：停用克拉霉素和阿莫西林，继续服用兰索拉唑和枸橼酸铋钾，同时向患者及其家属交代严格戒烟、戒酒，避免辛辣刺激饮食 • 随访计划：1周后随访，追踪患者用药依从性及是否戒烟、戒酒。 4周后要求患者复查
随访评估	• 1周后：患者能按药师指导服用药物，完全戒烟、戒酒
	• 4周后：复查，胃镜显示患者溃疡愈合完全。 交代患者停服药物

（沈素　石晓鹏　张超　卫国）

【参考文献】

[1] 中华医学会消化病分会. 2014年中国胃食管反流病专家共识意见. 中华消化杂志，2014，34（10）：649-661.

[2] Katz PO，Gerson LB，Vela MF. Guidelines for the diagnosis and management of gastroesophageal reflux disease. Am J Gastroenterol，2013，108（3）：308-328

[3] 中华医学会消化病学分会胃肠动力学组. 胃食管反流病治疗共识意见（2007，西安）. 中华消化杂志，2007，27（10）：71-72.

[4] 国家药典委员会. 中华人民共和国药典临床用药须知：化学药与生物制品卷（2015年版）. 北京：中国医药科技出版社，2017：329-369.

[5] 质子泵抑制剂（奥美拉唑、泮托拉唑、雷贝拉唑、艾司奥美拉唑）的肠溶片/胶囊、组胺2受体拮抗剂（法莫替丁）、抗酸剂（铝碳酸镁、磷酸铝）、促动力剂（多潘立酮、莫沙必利、伊托必利）的药品说明书

[6] 中国医院协会药事管理专业委员会. 质子泵抑制剂临床应用的药学监护. 北京：人民卫生出版社，2013：34-62.

[7] 中华医学会老年医学分会. 老年人质子泵抑制剂合理应用专家共识. 中华老年医学杂志，2015，34（10）：1045-1052.

[8] 中华医学会老年医学分会. 老年人功能性消化不良诊治专家共识. 中华老年医学杂志，2015，34（7）：1-7.

[9] 王辰，王建安. 内科学. 3版. 北京：人民卫生出版社，2015：450-454.

[10] 抗栓治疗消化道损伤防治专家组. 抗栓治疗消化道损伤防治中国专家建议（2016·北京）. 中华内科杂志，2016，55（7）：564-567.

[11] 美国运动医学学会，王正珍. ACSM运动测试与运动处方指南. 10版. 北京体育大学出版社，2019：289-297.

[12] 中华消化杂志编委会. 消化性溃疡诊断与治疗规范. 中华消化杂志，2016，36（8）：508-513.

[13] 李锐，李延青.消化性溃疡病诊断与治疗规范建议（解读）.临床内科杂志，2014，31（8）：575-576.
[14] Di Saverio S，Bassi M，Smerieri N，et al. Diagnosis and treatment of perforated or bleeding peptic ulcers：2013 WSES position paper. World J Emerg Surg，2014，9：45.
[15] 湖南省临床用药质量控制中心.湖南省质子泵抑制剂的临床应用指导原则（试行）.中南药学，2016，14（7）：673-683.
[16] 陈蓉，陆伦根.抗酸药和抑酸药在酸相关性疾病中的应用和评价.胃肠病学，2017，22（2）：115-117.
[17] 中华医学会消化病学分会幽门螺杆菌感染和消化性溃疡学组，全国幽门螺杆菌研究协作组.第五次全国幽门螺杆菌感染处理共识报告.中华消化杂志，2017，37（6）：364-378.
[18] 杨宝峰.药理学.7版.北京：人民卫生出版社，2008.
[19] 李大魁，金有豫，汤光，等译.马丁代尔药物大典.北京：化学工业出版社，2014：1735-1738.

第十三节 结缔组织病的药物治疗管理

一、基础知识要点

1.药物治疗基本原则（详见表3-111）

表3-111 结缔组织病药物治疗基本原则（以类风湿关节炎、系统性红斑狼疮为例）

项目		系统性红斑狼疮（SLE）	类风湿关节炎（RA）
疾病控制目标		• 完全缓解或低疾病活动度	• 保护关节功能
药物治疗总原则		• 活动期诱导缓解，稳定期维持巩固	• 早期诊断、联合治疗
药物选择		• 首选：激素联合免疫抑制剂 • 次选：生物制剂、干细胞等	• 免疫抑制剂首选：甲氨蝶呤等传统DMARDs • 次选：生物制剂
剂量调整		• 糖皮质激素根据疾病活动情况调整剂量，狼疮危象：500～1000mg冲击治疗3天，重度活动1～2mg/（kg·d），中度活动0.5～1mg/（kg·d），轻度活动不用或者<10mg/d。诱导缓解后，根据病情逐渐减少激素的剂量 • 免疫抑制剂/DMARDs根据体重、血药浓度、不良反应、药效等调整剂量	
联合用药	指征	• 活动期诱导缓解建议联合用药	• DMARDs单药（3～6个月）不能控制病情
	原则	• 不同作用机制的免疫抑制剂均可联合使用 • 可以2种、3种甚至更多药物联合使用，但是需要注意免疫抑制过度后感染风险增加	• 不同作用机制的DMARDs均可联合使用

注：DMARDs：disease modified anti-rheumatoid drugs（改善病情抗风湿药）；SLE：systemic lupus erythematosus系统性红斑狼疮；RA：rheumatoid arthritis（类风湿关节炎）。

2. 药物分类与临床应用要点（详见表 3-112）

表 3-112 结缔组织病药物分类与临床应用要点

分类	常用品种及作用机制	临床应用要点
糖皮质激素类	• 常用品种：甲泼尼龙、醋酸泼尼松、地塞米松 • 作用机制：小剂量抗炎、大剂量抑制免疫	• 适应证：各种结缔组织病 • 禁用：严重精神病和癫痫、活动性消化性溃疡、全身真菌感染等 • 不宜使用：严重感染患者应尽量减少糖皮质激素的用量 • 肾损害：无需调整 • 给药时间：晨起顿服，如果 1 次给药难以控制病情，可以间隔 12h 再给药 1 次
细胞毒药物	• 常用品种：甲氨蝶呤、环磷酰胺、硫唑嘌呤 • 作用机制：通过抑制 DNA 合成，抑制免疫细胞过度增殖，发挥免疫抑制作用	• 适应证：各累及脏器的严重结缔组织病 • 禁用：甲氨蝶呤/环磷酰胺禁用于备孕期和妊娠期、严重骨髓抑制患者 • 不宜使用：严重感染患者 • 肝肾损害：根据 CrCl 和肝酶减量或停药 • 给药时间：①甲氨蝶呤一般 1 周给药 1 次；②环磷酰胺：可以根据病情每天或者间断给药；③硫唑嘌呤：每天给药
抗排斥药物	• 常用品种：吗替麦考酚酯、他克莫司、环孢素 • 作用机制：吗替麦考酚酯水解为麦考酚酸，抑制鸟嘌呤核苷的从头合成，环孢素/他克莫司抑制淋巴细胞的增殖	• 适应证：各累及脏器的严重结缔组织病 • 禁用：备孕女性患者禁用吗替麦考酚酯 • 不宜使用：严重感染患者酌情减停 • 肝肾损害：eGFR < 25mL/（min · 1.73mm^3）不建议用吗替麦考酚酯 • 给药时间：餐前 1h 或餐后 2h 服用 • 禁用：对他克莫司/环孢素或者其他大环内酯类药物过敏患者禁用他克莫司/环孢素 • 不宜使用：严重感染患者酌情减量 • 肝肾损害：严重肝损伤患者酌情降低剂量，肾损伤患者可以选择他克莫司，但仍应严密监测血肌酐等 • 给药时间：餐前 1h 或餐后 2h 服用
其他传统免疫抑制剂	• 常用品种：来氟米特、沙利度胺、羟氯喹等 • 作用机制：来氟米特抑制二氢乳清酸合成酶，通过抑制嘧啶的全程生物合成，从而直接抑制淋巴细胞和 B 细胞的增殖。沙利度胺通过稳定溶酶体膜，抑制中性粒细胞趋化性，产生抗炎作用。羟氯喹则与巯基相互作用，干扰各种酶的活性，抑制多形核细胞的趋化和吞噬细胞的作用等	• 适应证：各种轻度至重度结缔组织病 • 禁用：妊娠期禁用来氟米特、沙利度胺 • 肝肾损害：严重肝损伤患者禁用来氟米特 • 给药时间：①来氟米特：1 天给药 1 次；②沙利度胺：每晚给药 1 次；③羟氯喹：可 1 天 1~2 次给药

续表

分类	常用品种及作用机制	临床应用要点
生物制剂	**TNF-α 抑制剂** • 常用品种：注射用重组人Ⅱ型肿瘤坏死因子受体-抗体融合蛋白、英夫利昔单抗、阿达木单抗 • 作用机制：与 TNF-α 结合，使 TNF 失活，减轻炎症反应	• 适应证：中度及重度活动性类风湿关节炎；≥18 岁中度及重度斑块状银屑病；活动性强直性脊柱炎 • 禁用：败血症、活动性结核患者 • 不宜使用：严重感染患者酌情减停 • 肝肾损害：无需调整用量 • 给药方法：皮下注射（注射用重组人Ⅱ型肿瘤坏死因子受体-抗体融合蛋白）；静脉输注（英夫利昔单抗）
	IL-6 拮抗剂 • 常用品种：托珠单抗 • 作用机制：结合 IL-6 受体，减轻炎症反应	• 适应证：类风湿关节炎；幼年特发性关节炎 • 禁用：活动性感染患者 • 中性粒细胞（0.5～1）× 10^9/L 时，按照 4mg/kg 给药，恢复到 1× 10^9/L 时，可常规剂量给药；中性粒细胞＜0.5× 10^9/L 时，停用药物 • 血小板（50～100）× 10^9/L 时，按照 4mg/kg 给药，恢复到 100× 10^9/L 时，可常规剂量给药；血小板＜50 × 10^9/L 时，停用药物 • 肝肾损害：肝酶＞1～3 ULN 减量至 4mg/kg；肝酶＞3～5 ULN 中断给药，直至降至 1～3 ULN 时，按前一方案给药；肝酶＞5 ULN 应停用药物；轻度肾功能损伤无需调整用量 • 给药方法：静脉滴注
	JAK 抑制剂 • 常用品种：托法替布 • 作用机制：通过抑制 JAK 信号通路，减轻炎症反应	• 适应证：甲氨蝶呤疗效不足或对其无法耐受的中至重度活动性类风湿关节患者 • 不宜使用：淋巴细胞绝对计数＜0.5× 10^9/L；中性粒细胞低于 1× 10^9/L；血红蛋白＜90g/L；严重感染患者 • 中性粒细胞（0.5～1）× 10^9/L 时，中断给药，恢复到 1× 10^9/L 时，可常规剂量给药 • 肝肾损害：重度肝损伤不建议使用；中度肝损伤、中到重度肾损伤可减量至 5mg q.d • 给药方法：口服
	B 细胞清除剂 • 常用品种：利妥昔单抗 • 作用机制：通过清除 B 细胞，抑制免疫	• 适应证：难治性重症系统性红斑狼疮、类风湿关节炎、韦格纳肉芽肿、显微镜下多血管炎 • 禁用：严重活动性感染或免疫应答严重损害患者，严重心力衰竭患者 • 给药方法：静脉滴注

注：TNF-α：tumor necrosis factor-α（肿瘤坏死因子-α）；IL-6：interleukin-6（白介素 6）；JAK：Janus kinase（Janus 激酶）。

3. 主要的药物相互作用（详见表 3-113）

表 3-113　结缔组织病治疗药物与其他药物相互作用的风险及处理建议

分类	相互作用的药物	风险	处理建议
糖皮质激素类	降压药	**升高血压**	• 监测血压，及时调整降压药剂量
	降糖药	**升高血糖**	• 监测血糖，尤其午餐、晚餐后，及时调整降糖药
	抗凝剂	**凝血作用增强或减弱**	• 监测凝血指标，根据凝血指标调整抗凝剂剂量
	两性霉素 B 或碳酸酐酶抑制剂	**可加重低钾血症；长期与碳酸酐酶抑制剂合用，易发生低钙血症和骨质疏松**	• 应注意血钾和心脏功能变化。当血清钾＜3.5mmol/L 或临床表现符合低钾血症时，应考虑补钾 • 监测血钙，必要时可补充钙剂
	强心苷	**增加洋地黄毒性及心律失常的发生**	• 当出现“用药风险”中所提及的危险因素时，应调整糖皮质激素剂量或使用短效糖皮质激素，如氢化可的松
	排钾利尿药	**可致严重低钾血症，减弱排钠利尿效应**	
	制酸药	**减少激素吸收**	
	甲状腺激素	**糖皮质激素代谢清除率增加**	
抗排斥药	**【通用】**（吗替麦考酚酯除外）氨基糖苷类抗生素、糖肽类抗生素、复方磺胺甲噁唑、两性霉素 B、非甾体抗炎药、阿昔洛韦、更昔洛韦	**加重肾毒性、神经毒性**	• 避免合用，如必须合用，建议严密监测血清肌酐浓度及其他不良反应
	【通用】（吗替麦考酚酯除外）ACEI、保钾利尿剂、含钾药物	**提高高钾血症发生率**	• 避免与保钾利尿剂合用 • 定期监测血钾，如出现血钾持续升高，可将保钾利尿剂调整为排钾利尿剂
	【通用】减毒活疫苗	**疫苗效能减弱**	• 服用抗排斥药物期间尽量避免接种减毒活疫苗
	他克莫司：唑类抗真菌药（如酮康唑、氟康唑、伊曲康唑和伏立康唑）、大环内酯类抗生素（如红霉素、克拉霉素、交沙霉素）、HIV 蛋白酶抑制剂（如利托那韦）、大剂量糖皮质激素、CCB（如硝苯地平、尼卡地平、地尔硫䓬、维拉帕米）、奥美拉唑、西沙比利、西咪替丁、氨苯砜、麦角胺、甲硝唑、氯霉素、口服降糖药、非甾体抗炎药	**升高他克莫司、环孢素血药浓度**	• 监测他克莫司、环孢素血药浓度，及时调整剂量 • 根据累及脏器，更换其他不存在相互作用的药物，如狼疮肾炎维持期患者可使用雷公藤

续表

<table>
<tr><th>分类</th><th colspan="2">相互作用的药物</th><th>风险</th><th>处理建议</th></tr>
<tr><td rowspan="4">抗排斥药</td><td colspan="2">环孢素：唑类抗真菌药、大环内酯类抗生素、大剂量糖皮质激素、CCB、别嘌醇、胺碘酮、溴隐亭、秋水仙素、达那唑、伊马替尼、甲氧氯普胺、萘法唑酮、口服避孕药、HIV蛋白酶抑制剂（如利托那韦）、葡萄柚汁</td><td rowspan="2">升高他克莫司、环孢素血药浓度</td><td rowspan="3">• 监测他克莫司、环孢素血药浓度，及时调整剂量
• 根据累及脏器，更换其他不存在相互作用的药物，如狼疮肾炎维持期患者可使用雷公藤</td></tr>
<tr><td colspan="2">吗替麦考酚酯：抗酸药、阿昔洛韦、丙磺舒</td></tr>
<tr><td colspan="2">他克莫司、环孢素：利福平、异烟肼、苯巴比妥、苯妥英钠、卡泊芬净、抗惊厥药、贯叶连翘提取物
环孢素：萘夫西林、波生坦、奥曲肽、奥利司他、磺吡酮、特比萘酚、噻氯匹啶
吗替麦考酚酯：环孢素、考来烯胺、替米沙坦、利福平、氨基糖苷类、头孢菌素、氟喹诺酮类、青霉素类抗生素</td><td>降低他克莫司、环孢素血药浓度</td></tr>
<tr><td colspan="2">环孢素：地高辛、秋水仙碱、泼尼松龙、HMG-CoA还原酶抑制剂、瑞格列奈、非甾体抗炎药、西罗莫司、依托泊苷、阿利吉仑、波生坦、达比加群</td><td>降低合并用药清除率</td><td>• 达比加群、阿利吉仑与环孢素不可合用
• 避免合用，合用时监测血糖、血压、地高辛血药浓度、凝血功能、血清肌酐等指标，及时调整剂量</td></tr>
<tr><td rowspan="7">细胞毒药物</td><td colspan="2">【通用】华法林</td><td>降低抗凝作用</td><td>• 监测INR，适时调整华法林剂量</td></tr>
<tr><td rowspan="6">甲氨蝶呤</td><td>保泰松、磺胺类药物、弱有机酸、水杨酸盐、苯妥英钠、四环素、氯霉素、青霉素、普那霉素、卡那霉素、新霉素钠、丙磺舒、非甾体抗炎药、口服降糖药（如氯磺丙脲、氨基比林衍生物）</td><td>升高甲氨蝶呤血药浓度</td><td rowspan="6">• 如合并用药后，患者出现明显的甲氨蝶呤毒副作用，如恶心、呕吐等，且难以耐受，可酌情减量，如若仍不缓解，建议门诊调整治疗方案，如替换为艾拉莫德等
• 服药期间避免饮酒
• 根据对应的风险，监测肝肾功能、血常规、血压、血糖、凝血功能，及时调整药物剂量
• 与茶碱合用时注意监测茶碱水平，根据血药浓度调整药物剂量</td></tr>
<tr><td>考来烯胺</td><td>降低甲氨蝶呤血药浓度</td></tr>
<tr><td>乙醇</td><td>增加乙醇毒性</td></tr>
<tr><td>氨苯蝶啶、甲氧苄啶、磺胺类药物等抗叶酸药物、其他化疗药物</td><td>增加血液毒性</td></tr>
<tr><td>茶碱</td><td>降低茶碱清除率</td></tr>
<tr><td>氟尿嘧啶（同时使用或先用氟尿嘧啶后用甲氨蝶呤）</td><td>产生拮抗作用</td></tr>
</table>

续表

分类	相互作用的药物		风险	处理建议
细胞毒药物	甲氨蝶呤	左旋门冬酰胺酶（同时使用）	降低疗效	• 与氟尿嘧啶合用时，先用甲氨蝶呤，4~6h后使用氟尿嘧啶 • 与左旋门冬酰胺酶合用时，使用左旋门冬酰胺酶10日后再用甲氨蝶呤，或先用甲氨蝶呤后24h内给左旋门冬酰胺酶
		巯嘌呤	增加巯嘌呤血药浓度	
		别嘌醇、秋水仙碱、丙磺舒	增加尿酸分泌	
	环磷酰胺	大剂量巴比妥类、皮质激素类药物	升高环磷酰胺血药浓度	• 合用时注意监测细胞毒药物导致的不良反应，根据对应的风险，监测肝肾功能、血常规、血压、血糖、凝血功能，及时调整药物剂量 • 若患者在计划接受全身麻醉前10天内已接受环磷酰胺给药，则应提醒麻醉科医生 • 监测血尿酸，根据结果调整抗尿酸药物剂量
		氯霉素、环丙沙星、氟康唑、伊曲康唑	抑制环磷酰胺活化作用	
		ACEI、那他珠单抗、噻嗪类利尿剂、齐多夫定	增加血液毒性	
		蒽环类药物、阿糖胞苷、曲妥珠单抗	增加心脏毒性	
		胺碘酮、粒细胞集落刺激因子	增加肺毒性	
		两性霉素B、吲哚美辛	增加肾毒性	
		磺脲类降糖药	增强降糖效用	
		维拉帕米	维拉帕米吸收受阻	
		巯嘌呤	增加巯嘌呤血药浓度	
		别嘌醇、秋水仙碱、丙磺舒	增加尿酸分泌	
	硫唑嘌呤	巯基化合物（如谷胱甘肽）、别嘌醇	增强硫唑嘌呤效用	硫唑嘌呤与相关药物合用时，根据TPMT或NUDT* 15基因检测结果，突变患者骨髓抑制风险更高，尤其需要及时调整药物剂量
		非去极化药物（如筒箭毒碱）	减弱神经肌肉阻滞作用	
		青霉胺、复方磺胺甲噁唑、西米替丁、吲哚美辛	增加血液毒性	
		水杨酸衍生物（奥沙拉秦、美沙拉秦和柳氮磺吡啶）	升高骨髓抑制风险	
		甲氨蝶呤、环磷酰胺	增加硫唑嘌呤血药浓度	
		去极化肌肉松弛剂	延长神经肌肉阻滞效用	

续表

分类	相互作用的药物		风险	处理建议
其他传统免疫抑制剂	来氟米特	利福平	**升高来氟米特血药浓度**	• 避免相互作用药物使用，如需要使用利福平时可替换为利福喷汀 • 注意监测免疫抑制剂不良反应
		考来烯胺、活性炭	**降低来氟米特血药浓度**	
		甲氨蝶呤等肝毒性风险较高药物	**肝毒性增加**	• 若出现肝酶升高的状况，停药后可恢复
	柳氮磺吡啶	磺吡酮、丙磺舒、口服抗凝药、口服降血糖药、甲氨蝶呤、苯妥英钠和硫喷妥钠	**升高柳氮磺吡啶血药浓度**	• 避免相互作用药物使用，如需要使用利福平时可替换为利福喷汀 • 注意监测免疫抑制剂不良反应
		碳酸氢钠片	**降低柳氮磺吡啶血药浓度**	
		地高辛	**增加地高辛血药浓度**	• 注意监测地高辛血药浓度，随时观察洋地黄类的不良反应
		乌洛托品	易发生结晶尿	• 两药不宜合用
	羟氯喹	西米替丁	**升高羟氯喹血药浓度**	• 注意监测免疫抑制剂不良反应
		抗酸药	**降低羟氯喹血药浓度**	• 羟氯喹和抗酸药使用间隔 4h
		地高辛	**增加地高辛血药浓度**	• 注意监测地高辛血药浓度，随时观察洋地黄类的不良反应
		氨基糖苷类抗生素	**增强神经肌肉接头阻滞作用**	• 告知患者注意观察有无肌力减退，如出现不良反应，可以根据感染情况更换抗生素
		降血糖药物	**增强降糖效用**	• 避免合用，合用时监测血糖，及时调整降糖药剂量
	沙立度胺	氯霉素、顺铂、地达诺新、乙胺丁醇、肼屈嗪、异烟肼、锂盐、甲硝唑、呋喃旦啶、苯妥英钠、司他夫定、长春新碱	**加重周围神经不良反应**	• 监测神经系统不良反应 • 调整相关药物剂量或避免合用
		地塞米松	**增加皮肤不良反应风险**	• 避免联合使用，长效地塞米松可调整为中效的甲泼尼龙等
生物制剂	托法替布	CYP3A4 抑制剂（如酮康唑、氟康唑）	**增加暴露量**	• 酮康唑可升高托法替布药时曲线下面积（AUC）200%，避免合用，合用时注意观察不良反应
		CYP3A4 诱导剂（如利福平）	**减少暴露量**	

注：【通用】是指该大类药物均有的相互作用。

4. 主要的药物不良反应（详见表 3-114）

表 3-114 结缔组织病治疗药物的主要药物不良反应及处理建议

分类	常见 ADR	严重 ADR	处理建议
糖皮质激素	• 体液及电解质紊乱 • 骨质疏松、肌无力 • 胃肠道刺激 • 瘀点和瘀斑、创口愈合不良、痤疮 • 眩晕、良性颅内压升高 • 医源性库欣综合征、血压升高，引发潜在的糖尿病 • 青光眼、白内障	• 股骨头坏死、肌腱断裂 • 消化道出血或穿孔 • 癫痫发作、精神错乱 • 糖皮质激素停药综合征（乏力、软弱等），肾上腺危象 • 过敏反应 • 继发感染	• 体液及电解质紊乱：监测电解质水平，饮食上限钠、补钾 • 高血压、高血糖：监测血压、血糖，调整降压药、降糖药用量 • 骨质疏松：常规予钙剂和活性维生素 D • 长期使用激素不可突然停药 • 预防感染，如注意饮食卫生、少去人群密集之处等
抗排斥药	• **他克莫司、环孢素、吗替麦考酚酯：**腹泻、恶心，贫血、白细胞、血小板减少，高血糖、高钾血症，高血压，发热，头痛，头晕、失眠、震颤 • **他克莫司、环孢素：**肾损伤，皮肤瘙痒、脱发、痤疮，多毛，关节痛、肌肉痉挛，肝功能异常 • **他克莫司：**感觉异常、视力模糊、畏光，耳鸣、听觉迟钝 • **环孢素：**牙龈增生伴出血、疼痛，高血脂、高尿酸	• **他克莫司、环孢素、吗替麦考酚酯：**骨髓抑制、继发感染，皮疹 • **他克莫司、环孢素：**紫癜，癫痫发作、意识障碍、共济失调，消化道溃疡和穿孔，肾衰竭，皮炎 • **他克莫司：**缺血性冠状动脉疾病、心动过速、心律失常 • **环孢素：**肝毒性	• 严重 ADR：监测他克莫司、环孢素的血药浓度，及时调整给药剂量 • 胃肠道反应：严重时给予止吐药物及胃黏膜保护剂 • 肝功能异常：监测肝酶 • 肾毒性：需要严密监测肾功能，血肌酐较用药前升高 30%，需要考虑换药 • 骨髓抑制：监测血象，如怀疑为药物引起的骨髓抑制，建议停药
细胞毒药物	• **甲氨蝶呤、环磷酰胺、硫唑嘌呤：**胃肠道反应、脱发 • **甲氨蝶呤：**咳嗽、气短，皮肤瘙痒，口腔炎	• **甲氨蝶呤、环磷酰胺、硫唑嘌呤：**肝功能损害、骨髓抑制、感染 • **甲氨蝶呤：**高尿酸血症肾病、肺炎、消化道出血、皮疹 • **环磷酰胺：**出血性膀胱炎、肾毒性、消化道出血 • **硫唑嘌呤：**胰腺炎、畸胎	• 应用甲氨蝶呤患者配合次日服用叶酸片，以减轻不良反应 • 胃肠道反应：多不严重，通常为一过性，严重者可加用止吐剂或胃黏膜保护剂 • 高尿酸血症肾病：大剂量应用甲氨蝶呤时严密监测患者肾功能 • 肝功能损害：一般较轻，停药后可恢复，若肝酶升高明显，可加用保肝药物 • 肺功能损害：注意监测肺功能和胸片，出现肺间质性病变时，及时就诊 • 血液系统毒性：常规监测血象，环磷酰胺导致的血象异常一般在服药后 3～5 周恢复正常，甲氨蝶呤导致的血象异常较为严重，服用硫唑嘌呤且 TPMT 酶缺乏者发生风险较高，尤其需要监测 • 避免感染，用药期间注意保暖，避免着凉，注意饮食卫生，少去人群密集之处

续表

分类	常见 ADR	严重 ADR	处理建议
其他传统免疫抑制剂	• **来氟米特：**腹泻、胃肠炎、口腔溃疡、瘙痒、乏力、白细胞减少 • **柳氮磺吡啶：**胃肠道不适、头痛、皮肤瘙痒、发热、口腔炎症、肝功能异常、白细胞、血小板减少 • **沙立度胺：**口腔鼻黏膜干燥、倦怠、眩晕、皮疹、便秘、恶心、腹痛、面部水肿 • **羟氯喹：**胃肠道功能紊乱，头痛、头晕、情绪不稳，骨骼肌肌病	• 皮疹 • **来氟米特：**肝功能损害、高血压、脱发 • **柳氮磺吡啶：**溶血性贫血、肝脏损害、肾毒性 • **沙立度胺：**过敏反应 • **羟氯喹：**视网膜变化、心肌病	• 肝功能损害：应用来氟米特、柳氮磺吡啶时需要监测肝功能，前者有可能发生轻度肝酶升高，但可逆，停药后可恢复 • 肾毒性：应用柳氮磺吡啶时患者需多饮水，避免药物在泌尿系统形成结晶，常规监测肾功能 • 血象异常：应用来氟米特、柳氮磺吡啶时需要监测血常规 • 预防感染，避免着凉，注意饮食卫生，少去人群密集之处
生物制剂	• 上呼吸道感染、皮肤不良反应、输液反应、高胆固醇血症、感觉异常、头晕、脱发、焦虑、头痛、关节痛、肝酶升高	• 结核病复发 • 细菌、真菌、病毒感染 • 淋巴瘤等恶性肿瘤 • **TNF-α 抑制剂：**输注相关不良反应（高血压、恶心、皮疹、发热、瘙痒、荨麻疹、咽喉刺激、热潮红、低血压、鼻炎、心动过速、疲劳、周围水肿、红斑），脱髓鞘病变，心功能不全，血象异常 • **托法替布：**胃肠道穿孔	• 输注反应：注射部位的疼痛、肿胀等一般无需特别处理，如患者表示肿胀严重，可硫酸镁湿敷 • 感染：用药前应对患者进行潜伏性或活动性感染的评价和检测，包括结核病、病毒性肝炎筛查，活动性感染患者禁用。使用期间密切监测是否出现感染症状及体征，同时定期评估结核风险 • 胃肠道穿孔：用托法替布时若出现新发腹部症状，应及时就医 • 高血压、高血脂：监测血压、血脂，对患者进行高血脂管理，如低脂低盐饮水等 • 血象异常：定期监测血常规，根据表 3-112 调整药物剂量

5. 特殊剂型药物的存放和给药方式要点

（1）生物制剂（针剂）存放要点

① 2～8℃储存。

② 药物溶解后立即使用。

（2）生物制剂（针剂）给药方式要点（详见表 3-115）

表 3-115 生物制剂（针剂）给药方式要点

项目	要点
注射方式	• 英夫利昔单抗、托珠单抗和利妥昔单抗为静脉滴注给药 • 其余为皮下注射
皮下注射部位选择	• 腹部：避开以脐部正中为圆心，直径 10cm 以内区域 • 手臂：上臂三角肌下外缘 • 大腿：大腿前面或外侧面
部位轮换	• 每次注射可以轮换注射部位，如本次注射手臂，下次可轮换至大腿

二、实践技能要点

1. 用药治疗方案评估要点和方法（详见表 3-116）

表 3-116 结缔组织病患者用药治疗方案评估要点和方法

评估要点	评估方法
疾病控制情况及累及脏器	• 通过患者主诉、血尿常规、生化等检查值，评估患者疾病活动度（各种疾病活动评分如 SLEDAI、DAS28 等）以及累及脏器情况
药物治疗效果	• 询问患者当前治疗方案之前疾病活动度，是否调整用药，以及当前用药方案治疗时间 • 根据两次疾病活动评分差值，以及药物疗程评估药物治疗的效果
药物治疗是否存在不良反应	• 收集患者的肝肾功能等检查结果 • 询问患者是否有难以耐受的胃肠道反应等 ADR 影响继续用药
合并用药是否影响免疫抑制剂的药效或患者安全	• 查看当前联合用药是否影响免疫抑制剂的药效 • 联合用药会增强免疫抑制的作用，增加机会感染的概率，如出现感染症状，需及时就医，足量足疗程地治疗
患者用药依从性是否良好	• 询问患者的药物认知情况以及依从性情况

注：SLEDAI：systemic lupus erythematosus disease activity index（系统性红斑狼疮疾病活动指数）；DAS28：disease activity score in 28 joints（28 个关节的疾病活动度评分）。

2. 常见临床药物治疗管理要点

（1）常见用药风险和药学监护要点（详见表 3-117）

表 3-117 结缔组织病患者常见用药风险和药学监护要点

用药风险	常见原因	监护/指导要点
高血糖	• 糖皮质激素长期大量使用 • 降糖药物未及时调整 • 糖皮质激素引起患者食欲增加 • 患者运动受限 • 联用具有升高血糖作用的药物	• 定期监测四点血糖（早晨空腹、三餐后） • 根据监测的结果开始或者调整降糖药使用 • 规律饮食 • 在身体承受范围内适量运动
骨质疏松	• 糖皮质激素长期大量使用 • 未及时补充钙剂和维生素 D	• 积极补充钙剂和活性维生素 D • 监测血钙、血清活性维生素 D 水平 • 每年定期监测骨密度，出现骨量减少，及时加用双膦酸盐类药物
感染	• 免疫抑制剂长期、联合应用 • 糖皮质激素长期使用 • 细胞毒药物引起骨髓抑制	• 环磷酰胺、生物制剂使用前必须排除感染，以免感染加重，并定期检查血常规 • 避免着凉，注意饮食卫生，尽量少去人群密集之处

（2）常见依从性问题原因分析和用药指导要点（详见表 3-118）

表 3-118 结缔组织病患者常见依从性问题原因分析和用药指导要点

依从性问题	常见原因	指导要点
自行调整或停用药物	• 糖皮质激素和免疫抑制剂认知不够 • 因为药物起效慢，短期内无明显改善，认为疾病控制不佳 • 记忆力下降 • 妊娠或哺乳 • 药物价格昂贵	• 告知患者：药物起效较慢，一般需要 3～6 个月，切记因为病情改善不明显自行停药 • 为患者制定服药清单、使用药品分装盒、设定服药闹钟或请家属协助督促按时按量服药 • 告知有妊娠需求的患者需要病情稳定 1 年方可备孕，且要停用对胎儿有害的药物，调整为妊娠安全的治疗方案（如羟氯喹、硫唑嘌呤、钙调磷酸酶抑制剂等），定期随访 • 建议患者与医生、药师一起制定治疗方案，选择相对经济有效的药物
未按照医嘱定期随访	• 对结缔组织疾病认识不足 • 就诊不方便	• 对患者进行科普教育，告知慢病管理的意义 • 告知患者随着病情稳定，可 3～6 个月就诊一次

（3）随访评估要点（详见表 3-119）

表 3-119 结缔组织病患者随访评估要点

项目	随访评估要点
依从性	• 了解患者是否按药师指导按量、按时服药
有效性	• 收集患者血尿常规、生化、血沉、C 反应蛋白、尿蛋白定量、胸部 CT 等
安全性	• 收集血常规、肝肾功能和 ADR

三、案例

案例 1 慢性胃炎患者使用糖皮质激素未给予 PPI 引起消化道不适

【患者当前用药】

药品名称及规格	用法用量		
醋酸泼尼松（5mg/片）	10mg q. d	饭后服	口服
甲氨蝶呤（2. 5mg/片）	10mg q. w	饭后服	口服
阿法骨化醇（0. 25μg/粒）	0. 5μg q. d	饭后服	口服

【临床药物治疗管理过程】

项目	内容
用药相关信息收集	• 基本信息：46 岁女性 • 诊断：类风湿关节炎 • 既往史：慢性胃炎 3 年 • 辅助检查： ➢血沉：23 mm/h，C 反应蛋白：18 mg/L；胃镜示：慢性胃炎 ➢余未见明显异常

续表

项目	内容
主要问题	1个月前多关节肿痛，伴晨僵，门诊就诊后予上述方案治疗，此次因关节稍有疼痛和胃部不适就诊
原因分析	患者服药1月余，药物起效较慢，目前疼痛好转，尚待时日发挥最佳药效。 患者既往慢性胃炎病史，给予醋酸泼尼松时，未加用PPI，易发生消化道不良反应
用药调整和指导	• 药物调整：予奥美拉唑肠溶胶囊20mg，每天早餐前30 min服用 • 用药监测：自我评估胃部不适症状有无好转，关节疼痛有无好转。 如无好转，请及时消化内科就诊 • 随访计划：1个月后随诊，追踪患者胃部不适症状和关节疼痛有无好转，复查血常规、肝肾功能、炎症指标
随访评估	• 1个月后： ➢患者诉胃部不适明显好转 ➢患者按药师建议服用奥美拉唑 ➢患者血沉、C反应蛋白均在正常范围内，肝肾功能无异常 ➢建议患者医生门诊就诊，逐渐减少糖皮质激素的用量。
	• 3个月后： ➢患者能按药师指导服药 ➢关节疼痛和胃部不适明显好转 ➢患者以7.5mg q.d糖皮质激素联合甲氨蝶呤维持治疗

案例2 免疫抑制剂服用过量导致口唇破溃

【患者当前用药】

药品名称及规格	用法用量		
醋酸泼尼松（5mg/片）	5mg q.d	饭后服	口服
甲氨蝶呤（2.5mg/片）	10mg q.w	饭后服	口服
阿法骨化醇（0.25μg/粒）	0.5μg q.d	饭后服	口服
碳酸钙D3（600mg/粒）	600mg q.d	饭后服	口服

【临床药物治疗管理过程】

项目	内容
用药相关信息收集	• 基本信息：58岁男性 • 诊断：类风湿关节炎 • 辅助检查： ➢血常规：白细胞为 1.3×10^9/L；生化：ALT为95 U/L，AST为68 U/L ➢余未见明显异常
主要问题	1周前因关节疼痛门诊就诊，医生予上述方案治疗，患者将甲氨蝶呤误认为每天服用，连用7天，今早出现口唇破溃就诊
原因分析	上次就诊医生未说清楚药物的使用方法，患者不知道q.w是每周1次，导致患者过量服用甲氨蝶呤

续表

项目	内容
用药调整和指导	• 药物调整： ➢暂时停用甲氨蝶呤 ➢静脉输注四氢叶酸 6~15 mg/kg，每 6h 1 次 • 用药监测：待甲氨蝶呤血清药物浓度低于 < 0. 10μmol/L 时，可停止解救，血常规和肝酶正常后可继续甲氨蝶呤治疗 • 用药指导：药师制作服药提醒卡，并与家属沟通用药注意事项 • 随访计划：1 个月后随诊，复查血常规、肝肾功能、炎症指标
随访评估	• 1 个月后： ➢患者当前的继续按照原方案服药，即醋酸泼尼松 5mg q. d，甲氨蝶呤 10mg q. w ➢患者口唇破溃痊愈，关节症状较前好转 ➢患者血沉、C 反应蛋白均在正常范围内，肝肾功能无异常
	• 3 个月后： ➢患者能按药师指导服药 ➢患者以 5mg q. d 醋酸泼尼松联合 10mg q. w 甲氨蝶呤维持治疗

案例 3　孕妇自行停药导致病情加重

【患者当前用药】

药品名称及规格	用法用量		
醋酸泼尼松（5mg/片）	2. 5mg q. d	饭后服	口服
阿法骨化醇（0. 25μg/粒）	0. 5μg q. d	饭后服	口服
羟氯喹（200mg/片）	200mg b. i. d	饭后服	口服

【临床药物治疗管理过程】

项目	内容
用药相关信息收集	• 基本信息：31 岁女性 • 诊断：系统性红斑狼疮 • 既往史：无特殊 • 辅助检查：血沉：35mm/h；血红蛋白：89g/L。 余未见明显异常
主要问题	患者 3 个月前因面部蝴蝶样红斑门诊就诊，诊断为系统性红斑狼疮，患者 1 个月前发现怀孕，自行停用所有药物，近两日自觉乏力
原因分析	患者因害怕药物对胎儿的影响，服药 2 个月后因怀孕停药
用药调整和指导	• 用药指导：药师告知患者病情稳定 1 年方可考虑受孕，而且骤然停药可能会加重病情，可以选择妊娠期安全的药物 • 药物调整： ➢继续使用醋酸泼尼松 2. 5mg q. d ➢患者血红蛋白偏低，予羟氯喹 200mg b. i. d 联合硫唑嘌呤 100mg q. d 免疫抑制治疗 • 用药监测：每周监测血常规，以免出现骨髓抑制；如有条件，可在使用硫唑嘌呤前检查 *TPMT*3* 和 *NUDT15* 的基因分型 • 随访计划：1 个月后随诊，患者症状或指标的改善情况，复查血常规、肝肾功能、炎症指标，同时产科随诊

续表

项目	内容
随访评估	• 1个月后： ➢患者面部红斑好转，无特殊不适 ➢患者目前仍予醋酸泼尼松 2.5mg q.d，羟氯喹 200mg b.i.d 联合硫唑嘌呤 100mg q.d 治疗 ➢患者血沉、C反应蛋白均在正常范围内，肝肾功能无异常 ➢药师建议患者可以每月监测血常规，以免出现硫唑嘌呤引起的骨髓抑制。建议患者定期风湿免疫科和产科随诊
	• 3个月后： ➢患者无特殊不适，胎儿生长正常 ➢患者能按药师指导服药 ➢未出现骨髓抑制的不良反应 ➢患者以 2.5mg q.d 醋酸泼尼松联合羟氯喹 200mg b.i.d、硫唑嘌呤 100mg q.d 维持治疗

案例4　环孢素与氟康唑相互作用引起血压升高、头晕

【患者当前用药】

药品名称及规格	用法用量		
醋酸泼尼松（5mg/片）	10mg q.d	饭后服	口服
环孢素（25mg/片）	75mg q.d	饭后 2h 服	口服
阿法骨化醇（0.25μg/粒）	0.5μg q.d	饭后服	口服

【临床药物治疗管理过程】

项目	内容
用药相关信息收集	• 基本信息：48岁女性 • 诊断：系统性红斑狼疮 • 既往史：无特殊 • 辅助检查： ➢血常规：WBC 为 11×10^9/L，PLT 为 89×10^9/L；血沉：32mm/h；C反应蛋白：22mg/L ➢ G实验、GM实验（+），环孢素血药浓度：240ng/mL
主要问题	患者患系统性红斑狼疮3年，近一年病情稳定，予醋酸泼尼松 10mg q.d 和环孢素 75mg q.d 治疗，近1周有咳嗽、咳白黏痰，口腔见白色霉菌斑。门诊予氟康唑 200mg q.d 治疗，近2天出现血压升高、头晕的症状
原因分析	患者长期予醋酸泼尼松和环孢素治疗，机会感染概率增加，未注意口腔卫生，导致发生口腔霉菌斑。目前氟康唑联合环孢素治疗，唑类抗真菌药会抑制 CYP3A4 活性，导致环孢素血药浓度升高，可能会出现环孢素过量相关的不良反应
用药调整和指导	• 药物剂量调整：环孢素减量，50mg q.d • 用药监测：药物减量后监测血压，如血压持续不降，可酌情增加降压药 • 随访计划：1周后随诊，患者血压为 138/78mmHg，头晕症状好转，口腔霉菌斑消失，建议复查环孢素血药浓度、血常规、炎症指标、G实验和 GM 实验

续表

项目	内容
随访评估	• 1个月后： ➢患者停用氟康唑，环孢素剂量恢复至 75mg q. d ➢患者的血压 129/77mmHg，无特殊不适 ➢患者 G 实验和 GM 实验正常，炎症指标正常 ➢建议患者在用药期间注意个人卫生，避免交叉感染
	• 3个月后： ➢患者能按药师指导服药 ➢患者的血压平稳，无特殊不适 ➢患者继续以 7. 5mg q. d 醋酸泼尼松联合环孢素维持治疗

案例 5 生物制剂治疗不规范导致结核感染

【患者当前用药】

药品名称及规格	用法用量		
托珠单抗（80mg/4mL）	400mg q. 4w	—	静脉滴注
阿法骨化醇（0. 25μg/粒）	0. 5μg q. d	饭后服	口服
碳酸钙 D3（600mg/粒）	600mg q. d	饭后服	口服

【临床药物治疗管理过程】

项目	内容
用药相关信息收集	• 基本信息：32 岁女性 • 诊断：强直性脊柱炎 • 既往史：无特殊 • 辅助检查： ➢血沉：14mm/h；C 反应蛋白：10mg/L；TSPOT：阳性 ➢余未见明显异常
主要问题	患者 2 年前开始使用托珠单抗治疗强直性脊柱炎，未按照医嘱规律使用，骶髂关节疼痛加重时静脉滴注 1 次，2 年期间未复查过结核、肝炎等。 近 1 个月出现间断低热、反复咳嗽咳痰症状
原因分析	托珠单抗为 IL-6 受体拮抗剂，免疫抑制作用较强，感染风险较大。 在使用前需要常规筛查各种感染情况，使用过程中每年筛查传染病，如出现严重感染，建议调整治疗方案
用药调整和指导	• 药物调整： ➢停用托珠单抗，改用甲氨蝶呤 10mg q. w，沙利度胺 50mg q. n ➢同时予利福平 0. 45g q. d，异烟肼片 0. 3g q. d，乙胺丁醇 0. 75g q. d，吡嗪酰胺 0. 5g t. i. d 抗结核治疗 • 用药指导：利福平需空腹服用，可能会导致尿液变红，无需处理 • 用药监测：自我监测体温和咳嗽咳痰症状 • 随访计划：1 个月后随诊，患者体温正常，咳嗽咳痰明显好转，无胸痛，复查血常规、肝肾功能、炎症指标

续表

项目	内容
随访评估	• 1个月后： ➢患者予甲氨蝶呤联合沙利度胺控制强直性脊柱炎，同时予四联抗结核方案治疗 ➢患者血沉、C反应蛋白均在正常范围内，肝肾功能无异常 ➢药师建议患者感染科门诊就诊，评估四联抗结核方案
	• 3个月后： ➢感染科就诊提示，继续当前抗结核治疗，定期感染科复诊。患者能按药师指导服药 ➢患者未再出现低热和咳嗽症状 ➢药师建议患者继续风湿免疫科、感染科随诊，调整免疫治疗方案和抗结核方案

（葛卫红　姚瑶）

【参考文献】

[1] 中华医学会风湿病学分会. 2010 系统性红斑狼疮诊断及治疗指南. 中华风湿病学杂志，2010，14（5）：342-347.

[2] Bevra H. Hahn，Maureen A. Mcmahon，Alan Wilkinson，et al. American College of Rheumatology Guidelines for Screening，Treatment，and Management of Lupus Nephritis. Arthritis Care & Research，2012，64（6）：797-808.

[3] Antonis Fanouriakis，Myrto Kostopoulou，Alessia Alunno，et al. 2019 update of the EULAR recommendations for the management of systemic lupus erythematosus. Ann Rheum Dis，2019，0：1-10.

[4] 中华医学会风湿病学分会. 类风湿关节炎诊断及治疗指南. 中华风湿病学杂志，2010，14（4）：265-270.

[5] 中华医学会风湿病学分会. 强直性脊柱炎诊断及治疗指南. 中华风湿病学杂志，2010，14（8）：557-559.

[6] Jasvinder A. Singh，Kenneth G. Saag，S. Louis Bridges Jr，et al. 2015 American College of Rheumatology Guidelinefor the Treatment of Rheumatoid Arthritis. Arthritis & Rheumatology. 2016，68（1）：1-25.

[7] NICE guideline 2018：Rheumatoid arthritis in adults：management.

[8] Josef S Smolen，Robert Landewé，Johannes Bijlsma，et al. EULAR recommendations for the management of rheumatoid arthritis with synthetic and biological disease-modifying antirheumatic drugs：2016 update. Ann Rheum Dis，2017，0：1-18.

第十四节　甲状腺功能障碍的药物治疗管理

一、基础知识要点

1. 药物治疗基本原则（详见表 3-120 和表 3-121）

表 3-120 甲状腺功能障碍药物治疗基本原则

项目	甲状腺功能亢进症（简称甲亢）	甲状腺功能减退症（简称甲减）
疾病控制目标	• 控制甲亢症状，使血清中的甲状腺激素水平降到正常	• 临床甲减症状和体征消失，TSH、TT_4、FT_4 值维持在正常范围
药物治疗总原则	• 首先考虑 ATD 治疗，疗效差、多次复发或患者依从性欠佳可考虑放射性碘治疗	• 使用甲状腺激素进行替代治疗
药物选择（甲亢控制水平较好、粒细胞减少和肝损伤风险更低）	• ATD 类药物：首选甲巯咪唑；次选丙硫氧嘧啶 • 碘剂：主要用于甲状腺次全切除的准备、甲状腺危象、严重的甲状腺毒症心脏病和甲亢患者接受急诊外科手术 • 放射性碘：适用于对 ATD 过敏或出现其他不良反应；ATD 疗效差或多次复发；有手术禁忌证或手术风险高；有颈部手术或外照射史；病程较长；老年患者（特别是有心血管疾病高危因素者）；合并肝功能损伤；合并白细胞或血小板减少；合并心脏病等 • β 受体阻滞剂：首选普萘洛尔，次选美托洛尔	• 首选：左甲状腺素钠 • 次选：碘塞罗宁钠
剂量调整（小剂量开始，逐渐加量）	• 抗甲状腺药物：甲巯咪唑起始 30～45mg/d（丙硫氧嘧啶 300～450mg/d）。减量时每 2～4 周减药 1 次，每次甲巯咪唑减量 5～10mg（丙硫氧嘧啶 50～100mg），减至最低有效剂量时维持治疗 • 放射性碘：参照表 3-121 • 普萘洛尔：单次剂量 20～80mg，每 6h 一次或必要时服用；长期用药者撤药须逐渐递减剂量，否则会使甲亢症状加重，至少经过 3 天，一般为 2 周	• 左甲状腺素钠：一般从 25～50μg/d，开始，每天 1 次口服，每 1～2 周增加 25μg，直至达到治疗目标 • 碘塞罗宁钠：初始剂量一次 25μg，1 日 1 次，随后每 1～2 周增加 12. 5～25μg；随后每 1～2 周增加 12. 5～25μg；维持量 1 日 25～75μg
联合用药	• ATD 治疗甲亢时可联合 β 受体阻滞剂，治疗甲亢的药物和控制甲亢症状的药物联用 • 碘剂通常与 ATD 联合使用，用于治疗甲状腺切除术前和甲状腺危象 • 老年及重症的甲亢患者：可考虑在 ^{131}I 治疗前应用 ATD 预治疗	• 甲减替代治疗主张单药治疗，不宜联合用药

注：ATD：antithyroid drug（抗甲状腺药物）。

表 3-121 ^{131}I 剂量调整原则

增加剂量的因素	减少剂量的因素
• 甲状腺较大和质地较硬者	• 年龄小、病程短、甲状腺较小者
• 年龄大、病程较长、长期 ATD 治疗效果不佳者	• 未进行任何治疗或术后复发者
• 有效半衰期较短者	• 经 1 次治疗后疗效明显，但未完全缓解者
• 首次 ^{131}I 治疗疗效差或无效者	• 有效半衰期较长者
• 伴有甲亢性心脏病、甲亢性肌病等严重合并症者	

2.药物分类与临床应用要点（详见表 3-122）

表 3-122 甲状腺功能障碍治疗药物分类与临床应用要点

分类	常用品种及作用机制	临床应用要点
硫脲类	• 常用品种：丙硫氧嘧啶、甲巯咪唑、卡比马唑 • 作用机制：通过抑制甲状腺过氧化物酶，使碘离子不能转化为活性碘，从而抑制甲状腺激素合成	• 适应证：各种类型的甲状腺功能亢进症，如甲亢轻症、^{131}I的辅助治疗、甲亢手术的术前准备及甲状腺危象的治疗 • 禁用：严重肝功能损害、白细胞严重缺乏者 • 暂停使用：中性粒细胞＜1.5×10^9/L • 症状改善通常需 4 周以后
碘剂	• 常用品种：复方碘溶液 • 作用机制：主要通过抑制甲状腺激素的释放，还可抑制甲状腺激素的合成发挥抗甲状腺作用	• 适应证：甲状腺切除术的准备、甲状腺危象 • 禁用：妊娠期及哺乳期妇女，婴幼儿 • 慎用：有口腔疾病、急性支气管炎、肺结核、高钾血症、肾功能受损者 • 不单独用于甲亢的内科治疗
放射性碘类	• 常用品种：^{131}I • 作用机制：主要通过释放出β射线破坏部分甲状腺上皮组织，降低甲状腺功能	• 适应证：①成人 Graves 甲亢伴甲状腺肿大Ⅱ度以上；②ATD 治疗失败或对 ATD 过敏；③甲亢术后复发；④甲亢性心脏病或甲亢伴其他病因心脏病；⑤甲亢合并白细胞和（或）血小板减少或全血细胞减少；⑥老年甲亢；⑦甲亢并糖尿病；⑧毒性多结节性甲状腺肿；⑨自主功能性甲状腺结节合并甲亢 • 禁用：①妊娠期及哺乳期妇女；②白细胞低下（低于 3×10^9/L）；③严重肝肾功能不全；④重症浸润性突眼及甲状腺危象 • 给药时间：①^{131}I治疗前应低碘饮食至少 1~2 周，治疗等待期内须避免应用含碘造影剂和药物（如胺碘酮等）；②治疗前曾使用含碘造影剂或摄入含大剂量碘的食物或药物，治疗时间宜相应推迟
β 受体阻滞剂	• 常用品种：普萘洛尔 • 作用机制：通过阻断β受体，改善甲亢增强的交感神经活动；抑制外周的 T_4 脱碘为 T_3	• 适应证：用于不宜用抗甲状腺药、不宜手术及^{131}I治疗的甲亢患者和甲状腺部分切除手术前的准备 • 禁用：①哮喘和慢性阻塞性肺疾病；②心脏传导阻滞和充血性心力衰竭；③心源性休克；④二~三度房室传导阻滞；⑤代谢性酸中毒；⑥长期禁食后；⑦窦性心动过缓以及病窦综合征；⑧低血压 • 不宜使用：①甲亢妊娠期女性；②糖尿病、肺气肿或非过敏性支气管炎；③肝功能不全；④雷诺综合征或其他周围血管疾病 • 肾损害：无需调整剂量 • 给药时间：空腹服用，也可与食物同时服用

续表

分类	常用品种及作用机制	临床应用要点
甲状腺激素类	• 常用品种：左甲状腺素钠 • 作用机制：利用外源的甲状腺素（T_4）在外周组织转换为活性代谢产物 T_3，然后通过与 T_3 受体结合发挥其特定作用	• 适应证：甲减的主要治疗药物 • 禁用：未经治疗的肾上腺功能减退症、垂体功能不足和甲状腺毒症、急性心肌梗死、急性心肌炎和急性全心炎 • 可用：妊娠期及哺乳期妇女、儿童 • 给药时间：每日早餐前 1h 或睡前空腹服药 1 次。如因剂量大，发生不良反应，可以分多次服用。与其他药物或某些食物的服用间隔应当在 4h 以上
	• 常用品种：三碘甲腺原氨酸钠（碘塞罗宁钠） • 作用机制：主要通过直接补充 T_3，与 T_3 受体结合，调控甲状腺激素靶基因的转录和表达	• 适应证：①甲减（不作为首选的药物）；②黏液性水肿、黏液性水肿前驱昏迷、黏液性水肿昏迷；③单纯性甲状腺肿；④甲状腺激素抑制试验 • 禁用：未控制的高血压、心肌梗死、未治疗的甲亢、未纠正的肾上腺功能不全 • 慎用：心绞痛及其他心血管疾病、糖尿病、尿崩症、老年人 • 可用：妊娠期及哺乳期妇女、儿童
	• 常用品种：甲状腺素片 • 作用机制：是动物甲状腺的干制剂，T_3 和 T_4 的结合	• 适应证：甲减（不作为甲减的首选药物） • 禁用：心绞痛、冠心病和快速型心律失常者 • 慎用：妊娠期、哺乳期、糖尿病、尿崩症及老年患者 • 可用：儿童

3. 主要的药物相互作用

ATD 类药物会改变患者甲状腺功能，进而影响其他药物的作用，合用具有这类相互作用的药物时应监测甲状腺功能以及药物的临床疗效，并根据需要调整剂量（详见表 3-123）。

表 3-123 甲状腺功能障碍治疗药物与其他药物相互作用的风险及处理建议

分类	相互作用的药物	风险	处理建议
ATD 类药物（丙硫氧嘧啶、甲硫氧嘧啶、卡比马唑、甲巯咪唑）	抗凝药	**减弱抗凝药作用**	• 开始、终止或改变 ATD 类药物的剂量时需监测凝血功能，必要时调整抗凝药的剂量
	碘剂	**减弱 ATD 类药物的作用或使起效时间延长**	• 避免合用：除甲状腺危象或甲状腺手术外，服用碘剂前应停用 ATD 类药物 2～4 周，服用 ATD 类药物前亦应避免服用碘剂
	磺胺类、磺脲类、巴比妥类	**增加对甲状腺功能的抑制和引起甲状腺肿大**	• 监测甲状腺功能，必要时调整药物剂量
	对氨基水杨酸、保泰松、酚妥拉明、妥拉唑林、维生素 B_{12}		
	β 受体阻滞剂	**减少 β 受体阻滞剂的清除**	• 监测甲状腺功能和临床疗效，并调整相应药物的剂量
	糖皮质激素	**增加糖皮质激素的清除速率**	
	吩噻嗪类抗精神病药	**增加粒细胞缺乏症的发生风险**	• 监测血常规，适时调整相应药物剂量或停用

续表

分类	相互作用的药物	风险	处理建议
碘化钾	ATD类药物	**引起甲状腺功能低下和甲状腺肿大**	• 避免合用：除甲状腺危象或甲状腺手术外，服用碘剂前应停用ATD类药物2～4周，服用ATD类药物前亦应避免服用碘剂
	锂盐	**引起甲状腺功能减退和甲状腺肿大**	• 监测甲状腺功能，必要时调整药物剂量
	保钾利尿药、ACEI/ARB、含钾盐、低分子肝素	**引起高钾血症**	• 避免合用：除非有低钾血症证据，否则应避免合用 • 如确需联合用药，应监测血钾水平
	托伐普坦		
	^{131}I	**减少甲状腺组织对^{131}I的摄取**	• 监测甲状腺功能，必要时调整药物剂量
普萘洛尔	利血平、氟哌啶醇	**增加低血压、心动过缓的风险**	• 避免合用 • 如不能避免合用，应严密监测患者心率、血压等心功能指标，酌情调整两药剂量
	单胺氧化酶抑制剂		
	洋地黄、CCB	**增加负性变时、负性肌力和传导阻滞作用**	• 监测心率、血压等心功能指标，监测洋地黄血药浓度、酌情调整两药剂量
	肾上腺素	**引起血压升高、心动过缓、房室传导阻滞**	• 避免合用
	β_2肾上腺素受体激动药、黄嘌呤类	**减弱两药作用**	• 避免合用 • 必须合用时，应增加β_2肾上腺素受体激动药的剂量，并密切监测呼吸及临床症状
	放射造影剂	**增加发生过敏及低血压风险**	• 避免合用：使用造影剂前应停用β受体阻滞剂
	酒精	**可能发生无法预料的相互作用**	• 避免合用
	氢氧化铝	**减少普萘洛尔吸收**	• 分开用药：服用普萘洛尔60～90min后再行服用氢氧化铝
	降糖药	**减弱降糖作用、掩盖低血糖症状**	• 监测血糖，根据血糖控制情况及患者临床表现，及时调整降糖药物剂量
	苯妥英钠、利福平、苯巴比妥	**减弱普萘洛尔疗效、减少普萘洛尔清除、增加普萘洛尔血药浓度**	• 监测血压、心率，临床合用时调整两药剂量
	安替比林、氯丙嗪、硫利达嗪、利多卡因	**减少两药的清除、增加血药浓度、增加普萘洛尔对心肌和传导系统的抑制作用**	• 避免合用

续表

分类	相互作用的药物	风险	处理建议
左甲状腺素钠、碘塞罗宁钠、甲状腺素片	抗糖尿病药物	**减弱降糖作用**	• 监测血糖，调整抗糖尿病药物剂量
	口服抗凝药	**加强抗凝血作用**	• 监测凝血功能，调整抗凝药剂量
	苯妥英钠	**升高游离 T_4 和 T_3 水平**	• 监测甲状腺功能，调整左甲状腺素钠剂量
	考来烯胺、考来替泊、考来烯胺	**抑制左甲状腺素钠吸收**	• 至少间隔 4～5h 服用
	丙硫氧嘧啶、雌激素	**降低左甲状腺素钠作用**	• 监测甲状腺功能，调整左甲状腺素钠剂量
	茶碱类	**降低茶碱疗效**	• 监测茶碱血药浓度，必要时增加茶碱剂量
	三环类抗抑郁药	**不良反应增加（如中枢神经系统过度兴奋、神经质、心动过速和其他心律失常等）**	• 监测三环类抗抑郁药，及左甲状腺素钠的不良反应
左甲状腺素钠、甲状腺素片	蛋白酶抑制剂（如利托那韦、茚地那韦、洛匹那韦）	**影响左甲状腺素钠作用**	• 监测甲状腺功能，调整左甲状腺素钠剂量
	水杨酸药物（如阿司匹林）、卡马西平、大剂量呋塞米（＞250mg）	**升高游离 T_4 和 T_3 水平**	• 监测甲状腺功能，调整左甲状腺素钠剂量
	糖皮质激素、β 拟交感神经药、胺碘酮和含碘造影剂、舍曲林、氯喹、巴比妥酸盐、酪氨酸激酶（如伊马替尼、舒尼替尼）	**降低左甲状腺素钠作用**	• 监测甲状腺功能，调整左甲状腺素钠剂量
	含铝、镁药物（氢氧化镁、氢氧化铝、复方硫糖铝片等）、含铁药物和碳酸钙	**降低左甲状腺素钠作用**	• 与左甲状腺素钠至少间隔 2h 服用
	强心苷	**降低强心苷疗效**	• 监测强心苷疗效，必要时增加强心苷剂量
碘塞罗宁钠、甲状腺素片	苯妥英钠	**升高游离 T_4 和 T_3 水平**	• 监测甲状腺功能，调整碘塞罗宁、甲状腺素片剂量
	口服避孕药、洛伐他汀、利福平	**降低碘塞罗宁、甲状腺素片作用**	• 监测甲状腺功能，调整碘塞罗宁、甲状腺素片剂量

4. 主要的药物不良反应（详见表 3-124）

表 3-124 甲状腺功能障碍治疗药物的主要药物不良反应及处理建议

分类	常见 ADR	严重 ADR	处理建议
甲巯咪唑	• 过敏性皮肤反应：瘙痒、皮疹、风疹 • 关节痛	• 粒细胞缺乏	• 过敏性皮肤反应：根据情况停药或减量，并加用抗过敏药物，待过敏反应消失后换用其他制剂或重新有效剂量开始用药。如出现严重皮疹应立即停药 • 关节痛：反应严重者需停药，可选择放射性碘治疗或手术治疗 • 粒细胞缺乏：通常发生在用药3个月内，以后发生率逐渐下降。开始用药后每周应查血常规2次，一旦发生，马上停药，可选择放射性碘治疗或手术治疗
丙硫氧嘧啶（PTU）	• 过敏性皮肤反应：瘙痒、皮疹 • 轻度粒细胞减少 • 胃肠道反应：恶心、呕吐、上腹部不适	• 粒细胞缺乏 • 肝损伤	• 过敏性皮肤反应：根据情况停药或减量，并加用抗过敏药物，待过敏反应消失后换用其他制剂或重新有效剂量开始用药。如出现严重皮疹应立即停药 • 胃肠道反应：轻度反应不必特殊处理，反应严重者需停药，可选择放射性碘治疗或手术治疗 • 轻度粒细胞减少：不必停药，但应加强观察，复查血常规 • 粒细胞缺乏、肝损伤：用药期间密切监测血常规及肝功能，出现粒细胞缺乏及肝损伤时应停药，可选择放射性碘治疗或手术治疗
卡比马唑	• 过敏性皮肤反应：瘙痒、皮疹 • 白细胞减少 • 胃肠道反应：恶心、呕吐、上腹部不适 • 关节痛、头晕、头痛等	• 粒细胞缺乏 • 再生障碍性贫血	• 过敏性皮肤反应：根据情况停药或减量，并加用抗过敏药物，待过敏反应消失后换用其他制剂或重新有效剂量开始用药。如出现严重皮疹应立即停药，可选择放射性碘治疗或手术治疗 • 轻度白细胞减少：不必停药，但应加强观察，复查血常规 • 胃肠道反应、关节痛、头晕、头痛等：轻度反应不必特殊处理，反应严重者需停药，可选择放射性碘治疗或手术治疗 • 粒细胞缺乏、再生障碍性贫血：用药期间密切监测血常规，出现粒细胞缺乏、再生障碍性贫血时应停药，可选择放射性碘治疗或手术治疗
碘化钾	• 过敏性反应：上肢、下肢、颜面部、口唇、舌或喉部水肿，皮肤红斑或风团 • 口腔、咽喉部烧灼感 • 胃肠道反应：腹泻、恶心、呕吐、胃痛 • 关节痛、嗜酸细胞增多、淋巴结肿大等	• 高钾血症	• 过敏性反应：发生皮肤红斑或风团时应根据情况停药或减量，并加用抗过敏药物，如出现严重皮疹、舌或喉部水肿应立即停药，可选择 ATD 类药物进行治疗 • 口腔、咽喉部烧灼感，胃肠道反应，关节痛等：轻度反应不必特殊处理，反应严重者需停药，可选择 ATD 类药物进行治疗 • 高钾血症：用药期间密切监测血钾，如出现神志模糊、心律失常、手足麻木刺痛、下肢沉重无力应停药，可选择 ATD 类药物继续治疗

续表

分类	常见 ADR	严重 ADR	处理建议
普萘洛尔	• 头晕 • 心率过慢（< 50 次/min） • 皮疹 • 雷诺征：四肢冰冷、倦怠、眼口或皮肤干燥、指端麻木等	• 支气管痉挛 • 呼吸困难	• 头晕：定期监测血压，根据患者头晕耐受情况考虑是否调整药物剂量，药物剂量以每 3 天减少 1/3 量直至停药。若能耐受，维持原方案，同时继续对症状进行监测 • 心率过慢（< 50 次/分）：定期监测心率，若心率持续下降，应在原剂量基础上减 1/3 量，同时密切监测心率，若上述情况持续发生，3 天后继续减少 1/3 量直至停药 • 皮疹：轻度反应不必特殊处理，反应严重者，在原剂量基础上减 1/3 量，直至停药 • 雷诺征：不良反应持续存在时易出现，及时入院治疗 • 支气管痉挛及呼吸困难：首次使用时需从小剂量开始，逐渐增加剂量并密切观察反应，若有上述情况发生，及时入院治疗
左甲状腺素钠、碘塞罗宁钠、甲状腺素片	• 乏力、食欲增加、体重下降、怕热、出汗过多 • 头痛、甲状腺功能亢进、神经过敏、焦虑、易怒、情绪不稳、失眠等	• 过量或剂量增加太快，可能出现心悸、心律失常、胸闷、震颤、神经质、失眠、多汗、体重减少和腹泻	• 减少剂量或者停药数天，药物过量症状可缓解 • 一旦药物副作用消失，可重新开始治疗

注：PTU ：propylthiouracil（丙硫氧嘧啶）。

（张峻　柳汝明）

二、实践技能要点

1. 用药治疗方案评估要点和方法（详见表 3-125）

表 3-125　甲状腺功能障碍患者用药治疗方案评估要点和方法

评估要点	评估方法
患者评估	• 了解患者的就诊原因，建立患者的个人信息、疾病信息（包括营养状况）、用药信息、用药体验（患者对自身疾病和具体药物治疗的想法、需求、担忧、理解和信心），确定患者的相关需求，确认药物治疗问题
患者甲状腺功能亢进的控制情况	• 评估患者所有使用的每种药物的临床适应证 • 查看患者甲状腺功能、血常规、肝功能等检查结果以及患者用药后的反应效果 • 评估患者甲状腺功能亢进的控制情况以及合并疾病的治疗情况
患者抗甲状腺用药治疗方案使用是否有效	• 查看患者当前的甲状腺功能五项的检测值，与既往的测定值比较，评估患者甲状腺功能的控制情况 • 询问患者平时抗甲状腺药的服药剂量、频次和时间，评估是否存在无效的药物治疗、是否剂量不足 • 了解患者的合并用药，评估联合用药方案是否对目前使用的抗甲状腺药物的疗效及当前疾病的影响（例如是否同时长期使用含碘药物、干扰素 α、锂盐、酪氨酸激酶抑制剂、糖皮质激素、苯巴比妥、利福平、β 受体阻滞剂、苯妥英钠等）

续表

评估要点	评估方法
抗甲状腺药物治疗是否安全	• 查看患者的血常规、肝功能等检查结果，患者的临床症状和体征（皮疹、关节痛、发热、味觉异常、恶心呕吐等），确定患者异常指标和临床症状是否与药物治疗的副作用有关 • 评估是否存在服药剂量过高，或者同时服用与当前用药存在相互作用的药物，如麻黄碱类、非甾体抗炎药以及影响甲状腺功能等可能诱发不良反应的药物
患者用药的依从性	• 了解患者接受当前抗甲状腺用药治疗方案以及合并其他疾病时的药物治疗意愿，对治疗结果的认识 • 询问患者抗甲状腺药的用法用量，与患者的处方进行比对，评估患者用药的依从性 • 询问患者日常饮食生活习惯，评估患者是否遵医嘱注意生活方式

2. 常见临床药物治疗管理要点

（1）常见用药风险和药学监护要点（详见表 3-126）

表 3-126 甲状腺功能障碍患者常见用药风险和药学监护要点

用药风险	常见原因	监护/指导要点
粒细胞缺乏	• 大剂量使用 • 老年 • 感染病史 • 血细胞计数偏低	• 治疗前应检查血常规；治疗中应定期检查血常规 • 治疗中出现发热、咽痛均需立即检查白细胞 • 发现中性粒细胞少于 1.5×10^9/L 应当立即停药 • 丙硫氧嘧啶与甲巯咪唑有交叉反应，一种引起粒细胞缺乏，不可换用另外一种治疗
皮疹和瘙痒	• 特异质反应	• 及时就医，可使用抗组胺药对症治疗，皮肤反应持续或严重者停药，改用其他非用药治疗方案
白细胞减少	• 特异质反应 • 白细胞计数偏低	• 治疗前和治疗中应定期检查血常规 • 发生白细胞减少（4.0×10^9/L），通常不需要停药，减少 ATD 剂量，加用升白细胞药物
中毒性肝病	• 用药后 3 周左右 • 肝功能异常	• 定期检查肝功能 • 出现味觉障碍、黄疸、黑尿、大便颜色变浅、腹痛或腹胀、厌食、恶心、疲乏等症状需及时就医
血管炎	• 服用丙硫氧嘧啶 • 亚洲患者	• 使用丙硫氧嘧啶前检查抗中性粒细胞胞浆抗体，定期监测尿常规和抗中性粒细胞胞浆抗体 • 出现关节疼痛、局部红肿痛等症状需及时就医

（2）常见依从性问题原因分析和用药指导要点（详见表 3-127）

表 3-127 甲状腺功能障碍患者常见依从性问题原因分析和用药指导要点

依从性问题	常见原因	指导要点
自行调整增减抗甲状腺药物的用法、用量	• 对疾病和药物治疗相关知识的缺乏 • 记忆力下降	• 对患者使用药物的用法、用量及注意事项进行宣教 • 为患者制定服药清单、使用药品分装盒、设定服药闹钟或请家属协助督促按时按量服药

续表

依从性问题	常见原因	指导要点
自行停药	• 对疾病的严重性缺乏认识 • 自行解读甲状腺功能报告单，认为结果正常即可停药 • 对疾病特点、治疗疗程的认识不足	• 指导患者应遵医嘱调整抗甲状腺用药治疗方案 • 在相关检查结果，如：甲状腺肿缩小、血管杂音消失、临床症状消退、甲状腺功能正常尤其在 TSH 受体抗体转阴后与主管医生沟通后，在医生的指导下确定是否停药，以免停药后复发
未定期复查甲状腺功能、血常规及肝功能	• 不清楚甲状腺功能监测的重要性 • 不清楚药物治疗可能出现的不良反应	• 强调甲状腺功能检测的意义，包括根据检测结果调整治疗方案 • 对用药后可能发生的 ADR 以及防治方法对患者进行宣教

（3）随访评估要点（详见表 3-128）

表 3-128 甲状腺功能障碍患者随访评估要点

项目	随访评估要点
依从性	• 了解患者对抗甲状腺治疗方案的理解情况，是否按药师指导按量、按时服药，是否存在漏服情况，如出现漏服，不要紧张，漏服发生在 2 次用药间隔时间的 1/2 以内，应立即按量补服，下次按原间隔时间服用；如漏服时间已超过用药间隔时间的 1/2，则不必服用，下次按原间隔时间服用
有效性	• 根据患者临床症状、体征、甲状腺功能五项的检测值评估患者的抗甲状腺治疗的治疗结局以及显效时间
安全性	• 了解患者血常规、肝功能检测结果，心率情况，是否出现皮疹和其他 ADR

（于鲁海 吴建华）

三、案例

案例 1 患者自行停药导致甲亢复发

【患者当前用药】

药品名称及规格	用法用量		
甲巯咪唑片（10mg/片）	10mg t. i. d	饭后服	口服
盐酸普萘洛尔片（10mg/片）	10mg t. i. d	饭后服	口服
利可君片（20mg/片）	20mg t. i. d	饭后服	口服
双环醇（25mg/片）	25mg t. i. d	饭后服	口服
阿普唑仑片（0. 4mg/片）	0. 4mg q. n	睡前服	口服

【临床药物治疗管理过程】

项目	内容
用药相关信息收集	• 基本信息：38 岁女性 • 诊断：甲状腺功能亢进症 • 既往史、个人史：患者平素健康 • 辅助检查 ➢甲状腺功能：血清 T_3 20. 90nmol/L，血清 T_4 350. 04nmol/L，血清 FT_3 77. 93pmol/L，血清 FT_4 108. 39pmol/L，hTSH 0. 21U/mL，抗 TPOAb 33. 39U/mL，抗 TGAb 435U/mL ➢血常规：白细胞计数 8. 01× 10^9/L，中性粒细胞计数 3. 52× 10^9/L ➢肝肾功能未见明显异常
主要问题	患者 4 月前诊断为甲亢，自出院后服用甲巯咪唑 10mg t. i. d，服用 1 个月后自行停药。 近 10 余天来，患者出现心慌、乏力、伴多汗，门诊复诊甲状腺功能示为甲亢表现（见辅助检查）
原因分析	医师明确告知甲巯咪唑服药疗程为 1 年以上，但患者经服药后自觉症状好转，另外，一天多次服药不方便，经常忘记吃药，遂自行停药，导致甲亢症状复发
用药调整和指导	• 甲巯咪唑 30mg，早上顿服；强调坚持服药的重要性，疗程至少为 1 年 • 若甲亢症状好转，心率在 100 次/分以下时，可停用普萘洛尔；晚上睡眠改善后可停用阿普唑仑 • 用药监测：服药 1 个月后门诊检查甲状腺功能、血常规和肝功能 • 随访计划：1 个月后，追踪患者服药时间调整情况，检查甲状腺功能、血常规和肝功能
随访评估	• 1 个月后： ➢患者能按药师指导每天早上服用甲巯咪唑 ➢患者心慌、乏力等甲亢症状好转，门诊复查甲状腺功能恢复正常，血常规示：白细胞计数 7. 35× 10^9/L，中性粒细胞计数 3. 88× 10^9/L，肝功能无异常

案例 2　服用丙硫氧嘧啶片期间出现血液系统损害和继发呼吸道感染

【患者当前用药】

药品名称及规格	用法用量		
丙硫氧嘧啶片（50mg/片）	100mg t. i. d	饭后服	口服
盐酸美托洛尔缓释片（47. 5mg/片）	47. 5mg q. d	饭后服	口服
多烯磷脂酰胆碱（228mg/粒）	456mg t. i. d	随餐服	口服
谷胱甘肽片（0. 1g/片）	0. 1g t. i. d	饭后服	口服
地榆升白片（0. 1g/片）	0. 3g t. i. d	饭后服	口服

【临床药物治疗管理过程】

项目	内容
用药相关信息收集	• 基本信息：54 岁女性 • 诊断：Grave's 病并甲亢 • 既往史、个人史：患者平素健康 • 辅助检查：血清 T_3 7.45nmol/L，血清 T_4 104.88nmol/L，血清 FT_3 20.57pmol/L，血清 FT_4 89.66pmol/L，hTSH 0.04U/mL，抗 TPOAb 33.39U/mL，抗 TGAb 14.57U/mL；白细胞计数 1.51×10^9/L，中性粒细胞计数 0.07×10^9/L；肝功能：ALT 43 IU/L，AST 47 IU/L。肾功能无异常
主要问题	患者 3 月前诊断为甲亢，自出院后服用丙硫氧嘧啶 100mg t.i.d，10 天前患者出现发热，并有咳嗽、咳痰，最高体温上升至 39.6 ℃
原因分析	分析患者服用的药物，最可能的原因是服用丙硫氧嘧啶发生不良反应。因为丙硫氧嘧啶常见的不良反应为血液系统损害，主要表现为白细胞、中性粒细胞减少或缺乏，临床表现为继发感染、发热、咽痛
用药调整和指导	• 用药调整：停用丙硫氧嘧啶片。建议住院行 ^{131}I 治疗 • 用药监测： ➢行 ^{131}I 治疗后，不要揉压甲状腺，注意休息，防止感染，避免劳累和精神刺激，以免病情加重 ➢ ^{131}I 治疗后 2 天内宜多饮水、多排尿。治疗后 1 周内，在固定居所中宜与他人保持 1.8mm 以上距离，避免与他人共用餐具 ➢固定居所内宜配备患者单独使用的卫生间，排便时应避免尿液和粪便污染卫生间，排便后宜增加冲水次数 ➢ ^{131}I 治疗后 1 周至 1 个月间，宜减少与家人的密切接触。特别需注意避免与儿童及孕妇的近距离接触 • 随访计划：^{131}I 治疗后 1~3 个月复查甲状腺功能、血常规和肝肾功能
随访评估	• 1 个月后： ➢患者心慌、乏力等甲亢症状好转，门诊复查甲状腺功能恢复正常 ➢血常规示：白细胞计数 8.92×10^9/L，中性粒细胞计数 5.89×10^9/L，肝肾功能无异常

案例 3 药物相互作用影响疗效

【患者当前用药】

药品名称及规格	用法用量		
左甲状腺素钠片（50μg/片）	50μg q.d	清晨服	口服
碳酸钙 D_3 咀嚼片（300mg/片）	300mg b.i.d	早、晚服	口服
骨化三醇胶丸（0.25μg/粒）	0.25μg b.i.d	早、晚服	口服
阿托伐他汀钙片（10mg/片）	10mg q.n	睡前服	口服
硝苯地平控释片（60mg/片）	60mg q.d	清晨服	口服

【临床药物治疗管理过程】

项目	内容
用药相关信息收集	• 基本信息：47 岁男性 • 诊断：1. 甲状腺功能减退症；2. 骨质疏松症；3. 血脂异常；4. 高血压病 • 既往史、个人史：既往有血脂异常及高血压病 • 辅助检查： ➢甲状腺功能：血清 T_3 0. 02nmol/L，血清 T_4 14. 26nmol/L，血清 FT_3 1. 18pmol/L，血清 FT_4 3. 92pmol/L，hTSH 18. 21U/mL，抗 TPOAb 10. 39U/mL，抗 TGAb 5. 56U/mL ➢骨密度检查示：骨质疏松症 ➢肝肾功能未见明显异常
主要问题	6 个月前发现甲减，已予左甲状腺素钠片治疗 1 个月，症状好转，复查甲状腺功能基本恢复正常；近两周甲减症状复发，复查甲状腺功能示仍有甲减
原因分析	患者 1 个月前门诊时诊为骨质疏松症，予加用碳酸钙 D_3 和骨化三醇胶丸，服药时间为早上服和睡前服用，患者认为早上将这三种药物一起服用较为方便，且不容易忘记，因此在清晨一同服用→当前用药中碳酸钙 D_3 会影响左甲状腺素钠片的吸收→左甲状腺素钠片吸收不佳，甲减控制不佳
用药调整和指导	• 给药时间调整： ➢碳酸钙 D_3 和骨化三醇胶丸：中餐后及睡前服用 ➢左甲状腺素钠片：清晨空腹服用，服药后 2h 内避免喝豆浆、牛奶、茶水 • 随访计划：2 周后，追踪患者服药时间调整情况和甲状腺功能
随访评估	• 2 周后：患者按药师指导服药和饮食
	• 2 个月后：患者甲减症状缓解，复查甲状腺功能基本正常，肝功能和肾功能正常，服药期间未发生不良反应

案例 4 左甲状腺素钠剂量过大引起胸闷、气促、头晕

【患者当前用药】

药品名称及规格	用法用量		
左甲状腺素钠片（50μg/片）	50μg t. i. d	空腹服	口服
阿司匹林肠溶片（100mg/片）	100mg q. n	睡前服	口服
瑞舒伐他汀片（10mg/片）	10mg q. n	睡前服	口服
盐酸美托洛尔缓释片（47. 5mg/片）	47. 5mg q. d	清晨服	口服
硝苯地平控释片（60mg/片）	60mg q. d	清晨服	口服

【临床药物治疗管理过程】

项目	内容
用药相关信息收集	• 基本信息：67 岁女性 • 诊断：1. 甲状腺功能减退症；2. 动脉粥样硬化；3. 高血压病；4. 骨量减少；5. 腔隙性脑梗死 • 既往史、个人史：患者既往有动脉粥样硬化和腔隙性脑梗死 • 辅助检查：血清 T_3 0. 04nmol/L，血清 T_4 13. 08nmol/L，血清 FT_3 1. 10pmol/L，血清 FT_4 6. 4pmol/L，hTSH 52. 54U/mL，抗 TPOAb 9. 56U/mL。抗 TGAb 8. 63U/mL。 肝肾功能未见明显异常。 骨密度示：骨量减少

续表

项目	内容
主要问题	半月来患者无明显诱因下反复出现胸闷，伴有气促、头晕，深呼吸或休息后可自行缓解，不伴有胸痛、视物旋转、黑矇、恶心、呕吐等不适
原因分析	• 患者1个月前住院诊断为甲减，出院后予以左甲状腺素钠片替代治疗。成人患者左甲状腺素钠替代剂量为50μg～200μg，该患者目前服用剂量为150μg/d，结合患者出现胸闷，伴有气促、头晕等情况，考虑可能与左甲状腺素钠剂量过大有关 • 左甲状腺素钠的平均半衰期为7天，将日剂量分成3次口服既不能增加治疗效果，又不利于提高用药依从性，因此没有必要将左甲状腺素钠片分为一天3次服用
用药调整和指导	• 就医建议：患者前往医院就诊，检测甲状腺功能，若明确其不适症状为左甲状腺素钠用量过大所致，宜将左甲状腺素钠片减量 • 药物调整建议：左甲状腺素钠片可将一天的药量在每天早餐前1h顿服，并与牛奶、豆类食品合用需间隔4h以上 • 用药监测：门诊调整左甲状腺素钠片用量，每个月监测甲状腺功能，hTSH控制目标为1.0～2.0U/mL，达标后1年内每2～3个月、2年后每3～6个月复查甲状腺功能，以确定hTSH维持在目标范围 • 随访计划：1周和1个月后，追踪患者服药时间调整情况，检查甲状腺功能
随访评估	• 1周后：患者经门诊就诊后，甲状腺功能示：FT_3 6.88pmol/L，FT_4 18.65pmol/L，hTSH 0.05U/mL，医师将左甲状腺素钠片剂量调整为100μg。药师指导患者将一天的药量在每天早餐前1h顿服，并与牛奶、豆类食品合用需间隔4h以上
	• 1个月后：患者按药师指导服药，患者胸闷，伴有气促、头晕症状好转，门诊复查甲状腺功能达标，hTSH为1.02U/mL，肝功能和肾功能正常

案例5　肝功能不全患者的抗甲状腺药物治疗

【患者当前用药】

药品名称及规格	用法用量		
复方甘草酸苷（40mg/支）	80mg q.d	饭后服	静滴
双环醇片（25mg/片）	50mg t.i.d	饭后服	口服
水飞蓟宾胶囊（35mg/粒）	140mg q.d	饭后服	口服
美托洛尔缓释片（47.5mg/片）	47.5mg q.d	早餐后/睡前服	口服

【临床药物治疗管理过程】

项目	内容
用药相关信息收集	• 基本信息：51岁女性 • 主诉：消瘦半月，恶心1周入院 • 现病史：入院前半月无明显诱因出现消瘦，体重下降约7.5kg，伴颈部增粗，烦躁易怒，偶有心慌。入院前1周出现恶心、无呕吐，伴上腹部不适，就诊于门诊。自发病以来饮食、睡眠差 • 既往史：无特殊

续表

项目	内容
用药相关信息收集	• 家族史：母亲曾患以甲状腺功能亢进症、肝损害住院 • 辅助检查：甲状腺功能：FT_3 35.8pmol/L↑，FT_4 > 100pmol/L↑，hTSH < 0.005 mIU/mL↓，Anti-TPO 420 IU/mL↑，Anti-Tg 797 IU/mL↑，TRAb 11.47 IU/L↑。血生化：ALT 1146.7 U/L↑，AST 722.8 U/L↑，γ-GGT 148.2 U/L↑，TBIL 81.35μmol/L↑，DBIL 74.79μmol/L↑，余正常 自身免疫性肝炎指标均为阴性；乙肝两对半全阳：PCR查乙肝DNA < 50 IU/mL；甲型、丙型、丁型、戊型肝炎相关抗体阴性。消化系统肿瘤标记物未见明显异常 血常规、凝血功能、电解质、肾功能等相关指标未见明显异常 甲状腺B超：提示双叶甲状腺肿大（考虑甲亢），回声减低不均质，腺体血流信号丰富 胸部正位X光和CT以及腹部B超和CT未见明显异常 • 查体：体温36.2℃，心率100次/分，血压130/80mmHg。神志清，巩膜轻度黄染，全身皮肤黏膜未见黄染，未见出血点。甲状腺Ⅱ度肿大，质软无压痛，双手可见细颤。其余无特殊 • 诊断：1. 毒性弥漫性甲状腺功能亢进症（Grave's病）；2. 肝损害、乙型病毒性肝炎
主要问题	患者入院后经保肝治疗1周后，复查肝功能，ALT 451.4U/L，AST 354U/L，γ-GGT 82.2U/L，TBIL 67.79μmol/L，DBIL 60.46μmol/L，肝功能指标有下降趋势，血常规等未见异常。患者自诉厌食、恶心及上腹疼痛症状消失。针对患者目前病情评估患者是否可以开始使用抗甲状腺药物治疗及使用哪种药物
原因分析	• 根据患者的病史、临床体征及检查结果，考虑患者肝损害很大程度上是由于甲状腺功能亢进所致，乙肝的影响较小。经保肝治疗后患者肝功能明显好转，不存在治疗禁忌，可以开始抗甲状腺药物治疗 • 抗甲状腺用药治疗方案选择，根据2016年8月美国甲状腺协会（American Thyroid Association，ATA）发布了《甲亢和其他病因导致的甲状腺毒症诊治指南》，及我国目前现行的《中国甲状腺疾病诊治指南——甲状腺功能亢进症》（2008年）均推荐除了妊娠早期、甲亢危象、对甲巯咪唑治疗过敏或者不敏感同时又拒绝放射性碘治疗的患者可选用丙硫氧嘧啶或甲巯咪唑作为甲亢的治疗药物 • ATA指南指出当中性粒细胞 < 1.0×10^9/L或转氨酶超过正常上限的5倍时需要慎重考虑起始口服抗甲状腺药物（ATD）治疗。我国现行指南并没有指出ATD起始治疗条件，也没有明确治疗过程中转氨酶升到什么程度需要停药 • 《实用内科学》指出若治疗过程中出现轻度肝功能损害建议将甲巯咪唑减量同时加用保肝药，当转氨酶上升明显或出现黄疸时停药 • 结合患者病情及经保肝治疗后肝功能情况，考虑选用甲巯咪唑小剂量开始治疗，同时，注意监测肝功能
用药调整和指导	• 给药方案建议：甲巯咪唑片5mg q.d口服 • 生活方式：禁食海鲜、紫菜和海带等海产品，可适当食用河鱼；建议改用免碘食盐；初期注意多休息 • 用药监测：治疗前查血常规和肝功能；治疗过程中出现过敏反应、粒细胞缺乏和肝损害不良反应相关症状时需立刻停药就医；治疗过程中需遵医嘱用药，如无特殊不良反应不可私自停药以免疗程不足导致复发 • 随访计划：1周后，复查血常规、肝功能；治疗第1个月每周查血常规、肝功能，以后每个月复查。因为ATD开始发挥作用多在4周以后，所以1个月后复查甲状腺功能5项，前3个月每个月复查，以后每2~4个月复查一次。当症状消失，甲状腺功能正常后可以逐渐减量，每4~6个月复查一次甲状腺功能

续表

项目	内容
随访评估	• 1周后：复查血常规和肝功能，白细胞和中性粒细胞正常且无下降趋势，肝功能化验指标较之前显著改善。由于患者目前甲亢治疗的疗效不明显，建议：将甲巯咪唑片加量到 10mg b. i. d，每周监测血常规、肝功能
	• 2周后：复查血常规和肝功能，白细胞和中性粒细胞正常且无下降趋势，肝功能化验指标较之前改善。了解患者用药的依从情况后，建议：继续甲巯咪唑片 10mg b. i. d，每周监测血常规、肝功能
	• 3周后：复查肝功能发现 ALT、AST 恢复正常，白细胞和中性粒细胞正常且无下降趋势。建议：继续甲巯咪唑片 10mg b. i. d，每周监测血常规、肝功能
	• 4周后：复查血常规和肝功能，未见明显异常。复查甲状腺功能，较前明显好转。建议：继续甲巯咪唑片 10mg b. i. d 治疗，每月复查甲状腺功能、血常规、肝功能，门诊随访

【参考文献】

[1] 中华医学会内分泌学分会《中国甲状腺疾病诊治指南》编写组. 中国甲状腺疾病诊治指——甲状腺功能亢进症. 中华内科杂志，2007，46（10）：876-882.

[2] 中华医学会核医学分会. ^{131}I 治疗格雷夫斯甲亢指南（2013 版）. 中华核医学与分子影像杂志，2013，33（2）：83-95.

[3] 卫生部合理用药专家委员会. 中国医师药师临床用药指南. 重庆出版社，2009.

[4] 殷立新，张立辉. 内分泌科常用药物的联用与辅用. 北京：人民卫生出版社，2009.

[5] 中华医学会内分泌学分会. 成人甲状腺功能减退症诊治指南. 中华内分泌代谢杂志，2017，33（2）：167-180.

[6] 卫生部合理用药专家委员会. 中国医师药师临床用药指南. 重庆出版社，2009.

[7] 殷立新，张立辉. 内分泌科常用药物的联用与辅用. 北京：人民卫生出版社，2009.

[8] Ross DS，Burch HB，Cooper DS，et al. 2016 American Thyroid Association guidelines for diagnosis and management of hyperthyroidism and other causes of thyrotoxicosis. Thyroid，2016，26（10）：1343-1421.

[9] 陈灏珠，林果为，王吉耀. 主编. 实用内科学. 14 版. 北京：人民出版社，2013：1214-1226.

[10] 童南伟，邢小平. 国家卫生和计划生育委员会住院医师规范化培训规划教材 内科学 内分泌专业. 北京：人民卫生出版社，2017.

[11] Dennis L. Kasper，Anthony S. Fauci，et al. 哈里森内科学——内分泌与代谢疾病分层. 19 版. 北京大学医学出版社，2016：66-72.

[12] Laurence L. Brunton，Bruce A. Chabner，et al. 古德曼·吉尔曼治疗学的药理学基础. 北京：人民卫生出版社，2016：875-878.

[13] 卫生部合理用药专家委员会组织编写. 中国医师药师临床用药指南. 重庆出版社，2014：974-977.

[14] 关海霞. 2016 版美国甲状腺协会《甲状腺功能亢进症和其他原因所致甲状腺毒症诊

治指南》解读：诊断和内科治疗. 中华核医学与分子影像杂志，2018，38（5）：311-315

[15] The Endocrine Society. Management of Thyroid Dysfunction during Pregnancy and Postpartum：An Endocrine Society Clinical Practice Guideline [J]. The Journal of clinical endocrinology and metabolism，2012，97（8）：2543-2565.

第十五节 癫痫的药物治疗管理

一、基础知识要点

1. 药物治疗基本原则（详见表 3-129）

表 3-129 癫痫药物治疗基本原则

项目		癫痫（epilepsy）
疾病控制目标		• 有效控制癫痫临床发作：与基线发作情况相比，发作频率减少≥50% • 无严重不良反应，患者能保持或恢复原有的生理、心理状态和社会功能状态
药物治疗总原则		• 通常在2次或以上无诱因性癫痫发作后开始药物治疗
药物选择		• 初始药物治疗为单药治疗 • 根据癫痫发作类型和综合征分类选择适用药物，如全面强直阵挛发作初始治疗可选择丙戊酸、拉莫三嗪、卡马西平、奥卡西平、左乙拉西坦、苯巴比妥；失张力发作初始治疗可选择丙戊酸；失神发作初始治疗可选择丙戊酸、拉莫三嗪；肌阵挛发作初始治疗可选择丙戊酸、左乙拉西坦、托吡酯；局灶性发作初始治疗可选择卡马西平、奥卡西平、丙戊酸、拉莫三嗪、左乙拉西坦 • 尚需考虑患者的共患病、共用药、年龄、性别、自己或监护人的意愿等实施个体化用药。育龄期女性，基于优生优育，推荐服用左乙拉西坦、拉莫三嗪、奥卡西平等
剂量调整		• 初始治疗：小剂量开始，逐渐加量至推荐维持剂量，一般每隔1~2周加量。适宜的维持剂量应根据患者的发作控制、有无不良反应、血药浓度、说明书或指南推荐的维持剂量范围等综合考虑 • 换药方案：如果单药治疗因为不良反应或仍有发作，应加用另一种抗癫痫药，开始从小剂量逐渐加量至推荐维持剂量，再将第一种抗癫痫药逐渐减量至停用 • 停药原则：按医嘱用药持续2~3年以上无发作，经医生系统评估后，低复发风险者可考虑逐渐减停抗癫痫药物。单药治疗减药过程应不少于6个月；多药治疗，一次只能撤停一种药物，每种药物减药过程应不少于3个月；苯二氮䓬类药物与苯巴比妥药物减药过程应更缓慢，不低于6个月；如撤药过程中出现复发，应将药物恢复至减量前一次剂量并及时就诊
联合用药	**指征**	• ≥2种单药治疗方案失败后再考虑联合治疗
	原则	• 一般2~4种，机制不完全相同、药效相加、无不良的相互作用、不良反应无协同增强 • 因抗癫痫药作用机制多未明确或存在多种作用机制，代谢环节多有酶诱导或抑制相互作用，联合治疗更多关注的是有效控制发作且患者可耐受

2. 药物分类与临床应用要点（详见表 3-130）

表 3-130 癫痫治疗药物分类与临床应用要点

分类	常用品种及作用机制	临床应用要点
影响电压依赖性钠通道的药物	• 常用品种：卡马西平、苯妥英钠、拉莫三嗪、奥卡西平、唑尼沙胺、拉考沙胺 • 作用机制：通过使电压依赖性钠通道失活来阻断神经元重复放电	• 适应证：局灶性发作、全面强直阵挛发作。唑尼沙胺尚可用于失神发作与肌阵挛发作 • 禁用：二度或三度房室传导阻滞者 • 慎用：CrCl＜30mL/min • 用药过程中应监测情绪或行为的异常变化
影响钙电流的药物	• 常用品种：乙琥胺（国内无此类药上市） • 作用机制：主要减弱丘脑神经元中的T型钙电流	• 适应证：失神发作 • 禁用：对琥珀酰亚胺类药有过敏史者 • 用药过程中应监测情绪或行为的异常变化
影响γ-氨基丁酸（γ-aminobutyric acid，GABA）活性的药物	• 常用品种：苯巴比妥、苯二氮䓬类药物（氯硝西泮） • 作用机制：增加GABA能，如减少GABA转氨酶对GABA的代谢、减少神经元和神经胶质细胞对GABA的再摄取或增加经谷氨酸脱羧酶催化生成的GABA等	• 适应证：苯巴比妥可治疗全面性与局灶性癫痫。苯二氮䓬类药物主要用于肌阵挛性和失张力性癫痫发作 • 长期用药可产生精神或躯体的药物依赖性 • 突然停药，易引起撤药症状，出现癫痫持续状态
具有多种作用机制的药物	• 常用品种：丙戊酸、托吡酯 • 作用机制：具有多种抗癫痫机制，如丙戊酸抗癫痫的机制包括对GABA-β受体的突触前作用可增加GABA的释放，抑制神经末梢的GABA转氨酶可增加突触前GABA水平，激活谷氨酸脱羧酶而增加GABA的合成，阻断T型钙电流	• 适应证：全面性与局灶性癫痫 • 计划怀孕或妊娠期女性应避免使用 • 肝功能受损患者慎用 • 肾功能不全患者应调整剂量
其他作用机制的药物	• 常用品种：左乙拉西坦、加巴喷丁、普瑞巴林 • 作用机制：左乙拉西坦主要与突触囊泡蛋白2A结合，改变囊泡融合来调节突触传递；加巴喷丁、普瑞巴林主要与电压门控性钙通道的α2-δ亚基结合，并调节钙电流	• 适应证：左乙拉西坦适用于全面性与局灶性癫痫。加巴喷丁与普瑞巴林用于难治性局灶性癫痫的添加治疗 • 肾功能不全患者应调整剂量 • 用药过程中应监测情绪或行为的异常变化

3. 主要的药物相互作用

抗癫痫药之间、抗癫痫药与其他药物在药效学和（或）药物代谢动力学的相互作用较为常见，如代谢环节代谢酶的诱导与竞争、中枢神经系统不良反应（包括头痛、头晕、嗜睡、乏力、视物模糊、复视、共济失调等）的叠加等，需要结合临床疗效、患者的耐受、血药浓度测定结果考虑是调整剂量还是换药（详见表 3-131）。

表 3-131 癫痫治疗药物与其他药物相互作用的风险及处理建议

分类		相互作用的药物	风险	处理建议
影响电压依赖性钠通道的药物	卡马西平	布洛芬、大环内酯类抗菌药物（如红霉素、克拉霉素、环丙沙星）、氟西汀、氟伏沙明、帕罗西汀、曲唑酮、伊曲康唑、氟康唑、伏立康唑、氯雷他定、特非那定、奥氮平、异烟肼	卡马西平和（或）其活性代谢产物10，11-环氧卡马西平血药浓度增加	• 监测卡马西平血药浓度，根据测定结果，结合临床效果卡马西平可减量 • 癫痫控制稳定时，因共患病需要增加治疗药物，可选用其他无明显相互作用的同类替代药物，如因抗抑郁治疗服用选择性的5-羟色胺再摄取抑制剂可选择舍曲林
		顺铂、阿霉素、利福平、茶碱	卡马西平血药浓度降低	• 监测卡马西平血药浓度，卡马西平血药浓度较前降低且癫痫发作增加，卡马西平可加量
		氢氯噻嗪、呋塞米	低钠血症发生率增大	• 监测血钠，此类低钠血症几乎均为慢性且轻中度低钠血症，可权衡利弊减少利尿剂的用量甚至停用
	苯妥英钠	胺碘酮、氯霉素、雌激素、氟西汀、异烟肼、曲唑酮	苯妥英血药浓度增加	• 监测苯妥英血药浓度，苯妥英血药浓度较前增加，苯妥英钠可减量 • 癫痫控制稳定时，因共患病需要增加治疗药物，可选用其他无明显相互作用的同类替代药物
		皮质激素、洋地黄类（包括地高辛）、口服避孕药、环孢菌素、雌激素、左旋多巴、奎尼丁、土霉素或三环类抗抑郁药	合用药物药效降低	• 合用药物的药量可根据治疗效果适当加量 • 监测地高辛血药浓度，地高辛血药浓度较前降低，结合强心效果、心率变化等地高辛可加量
		碳酸钙、硫糖铝	苯妥英吸收减少	• 间隔2~3h服用
	拉莫三嗪	丙戊酸	拉莫三嗪作用维持时间明显延长，皮疹风险增大	• 合用时起始剂量减小，单次增加剂量减小，剂量增加更为缓慢
		利福平、炔雌醇/左炔诺孕酮合剂	拉莫三嗪血药浓度降低	• 监测拉莫三嗪血药浓度，拉莫三嗪血药浓度较前降低且癫痫发作增加，拉莫三嗪可加量

续表

分类		相互作用的药物	风险	处理建议
影响电压依赖性钠通道的药物	奥卡西平	苯巴比妥、苯妥英钠	**苯巴比妥、苯妥英血药浓度升高**	• 监测苯巴比妥、苯妥英血药浓度，苯巴比妥、苯妥英血药浓度较前增加，可根据癫痫样发作增加或出现其他剂量相关ADR如嗜睡加重、共济失调等，苯巴比妥、苯妥英钠可减量
		炔雌醇、左炔诺孕酮	**避孕失效**	• 采用其他避孕措施，如用避孕套
		利福平、卡马西平、苯妥英钠、苯巴比妥	**奥卡西平活性代谢产物10-单羟基代谢物血药浓度降低**	• 监测10-羟基卡马西平血药浓度，较前降低且癫痫发作增加，奥卡西平可加量
		碳酸锂	**神经毒性反应增加**	• 监测10-羟基卡马西平血药浓度与血锂浓度，观察患者有无萎靡、共济失调、意识模糊、激越、癫痫样发作增加等，若出现则奥卡西平、碳酸锂减量或避免二者联用
影响GABA活性的药物	苯巴比妥	华法林	**华法林抗凝效果降低**	• 监测国际标准化比值，较前下降且不足1.8则华法林可加量
		硝苯地平、氨氯地平	**降压作用减弱**	• 监测血压，血压较前明显升高且＞140/90mmHg（糖尿病或肾功能不全患者＞130/80mmHg），可增加硝苯地平、氨氯地平的剂量或联合其他适用的降压药如ACEI、ARB类降压药
		地高辛	**强心作用减弱**	• 监测地高辛血药浓度，地高辛血药浓度较前明显下降，地高辛可加量
	氯硝西泮	苯妥英钠	**成瘾风险增加，苯妥英血药浓度改变**	• 缩短成瘾性评价的时间间隔，检测苯妥英血药浓度，根据苯妥英血药浓度变化、有无明显成瘾性、癫痫发作变化等可适当降低氯硝西泮、苯妥英钠的给药量
		阿片类药物	**呼吸抑制作用增强**	• 限制合用时间与合用剂量，密切关注患者的呼吸抑制和镇静情况
		卡马西平、拉莫三嗪和苯巴比妥	**氯硝西泮血药浓度降低**	• 根据适用氯硝西泮的癫痫类型发作频次增加可加量

续表

分类		相互作用的药物	风险	处理建议
具有多种作用机制的药物	丙戊酸	圣约翰草制剂、氨曲南	**抗癫痫疗效减低**	• 监测丙戊酸血药浓度，根据测定结果与癫痫发作频次增加，丙戊酸制剂可加量
		碳青霉烯类抗菌药物（如帕尼培南、美罗培南、亚胺培南等）	**抗癫痫疗效显著减低**	• 避免联用，无其他选择时应加强监测丙戊酸血药浓度，根据监测结果加量丙戊酸制剂
		卡马西平	**卡马西平活性代谢物血药浓度增加，丙戊酸血药浓度降低**	• 监测卡马西平、丙戊酸血药浓度，较前明显改变且癫痫样发作增加，卡马西平可减量或丙戊酸制剂加量
		苯巴比妥	**苯巴比妥血药浓度增加**	• 监测丙戊酸、苯巴比妥血药浓度，丙戊酸血药浓度较前明显降低或苯巴比妥血药浓度较前明显升高且出现癫痫样发作增加或剂量相关性不良反应，苯巴比妥可减量
		托吡酯	**高氨血症或脑病风险增大**	• 合用初期加强血氨监测，如果血氨明显升高，应逐渐停用疗效不佳的抗癫痫药丙戊酸制剂或托吡酯
		抗凝药物和抗血小板聚集药	**出血风险增大**	• 联合用药期间对凝血情况进行常规监测，出现血小板、纤维蛋白原、凝血指标等持续下降和（或）出现自发性出血，可减量或更换成其他抗癫痫药如托吡酯、拉莫三嗪、左乙拉西坦等
		喹硫平	**中性粒细胞减少症、白细胞减少症风险增大**	• 联合用药期间加强血常规监测，出现中性粒细胞、白细胞等持续下降，初期可补充利可君等促进白细胞生成药物，亦可根据减少的程度减量或更换成其他抗癫痫药如左乙拉西坦
		尼莫地平	**尼莫地平血药浓度显著增加**	• 合用初期加强血压监测，如血压下降明显且出现头晕等低血压症状，可减少尼莫地平剂量
	托吡酯	苯妥英钠、卡马西平	**托吡酯血药浓度降低**	• 根据临床疗效托吡酯可加量
		阿米替林、氟哌啶醇、普萘洛尔、二甲双胍	**合用药物作用增强**	• 根据有无癫痫发作、剂量相关性ADR考虑是否减量
		地尔硫䓬、格列本脲	**合用药物作用减弱**	• 根据癫痫发作频次是否增加，考虑是否加量

续表

分类		相互作用的药物	风险	处理建议
其他作用机制的药物	左乙拉西坦	甲氨蝶呤	**急性肾损伤风险增大**	• 合用期间加强肾功能监测，如出现肾功能明显变化，可对症治疗或甲氨蝶呤给药间隔延长（待肾功能恢复）
	加巴喷丁	氢氧化铝	**抗癫痫效果减弱**	• 氢氧化铝服用后至少 2h 服用加巴喷丁
		吗啡	**抗癫痫效果可能增强**	• 根据有无癫痫发作、剂量相关性 ADR 考虑加巴喷丁是否减量
		羟考酮	**认知功能障碍和总体运动功能障碍风险增大**	• 合用期间加强评估，可考虑换用其他抗癫痫药

4. 主要的药物不良反应（详见表 3-132）

表 3-132　癫痫治疗药物的主要药物不良反应及处理建议

分类	常见 ADR	严重 ADR	处理建议
影响电压依赖性钠通道的药物	• 头晕、头痛、嗜睡、恶心、乏力、低钠血症、皮疹、白细胞减少、转氨酶升高	• Stevens-Johnson 综合征、中毒性表皮坏死松懈症、再生障碍性贫血、血管神经性水肿、精神障碍	• 小剂量递增 • 延长剂量增加间隔 • 定期监测血常规、肝肾功能、电解质。出现白细胞降低、肝功能异常、低钠血症等，初期可对症处理；持续降低需减量或更换抗癫痫药如左乙拉西坦 • 出现蔓延性皮疹或精神行为异常及时停药，对症处理
影响 GABA 活性的药物	• 嗜睡、头晕、头痛、恶心、共济失调、成瘾	• Stevens-Johnson 综合征、中毒性表皮坏死松懈症、精神障碍	• 小剂量递增与递减 • 延长剂量增加/减少间隔 • 出现蔓延性皮疹或精神行为异常及时停药，对症处理
具有多种作用机制的药物	• 嗜睡、头痛、头晕、乏力、恶心、贫血、体重增加、震颤、转氨酶升高、低钠血症、脱发、出血	• Stevens-Johnson 综合征、中毒性表皮坏死松懈症、肝性脑病、精神障碍	• 小剂量递增 • 延长剂量增加间隔 • 定期监测血常规、肝肾功能、电解质。出现血小板降低、肝功能异常、低钠血症等，初期可对症处理；持续降低需减量或更换抗癫痫药 • 出现蔓延性皮疹或精神行为异常及时停药，对症处理
其他作用机制的药物	• 乏力、头晕、头痛、嗜睡、恶心、食欲减退、体重增加、易激惹	• 肝功能衰竭、急性肾损伤、精神障碍	• 小剂量递增 • 延长剂量增加间隔 • 定期监测血常规、肝肾功能、电解质 • 出现血小板降低、肝功能异常、低钠血症等，初期可对症处理；持续降低需减量或更换抗癫痫药如拉莫三嗪 • 出现精神行为异常及时停药

二、实践技能要点

1.用药治疗方案评估要点和方法（详见表 3-133）

表 3-133 癫痫患者用药治疗方案评估要点和方法

评估要点	评估方法
疾病控制情况	• 患者癫痫发作频次、症状、时长等，收集或记录癫痫日记
抗癫痫药用法是否正确	• 询问患者平时抗癫痫药的服药剂量、频次、时长和依从性
当前抗癫痫药是否存在禁忌证	• 收集患者的血常规、肝肾功能、电解质检查结果和既往史
合并用药是否影响抗癫痫药疗效或患者安全	• 查看当前联合用药是否诱发癫痫发作，影响患者的血常规、肝肾功能、电解质 • 询问患者是否有难以耐受的神经系统、血液系统、胃肠道系统等 ADR 影响继续用药
患者是否自行调整抗癫痫药	• 询问各种抗癫痫药的用法用量，与患者的处方进行比对
患者是否进行生活干预	• 询问患者饮酒、咖啡、可乐等频次与量 • 询问患者是否生活规律，是否熬夜 • 询问患者是否坚持运动以及运动的项目、时长和频率

2.常见临床药物治疗管理要点

（1）常见用药风险和药学监护/指导要点（详见表 3-134）

表 3-134 癫痫患者常见用药风险和药学监护/指导要点

用药风险	常见原因	监护/指导要点
皮疹	• 初始剂量过高 • 剂量增加过快 • 增量过快 • *HLA-B*1502*、*HLA-B*1301*、*HLA-A*3101* 等基因携带者	• 芳香族抗癫痫药（如卡马西平、奥卡西平、苯妥英钠、苯巴比妥、拉莫三嗪等）尤其应教育患者皮疹防治措施 • 说明书推荐初始剂量，既往有过药源性皮疹患者初始剂量可为推荐剂量的 1/2～3/4 • 原则上增量不超过说明书推荐 • 1～2 周加量一次 • 有条件者可在用药前尤其是芳香族抗癫痫药检测是否携带易感基因，阳性携带者建议不选择此类抗癫痫药
维生素缺乏（如叶酸、维生素 B_{12}）	• 长期服用酶诱导性抗癫痫药（如苯妥英钠、卡马西平、苯巴比妥、奥卡西平、托吡酯等）	• 定期检测叶酸、维生素 B_{12}、高同型半胱氨酸等，下降显著及时补充 • 计划怀孕及孕早期，规律服用叶酸（各国推荐剂量不完全一致，1～5mg/d）
自杀风险增高	• 长期服用抗癫痫药 • 社会歧视等致精神状态改变	• 教育患者及家属自我观察与非药物干预 • 定期评估患者精神状态 • 新型抗癫痫药（如左乙拉西坦、托吡酯）相对安全，但也不能忽视精神状态的评估

续表

用药风险	常见原因	监护/指导要点
粒细胞缺乏	• 高剂量、长期服用抗癫痫药	• 用药前、初始用药 1~3 个月检测血常规，无异常后 6~12 个月定期检测 • 初始缺乏，权衡利弊减量或口服升白药如利可君 • 重度缺乏或长期缺乏（停用口服升白药后就缺乏），换用其他抗癫痫药
骨病（低钙血症、骨量减少、骨质疏松等）	• 长期服用抗癫痫药 • 抗癫痫药用量大 • 同服多种抗癫痫药	• 教育患者保持适量户外运动 • 定期监测血钙、尿钙，缺乏及时补充

（2）常见依从性问题原因分析和用药指导要点（详见表 3-135）

表 3-135　癫痫患者治疗常见依从性问题原因分析和用药指导要点

依从性问题	常见原因	指导要点
自行调整抗癫痫药的用法用量	• 担心 ADR • 癫痫控制不佳	• 对患者进行用药教育 • 为患者制定服药清单、设定服药闹钟或请家属协助督促按时按量服药
不规范使用抗癫痫药诱导癫痫发作	• 忘记致漏服 • 担心他人知晓后歧视 • 认为不发作就可停药了	• 教育患者长期规范用药的重要性 • 同理心沟通，不规范使用也是发作诱因之一 • 告诉患者抗癫痫药减量或停药指征、复发风险
不愿定期监测，包括脑电图、血药浓度等	• 不清楚脑电图、血药浓度监测重要性 • 治疗费用增加 • 麻烦	• 强调脑电图、血药浓度监测的意义 • 直接成本可能增加，但间接成本减少 • 慢病定期监测的重要性

（3）随访评估要点（详见表 3-136）

表 3-136　癫痫患者随访评估要点

项目	随访评估要点
依从性	• 了解患者是否按药师指导按量、按时服药，是否进行生活干预
有效性	• 收集患者癫痫发作频次、形式、时长等信息，有无诱发原因
安全性	• 收集血常规、肝肾功能、电解质以及其他 ADR

三、案例

案例 1　漏服抗癫痫药致癫痫持续状态

【患者当前用药】

药品名称及规格	用法用量		
左乙拉西坦片（500mg/片）	0.5g b.i.d	进食或空腹状态均可服用	口服

【临床药物治疗管理过程】

项目	内容
用药相关信息收集	• 基本信息：21 岁女性 • 诊断：症状性癫痫 • 既往史：无 • 辅助检查： ➢肌酸激酶：486.8 U/L ➢尿酸：457.1μmol/L ➢其余检查血常规、肝肾功能、电解质等未见明显异常
主要问题	5 天前与朋友结伴到深圳旅游，忘带药，停用 3 天后出现癫痫持续状态，救护车送急诊，肌内注射苯巴比妥 0.1g，后分次给予静脉注射地西泮共计 20mg，当地给予丙戊酸钠缓释片 0.25g b.i.d（尚未服用）
原因分析	患者用药依从性极差，平日多不耐烦父母提醒用药。抗癫痫药骤停、旅游疲劳均可能致发作增加甚至出现癫痫持续状态
用药调整和指导	• 给药调整：重新启用口服左乙拉西坦 0.5g b.i.d • 用药指导： ➢强调规律用药的重要性 ➢重申该患者可能的常见诱发因素：漏服药物、熬夜、疲劳、饮酒，多饮咖啡、可乐 ➢不排除因癫痫持续发作，伴发肌酸激酶、尿酸的升高，不做特殊处理，低嘌呤饮食 • 随访计划：1 个月后，追踪患者漏服情况与癫痫控制情况，复查肌酸激酶、尿酸、肝肾功能
随访评估	• 1 个月后： ➢患者能按药师指导规律服用抗癫痫药 ➢患者本月无发作 ➢肌酸激酶：104.8U/L；尿酸：268.1μmol/L；余未见明显异常 ➢建议患者继续按药师指导服药，如发作控制稳定，可 6~12 个月复查脑电图、血常规、肝肾功能

案例 2 因误加大卡马西平剂量致头晕

【患者当前用药】

药品名称及规格	用法用量		
卡马西平片（100mg/片）	100mg b.i.d	进食或空腹状态均可服用	口服
拉莫三嗪片（50mg/片）	100mg b.i.d	进食或空腹状态均可服用	口服

【临床药物治疗管理过程】

项目	内容
用药相关信息收集	• 基本信息：30 岁女性 • 诊断：癫痫 • 既往史：3 年前曾患病毒性脑炎 • 辅助检查： ➢ 40min 短程脑电图未见明显异常 ➢血常规、肝肾功能、电解质未见明显异常

续表

项目	内容
主要问题	本月经常出现头晕、头痛，上午 10 点多、晚上临睡前多发
原因分析	患者近期计划怀孕，两药联用已两年未发作，为减少抗癫痫药对胎儿的影响且患者意愿，拟对卡马西平逐渐减量。上个月拉莫三嗪给药方案不变，卡马西平调整为 50mg b. i. d（原早晚各 1 片调整为早晚各半片）。患者因近期工作、家庭变故，注意力受影响，将卡马西平调整为 200mg b. i. d（早晚各 2 片），卡马西平血药浓度为 12. 68μg/mL，较原 5. 22μg/mL 显著增加。经不良反应关联性评价，该患者的头晕、头痛很可能与卡马西平剂量增加有关
用药调整和指导	• 给药剂量调整： ➢卡马西平停用 2 天后，继续服用卡马西平：100mg b. i. d，1 个月后再调整为 50mg b. i. d • 用药指导：基于上个月病历标记、药师口述，患者仍服用错误，本次以周为时间段为患者制定了用药计划 • 用药监测：头晕、头痛是否改善甚至消失；癫痫是否有发作 • 随访计划：1 个月后，追踪患者实际服药情况和近 1 个月内头晕、头痛是否改善，癫痫有无发作
随访评估	• 1 个月后： ➢患者能按药师指导服用抗癫痫药 ➢停药 2 天，再次服用卡马西平后未出现头晕、头痛，也无癫痫发作
	• 3 个月后： ➢患者能按药师指导服药 ➢目前抗癫痫方案为拉莫三嗪 100mg b. i. d，口服叶酸 2. 5mg q. d

案例 3 因抗癫痫药的 ADR 自行换药出现发作增加

【患者当前用药】

药品名称及规格	用法用量		
丙戊酸钠缓释片（500mg/片）	500mg b. i. d	进食或空腹状态均可服用	口服

【临床药物治疗管理过程】

项目	内容
用药相关信息收集	• 基本信息：34 岁男性 • 诊断：症状性癫痫 • 既往史：无 • 辅助检查： ➢纤维蛋白原 1. 64g/L ➢血常规、肝肾功能、电解质、其他凝血指标未见明显异常
主要问题	患者已服用丙戊酸钠缓释片近 6 年，已近 4 年未发作（脑电图示右额颞棘慢波、尖波）。3 年前出现双手抖动，右手显著，遵医嘱调整为左乙拉西坦 500mg b. i. d，3 个月后出现勃起功能障碍，自行换回丙戊酸钠缓释片。双手抖动逐渐加重，患者为形象设计师、右利手，现右手持物频繁脱落

续表

项目	内容
原因分析	手震颤是丙戊酸钠长期服用的常见 ADR 之一，该患者手抖很可能与丙戊酸钠有关。勃起功能障碍是青年男子难以忍受的，目前手震颤已明显影响工作与生活，权衡利弊应启动换药
用药调整和指导	• 给药方案调整： ➢拉莫三嗪：50mg q. n，逐渐加量至 100mg b. i. d（每周增加 50mg，分早晚 2 次用药） ➢丙戊酸钠缓释片：待拉莫三嗪调整为 100mg b. i. d 后，启动丙戊酸钠缓释片的逐渐减量方案（每周减量 250mg，首次减量后给药方案为早 250mg、晚 500mg） • 用药指导：强调换药期间，可能出现癫痫发作；如果有发作，请回到上一次给药方案并及时就诊 • 用药监测：手震颤变化、癫痫有无发作、有无其他不适出现 • 随访计划：3 个月后，追踪患者服药实际情况、手震颤变化、癫痫有无发作、有无其他不适出现，复查血常规、肝肾功能、凝血功能
随访评估	• 3 个月后： ➢患者能按药师指导服用抗癫痫药，目前给药方案为拉莫三嗪 100mg b. i. d ➢拉莫三嗪稳态谷浓度为 3. 88μg/mL，换药期间无癫痫发作，手震颤无明显变化，无其他不适 ➢建议患者继续按药师指导服药，3 个月后复诊
	• 6 个月后： ➢患者能按药师指导服药 ➢劳累、情绪激动后有一次发作，手震颤明显缓解，无其他不适

案例 4 因药物相互作用致发作增加

【患者当前用药】

药品名称及规格	用法用量		
酒石酸美托洛尔片（25mg/片）	25mg b. i. d	饭前服	口服
缬沙坦氨氯地平片（80mg/5mg）	1 片 q. d	进食或空腹状态均可服用	口服
阿托伐他汀钙片（20mg/片）	20mg q. n	睡前服	口服
丙戊酸钠缓释片（500mg/片）	0. 5g b. i. d	进食或空腹状态均可服用	口服
美罗培南注射液（0. 5g/瓶）	2. 0g q. 8h	等间隔用药	静脉滴注

【临床药物治疗管理过程】

项目	内容
用药相关信息收集	• 基本信息：61 岁男性 • 诊断：1. 肺部感染；2. 高脂血症；3. 高血压；4. 癫痫 • 既往史：高脂血症 15 年，高血压 10 年，脑出血 3 年，癫痫 3 年，规律服药后血脂、血压、癫痫控制可

续表

项目	内容
用药相关信息收集	• 辅助检查： ➢血常规：WBC 14.68×10⁹/L，NEUT 12.75×10⁹/L，GR 86.8%；LY 8.8%；EO 0.1% ➢ K-CRP 37.63mg/L ➢ PCT 0.18ng/mL ➢纤维蛋白原 1.44g/L ➢血压：134/83mmHg ➢血脂：甘油三酯 1.6mmol/L，总胆固醇 2.9mmol/L，低密度脂蛋白胆固醇 1.76mmol/L，高密度脂蛋白胆固醇 1.04mmol/L ➢肝肾功能、血糖、电解质未见明显异常
主要问题	患者近期因社区获得性肺炎门急诊治疗无明显效果，转入病房，更换抗菌药物为美罗培南。治疗 5 天后，癫痫发作，既往患者规律服用丙戊酸钠缓释片后，已有半年未发作
原因分析	丙戊酸血药浓度为 0，2 个月前患者常规复查时丙戊酸血药浓度为 49.56μg/mL。治疗方案仅增加了美罗培南注射液。因患者有癫痫，未选择氟喹诺酮类而使用了美罗培南（急诊使用了头孢他啶效果不佳）。美罗培南可致丙戊酸血药浓度显著下降，说明书中已禁止二者联用
用药调整和指导	• 给药方案调整： ➢因抗菌治疗有效，且丙戊酸血药浓度为 0，纤维蛋白原 1.44g/L（丙戊酸常见 ADR 之一），更换抗癫痫药为左乙拉西坦 0.25g b.i.d，两天后停用美罗培南，1 周后调整为 0.5g b.i.d • 用药监测：监测血压、血脂，有无癫痫发作 • 随访计划：1 个月后，追踪患者服药实际情况和近 1 个月血压、血脂、肝肾功能、凝血功能
随访评估	• 1 个月后： ➢患者能按药师指导服用抗癫痫药，目前给药方案为左乙拉西坦 500mg b.i.d ➢纤维蛋白原 1.65g/L，余无明显异常 ➢建议患者继续按药师指导服药，3 个月后复诊
	• 3 个月后： ➢患者能按药师指导服药 ➢癫痫无发作，无其他不适

案例 5　服用抗癫痫药意外怀孕

【患者当前用药】

药品名称及规格	用法用量		
卡马西平片（100mg/片）	100mg t.i.d	进食或空腹状态均可服用	口服

【临床药物治疗管理过程】

项目	内容
用药相关信息收集	• 基本信息：34 岁女性 • 诊断：症状性癫痫 • 既往史：无 • 辅助检查：血常规、肝肾功能、电解质未见明显异常

续表

项目	内容
主要问题	4年前因车祸致颅脑创伤，半年后出现癫痫，规律服用卡马西平抗癫痫治疗，近半年出现发作性愣神2次（明显减少）。意外怀孕3月余，因长期规律口服卡马西平，卡马西平有一定致畸性，有神经外科医生建议停止妊娠
原因分析	卡马西平有一定的致畸性，但循证证据表明低剂量卡马西平（＜500mg/d）的致畸率与自然人并无显著性差异。卡马西平血药浓度2.36μg/mL；孕妇已34岁；胎儿已14周，进入孕中期，定期孕检即可。如过分忧虑胎儿的安危，可考虑换用拉莫三嗪或左乙拉西坦，但换药期间发作可能增加甚至需要联合服用抗癫痫药物
用药调整和指导	• 用药调整：拉莫三嗪25mg b. i. d，1周后调整为早25mg、晚50mg，1周后调整为50mg b. i. d；此时，卡马西平开始减量至100mg b. i. d（每周减量100mg），拉莫三嗪逐渐加量至100mg b. i. d • 用药指导：强调换药风险，为保护胎儿及患者的安全，换药期间身边不离人 • 用药监测：癫痫发作 • 随访计划：1个月后，追踪患者服药实际情况、孕检结果、癫痫发作
随访评估	• 1个月后： ➢患者能按药师指导服用抗癫痫药 ➢孕检结果无异常 ➢有2次愣神 ➢建议患者继续按药师指导服药，1个月后根据拉莫三嗪的血药浓度再进行调整
	• 2个月后： ➢患者能按药师指导服药 ➢目前用药拉莫三嗪100mg b. i. d，拉莫三嗪稳态谷浓度为2.33μg/mL ➢孕检结果无异常 ➢有2次愣神 ➢建议患者继续按药师指导服药，1个月后根据拉莫三嗪的血药浓度再进行调整
	• 6个月后： ➢患者能按药师指导服药 ➢根据血药浓度及发作情况，用药为拉莫三嗪125mg b. i. d，左乙拉西坦500mg b. i. d ➢孕检结果无异常 ➢有4次愣神 ➢平安产子

（赵志刚　杨莉）

【参考文献】

[1] 中国抗癫痫协会. 临床诊疗指南-癫痫病分册2015修订版. 北京：人民卫生出版社，2015.

[2] Bodil HB，Maiken IS，Henrik SP，et al. Use of antiepileptic drugs during pregnancy and risk of spontaneous abortion and stillbirth：population based cohort study. BMJ，2014，349：g5159.

[3] Royal college of obstetricians and gynaecologists. Epilepsy in Pregnancy (Green-top Guideline No. 68). https://www.rcog.org.uk/en/guidelines-research-services/guid-

elines/gtg68/，2016-06-20.

[4] Andres M. Kanner，MD，Eric Ashman，et al. Practice guideline update summary：Efficacy and tolerability of the new antiepileptic drugs I：Treatment of new-onset epilepsy. Neurology，2018，10.1212/WNL.0000000000005755.

第十六节 帕金森病的药物治疗管理

一、基础知识要点

1. 药物治疗基本原则（详见表 3-137）

表 3-137 帕金森病（Parkinson's disease，PD）药物治疗基本原则

<table>
<tr><th colspan="2">项目</th><th>早期帕金森病</th><th>中晚期帕金森病</th></tr>
<tr><td colspan="2">疾病控制目标</td><td>• 早期诊断、尽早开始治疗
• 有效改善症状、延缓疾病进展
• 提高工作和日常生活能力和生活质量</td><td>• 改善患者的运动症状
• 妥善处理一些运动并发症和非运动症状</td></tr>
<tr><td colspan="2">药物治疗总原则</td><td colspan="2">• 综合考虑患者的疾病特点（是以震颤为主，还是以强直少动为主）和疾病严重度、有无认知障碍、发病年龄、就业状况、有无共病、药物可能的副作用、患者的意愿、经济承受能力等因素，尽可能避免、推迟或减少药物的副作用和运动并发症</td></tr>
<tr><td colspan="2">药物选择（有效缓解症状、副作用小）</td><td>• 美国、欧洲的指南首选非麦角类 DR 激动剂、MAO-B 抑制剂或复方左旋多巴 + COMT 抑制剂
• 如果患者由于经济困难不能承受高价格的药物，可首选金刚烷胺
• 对于震颤明显而其他抗帕金森病药物疗效欠佳的年轻帕金森患者，可选用苯海索</td><td>• 可首选复方左旋多巴或复方左旋多巴+COMT 抑制剂。也可在小剂量应用非麦角类 DR 激动剂、MAO-B 抑制剂、金刚烷胺的同时小剂量联合应用复方左旋多巴</td></tr>
<tr><td colspan="2">剂量调整</td><td colspan="2">• 小剂量开始，逐渐加量，坚持“剂量滴定”以避免产生药物的急性副作用
• 尽可能以小剂量达到满意临床效果，避免或降低运动并发症尤其是异动症的发生率</td></tr>
<tr><td rowspan="2">联合用药</td><td>指征</td><td colspan="2">• 现有药物治疗对运动症状和非运动症状控制不佳
• 现有药物治疗出现运动并发症，如运动症状波动和异动症</td></tr>
<tr><td>原则</td><td colspan="2">• 早期多采用小剂量的多靶点药物联合应用来力求达到疗效最佳、维持时间更长而运动并发症发生率最低的目标
• 当出现运动并发症如运动症状波动或异动症、ADR 等情况时，可调整联合用药方案。主要原则为：增加或减少复方左旋多巴的同时，小剂量联用非麦角类 DR 激动剂、MAO-B 抑制剂或金刚烷胺</td></tr>
</table>

注：1. 帕金森病根据 Hoehn-Yahr 分级标准将 1～2.5 级定义为早期，3～5 级定义为中晚期。

2. DR：dopamine receptor（多巴胺受体）；MAO-B：monoamine oxidase-B（B 型单胺氧化酶）；COMT：catechol *O*-methyltransferase（儿茶酚-*O*-甲基转移酶）。

2. 药物分类与临床应用要点（详见表 3-138）

表 3-138 帕金森病治疗药物分类与临床应用要点

分类	常用品种及作用机制	临床应用要点
金刚烷胺	• 常用品种：金刚烷胺 • 作用机制：增加多巴胺释放、抑制突触间多巴胺再摄取、直接作用于 DR 抗胆碱作用	• 适应证：帕金森病、帕金森综合征、药物诱发的锥体外系疾病。一氧化碳中毒后帕金森综合征及老年人合并有脑动脉硬化的帕金森综合征。防治 A 型流感病毒所引起的呼吸道感染 • 禁用：哺乳期妇女 • 不宜使用：有癫痫病史、精神错乱、幻觉、充血性心力衰竭、肾功能不全、外周血管性水肿或直立性低血压的患者 • 治疗帕金森病时不应突然停药 • 用药期间不宜驾驶车辆、操纵机械和高空作业 • 每日最后一次服药时间应在下午 4 时前，以避免失眠 • 治疗期间避免饮酒、接种活疫苗
抗胆碱能药	• 常用品种：苯海索 • 作用机制：选择性阻断纹状体的胆碱能神经通路，恢复脑内多巴胺和乙酰胆碱的平衡	• 适应证：用于帕金森病、帕金森综合征，也可用于药物引起的锥体外系疾病 • 禁用：青光眼、尿潴留、前列腺肥大患者 • 不宜使用：伴有动脉硬化者，对常用量的抗帕金森病药容易出现精神错乱、定向障碍、焦虑、幻觉及精神病样症状 • 老年人长期应用容易促发青光眼
多巴胺替代药	• 常用品种：多巴丝肼、卡左双多巴 • 作用机制：通过左旋多巴+脱羧酶抑制剂，提高颅内多巴胺含量，恢复脑内多巴胺和乙酰胆碱的平衡	• 适应证：用于治疗帕金森病、症状性帕金森综合征（脑炎后、动脉硬化性或中毒性），但不包括药物引起的帕金森综合征 • 禁用于以下疾病的失代偿期：内分泌疾病、肾功能损害（不宁腿综合征透析患者除外）、肝功能损害或心脏疾病。禁用于精神类病、青光眼患者、25 岁以下的患者（必须是骨骼发育完全的患者）、妊娠期以及哺乳期妇女、疑有皮肤损伤或有黑色素瘤病史的患者 • 不宜与非选择性单胺氧化酶抑制剂合用 • 摄入食物可降低左旋多巴吸收的速度和程度，应在饭前 0.5~1h 服用 • 正在接受左旋多巴单一治疗的患者，必须在停用左旋多巴至少 8h 后，才可开始服用本品治疗。如果服用缓控释的左旋多巴，至少应停药达 12h。以前使用单一左旋多巴治疗的患者可能会出现运动障碍，应减少剂量 • 长期治疗时，应对肝、造血系统、心血管系统及肾功能进行定期检查。定期测量血压 • 突然停用抗帕金森病药物可出现抗精神病药恶性综合征症候群，如肌肉强直、体温升高、精神变化和血清肌酸磷酸激酶水平升高等。故突然减少或停用时应对患者进行严密监护，尤其是接受抗精神病药物治疗的患者。本品不适用于治疗药源性锥体外系症状

续表

分类	常用品种及作用机制	临床应用要点
非麦角类DR激动剂	• 常用品种：普拉克索、吡贝地尔、罗替高汀 • 作用机制：通过兴奋纹状体的多巴胺受体来减轻帕金森病患者的运动障碍	• 适应证：治疗帕金森病的体征和症状，单独或与左旋多巴联合用于病程中的各个阶段，直至疾病晚期左旋多巴的疗效减退、不稳定或出现波动时（剂末现象或“开关”现象） • 普拉克索，肾功能不全时应减少剂量。罗替高汀，重度肝功能损害时需降低剂量 • 可能发生嗜睡和突然睡眠发作。服药期间避免驾驶或操作机器。可能会发生幻觉（多为视觉上的） • 由于多巴胺能治疗与直立性低血压发生有关，建议监测血压，尤其在治疗初期 • 突然终止多巴胺能治疗时会发生神经阻滞剂恶性综合征的症状 • 禁用：对本品中任何成分过敏、心血管性虚脱、心肌梗死急性期患者、接受磁共振成像或心脏复律者禁用 • 不宜使用：吡贝地尔由于包含蔗糖成分，对于果糖不耐受、葡萄糖或半乳糖吸收不良或者蔗糖酶-异麦芽糖不足的患者不宜使用本品
MAO-B抑制剂	• 常用品种：司来吉兰和雷沙吉兰等 • 作用机制：抑制多巴胺受体突触前膜对多巴胺的再摄取，从而促进脑内多巴胺的功能	• 适应证：单用治疗早期帕金森病或与左旋多巴或与左旋多巴及外周多巴脱羧酶抑制剂合用。与左旋多巴合用特别适用于治疗运动并发症中的“症状波动”例如由于大剂量左旋多巴治疗引起的剂末波动 • 禁用：严重的精神病、严重的痴呆、迟发性异动症、有消化性溃疡以及病史者禁用 • 不宜使用：轻度至中度肝功能损害时建议减少剂量，严重肝功能损伤不推荐使用。有不稳定高血压、心律失常、严重心绞痛或精神病以及前列腺肥大伴排尿困难者慎用 • 避免与含酪胺的食品或饮料一起使用
COMT抑制剂	• 常用品种：恩托卡朋和托卡朋 • 作用机制：通过抑制COMT减少左旋多巴代谢，增加左旋多巴的生物利用度，并增加脑内可利用的左旋多巴总量	• 适应证：可作为标准药物左旋多巴/苄丝肼或左旋多巴/卡比多巴的辅助用药，用于治疗以上药物不能控制的帕金森病及剂末现象（症状波动） • 禁用：对本品或任何其他组成成分过敏、肝功能不全者、嗜铬细胞瘤的患者、既往有神经阻滞剂恶性综合征和（或）非创伤性横纹肌溶解症病史的患者。不得用于患有果糖不耐受、葡萄糖-半乳糖吸收障碍或蔗糖酶-异麦芽糖酶缺乏的极少数遗传病者 • 禁止同时使用非选择性单胺氧化酶抑制剂 • 可能发生嗜睡和突然睡眠发作。服药期间避免驾驶或操作机器 • 可使尿液变成红棕色，但这种现象无害

3.主要的药物相互作用

各类抗帕金森病药物联用时会增强抗帕金森病作用，同时也可能增加出现幻觉等不良反应的风险，应避免同类抗帕金森病药物的联用（详见表3-139）。

表3-139 帕金森病治疗药物与其他药物相互作用的风险及处理意见

分类	相互作用的药物	风险	处理建议
金刚烷胺	利培酮	毒性相加	• 监测神经毒性和心电图，注意是否有心律失常。若出现严重心律失常，建议改用其他新型抗精神药物，如氯氮平
	苯海索	毒性相加	• 监测中枢神经系统毒性症状，尤其是胆碱能系统，如口干、尿潴留等症状 • 若无法耐受，应逐渐减少苯海索或金刚烷胺剂量，直到撤去其中一种药物；震颤为主的患者可考虑保留苯海索
	抗组胺药	增强抗胆碱作用	• 监测患者（特别是精神紊乱、幻觉及噩梦患者）中枢神经症状 • 合用抗组胺药需根据症状适当降低金刚烷胺用量
抗胆碱能药（苯海索）	金刚烷胺	毒性相加	• 监测中枢神经系统毒性症状，尤其是胆碱能系统，如口干、尿潴留等症状 • 若无法耐受，应逐渐减少苯海索或金刚烷胺剂量，直到撤去其中一种药物；震颤为主的患者可考虑保留苯海索
	左旋多巴	降低左旋多巴作用	• 监测患者临床情况，注意左旋多巴起效是否减慢或疗效是否降低
	拟胆碱药物（溴吡斯的明、新斯的明等）	相互抵消作用	• 增加苯海索剂量
多巴胺替代药	拟交感神经药（安非他酮、肾上腺素、去甲肾上腺素）	增强交感神经作用	• 联用时密切监测心血管系统，且拟交感神经药物剂量需减少
	非选择性单胺氧化酶抑制剂	导致高血压危象	• 禁忌合用 • 开始服用本品前停用非选择性单胺氧化酶抑制药至少2周
	神经阻滞剂、阿片类及含利血平的抗高血压药	降低多巴胺替代药的疗效	• 增加多巴胺替代药的剂量
非麦角类DR激动剂	【通用】抗精神病药物（氟哌噻吨美利曲辛、氟哌啶醇、利培酮等）、止吐类精神安定药（氯丙嗪、舒必利、甲氧氯普胺）	发生拮抗作用	• 避免合用，必须合用时监测抗帕金森病药物药效 • 使用没有锥体外系作用的止吐药品
	普拉克索：西咪替丁、金刚烷胺、美西律、齐多夫定等	导致清除率减少	• 降低普拉克索剂量

续表

分类	相互作用的药物	风险	处理建议
MAO-B抑制剂	拟交感神经药（安非他酮、肾上腺素、去甲肾上腺素）	**升血压**	• 禁止同时使用 • 密切监测血压，当血压高于正常值时，应视疾病的主要矛盾停用拟交感神经药物或MA0-B抑制剂
	选择性5-羟色胺再摄取抑制剂（SSRI）和5-羟色胺去甲肾上腺素再摄取抑制剂（SNRI）（西酞普兰、氟西汀、艾司西酞普兰、舍曲林、帕罗西汀、氟伏沙明、文拉法辛）；三环类抗抑郁药（阿米替林、去甲替林、普罗替林）	**发生5-羟色胺综合征**	• 禁止同时使用 • 密切监测5-羟色胺综合征的表现，如轻躁狂、幻觉、肌阵挛、出汗、发热、高血压等，若出现上述症状，立即停用SSRI和SNRI，必要时就医
	口服避孕药（苯丙酸雌二醇、地屈孕酮、醋酸甲羟孕酮、炔诺酮、黄体酮）	**增加司来吉兰生物利用度**	• 避免并用
	右美沙芬	**精神病或行为异常**	• 避免并用
COMT抑制剂	**【通用】**非选择性单胺氧化酶抑制剂、三环类抗抑郁药、去甲肾上腺素再摄取抑制剂、通过COMT代谢的儿茶酚结构药物	**产生交感兴奋作用**	• 严密监测交感神经过度兴奋的症状如心跳呼吸加快、血压升高、血糖升高、多汗、瞳孔扩大等，当出现上述症状时，立即停用非选择性单胺氧化酶抑制剂、三环类抗抑郁药、去甲肾上腺素再摄取抑制剂，必要时就医
	【通用】铁剂（琥珀酸铁、琥珀酸亚铁、多糖铁复合物、琥珀酸铁蛋白）	**减少铁剂吸收**	• 恩他卡朋与铁剂服药间隔至少2~3h
	恩他卡朋：华法林	**增强华法林作用**	• 监测INR，当INR值超出大于3时，应减少华法林剂量，并每3~5天复查INR值，直到恢复到正常范围

注：**【通用】**是指该大类药物均有的相互作用。后面列举单个药物独有的相互作用。

4. 主要的药物不良反应（详见表3-140）

表 3-140 帕金森病治疗药物的主要药物不良反应及处理建议

分类	常见 ADR	严重 ADR	处理建议
金刚烷胺	• 胃肠道反应：便秘、食欲不振、恶心、口腔干燥综合征 • 心血管系统：直立性低血压、周围水肿 • 神经系统：幻觉、头晕、失眠、步态异常、躁动、焦虑抑郁、梦境障碍、感觉紧张 • 泌尿道感染性疾病 • 跌倒	• 充血性心力衰竭 • 白细胞减少、中性粒细胞减少 • 神经阻滞剂恶性综合征 • 自杀倾向	• 直立性低血压：监测血压，严重者需减量甚至停药。有慢性心力衰竭病史或外周水肿史的患者建议进行监测 • 每日最后一次服药应在下午 4 时前，避免失眠 • 神经阻滞剂恶性综合征：避免突然停药 • 告知患者报告思维或行为变化，如果出现症状，考虑减少剂量或停止用药
抗胆碱能药	• 胃肠道反应：恶心、口腔干燥综合征 • 头晕、感觉紧张 • 视物模糊	• 麻痹性肠梗阻 • 意识模糊 • 闭角型青光眼、眼内压升高 • 定向障碍	• 高血压患者：监测血压 • 监测眼内压 • 肝肾疾病患者：监测肝、肾功能 • 避免突然停药
多巴胺替代药	• 运动障碍 • 胃肠道反应：恶心、呕吐及腹泻 • 直立性低血压 • 激动、焦虑、失眠、幻觉、妄想和时间定向力障碍	• 异动症、症状波动 • 溶血性贫血、白细胞减少和血小板减少 • 心律失常	• 胃肠道反应：主要发生在治疗开始阶段，通过与食物或饮料同服或者缓慢增加剂量控制 • 异动症可通过减小给药使症状消除或耐受。可通过调整剂量或少量多次给药改善症状波动 • 定期检查血细胞、心电图以及肝、肾功能
非麦角类 DR 激动剂	• 直立性低血压 • 胃肠道反应：恶心、便秘 • 神经系统反应：健忘、失眠、意识混乱、眩晕、梦幻障碍、运动障碍、锥体外系反应、头痛、失眠、嗜睡 • 幻觉	• 皮肤：恶性黑色素瘤 • 心血管系统：心力衰竭 • 思维混乱、精神障碍 • 神经阻滞剂恶性综合征	• 监测血压，尤其在治疗初期；从坐位或躺位应慢慢起来 • 定期或发现视觉异常时进行眼科检查 • 出现行为改变时可利用帕金森病冲动控制障碍调查表（QUIP）检测患者是否发生冲动控制障碍，可通过减少剂量或逐渐中止治疗 • 避免突然减药或停药 • 避免与抗精神病药物同时应用
MAO-B 抑制剂	• 胃肠道反应：恶心、消化不良、便秘 • 神经系统反应：头晕、运动障碍、头痛、失眠 • 鼻炎 • 背痛	• 皮肤：恶性黑色素瘤 • 心血管系统：心房颤动 • 高热、抗精神病药恶性综合征、5-羟色胺综合征	• 与左旋多巴合用时可能会导致不自主运动或激越，可减少左旋多巴剂量 • 在与左旋多巴合并用药时应监测血压 • 建议报告精神状态或行为、强迫行为或冲动控制受损的变化 • 避免突然停药

续表

分类	常见 ADR	严重 ADR	处理建议
COMT 抑制剂	• 胃肠道反应：腹痛、腹泻、恶心、呕吐、口腔干燥综合征 • 运动障碍、多动行为 • 尿液变色 • 背痛、疲劳	• 晕厥 • 横纹肌溶解症 • 突然发作的入睡、神经阻滞剂恶性综合征 • 幻觉	• 出现持续性腹泻时，应停止用药，并给予适当的治疗 • 出现突然发作的入睡时推荐停止用药 • 建议患者或患者监护人定期向医师/药师报告精神状态或行为的变化 • 避免突然停药 • 尿液颜色变深无害

5. 特殊剂型药物的给药方式要点

(1) 控缓释制剂给药方式要点

① 卡左双多巴控释片：50mg/200mg 可整片或半片服用，25mg/100mg 只可整片服用，不能咀嚼和碾碎药片。

② 吡贝地尔缓释片：进餐结束时用半杯水吞服，不要咀嚼。

(2) 罗替高汀贴片给药方式要点

① 本品 1 日 1 次，每日应在同一时间使用。

② 将本品在皮肤上保留 24h，然后在皮肤的另一部位更换一张新的贴片。

③ 如果患者忘记在每日的用药时间更换贴片或者贴片脱落，应在当天剩余时间内应用一张新的贴片。

二、实践技能要点

1. 用药治疗方案评估要点和方法（详见表 3-141）

表 3-141 帕金森病患者用药治疗方案评估要点和方法

评估要点	评估方法
疾病控制情况	• 发作情况、症状
抗帕金森病药物使用方法是否正确	• 询问患者平时各种抗帕金森病药物的服药剂量、频次和时间
当前抗帕金森病药物是否存在禁忌证	• 收集患者的肝肾功能等检查结果和既往史
合并用药是否影响抗帕金森病药物疗效或患者安全	• 查看当前联合用药方案是否影响患者的症状控制和改善，询问患者是否有难以耐受的胃肠道反应等 ADR 影响继续用药
患者是否自行调整抗帕金森病药物的用法用量	• 询问各种抗帕金森病药物的用法用量，与患者的处方进行比对
患者是否进行生活干预	• 询问患者日常饮食的种类和数量，是否坚持运动以及运动的项目、时间和频率

2. 常见临床药物治疗管理要点

(1) 常见用药风险和药学监护要点（详见表 3-142）

表 3-142 帕金森病患者常见用药风险和药学监护要点

用药风险	常见原因	监护/指导要点
5-羟色胺综合征	• MAO-B 抑制剂联用 SSRI 或 SSNI • MAO-B 抑制剂联用拟交感神经药	• 避免禁忌药物的联合使用 • 监测患者血压、神经系统中毒症状
剂末恶化、"开关"现象	• 饮食摄入蛋白影响左旋多巴药效 • 左旋多巴剂量过低	• 避免在服药时摄入蛋白质和(或)应空腹服药 • 不增加左旋多巴类药物的每日总剂量，而适当增加每日服药次数，减少每次服药剂量(以仍能有效改善运动症状为前提) • 适当增加左旋多巴类药物的每日总剂量(原有剂量不大的情况下)，每次服药剂量不变 • 用控释片代替普通片 • 加用其他辅助药物
剂峰异动症	• 左旋多巴剂量过大 • 年轻患者治疗早期	• 处理原则：减少每次左旋多巴的剂量 • 若患者是单用复方左旋多巴，可适当减少剂量，同时加用其他抗帕金森病药物 • 若患者使用复方左旋多巴控释剂，则换成常释剂，避免控释剂的累积效应 • 以上方法均无效，可考虑加用非典型抗精神病药如氯氮平
双相异动症	• 可能与多巴胺的储存能力下降导致血药浓度不稳定有关	• 若在使用复方左旋多巴控释剂应换用常释剂，最好换用水溶剂 • 加用长半衰期的非麦角类 DR 激动剂或延长左旋多巴血浆清除半衰期的 COMT 抑制剂
晨起肌张力障碍	• 左旋多巴剂量过低	• 睡前加用复方左旋多巴控释片或长效非麦角类 DR 激动剂 • 在起床前服用复方左旋多巴常释剂或水溶剂
精神症状	• 帕金森病进展 • 盐酸苯海索、金刚烷胺、复方左旋多巴等抗帕金森病 ADR	• 依次逐减或停用：抗胆碱能药、金刚烷胺、MAO-B 抑制剂、非麦角类 DR 激动剂 • 若采取以上措施患者的症状仍然存在，在不明显加重帕金森病的运动症状的前提下，可将复方左旋多巴逐步减量 • 如果药物调整效果不理想，则提示患者的精神障碍可能为疾病本身导致，就要考虑对症用药。针对幻觉和妄想的治疗，推荐选用氯氮平或喹硫平
直立性低血压	• 帕金森病进展 • 抗帕金森病 ADR	• 增加盐和水的摄入量 • 睡眠时抬高头位，不要平躺 • 可穿弹力裤 • 不要快速地从卧位或坐位起立 • 以上方法无法有效缓解症状时可首选 α-肾上腺素能激动剂米多君治疗 • 米多君疗效不佳或不耐受时，可改用其他药物，如屈昔多巴或选择性外周多巴胺受体拮抗剂多潘立酮

续表

用药风险	常见原因	监护/指导要点
失眠	• 帕金森病进展 • 抗帕金森病 ADR • 白天服用的多巴胺能药物浓度在夜间已耗尽，患者夜间运动不能而导致翻身困难，或者夜尿增多	• 如果与夜间的帕金森病症状相关，加用左旋多巴控释剂、非麦角类 DR 激动剂或 COMT 抑制剂则会有效 • 如果正在服用司来吉兰或金刚烷胺，首先需纠正服药时间，司来吉兰需在早晨、中午服用，金刚烷胺需在下午 4 点前服 • 若无明显改善，则需减量甚至停药，或选用短效的镇静安眠药 • 对 RBD 患者可睡前给予氯硝西泮，一般 0.5mg 就能奏效

注：RBD：rapid eye movement sleep behavior disorder（快速眼睡眠行为障碍）。

（2）常见依从性问题原因分析和用药指导要点（详见表 3-143）

表 3-143 帕金森病患者常见依从性问题原因分析和用药指导要点

依从性问题	常见原因	指导要点
自行调整抗帕金森病药物的用法用量或停药	• 对帕金森病和抗帕金森病药物治疗相关知识的缺乏 • 记忆力下降 • 出现不良反应	• 对患者进行用药教育 • 为患者制定服药清单、使用药品分装盒、设定服药闹钟或请家属协助督促按时按量服药
服药时间选择不当	• 未仔细阅读药品说明书 • 对服用药时间可能影响疗效或产生不良反应不够重视	• 对患者进行用药教育，患者初次服用左旋多巴时，可与餐同服或加餐服用，以避免胃肠道不良反应。病情较重（尤其是伴有运动波动）的患者在餐前 1h 或餐后 1.5h 空腹时服用左旋多巴制剂，其效果更明显 • 司来吉兰与金刚烷胺在晚上服用，易导致失眠，一般最后一剂早于下午 4 点
更换药物的方法不当	• 对帕金森病和抗帕金森病药物治疗相关知识的缺乏	• 对患者进行用药教育，更换或加减抗帕金森病药物不能立即停用或更换，而应逐步剂量滴定，缓慢加减量，避免患者症状波动，警惕撤药恶性综合征

（3）随访评估要点（详见表 3-144）

表 3-144 帕金森病患者随访评估要点

项目	随访评估要点
依从性	• 了解患者是否按药师指导按量、按时规律正确服药
有效性	• 收集患者发作情况、症状控制和改善情况
安全性	• 收集肝肾功能检查结果和 ADR，注意观察患者血压、精神症状等

三、案例

案例 1 肾功能不全患者服用普拉克索未减量引起嗜睡、直立性低血压

【患者当前用药】

药品名称及规格	用法用量		
普拉克索片（1mg/片）	0.5mg t.i.d	饭后服	口服

续表

药品名称及规格	用法用量		
多巴丝肼片（250mg/片）	0.125g q.i.d	餐前 1h 服	口服
比沙可啶肠溶片（10mg/片）	10mg q.d	睡前服	口服

【临床药物治疗管理过程】

项目	内容
用药相关信息收集	• 基本信息：78 岁男性，身高 175cm，体重 60kg • 诊断：帕金森病 • 既往史、个人史：确诊帕金森病 14 余年，嗜睡伴动作减少加重半年 • 辅助检查： ➢血常规：血红蛋白 117.00g/L，中性粒细胞绝对值 3.31×10^9/L↓，血小板计数 134.00×10^9/L，白细胞计数 5.6×10^9/L ➢凝血功能：部分凝血活酶时间 26.6s↑，纤维蛋白原定量 3.13g/L↓，国际标准化比率 0.99，D-二聚体 4.3FEUmg/L↑ ➢肾功能：肌酐 103.00μmol/L，尿酸 0.419mmol/L。余正常
主要问题	半年前家属发现患者运动启动困难、速度减慢、嗜睡、流涎等症状较前发生频率增加且持续时间变长（每日起床后行动困难，早餐后嗜睡明显，下午 3 点后上述不适改善，有晨重暮轻趋势）。1 月余前家属发现患者言语较前减少明显，且诉全身乏力头晕不适（血压 120/70mmHg，患者平卧后站立 3min 血压为 90/60mmHg），吞咽速度减慢，喝水有呛咳
原因分析	普拉克索每日剂量高于 1.5mg 时，嗜睡发生率有所增加，在肾功能不全的患者中更需减量使用→计算患者 CrCl 约 44mL/min，肾功能中度不全→考虑嗜睡、直立性低血压引起的头晕为普拉克索的不良反应
用药调整和指导	• 与医师沟通后建议普拉克索给药剂量调整： ➢普拉克索片减量改为 0.25mg t.i.d 口服 ➢加用金刚烷胺片 100mg b.i.d 口服控制帕金森症状 ➢若症状未能改善，1 周后撤去普拉克索 • 用药指导：建议患者缓慢下床，并穿弹力袜。若直立性低血压未能改善，可加用药物：米多君片 2.5mg b.i.d 口服 • 用药监测：每日监测患者卧立位血压 • 随访计划：1 周后，追踪患者服药情况，嗜睡与头晕情况，卧立位血压情况
随访评估	• 1 周后： ➢患者能按药师指导服用普拉克索片 ➢帕金森症状控制良好 ➢嗜睡症状有所改善，卧立位血压 120/82～97/59mmHg，头晕尚未完全好转。与医师沟通后建议：停用普拉克索片，加用米多君片 2.5mg b.i.d 口服 • 1 个月后： ➢患者能按指导停用普拉克索片，加服米多君片 2.5mg b.i.d 口服 ➢帕金森症状控制良好 ➢患者卧立位血压改善（110/82mmHg），头晕症状改善

案例2 苯海索与金刚烷胺相互作用引起口干、小便困难

【患者当前用药】

药品名称及规格	用法用量		
苯海索片（2mg/片）	2mg b. i. d	饭后服	口服
吡贝地尔缓释片（50mg/片）	50mg t. i. d	饭后服	口服
金刚烷胺片（100mg/片）	100mg q. d	早餐后服	口服
盐酸坦索罗辛缓释胶囊（0. 2mg/片）	0. 2mg q. d	睡前服	口服

【临床药物治疗管理过程】

项目	内容
用药相关信息收集	• 基本信息：55岁男性，身高175cm，体重70kg • 诊断：帕金森病 • 既往史、个人史：颈部僵硬和右手震颤伴运动迟缓1年 • 辅助检查：无特殊
主要问题	数月前出现口干、小便困难。医师加用盐酸坦索罗辛缓释胶囊0. 2mg每日睡前服用，症状未好转
原因分析	苯海索片为M受体阻滞剂，常见口干、尿潴留等胆碱能不良反应，一般仅用于震颤明显的年轻帕金森患者。与金刚烷胺合用后加强了抗胆碱能作用，更易诱发不良反应
用药调整和指导	• 与医师沟通后建议调整治疗药物： ➢停用苯海索片 ➢增加吡贝地尔缓释片的剂量至50mg q. i. d • 用药监测：近1周内患者小便情况、口干症状 • 随访计划：1周后，追踪患者药物调整情况和小便情况、口干症状
随访评估	• 1周后： ➢患者能按医嘱停用了苯海索片，增加了吡贝地尔缓释片剂量 ➢帕金森症状控制良好 ➢口干与小便困难症状均有所改善
	• 2周后： ➢患者按医嘱停用盐酸坦索罗辛缓释胶囊 ➢帕金森症状控制良好 ➢口干与小便困难等不良反应症状未再出现

案例3 司来吉兰、金刚烷胺服药时间不当引起的失眠

【患者当前用药】

药品名称及规格	用法用量		
司来吉兰片（5mg/片）	5mgb. i. d	6点、18点各服1次	口服
普拉克索片（1mg/片）	0. 25mg t. i. d	6点、12点、18点各服1次	口服
金刚烷胺片（100mg/片）	100mgb. i. d	6点、18点各服1次	口服
氨氯地平片（5mg/片）	5mg q. d	6点早餐前	口服

【临床药物治疗管理过程】

项目	内容
用药相关信息收集	• 基本信息：57岁男性，身高171cm，体重66kg • 诊断：1. 帕金森病；2. 高血压 • 既往史、个人史：高血压史4年，血压最高达180/90mmHg，平日服用氨氯地平片5mg q. d降压，血压控制良好 • 辅助检查：无特殊
主要问题	近期发现夜间难以入睡，曾尝试服用氯硝西泮片2mg，症状有所改善，但日间出现严重宿醉现象，后停用氯硝西泮
原因分析	司来吉兰需在早晨、中午服用，金刚烷胺最后一次给药需在下午4点前服→医生处方只注明了司来吉兰片一日2次、金刚烷胺片一日2次服用，无具体服药时间→患者按早6点、晚18点各服用1次。司来吉兰、金刚烷胺服用时间较晚易引起失眠不良反应
用药调整和指导	• 给药时间调整： ➢司来吉兰：5mgb. i. d（6点、12点）服用 ➢金刚烷胺片：100mgb. i. d（6点、15点）服用 • 用药监测：近1周患者失眠症状是否有所改善、帕金森症状是否有所波动 • 随访计划：1周后，追踪患者服药时间调整情况和近1周失眠症状与帕金森症状情况
随访评估	• 1周后： ➢患者能按药师指导时间服用司来吉兰与金刚烷胺 ➢帕金森症状略有波动，但在可耐受范围内 ➢失眠症状逐渐好转，最后几天未出现失眠

案例4 “剂末恶化”的药物调整

【患者当前用药】

药品名称及规格	用法用量		
多巴丝肼片（250mg/片）	0. 125g t. i. d	饭前1h服用	口服
普拉克索片（1mg/片）	0. 25mg t. i. d	饭后服	口服

【临床药物治疗管理过程】

项目	内容
用药相关信息收集	• 基本信息：85岁男性，身高170cm，体重80kg • 诊断：帕金森综合征？ • 既往史、个人史：2年起出现左侧手指不自主抖动，1年前自觉行动迟缓 • 辅助检查：无特殊。颅MRI：无特殊
主要问题	近1个月来药物效果较前稍差，下一次服用多巴丝肼前出现较明显的肌张力增高
原因分析	帕金森综合征患者由于外伤、药物或多系统萎缩等原因导致帕金森样症状，对于左旋多巴制剂的敏感性会出现迅速下降，导致疗效不佳→患者未在头颅MRI上发现多系统萎缩常见的“十字征”，使用左旋多巴制剂1年后才逐渐出现药效减退，不能排除是原发性的帕金森病可能。在服用下一剂多巴丝肼前，患者症状明显加重，肌张力增高情况，考虑是运动并发症（剂末恶化）

续表

项目	内容
用药调整和指导	• 患者目前服用多巴丝肼片 0.125g t.i.d，即每日摄入左旋多巴 375 mg，再将给药次数增加，将不利于药片的分割。与医师沟通后建议：将多巴丝肼改为卡左双多巴控释片 250mg q.12h • 用药监测：近 1 周内每日监测患者用药后以及下次服药前的帕金森症状情况 • 随访计划：1 周后，追踪患者服药依从性情况和近 1 周内帕金森症状控制情况
随访评估	• 1 周后： ➢患者能按新的医嘱进行服药 ➢帕金森症状略有波动，但在可耐受范围内 ➢剂末恶化现象有所好转

案例 5 剂峰异动症的药物调整

【患者当前用药】

药品名称及规格	用法用量		
多巴丝肼片（250mg/片）	0.125g t.i.d	饭前 1h 服	口服
卡左双多巴控释片（250mg/片）	0.25g q.12h	饭后服	口服
恩他卡朋片（100mg/片）	0.1g t.i.d	饭前 1h 服	口服

【临床药物治疗管理过程】

项目	内容
用药相关信息收集	• 基本信息：65 岁女性，身高 156cm，体重 52kg • 诊断：帕金森病 • 既往史、个人史：四肢僵硬伴抖动，动作迟缓 12 年余 • 辅助检查：无特殊
主要问题	近期出现服用多巴丝肼半小时后出现四肢不自主运动情况
原因分析	患者每次服用多巴丝肼片半小时后，多巴胺浓度达到一定阈值时出现了不自主运动，考虑是运动并发症（剂峰异动症）
用药调整和指导	• 与医师沟通后建议调整治疗药物： ➢停用卡左双多巴控释片 ➢提高多巴丝肼片的每日服药频次至 0.125g q.i.d 口服 • 用药监测：近 1 周内每天监测患者帕金森及异动症症状 • 随访计划：1 周后，追踪患者药物调整情况和近 1 周内帕金森及异动症症状
随访评估	• 1 周后： ➢患者能按医嘱服用多巴丝肼片 ➢帕金森症状控制良好，异动症症状有所好转 ➢患者诉排尿时发现血尿，急查尿常规，未见异常。药师考虑患者并非血尿，而是尿色变深，可能由于长期服用恩他卡朋引起。对患者进行恩他卡朋的药物宣教，告知其可能有引起尿色变深的不良反应，但对人体无害，患者表示理解

（卞晓岚 许倍铭）

【参考文献】

[1] 中华医学会神经病学分会帕金森病及运动障碍学组. 中国帕金森病治疗指南. 3版. 中华神经科杂志，2014，(6)：428-433.

[2] 中华医学会神经病学分会神经康复学组，中国微循环学会神经变性病专业委员会康复学组，中国康复医学会帕金森病与运动障碍康复专业委员会. 帕金森病康复中国专家共识. 中国康复理论与实践，2018，24（7）：745-752.

第十七节 各类慢病的生活方式指导要点

生活方式会直接或间接影响到慢病患者药物治疗的效果和安全性，因此家庭药师非常有必要对患者进行生活方式的指导，各类慢病的生活方式指导要点具体详见表3-145～表3-160。具体的运动的分类、对应的代谢当量、强度等级计算方法和常见食物能量具体详见附录2，附表9～附表12。

表 3-145 糖尿病患者生活方式指导要点

项目	指导要点
饮食	• 使用促泌剂和餐时胰岛素用药后应及时进餐，不进餐时不用药，加餐应增加一次用药 • 饮食方案中糖提供的能量宜占总热量的60%，而不是盲目选择无糖食品，以免影响机体代谢或产生酮症酸中毒等急性并发症
运动	• 若患者以前未有规律运动习惯（每周3天，每天30min，持续3个月），建议进行运动前医学筛查并评估心血管疾病的发生风险。不要突然加大运动量，以免诱发低血糖、心绞痛甚至心肌梗死 • 运动强度应由低等强度逐渐过渡到中等强度，先完成抗阻运动再进行有氧运动 • 每周3～7天中等至高等强度有氧运动，累计时间不少于每周150min，可选择的方式有步行、骑车和游泳等 • 每周2～3天（隔天）中等至较大强度抗阻运动，每次至少8～10种不同动作，每组10～15次，重复1～3组，可选择器械、哑铃、自由力量练习器等 • 每周2～3天柔韧性训练，拉伸至轻度不适保持10～30s，重复2～4次 • 血糖极不稳定或＞14mmol/L、酮体阳性、急性感染如发热、肾损害、严重心脏疾病，收缩压≥180mmHg等暂时不适宜运动 • 科普低血糖相关症状，使用胰岛素和促泌剂类药物的患者运动时随身携带糖果、饼干等以备低血糖时食用
护足	• 每天用温水（≤40℃）清洗双足，不建议使用热水袋和电热袋，以免烫伤 • 及时修剪趾甲，穿宽松柔软的鞋子，不光脚走路 • 发现感染、磨损、水泡及时就医
旅行	• 随身携带胰岛素，不要放在旅行袋中或托运，避免过冷、过热及反复震荡影响胰岛素活性 • 常规监测血糖，随身携带点心及处理低血糖的食品

表 3-146 高血压患者生活方式指导要点

项目	指导要点
饮食	• 限制钠盐的摄入，可使用定量盐勺控制每日钠盐摄入量≤3g，减少味精、酱油、咸菜、腌制品等含钠盐量较高的调味品或食品 • 增加新鲜水果、蔬菜和豆类等富含钾的食物的摄入量 • 均衡饮食，限制总热量，控制油脂类、糖类等饱和脂肪和胆固醇摄入量，以富含食用纤维的全谷物、植物来源的蛋白质、低脂奶制品、蔬菜水果为主
运动	• 血压未得到有效控制的患者运动前应先咨询医师是否应在参与运动训练计划前进行运动测试 • 高血压 2 级或伴有靶器官损害在咨询医生和有效控制血压前不应进行运动及运动测试 • 高血压人群除日常生活的活动外，每周 4～7 天，每天 30～60min 的中等强度运动，可以选择有氧、抗阻、柔韧性运动，如步行、骑车、游泳、拉伸等 • 服用 β 受体阻滞剂的患者运动中心率的反应减弱，最大运动能力下降。服用利尿剂的患者可能会出现低钾血症和其他电解质紊乱、心律失常或运动测试假阳性等 • 运动时应确保收缩压≤220mmHg 和（或）舒张压≤105mmHg • 在举重时多会出现吸气并屏息的现象，会导致血压过度升高、头晕甚至跌倒，应避免进行此类动作 • 长期规律地进行适量运动，不要突然加大运动量，以免诱发卒中等严重的心脑血管疾病 • 安静时血压未能很好控制或超过 180/110mmHg 的患者暂时禁止中度及以上的运动 • 有氧运动有短暂的降压效果，即运动后低血压，应告知患者警惕运动后低血压及调整方法，如继续进行慢走等极低强度运动等
体重	• 控制体重及体脂，避免超重和肥胖，将体重控制在健康范围内（BMI 18.5～24.0kg/m^2） • 通过低能量饮食和适量运动的方式，寻求能量的“负平衡”，循序渐进，长期坚持，一年内减少初始体重的 5%～10% • 对于哺乳期妇女和老年人等特殊人群，应视具体情况采用个体化减重措施
其他	• 常规监测血压，尽可能保持血压平稳 • 强烈建议并督促患者戒烟，限制酒精的摄入，建议高血压患者不饮酒，如饮酒，应选择低度酒并控制摄入量，每周酒精摄入量男性≤140g，女性≤80g • 保持良好情绪，避免长时间紧张、焦虑，保证充足的睡眠，必要时可联合心理治疗

表 3-147 高尿酸血症与痛风患者生活方式指导要点

项目	指导要点
饮食	• 避免饮用含酒精的任何饮料；每日饮水 2000mL 以上，也可饮用茶水和咖啡 • 急性痛风、慢性痛风性关节炎和药物治疗不佳的患者，避免高嘌呤食物的摄入，如动物内脏、带甲壳类海产品、肉制品等；海产品、肉类及高嘌呤性食物煮后弃汤可减少嘌呤量 • 合理饮食，建议每天食用脱脂或低脂乳制品 300mL、1 个蛋类、500g 以上新鲜蔬菜、适量谷类；限制猪、牛、羊、鱼等动物性肉制品和高糖食品摄入；少用刺激性调味料
运动	• 每周 3～5 天中等至高等强度关节负荷较小的有氧运动，累计时间不少于每周 150min，可选择步行、骑车和游泳等；每周 2～3 天（或隔天）中等至较大强度抗阻运动，每组 8～12 次，2～4 组，可选择抗体重练习、器械练习等；每天进行柔韧性训练，在关节活动范围内缓慢拉伸至紧绷而没有疼痛感，保持 10～30s，每个主要关节重复 10 次 • 运动前进行 5～10min 准备和整理活动，逐渐增加运动强度，开始运动后每 1～2 周增加 5～10min 运动时间

续表

项目	指导要点
运动	• 痛风急性期不宜进行大强度运动，可在关节活动范围内缓慢轻柔活动关节。运动时注意保护关节，避免受凉
体重	• 维持体重指数在 18.5~24.0kg/m² 范围内。 • 建议通过运动控制体重，以每月 1kg 的减肥速度直至达到正常体重较为适当。避免通过禁食减肥

表 3-148 冠心病患者生活方式指导要点

项目	指导要点
饮食	• 冠心病患者需限制钠盐的摄入，可使用定量盐勺控制每日钠盐摄入量≤3g，减少味精、酱油、咸菜、腌制品等含钠盐量较高的调味品或食品 • 增加新鲜水果、蔬菜和豆类等富含钾的食物的摄入量 • 均衡饮食，限制总热量，控制油脂类、糖类等饱和脂肪和胆固醇摄入量，以富含食用纤维的全谷物、植物来源的蛋白质、低脂奶制品、蔬菜水果为主
运动	• 根据患者的健康状况或体适能目标进行运动测试，制定运动方案，综合考虑患者的临床状况、危险分层、运动能力、运动系统功能障碍和认知或心理损害、发病前的体力活动水平等因素 • 成年人和老年人建议每次运动持续时间不少于 10min，但对于运动能力非常有限的患者而言，也可考虑在开始时进行每天少量（＜10min）多次的锻炼，逐渐增加有氧运动的时间 • 运动测试时应注意有无缺血阈，应将运动时的心率控制在缺血阈之下，以免运动诱发心绞痛 • 服用β受体阻滞剂的患者运动中心率的反应减弱，最大运动能力下降。服用利尿剂的患者可能会出现低血容量不足、低钾血症和其他电解质紊乱、心律失常或运动测试假阳性等 • 推荐出现症状或相应临床改变的患者进行运动测试，例如有胸痛或呼吸困难程度出现改变的病人，血管未完全重建的、存在心律不齐并希望进行较大强度运动的患者 • 每次运动前后都应进行 5~10min 的热身和整理活动，包括拉伸活动、低或极低强度的有氧活动 • 长期规律地进行适量运动，不要突然加大运动量，以免诱发卒中等严重的心脑血管疾病 • 当患者可以连续 2 个训练日超过预定重复次数 1~2 次完成抗阻训练，训练量可以增加 2%~10% • 避免在抗阻训练和静力性拉伸过程中憋气，以免诱发冠心病
体重	• 控制体重及体脂，避免超重和肥胖，将体重控制在健康范围内（BMI 18.5~24.0kg/m²） • 通过低能量饮食和适量运动的方式，寻求能量的"负平衡"，循序渐进，长期坚持，一年内减少初始体重的 5%~10% • 对于哺乳期妇女和老年人等特殊人群，应视具体情况采用个体化减重措施
其他	• 常规监测血压、血糖、血脂、心率等，尽可能将上述指标控制在规定范围之内 • 对患者进行心理疏导，使患者对冠心病有充分的认识，减少患者激动、紧张、焦虑等不良情绪，保证充足的睡眠，必要时可通过心理治疗联合药物治疗，避免接触劳累、寒冷等诱发因素 • 强烈建议并督促患者戒烟，限制酒精的摄入，建议冠心病患者不饮酒，如饮酒，应选择低度酒并控制摄入量，每周酒精摄入量男性≤140g，女性≤80g • 随身携带硝酸酯类急救的药物，患者应知晓冠心病发作时的症状，以便得到及时有效的救助

表 3-149 血栓性疾病患者生活方式指导要点

项目	指导要点
限酒	• 服用阿司匹林的患者需避免饮酒
戒烟	• 吸烟是某些血栓性疾病的诱发因素，可降低华法林的暴露量，戒烟可帮助患者病情好转
体重	• 维持体重指数在 18.5~24.0 kg/m^2 范围内
饮食	• 降低饱和脂肪酸（动物油）和脂肪摄入总量，保证低脂、低盐和低糖饮食 • 多食用富含维生素 C 的水果、蔬菜和高膳食纤维的食物，适量摄入豆类、奶类和蛋类食物 • 保证相对稳定的膳食结构，因为华法林可与许多食物产生相互作用，尤其是富含维生素 K 的食物，如动物肝脏、绿叶蔬菜（菠菜、西芹、白菜、生菜、甘蓝、芦笋、豆角、西兰花、菜花、豌豆等）、豆奶、豆油、橄榄油、绿茶、咖啡等都可降低抗凝作用，应避免大量摄入这些食物。还有一些食物如大蒜、生姜、旱芹、番木瓜、葫芦巴、葡萄柚汁等可增强华法林的抗凝作用
避孕	• 口服避孕药患者应注意静脉血栓性疾病的发生风险 • 华法林具有致畸性，服用期间及停药 1 个月内避免怀孕
心理	• 加强与患者的沟通交流，帮助患者了解疾病，建立治疗信心 • 缓解焦虑和抑郁情绪，过分悲伤和忧愁导致自主神经和内分泌紊乱可诱发血栓性疾病
运动	• 运动前进行健康筛查和医学评估，考虑其并发症和用药情况，制定个体化运动处方，适量运动，不适宜剧烈运动，不要突然加大运动量，尤其有较大不稳定下肢血栓的患者 • 每周 3~5 天、每天 20~60min 中等强度的有氧运动，如步行，功率车和半卧式踏步机 • 每周 2 天（或隔天）中等强度抗阻运动，每组重复 8~15 次，1~3 组，如坐或站位杠铃、手握式负重和自由负重等 • 每周 2~3 天柔韧性运动，拉伸至轻度不适保持 10~30s，每个动作重复 2~4 次 • 抗阻运动时避免憋气导致血压升高 • 长途旅行者应选择坐在过道区域，避免长时间久坐或者久躺，增加小腿肌肉活动
其他	• 避免过度劳累，每天可用低温度水（≤40℃）清洗双足，不建议使用烫水或者温度较高的水浸泡足部，以免加重腿部血栓症状（静脉血栓栓塞患者），发现胀痛、青肿、疼痛加重症状应及时就医 • 服用抗凝药物期间避免受伤，日常刷牙尽量轻柔，以降低出血风险，若有出血症状及时就医

表 3-150 脑血管疾病患者生活方式指导要点

项目	指导要点
饮食	• 均衡饮食，限制总热量，控制油脂类、糖类等饱和脂肪和胆固醇摄入量，以富含食用纤维的全谷物、植物来源的蛋白质、低脂奶制品、蔬菜水果为主 • 禁止食用辛辣、刺激等食物，禁止饮用浓茶，禁止烟酒

续表

项目	指导要点
运动	• 重视脑血管意外后的早期康复，尤其是患肢的保护和被动活动，以促进其功能的恢复 • 应使用与患者身体损害相适应的模式进行运动测试，如果需要坐着锻炼以减少平衡障碍的影响，可使用功率车和双功能半坐卧式踏步机，对于不同案例，可能需要调整设备以保证患者的安全、降低使用难度 • 在抗阻训练过程中避免憋气，以免血压过度升高 • 开始时应该使用较低的运动速度，并提供吊带装置保障患者安全，必要时部分患者可采用无负荷的步行 • 跑台测试的功率递增方案应为每级增加 0.5 或 1~2METs/（2~3）min，而且仅在患者能够站立并有足够的平衡能力，且步行时不需要或仅需要简单的帮助时，才考虑增加功率 • 有氧运动建议每周 3~5 天，以 40%~70% 储备心率，从每天 20min 逐渐增加到每天 60min。考虑分次完成，每次持续 10min，可根据患者情况借助功率车和半坐卧式踏步机以及跑台完成运动 • 建议每周至少 2 天抗阻运动，隔天进行，以 50%~70% 最大重复次数的强度，重复 8~15 次，1~3 组，可借助器械或自由负重、杠铃、手握式负重、坐或站位 • 每周进行 2~3 天，最好每天 1 次的柔韧性锻炼，达到拉紧或轻度不适感，静态拉伸保持 10~30s，重复 2~4 次，包括动态拉伸、静态拉伸以及本体感受性神经肌肉易化拉伸术 • 早期出现局部肌肉和全身疲劳是正常反应，但是在设定功率和进阶速度时应该予以考虑
其他	• 常规监测血压、血糖、血脂等，尽可能将上述指标控制在规定范围之内 • 脑血管疾病患者应保持大便通畅，避免因便秘导致脑出血等疾病的发生，发病后行动不便的患者应防止褥疮、跌倒等事件的发生 • 戒烟限酒，注意保暖，保持良好情绪和充足的睡眠，避免情绪激动、熬夜和过度劳累等 • 洗澡时注意水温不要过热，时间不宜过长。家中洗浴时最好不要把浴室门锁上，以便于发生危险时家属及时抢救 • 注意一些感情因素，使患者及家属对所患疾病及其预后有充分的、积极的认知，有助于提高患者及家属对治疗方案的依从性，及家属的支持配合

表 3-151 慢性心力衰竭患者生活方式指导要点

项目	指导要点
限钠	• 心功能分级Ⅰ~Ⅱ级患者无需限钠 • 心功能分级Ⅲ~Ⅳ级患者根据个人症状适量限钠每日≤3g • 急性心力衰竭发作或伴容量负荷过重的患者严格限钠每日≤2g
限水	• 轻度心力衰竭患者无需限水 • 低钠血症患者（血 Na^+ ＜130mmol/L）每天液体摄入量应少于 2L • 严重心力衰竭患者每天液体摄入量宜为 1.5~2L
饮食	• 合理膳食，少食多餐 • 增加谷类食物、膳食纤维和新鲜蔬菜摄入；适当摄入不饱和脂肪酸（鱼油）；保证优质蛋白（如鱼、奶、蛋、肉和大豆蛋白）摄入量占总蛋白 2/3 以上 • 肥胖患者宜低脂饮食 • 心力衰竭伴体重明显降低的患者可增加营养支持

续表

项目	指导要点
运动	• 每周3~5天中等强度的有氧运动，运动时间可逐渐增加至每天30~60min，运动方式可选择步行、功率车和跑台 • 每周1~2天（隔天）大肌群的抗阻运动，每天2组，每组10~15次，强度逐渐增加，建议选择器械运动 • 每周至少2~3天柔韧性运动，拉伸至轻度不适保持10~30s，每个动作重复2~4次 • 进行运动前健康筛查和医学评估心血管病危险因素及发生风险 • 先进行至少4周有氧运动，建立耐受后再加入抗阻运动 • 缓慢持续增加运动量，先增加运动时间和频率，再提高运动强度 • 失代偿患者保证充足休息，给予辅助弯腿、翻身训练，预防深静脉血栓，临床症状改善的患者可下床进行站立和行走训练，预防肌肉萎缩 • 心功能Ⅲ~Ⅳ级患者应在专业人员指导下运动
其他	• 戒烟、戒酒 • 增加与患者的沟通，讲解疾病知识，舒缓情绪，可根据个人喜好多听舒缓音乐 • 呼吸困难（血氧饱和度不足90%）患者适当吸氧，保证血氧饱和度为95%以上 • 3日内体重增加超过2kg需及时复诊

表 3-152 慢性呼吸道疾病患者生活方式指导要点

项目	指导要点
呼吸	• 对于过敏性呼吸道疾病患者（如哮喘），应避免接触花粉、尘螨、动物皮毛等过敏原，避免可能诱发慢性呼吸道疾病的药物的使用 • 缩唇呼吸，避免快速浅表的呼吸，提高呼吸效率，防止过多气体潴留在肺泡内，帮助患者咳嗽，用力呼气以促进分泌物清除，保持呼吸道通畅，避免患者误吸 • 对于合并呼吸困难并且影响到日常生活的患者，可指导患者进行呼吸肌训练 • 戒烟，保证空气的清新，尽可能少吸入二手烟、污染的空气、有毒气体及刺激性气体等
饮食	• 增加蔬菜水果的摄入量，如萝卜、白菜等，减少鱼、虾、香菜等可能诱发哮喘等疾病的食物 • COPD等慢性呼吸系统疾病患者由于胃肠道消化吸收功能障碍、机体分解代谢增加等原因造成体重下降，需以肠内营养的形式，摄入充足但不过量的营养 • COPD患者宜少量多次进餐，不宜过饱，以免胃容积增加，膈肌上抬，肺舒张受限，加重呼吸负担 • 限制高碳水化合物和过高热量饮食的摄入，避免二氧化碳过多潴留在肺泡内降低通气效率 • 提高脂肪供能比例，如菜籽油、橄榄油等，少选肥肉、内脏等富含饱和脂肪酸或胆固醇的食物 • 烹调方式以蒸煮炒拌为主，不宜选择煎炸烤等方式及辛辣刺激的调味品，保证食物质地软烂，口味清淡，容易消化，促进食欲
运动	• 哮喘症状恶化的患者在症状和气道功能改善前应暂停运动 • 运动前后服用短效支气管扩张剂可以防治运动性支气管痉挛 • 长期口服皮质类固醇激素的患者可能会出现外周肌肉萎缩，可以进行抗阻训练加以防治 • 应该限制敏感患者在冷环境和有空气变应原或污染物的环境中进行运动，以避免诱发支气管痉挛。长时间或高强度运动也可诱发运动性支气管痉挛 • 若选择游泳的运动方式，应选择无氯化泳池，诱发哮喘事件的可能性较小 • 在运动后，特别是在高变应原环境中运动可能会使哮喘加重

续表

项目	指导要点
运动	• 抗阻运动是对抗 COPD 患者肌肉功能障碍最有效的干预手段，每周 2～3 天，使用器械、自由负重或自身体重进行中等强度的力量或耐力运动 • 较高强度运动可带来更大益处，如在给定负荷下使每分通气量和心率下降，适用时应鼓励进行 • 重度 COPD 或非常虚弱的患者可进行低强度有氧运动，已耐受者可在目标时间期限内增加运动强度 • 在运动的起始阶段进行监测，指导运动计划正确实施，加强安全性并得到理想的效果 • 柔韧性练习可以帮助克服体位限制导致的胸廓活动受限及其对肺功能的影响 • COPD 患者在进行涉及上肢的抗阻运动时会出现呼吸困难加重的现象 • 肺部疾病急剧恶化的患者，在症状缓解前应限制其运动 • 稳定型肺动脉高压不适合进行较大强度训练，以防血流动力学变化导致晕厥，应避免进行上肢功率车、大强度抗阻训练和盆底肌训练以减少出现 Valsalva 呼吸的风险
其他	• 帮助患者及家属正确认识所患疾病、治疗方法及预后，消除顾虑，使患者和家属积极配合治疗，提高患者治疗的依从性 • 疏解患者紧张、焦虑的情绪，减少哮喘等疾病发作的精神方面的诱因 • 保证居室通风良好，注意保暖，避免由上呼吸道感染诱发的慢性呼吸系统疾病的发作或加重 • 建议≥65 岁患者和合并慢性心肺疾病、年龄较小的 COPD 患者接种肺炎球菌疫苗或流感疫苗
旅行	• 应随身携带常规使用的吸入制剂，带上短效的β受体激动剂吸入制剂（如沙丁胺醇气雾剂）和吸入用糖皮质激素，在出现急性加重时立即使用，改善呼吸困难的症状 • 吸入制剂不要放在旅行袋中或托运行李中避免震荡过度影响吸入装置 • 使用无创呼吸机患者旅行时应携带便携式无创呼吸机

表 3-153 慢性肾脏病患者生活方式指导要点

项目	指导要点
饮食	• G1～G2 期（非糖尿病）患者每天蛋白质摄入量 0.6～0.8g/kg。糖尿病肾病若出现微量蛋白尿需控制每天蛋白质摄入量 0.8g/kg • G3 期（非糖尿病）患者每天蛋白质摄入量 0.6kg 为宜，每天摄入总热量维持在 126～147kJ/kg。肥胖患者每天摄入总热量应比上述值少 1050～2100kJ • 每天摄盐含量宜小于 5g • 慢性肾衰竭继发甲状旁腺功能亢进患者，当肾小球滤过率低于 300mL/min 时，每日磷摄入量应＜600mg，限制碳酸饮料、干果类、动物内脏等食物的摄入
体重	• 肥胖患者应减重并维持体重指数在 18.5～24.0kg/m² 之间
运动	• 每周 3～5 天中等强度有氧运动，运动时间每天 20～60min，可选择步行、骑车、踏步等方式 • 每周 2～3 天大肌群中等强度抗阻运动，8～10 种运动方式，重复 10～15 次，每天至少 1 组 • 每周 2～3 天柔韧性运动，拉伸至轻微不适保持 10～30s，每个关节重复 2 次 • 运动强度以小强度间歇运动开始，3min 运动 3min 休息，逐渐增加运动持续时间，每周增加 3～5min，至持续运动 20～60min 再增加运动强度至轻到中度强度 • 透析日避免运动，永久性血管通路的手臂应避免受压

续表

项目	指导要点
其他	• 戒烟、戒酒 • 注意休息，避免疲劳，减少呼吸道感染概率 • 加强与患者沟通，帮助患者了解疾病情况和进展，告知患者影响疾病的危险因素 • 监测并控制血压、血糖和血脂在正常指标范围内

表 3-154 骨质疏松患者生活方式指导要点

项目	指导要点
饮食	• 合理膳食营养，多食用含钙较高的食品，如鱼、虾、牛奶、乳制品、骨头汤、鸡蛋、肉类、杂粮、绿叶蔬菜等 • 补充维生素 D 和维生素 C，调节骨骼代谢，应多吃新鲜的水果蔬菜 • 供给足够的蛋白质，可选用牛奶、鸡蛋、瘦肉、豆类及豆制品等 • 避免辛辣刺激性食品，减少糖及食盐的摄入量 • 减少咖啡、浓茶、碳酸饮料等影响钙吸收和骨代谢的食物的摄入等
运动	• 骨质疏松患者或骨量减少的患者应进行平衡能力或跌倒风险评估，以保障患者运动过程中的安全，可使用 4 级平衡测试、跌倒效能量表 • 对于骨质疏松患者及高危人群，负重的有氧运动与一些撞击性、高速度和高强度的抗阻运动相结合是最佳选择 • 合适的运动形式与组合比运动强度更重要，尤其是发生过骨折的患者 • 有氧运动应每周坚持 4～5 天的中等强度的锻炼，从 20min 起，逐渐增加到至少 30min，最多 45～60min，可选择骑车、步行等方式，负重运动效果更佳 • 抗阻运动应从每周非连续的 1～2 天，逐渐增加到 2～3 天，调整阻力，最后 2 次重复应具有挑战性，根据患者情况，可进行高强度的训练，应在适当指导和安全保障下进行标准的器械锻炼 • 避免爆发性和高撞击性运动，还应避免需要过度弯曲、扭曲和挤压脊柱的特殊运动，如瑜伽、普拉提，尤其是骨量极低的患者 • 对于跌倒风险增加的老年人，增加平衡能力的练习，主要锻炼负责身体平衡的四头肌、腘绳肌、臀部和躯干的肌肉 • 制动和卧床可导致快速、明显的骨质丢失，恢复期骨密度很难恢复，因此条件允许的情况下尽量保持体力以维持骨骼健康，患病时间较长的患者，也可选择短暂的站立或行走 • 运动疗法需遵循个体化、循序渐进、长期规律的原则，不宜突然进行高强度运动，避免骨折等事故的发生
日照	• 增加户外活动，保障充足的日照，促进体内维生素 D 的合成 • 户外活动应选择合适的时间，以阳光充足但不会造成皮肤的灼伤为宜，例如上午 10～11 时和下午 2～3 时
其他	• 控制体重，减轻承重骨的负荷 • 骨质疏松患者骨折发生率明显升高，重视居家安全避免磕碰、跌倒等原因导致骨折的发生 • 长期使用糖皮质激素、肝素或部分抗癫痫药物的患者、绝经期妇女及其他有危险因素的人群应监测骨密度，预防性补钙 • 骨质疏松的治疗是一个长期过程，应使患者及家属对疾病有清晰的认知，以提高其依从性 • 对高龄老人，其实防止负重、跌倒比药物治疗更重要。 比如谨慎/禁止使用安定类/睡觉药的原因就在于为防止跌倒

表 3-155 慢性疼痛患者生活方式指导要点

项目	指导要点
沟通	• 嘱咐患者与家属保持充分沟通，家属应给予患者足够的关心、信赖和温暖，帮助缓解患者的焦虑情绪，保持良好心态
饮食	• 饮食宜清淡，增加蔬菜水果的摄入，保持大便通畅
运动	• 每周1~2天极低强度逐渐增加至每周2~3天中等强度的有氧运动，运动时间从每天10min逐渐增加至每天30~60min，选择无负重的运动方式如步行、骑车和游泳等 • 每周进行2~3天（隔2天）所有大肌群的抗阻运动，从低强度开始（每个动作4~5次，每天至少1组），增加至中等强度（每个动作8~12次，2~4组为宜），可选择弹力带、沙袋、哑铃、器械以及自身重量练习等方式 • 每周1~3天柔韧性训练逐渐增加至每周5天，在可以忍受疼痛的情况下保持10~30s逐渐增加到60s • 伴有全身性疼痛患者采用低强度的有氧运动，逐渐增加强度，根据个人情况适当调整运动处方，选择个人喜欢的运动方式，可增加太极和瑜伽等作为辅助治疗 • 每周指导患者进行放松训练，如腹式呼吸、深呼吸、平静呼吸 • 疼痛急性期尽量卧床休息，恢复期根据个人情况在家属帮助下进行适当站立和行走锻炼
其他	• 可适当采用按摩、热刺激和冲击波等物理疗法 • 舒缓、安静的音乐可安抚情绪 • 看电视、听音乐或培养兴趣爱好可转移注意力减少疼痛

表 3-156 消化道疾病患者生活方式指导要点

项目	指导要点
饮食	• 消化道溃疡患者避免粗纤维食物、过冷过热和浓茶、咖啡、胡椒、咖喱等刺激性强的食物或饮料对消化道造成进一步的刺激或损伤，减少产气食品的摄入，如萝卜、生葱等，避免过甜、过咸、过酸。注意饮食结构，以清淡软烂为宜，主食以面食为主。宜细嚼慢咽，定时定量，避免进食过快、过饱、过饥，急性活动期以少量多餐为宜，每天进餐4~5次 • 胃食管反流病患者餐后不宜马上躺下，可适当站立走动。睡前2~3h不再进食，抬高床头15~25cm可减少卧位及夜间反流。饮食以清淡软烂为宜，不要进食油腻且不易消化的食物，避免浓茶、咖啡、胡椒、咖喱等刺激性的食物或饮料对消化道造成进一步的刺激或损伤 • 注意饮食卫生，进食生的蔬菜水果前应用清水洗净 • 与其他人共同进餐时，注意使用公筷，避免幽门螺杆菌等微生物的交叉感染
运动	• 消化性溃疡急性期应限制活动，不应进行剧烈运动 • 长期、规律、适量运动，加速胃肠道蠕动，促进消化，增强胃肠功能。减轻体重可减少反流 • 慢性消化道疾病的患者运动与一般人群相同，可根据患者的身体状况、兴趣爱好选择适宜的运动方式，对于伴有其他慢病和健康问题的患者应按需调整运动方案
其他	• 劝导患者戒烟戒酒，保护胃黏膜 • 情绪是消化道疾病的危险因素，保持良好情绪，避免过度疲劳，缓解精神紧张。对少数紧张、焦虑患者，进行心理疏导

表 3-157 结缔组织病患者生活方式指导要点

项目	指导要点
饮食	• 饮食应清淡，低盐、低脂肪、高蛋白，多补充富含钙质食物以及优质蛋白，忌烟酒 • 合并皮肤损伤患者避免或少吃增强光敏性的食物，如芹菜、苋菜等 • 若患者服用非甾体抗炎药及糖皮质激素类药物，饮食应以易消化、不刺激胃肠道等为主，注意胃黏膜的保护 • 芹菜、无花果、蘑菇、烟熏食物、苜蓿类种子、豆类可诱发系统性红斑狼疮，应尽量避免食用
运动	• 在急性炎症反应阶段，不宜进行大强度运动，关节炎患者可以在活动范围内轻轻移动关节，急性炎症反应消退后才可进行大强度运动 • 关节炎患者进行递增负荷运动之前，给予患者充足的时间在极低或低强度水平进行热身 • 患者心肺耐力和肌肉力量较低的情况下，在参与高撞击性运动前，应进行锻炼，尽量减少损伤机会，避免加重症状 • 明显疼痛和功能受限的患者可以从每次 10min 或更短的时间开始，逐渐延长有氧运动时间 • 抗阻运动除了能提高肌肉力量和耐力，还能减轻疼痛，提高身体机能；柔韧性练习可以提高关节的活动度，避免关节炎对关节的不良影响 • 充足的准备活动和整理活动对缓解疼痛至关重要，应为全关节活动范围内进行的强度很低的有氧运动 • 明显疼痛和功能受限的患者运动时间可能低于推荐量，鼓励该患者人群在身体状况允许的条件下完成体力活动 • 推荐关节炎患者像普通人群一样，在开始运动的 4～6 周内每 1～2 周增加运动时间 5～10min • 如果运动后 2h 关节疼痛仍然比运动前重，应减少运动时间和（或）运动强度 • 能缓冲震动和增加稳定性的合适的鞋子对关节炎患者非常重要 • 功能锻炼如坐站转换、台阶运动、爬楼梯等可以改善神经肌肉控制能力，提高平衡能力和灵活性，完成日常生活活动 • 对于类风湿关节炎患者，活动前尽量不加量服用镇痛药，以免因活动量大而损伤关节，推荐在疼痛最轻的时候运动 • 活动量要适宜，从少到多，逐渐增加，适可而止 • 温度为 28～31℃的水疗可以帮助放松肌肉，减轻疼痛
其他	• 对于合并雷诺现象的患者，注意手足保暖；有指端溃疡的患者，保持手足的干燥和清洁 • 服用免疫抑制剂或糖皮质激素的患者应定期复查，免疫低下的状态下注意防止发生感染 • 系统性红斑狼疮、合并皮肤损害患者避免日晒 • 合并肺动脉高压症患者不建议去高原地区，以及飞机出行 • 注意防寒保暖，在日常生活中不要用冷水，保持患处清洁、温暖 • 注意休息，避免长时间过度的紧张和劳累，保证充足的睡眠 • 保持平静的心境，患者应保持乐观积极的生活态度，正确认识疾病积极配合治疗 • 劝导患者戒烟戒酒

表 3-158 甲状腺功能障碍患者生活方式指导要点

项目	指导要点
饮食	• 甲减患者：应补充适量碘，如海带、紫菜，可用碘盐、碘酱油、碘蛋和面包加碘，忌用生甲状腺肿物质，如卷心菜、白菜、油菜、木薯、核桃等；碘超量可导致自身免疫性甲状腺炎，尿碘维持在 100～199μg/L 安全范围为合适的碘摄入量；宜高蛋白、低钠饮食，多摄入蔬菜水果和膳食纤维促进胃肠蠕动，充足饮水防止大便干燥；为增加患者食欲，可更换多种烹制方法 • 甲亢患者：在症状没有纠正以前，忌食富含碘的食物和药物：如无碘盐，海带、紫菜、海虾、海鱼等含碘量丰富的海产品；慎用卷心菜、花椰菜、甘蓝、花生、核桃等可致甲状腺肿食物；宜高蛋白、高热量、高碳水化合物饮食，可增加奶类、蛋类、蔬菜水果和膳食纤维的摄入；少量多餐，忌辛辣食物；少量多餐，避免进食过饱
饮料	• 甲亢患者忌酒精、咖啡和浓茶等引起神经兴奋的饮料 • 甲亢患者每日应摄入 2000～3000mL 的水
怀孕	• 甲减女性怀孕前应咨询医生甲状腺功能是否恢复至正常水平
心理	• 嘱咐患者家属对患者给予足够的关心和包容并保持充分的沟通 • 甲亢患者应保持心情愉悦
运动	• 每周 5～7 天中等强度有氧运动，运动时间至少每天 30min，可选择步行、骑车和游泳等 • 每周 2～3 天的中等至较大轻度抗阻运动，8～10 种动作，每个动作 8～10 次，重复 2～4 组，可选择器械或自由力量练习 • 每周至少 2～3 天柔韧性练习，拉伸至轻度不适保持 10～30s，重复 2～4 次 • 运动期间注意监测血压，确保收缩压≤220mmHg，或舒张压≤105mmHg，抗阻训练时避免屏气
其他	• 选择宽松衣领的上衣，避免挤压甲状腺 • 甲减患者注意添加衣物、防寒保暖，以免受凉 • 甲减患者出现呼吸缓慢或心动过缓等症状应及时就医，避免黏液性水肿昏迷 • 日常发热时勿盲目的滥用感冒药物。感冒药中的麻黄碱类可导致心率加快、诱发不良反应；非甾体抗炎药具有骨髓抑制作用，抑制粒细胞生长，可降低患者体温，掩盖感染体征延误治疗。如有发热、咽痛等症状应及时就诊 • 保护眼睛，尤其伴有突眼、眼睑闭合不全的患者，外出应佩戴墨镜，经常点眼药，睡觉时垫高头部 • 保证规律的生活作息，避免过度劳累，卧室以舒缓、安静氛围为宜

表 3-159 癫痫患者生活方式指导要点

项目	指导要点
饮食	• 多食蔬菜水果（服用抗癫痫药的癫痫患者常见叶酸、维生素 B_{12} 缺乏），增加钙的摄入如牛奶、鸡蛋、乳制品、鱼、虾等，减少钾、锌的摄入 • 少食兴奋性饮料如咖啡、可乐 • 戒酒戒烟
发作	• 严密观察，记录癫痫发作过程前后的具体症状，便于医生做出诊断，可以采用笔记、照片、录像的形式 • 防止发作时的意外伤害，发作时应维持呼吸道通畅 • 积极寻找发作的病因，祛除或避免诱发因素，减少发作频率

续表

项目	指导要点
运动	• 保证一定的户外运动，接受适量阳光（服用抗癫痫药的癫痫患者常见血钙降低），一般选择散步、慢跑、太极拳等较为舒缓的运动，满足运动需求的同时诱发癫痫发作的可能性较小 • 应避免选择潜水、跳伞和蹦极等高危险运动，运动时避免因环境燥热、缺氧、心率加快等原因刺激患者，导致癫痫发作 • 癫痫患者运动时应有人陪护，尤其是选择游泳、骑马等可能造成患者伤害的运动，应谨慎选择这些运动方式 • 病情控制较好的患者可进行适量有氧运动，如慢跑、健步走等，不要突然加大运动量，以免因疲劳诱发癫痫发作 • 从低强度开始，在身体条件允许的情况下逐渐增加运动强度和运动时间，该过程中应严密监测患者病情，一旦有发作征兆，停止运动
其他	• 避免从事驾驶、机械、高空作业等职业，以免发作时发生危险。 满足两个条件的癫痫患者可考虑驾驶：无癫痫发作间期较长（＞6个月）；调整治疗方案 3 个月后 • 避免刺激性强的环境，如大声喧哗、燥热和惊吓 • 劳逸结合，生活有规律，不要过度劳累 • 使患者对所患疾病及病情有充分的认知，保持良好情绪和乐观的心态，消除患者焦虑抑郁情绪，增强患者对抗癫痫的信心，使家属给予患者陪伴和精神支持 • 对于女性患者，妊娠、分娩会影响癫痫发作的频率，患者服用的药物对胎儿也会有较严重的不良反应，因此若有妊娠计划，应咨询医生，了解适当的妊娠时机、后代患病的风险及癫痫发作的控制等

表 3-160　帕金森病患者生活方式指导要点

项目	指导要点
饮食	• 尽量不吃肥肉、荤油和动物内脏，用植物油烹调食物 • 不多吃奶制品、豆制品，但要注意的是，一般在服用左旋多巴药物 1～2h 后再补充富含蛋白质食物较为合理 • 摄入足够的膳食纤维及充足的水分，有助于预防便秘
心理	• 与患者充分沟通，帮助其了解疾病进展，缓解焦虑抑郁情绪，改善睡眠质量
言语	• 分别针对患者的声带、喉、唇、舌等呼吸系统和发声系统进行训练，改善言语功能
认知	• 通过将复杂动作分解成简单动作，引导患者集中注意力循序渐进地完成一个针对性的任务，促进认知功能的改善
运动	• 每周 3 天中等强度大肌群参与的有氧运动，累计运动时间每天 30min，可选择的方式有步行、固定或卧式自行车、游泳和舞蹈等 • 每周 2～3 天低强度抗阻运动，逐渐增加至中等强度，每天至少 1 组，重复 8～12 次，可采用阻力带和自身体重练习 • 每周至少 2～3 天柔韧性练习，全身大关节的缓慢拉伸至轻微不适，保持 20～30s，重复 2～4 次 • 遵循个体化原则，根据病情程度选择不同的运动类型，注重上肢、躯干和颈椎等大关节的柔韧性练习 • 晚期患者以辅助运动为主，由家属帮助坐起、弯腿、站立和翻身，避免褥疮、肌肉萎缩和下肢静脉血栓等并发症的发生 • 运动过程应注意避免摔倒

续表

项目	指导要点
其他	• 通过深呼吸或想象等方法放松身心 • 水疗、温热疗法、中医按摩等物理疗法可改善肌肉僵硬 • 减少家中妨碍活动的物体，以降低跌倒的可能性，例如，移走散乱的地毯和杂物，确保所有的电线都被整齐地收拢到一边

（赵志刚 李茜茜 王雅君）

【参考文献】

[1] 中国医师协会内分泌代谢科医师分会. 2 型糖尿病合并慢性肾脏病患者口服降糖药治疗中国专家共识（2019 年更新版）. 中华内分泌代谢杂志，2019，35（6）：447-454.

[2] 美国运动医学学会，王正珍，等. ACSM 运动测试与运动处方指南. 第 10 版. 北京体育大学出版社，2019.

[3] 中国高血压防治指南修订委员会，高血压联盟（中国），中华医学会心血管病学分会，等. 中国高血压防治指南（2018 年修订版）. 中国心血管杂志，2019，24（1）：24-56.

[4] Yu. K. H，Chen. D. Y，Chen. J. H，et al. Management of gout and hyperuricemia：Multidisciplinary consensus in Taiwan. Int J Rheum Dis，2018，21（4）：772-787.

[5] 《中国血栓性疾病防治指南》专家委员会. 中国血栓性疾病防治指南. 中华医学杂志，2018，98（36）：2861-2888.

[6] 袁志敏（译）. 013 美国心脏协会举荐的 7 个简易生活方式可有效降低静脉血栓栓塞风险. 心血管病学进展，2016，37（5）：587-587.

[7] 中华医学会. 慢性心力衰竭基层诊疗指南（2019 年）. 中华全科医师杂志. 2019，18（10）：936-947.

[8] 中国医师协会康复医师分会肾康复专业委员会，马迎春. 我国成人慢性肾脏病患者运动康复的专家共识. 中华肾脏病杂志，2019，35（7）：537-543.

[9] 上海慢性肾脏病早发现及规范化诊治与示范项目专家组. 慢性肾脏病筛查诊断及防治指南. 中国实用内科杂志，2017，37（1）：28-34.

[10] 严飞. 老年患者慢性疼痛管理的研究进展. 基层医学论坛，2019，23（12）：1750-1751.

[11] The Endocrine Society. Management of Thyroid Dysfunction during Pregnancy and Postpartum：An Endocrine Society Clinical Practice Guideline. The Journal of clinical endocrinology and metabolism 2012，97（8）：2543-2565.

[12] 中国抗癫痫协会. 临床诊疗指南-癫痫病分册（2015 修订版）. 北京：人民卫生出版社，2015.

[13] 中华医学会神经病学分会帕金森病及运动障碍学组. 中国帕金森病治疗指南（第三版）. 中华神经科杂志，2014，（6）：428-433.

[14] 中华医学会神经病学分会神经康复学组，中国微循环学会神经变性病专业委员会康

复学组，中国康复医学会帕金森病与运动障碍康复专业委员会. 帕金森病康复中国专家共识. 中国康复理论与实践，2018，24（7）：745-752.

第十八节 中成药临床药物治疗管理要点

一、中成药临床药物治疗管理概述

中成药是在中医药理论指导下，以中药饮片为原料，按规定的处方和标准制成具有一定规格的剂型，可直接用于防治疾病的制剂。相对于中药汤剂来说，中成药无需煎煮，可直接使用，尤其方便急危重症患者的治疗及需要长期治疗的患者使用，且体积小，有特定的包装，存贮、携带方便，成为家庭常备药物。

需要注意的是，中成药的处方是根据中医药理论，针对某种疾病或病症制定的，因此使用时要依据中医药理论辨证选药，或辨病辨证结合选药。中成药具有特定的名称和剂型，在标签和说明书上注明了药品名称、批准文号、处方、功能与主治、用法与用量、规格、禁忌、注意事项、贮藏、生产批号、有效期等内容。在使用之前，只有对中成药有全面正确的认知，才能准确使用。

1. 中成药的常用剂型

中成药剂型种类繁多，不同剂型使用后产生的疗效、持续时间、作用特点会有所不同。中成药剂型主要分为固体剂型（如散剂、丸剂、颗粒剂、胶囊剂、片剂、滴丸剂、胶剂、栓剂、丹剂、贴膏剂、涂膜剂等）、半固体剂型（如煎膏剂、软膏剂、凝胶剂等）、液体剂型（如合剂、口服液、糖浆剂、酒剂、酊剂、注射剂等）、气体剂型（如气雾剂）。

一般来讲，液体剂型及气体剂型释药速度大于固体剂型及半固体剂型，但固体剂型及半固体剂型携带方便，顺应性好。正确选用中成药应了解中成药常用剂型的特点，根据患者情况选用合适剂型。

2. 中成药药物治疗原则（详见表 3-161）

表 3-161 中成药药物治疗原则

项目	内容
基本原则	• 辨证用药 • 辨病辨证结合用药 • 应根据患者的体质强弱、病情轻重缓急及各种剂型的特点，选择适宜的剂型 • 对于有明确使用剂量的，慎重超剂量使用。有使用剂量范围的中成药，老年人使用剂量应取偏小值 • 能口服给药的，不采用注射给药；能肌内注射给药的，不选用静脉注射或滴注给药。家庭用药多采取口服给药
妊娠用药原则	• 妊娠期妇女必须用药时，应选择对胎儿无损害的中成药 • 妊娠期妇女使用中成药，尽量采取口服途径给药 • 妊娠期禁用中成药多为含有毒性较强或药性猛烈的中药，如砒霜、雄黄、轻粉、斑蝥、蟾酥、麝香、马钱子、乌头、附子、土鳖虫、水蛭、虻虫、三棱、莪术、商陆、甘遂、大戟、芫花、牵牛子、巴豆等

续表

项目	内容
妊娠用药原则	• 妊娠期慎用中成药多数含有通经祛瘀类中药，如桃仁、红花、牛膝、蒲黄、五灵脂、穿山甲、王不留行、凌霄花、虎杖、卷柏、三七等；行气破滞类中药，如枳实、大黄、芒硝、番泻叶、郁李仁等；辛热燥烈类中药，如干姜、肉桂等；滑利通窍类中药，如冬葵子、瞿麦、木通、漏芦等
老年人及儿童用药原则	• 老年人及儿童中成药用药剂量，必须兼顾有效性和安全性 • 宜优先选用专用药 • 非专用中成药应结合具体病情，在保证有效性和安全性的前提下，酌量增减 • 含有较大毒副作用成分的中成药，或者含有特殊毒副作用成分的中成药，应充分衡量其风险/收益 • 患者使用中成药的种类不宜多，应尽量采取口服或外用途径给药，慎重使用中药注射剂 • 根据治疗效果，应尽量缩短儿童用药疗程，及时减量或停药
肝肾功能不全者用药原则	• 用药前应仔细询问肝肾功能情况，并进行检测，对过敏体质者应慎用 • 严格按照药品说明书规定的功能主治使用，辨证施药，禁止超功能主治用药 • 加强用药监护。用药过程中应密切观察用药反应，发现异常，立即停药，必要时采取积极救治措施，加强监测

3. 中成药分类与临床应用要点（详见表 3-162）

表 3-162 中成药分类、常见品种及临床应用要点

类别	分类及功能主治	常见品种	临床应用要点
解表剂	• 辛温解表剂：适用于外感风寒表证 • 辛凉解表剂：适用于外感风热表证 • 扶正解表剂：适用于正气虚弱复感外邪而致的表证。可根据气血阴阳虚损的不同有所区别	• 辛温解表剂：感冒清热颗粒、九味羌活丸（颗粒） • 辛凉解表剂：银翘解毒丸（颗粒、胶囊、片）、桑菊感冒片、柴胡注射液 • 扶正解表剂：玉屏风颗粒（口服液）、参苏丸（胶囊）	• 服用解表剂时忌生冷、油腻之品，多饮水，注意休息 • 解表取汗，以遍身持续微汗为最佳 • 汗出病瘥，即当停服，不必尽剂 • 服用辛温解表剂后宜避风寒，或增衣被，或辅之以粥，以助汗出 • 若外邪已入里，或麻疹已透，或疮疡已溃，或虚证水肿，均不宜使用
泻下剂	• 寒下剂：适用于里热与积滞互结之实证 • 温下剂：适用于因寒成结之里实证 • 润下剂：适用于肠燥津亏、大便秘结证 • 逐水剂：适用于水饮壅盛于里之实证 • 攻补兼施剂：适用于里实正虚而大便秘结证	• 寒下剂：三黄片（胶囊、丸）、当归龙荟丸、复方芦荟胶囊 • 温下剂：苁蓉通便口服液、半硫丸、三物备急丸 • 润下剂：麻仁润肠丸（软胶囊）、麻仁滋脾丸 • 逐水剂：舟车丸 • 攻补兼施剂：便通胶囊（片）	• 泻下剂作用峻猛，大都易于耗损胃气，应中病即止，慎勿过剂 • 老年体虚、新产血亏、病后津伤，以及大失血等，不可太过攻下，应攻补兼施，虚实兼顾

续表

类别	分类及功能主治	常见品种	临床应用要点
和解剂	• 和解少阳剂：适用于邪在少阳证 • 调和肝脾剂：适用于肝脾不和证 • 调和肠胃剂：适用于肠胃不和证	• 和解少阳剂：小柴胡颗粒（片） • 调和肝脾剂：加味逍遥丸、逍遥丸（颗粒） • 调和肠胃剂：半夏泻心汤	• 本类方剂以治疗脏腑失和为主，纯虚不宜用 • 临证使用要辨清表里、上下、气血以及寒热虚实，合理选用
清热剂	• 清气分热（清热泻火）剂：适用于热在气分、热盛津伤之证 • 清营凉血剂：适用于邪热传营，或热入血分证 • 清热解毒剂：适用于火热毒邪引起的各类病证 • 清脏腑热剂：适用于火热邪毒引起的脏腑火热证 • 清虚热剂：适用于阴虚内热之证 • 气血两清剂：适用于疫毒或热毒所致的气血两燔证	• 清气分热（清热泻火）剂：牛黄上清丸（胶囊、片）、黄连上清丸（颗粒、片、胶囊） • 清营凉血剂：五福化毒丸、新雪丸（颗粒、胶囊、片） • 清热解毒剂：金花清感颗粒、西黄丸（胶囊）、双黄连合剂（颗粒、胶囊、片）、银黄颗粒（片）、板蓝根颗粒、季德胜蛇药片、连翘败毒丸（膏、片）、如意金黄散 • 清脏腑热剂：莲花清瘟胶囊（颗粒）、牛黄清心丸、龙胆泻肝丸、护肝片（颗粒、胶囊）、茵栀黄颗粒（口服液）、复方黄连素片 • 清虚热剂：知柏地黄丸 • 气血两清剂：清瘟解毒丸（片）	• 中病即止，不宜久服 • 注意辨别热证的部位 • 辨别热证真假、虚实 • 对于平素阳气不足、脾胃虚弱之体，可配伍醒脾和胃之品 • 如服药呕吐者，可采用凉药热服法
祛暑剂	• 祛暑清热剂：适用于夏天外感暑热之证 • 祛暑解表剂：适用于暑气内伏，兼外感风寒证 • 祛暑利湿剂：适用于感冒挟湿证 • 清暑益气剂：适用于暑热伤气，津液受灼证	• 祛暑清热剂：甘露消毒丸 • 祛暑解表剂：藿香正气水（丸、胶囊）、保济丸 • 祛暑利湿剂：十滴水 • 清暑益气剂：清暑益气丸	• 暑多挟湿，祛暑剂中多配伍祛湿之品，但不能过于温燥，以免耗伤气津 • 忌生冷、油腻饮食
温里剂	• 温中祛寒剂：适用于中焦虚寒证 • 回阳救逆剂：适用于阳气衰微，阴寒内盛，甚至阴盛格阳或戴阳的危重病证 • 温经散寒剂：适用于寒凝经脉证	• 温中祛寒剂：附子理中丸（片）、黄芪建中丸 • 回阳救逆剂：参附注射液 • 温经散寒剂：小金丸、代温灸膏	• 凡实热证、素体阴虚内热、失血伤阴者不宜用 • 孕妇及气候炎热时慎用

续表

类别	分类及功能主治	常见品种	临床应用要点
表里双解剂	• 解表攻里剂：适用于外有表邪，里有实积之证 • 解表清里剂：适用于表证未解，里热已炽之证 • 解表温里剂：适用于外有表证而里有寒象之证	• 解表攻里剂：防风通圣丸（颗粒） • 解表清里剂：葛根芩连丸 • 解表温里剂：小青龙胶囊（合剂、颗粒、糖浆）、五积散	• 必须具备既有表证，又有里证者，方可应用，否则即不相宜 • 辨别表证与里证的寒、热、虚、实，然后针对病情选择适当的方剂 • 分清表证与里证的轻重主次
补益剂	• 补气剂：适用于脾肺气虚证 • 补血剂：适用于血虚病证 • 气血双补剂：适用于气血两虚证 • 补阴剂：适用于阴虚证 • 补阳剂：适用于阳虚证 • 阴阳双补：适用于阴阳两虚证	• 补气剂：参苓白术散（丸、颗粒）、补中益气丸（颗粒） • 补血剂：归脾丸（合剂）、健脾生血颗粒（片） • 气血双补剂：当归补血丸（口服液）、八珍丸、八珍益母丸（胶囊）、乌鸡白凤丸（胶囊、片）、人参养荣丸 • 补阴剂：六味地黄丸、杞菊地黄丸（胶囊、片）、生脉饮（颗粒、胶囊）、百合固金丸（口服液） • 补阳剂：金匮肾气丸（片）、四神丸（片） • 阴阳双补：龟鹿二仙膏、补肾益脑片	• 辨治虚证，辨别真假 • 体质强壮者不宜补，邪气盛者慎用 • 脾胃素虚宜先调理脾胃，或在补益方中佐以健脾和胃、理气消导的中成药 • 服药时间以空腹或饭前为佳
安神剂	• 重镇安神剂：适用于心阳偏亢之证 • 滋养安神剂：适用于阴血不足，心神失养证	• 重镇安神剂：磁朱丸、朱砂安神丸 • 滋养安神剂：天王补心丸（片）、养血安神丸、柏子养心丸（片）	• 重镇安神类多由金石药物组成，不宜久服，以免有碍脾胃运化，影响消化功能 • 素体脾胃不健，服用安神剂时可配合补脾和胃的中成药
开窍剂	• 凉开（清热开窍）剂：适用于温邪热毒内陷心包的热闭证 • 温开（芳香开窍）剂：适用于中风、中寒、痰厥等属于寒闭之证	• 凉开（清热开窍）剂：安宫牛黄丸、清开灵注射液（胶囊、片、颗粒）、安脑丸、局方至宝丸 • 温开（芳香开窍）剂：苏合香丸、十香返生丸	• 神昏有闭与脱之分，闭证可用本类药物治疗，同时闭症要与祛邪药同用，脱证不宜使用 • 孕妇慎用或忌用 • 开窍剂久服易伤元气，故临床多用于急救，中病即止
固涩剂	• 固表止汗剂：适用于体虚卫外不固，阴液不能内守证 • 敛肺止咳剂：适用于久咳肺虚，气阴耗伤证 • 涩肠固脱剂：适用于泻痢日久不止，脾肾虚寒，以致大便滑脱不禁证 • 涩精止遗剂：适用于肾气不足，膀胱失约证或肾虚封藏失职，精关不固证 • 固崩止带剂：适用于妇女崩中漏下，或带下日久不止等证	• 固表止汗剂：玉屏风颗粒 • 敛肺止咳剂：固本咳喘片 • 涩肠固脱剂：固肠止泻丸 • 涩精止遗剂：缩泉丸（胶囊）、金锁固金丸 • 固崩止带剂：千金止带丸	• 固涩剂为正虚无邪者设，故凡外邪未去，误用固涩剂，则有“闭门留寇”之弊

续表

类别	分类及功能主治	常见品种	临床应用要点
理气剂	• 行气剂：适用于气机郁滞证。行气剂可分为理气疏肝、疏肝散结、理气和中、理气止痛等 • 降气剂：适用于气机上逆之证	• 行气剂：丹栀逍遥丸、逍遥丸（颗粒）、胃苏颗粒、元胡止痛片（颗粒、胶囊、滴丸）、三九胃泰颗粒、气滞胃痛颗粒（片）、妇科十味片 • 降气剂：苏子降气丸	• 理气药物大多辛温香燥，易于耗气伤津，助热生火，当中病即止，慎勿过剂 • 年老体弱、阴虚火旺、孕妇或素有崩漏吐衄者应慎用
理血剂	• 活血剂：可分为活血化瘀、益气活血、温经活血、养血活血、凉血散瘀、化瘀消癥、散瘀止血、接筋续骨剂。适用于蓄血及各种瘀血阻滞跌打损伤病证 • 止血剂：适用于血溢脉外的出血证	• 活血剂：丹七片、心脑舒通胶囊、银杏叶胶囊（口服液、片）、灯盏花颗粒、通脉颗粒、血塞通颗粒（片） • 止血剂：槐角丸、三七胶囊（片）	• 妇女经期、月经过多及孕妇均当慎用或禁用活血剂 • 逐瘀过猛或久用逐瘀，均易耗血伤正，只能暂用，不能久服，中病即止
治风剂	• 疏散外风剂：适用于外风所致病证 • 平熄内风剂：适用于内风证	• 疏散外风剂：川芎茶调丸（散、颗粒、片）、疏风活络丸 • 平熄内风剂：天麻钩藤颗粒、松龄血脉康胶囊、华佗再造丸	• 应注意区别内风与外风 • 疏散外风剂多辛香走窜，易伤阴液，而助阳热，故阴津不足或阴虚阳亢者应慎用
治燥剂	• 轻宣外燥剂：适用于外感凉燥或温燥证 • 滋阴润燥剂：适用于脏腑津伤液耗的内燥证	• 轻宣外燥剂：杏苏止咳糖浆（颗粒） • 滋阴润燥剂：养阴清肺口服液（膏、丸、糖浆）、蜜炼川贝枇杷膏	• 首先应分清外燥和内燥，外燥又须分清温燥与凉燥 • 甘凉滋润药物易于助湿滞气，脾虚便溏或素体湿盛者忌用
祛湿剂	• 化湿和胃剂：又称燥湿和中剂。适用于湿浊内阻，脾胃失和证 • 清热祛湿剂：适用于湿热外感，或湿热内盛，以及湿热下注证 • 利水渗湿剂：适用于水湿壅盛证 • 温化水湿剂：适用于阳虚不能化水和湿从寒化证 • 祛湿化浊剂：适用于湿浊不化所致的白浊、妇女带下等证 • 祛风胜湿剂：适用于风湿痹阻经络证	• 化湿和胃剂：香砂平胃散（颗粒、丸）、枳术丸 • 清热祛湿剂：消炎利胆片（颗粒、胶囊）、妇科千金片、八正颗粒 • 利水渗湿剂：五苓散（胶囊、片） • 温化水湿剂：萆薢分清丸、肾炎康复片 • 祛湿化浊剂：血脂康胶囊、白带丸 • 祛风胜湿剂：独活寄生丸	• 祛湿剂多由芳香温燥或甘淡渗利之药组成，多辛燥，易于耗伤阴津，对素体阴虚津亏，病后体弱，以及孕妇等均应慎用

续表

类别	分类及功能主治	常见品种	临床应用要点
祛痰剂	• 燥湿化痰剂：适用于湿痰证 • 清热化痰剂：适用于痰热证 • 润燥化痰剂：适用于燥痰证 • 温化寒痰剂：适用于寒痰证 • 化痰熄风剂：适用于内风挟痰证	• 燥湿化痰剂：二陈丸、祛痰止咳颗粒 • 清热化痰剂：祛痰灵口服液、止咳橘红丸（颗粒、胶囊、片）、黄氏响声丸 • 润燥化痰剂：养阴清肺丸（膏、糖浆）、蜜炼川贝枇杷膏 • 温化寒痰剂：通宣理肺丸（颗粒、胶囊、片） • 化痰熄风剂：半夏天麻丸	• 辨别痰病的性质，分清寒热燥湿、标本缓急 • 有咳血倾向者，不宜使用燥热之剂，以免引起大量出血 • 表邪未解或痰多者，慎用滋润之品，以防壅滞留邪，病久不愈 • 辨明生痰之源，重视循因治本
止咳平喘剂	• 用于治疗慢性支气管炎、支气管哮喘、慢性阻塞性肺病、肺源性心脏病、胸膜炎、肺炎、小儿喘息性支气管炎等慢性呼吸道疾病咳嗽、喘息等症状者	• 蛤蚧定喘丸、固本咳喘片	•外感咳嗽初起，不宜单用收涩止咳剂，以防留邪
消导化积剂	• 消食化积剂：适用于食积内停之证 • 健脾消食剂：适用于脾胃虚弱，食积内停之证	• 消食化积剂：保和丸（颗粒、片）、枳实导滞丸 • 健脾消食剂：健脾丸、健儿消食口服液	• 使用人参类补益药时，不宜配伍使用含莱菔子的药物 • 食积内停，易使气机阻滞，气机阻滞又可导致积滞不化，配伍具有理气作用的药物，使气行而积消 • 消导化积剂虽较泻下剂缓和，但总属攻伐之剂，不宜久服，纯虚无实者禁用
杀虫剂	• 用于驱杀寄生在人体消化道内的蛔虫、蛲虫、绦虫、钩虫等	• 乌梅丸	• 宜空腹服，尤以临睡前服用为妥，忌油腻香甜食物 • 有时需要适当配伍泻下药物，以助虫体排出 • 杀虫剂多有攻伐作用或有毒之品，故要注意掌握剂量，且不宜连续服用，以免中毒或伤正 • 年老、体弱者，孕妇等慎用或禁用 • 临证时结合粪便检验，若发现虫卵，再辨证选用杀虫剂 • 服杀虫剂之后见有脾胃虚弱者，适当调补脾胃以善其后

4. 中成药主要不良反应及应对策略

中成药使用中出现的不良反应有多种类型，临床可见以皮肤黏膜系统症状、消化系统症状、循环系统症状、呼吸系统症状、血液系统症状、泌尿系统症状、神经系统症状、精神症状或过敏性休克等为主要表现的不良反应，可表现为其中一种或几种症状。中成药使用中出现的常见不良反应及应对策略见表 3-163。

表 3-163 中成药使用中出现的常见不良反应及应对策略

常见不良反应	主要品种	应对策略
皮疹、瘙痒、红斑性皮疹、荨麻疹、接触性皮炎、出血性皮疹、局部红肿、皮肤发红	马应龙麝香痔疮膏、保妇康栓、消肿止痛酊、痛肿灵、妇洁舒洗液、心脑舒通胶囊、部分中药注射剂	• 外用导致的过敏反应，应停止使用，适当冲洗患处 • 其他药品，应立即停用，进行相应脱敏治疗
胃不适、腹泻、腹痛、恶心、呕吐、腹胀、反胃、口干等	三黄片、当归龙荟丸、复方芦荟胶囊、舟车丸、牛黄上清丸、黄连上清丸	• 对于平素阳气不足、脾胃虚弱之体，可配伍和胃之品 • 如服药呕吐者，可采用凉药热服法
胸闷、气喘、呼吸急促或困难、咽痛	附子理中丸（片）、麻杏止咳片、防风通圣丸、风湿骨痛丸、半夏止咳糖浆、大活络丹、磁朱丸、朱砂安神丸	• 应注意长期或超剂量用药，特别是含有毒性中药的中成药，如朱砂、雄黄、附子、川乌、草乌、北豆根等，过量服用即可中毒
血压升高、心脏不适、血压降低等	骨松宝胶囊、脉络通颗粒、血塞通片、血脂灵片	• 加强用药观察及不良反应监测，注意观察血液生化指标
少尿、排便困难	感冒清热颗粒、九味羌活丸、甘露消毒丸、藿香正气水（丸、胶囊）、十滴水、清暑益气丸	• 服药期间多饮水、多休息
眩晕、头晕、头痛、头胀、头昏、心悸、心慌、休克	参麦注射液、银杏叶提取物注射液、注射用炎琥宁、喜炎平注射液	• 立即停药，观察症状，如果全身反应严重，应予以相应抢救措施

注：中成药涉及的不良反应，目前尚未见权威系统的报道，本表格归纳主要依据文后参考文献 1～6。

5. 中成药的配伍禁忌

当疾病复杂，一个中成药不能满足所有证候时，可以联合应用多种中成药。多种中成药的联合应用，应遵循药效互补原则及增效减毒原则。功能相同或基本相同的中成药原则上不宜叠加使用。药性峻烈的或含毒性成分的药物应避免重复使用。合并用药时，注意中成药的各药味、各成分间的配伍禁忌，主要有“十八反、十九畏”。

“十八反”：乌头反贝母、瓜蒌、半夏、白及、白蔹；甘草反甘遂、大戟、海藻、芫花；藜芦反人参、丹参、玄参、沙参、太子参、细辛、赤芍、白芍。

“十九畏”：硫黄畏朴硝，水银畏砒霜，狼毒畏密陀僧，巴豆畏牵牛，丁香畏郁金，川乌、草乌畏犀牛角，牙硝畏三棱，官桂畏赤石脂，人参畏五灵脂。

联合应用多种中成药应密切关注各药处方组成，严格按照“十八反”“十九畏”进行核对查证，确保用药安全。

① 含乌头的中成药不能与含贝母、瓜蒌、半夏、白及、白蔹的中成药同服。

② 含甘草的中成药不能与含甘遂、大戟、海藻、芫花的中成药同服。

③ 含藜芦的中成药不能与含人参、丹参、玄参、沙参、太子参、细辛、赤芍、白芍的中成药同服。

④ 含芒硝的中成药不宜与含硫黄、三棱的中成药同用；含水银的中成药不宜与含砒霜的中成药同用；含狼毒的中成药不宜与含密陀僧的中成药同用；含巴豆的中成药不宜与含牵牛子的中成药同用；含丁香的中成药不宜与含郁金的中成药同用；含川乌、草乌的中成药不宜与含犀牛角的中成药同用；含肉桂的中成药不宜与含赤石脂的中成药同用；含人参的中成药不宜与含五灵脂的中成药同用。

家庭药师在使用中成药时，应仔细了解处方组成。中成药的配伍千变万化，熟练掌握中医药理论和基本知识，是合理用药的先决条件。

二、活血化瘀类中成药临床药物治疗管理要点

活血化瘀类中成药临床可用于治疗瘀血阻滞所致的闭经、痛经、干血痨、半身不遂、外伤疼痛，症见刺痛有定处、舌紫暗、舌上有青紫斑或紫点、局部有肿块、疼痛拒按、按之坚硬、固定不移等。

活血化瘀类中成药以丹参、三七、银杏叶、灯盏细辛、川芎、当归、桃仁、红花、赤芍、牛膝、牡丹皮、延胡索等药物为主组成。家庭常见品种包括丹七片、心脑舒通胶囊、银杏叶胶囊（口服液、片）、灯盏花颗粒、通脉颗粒、血塞通颗粒（片）等，临床应用要点见表 3-164。

表 3-164 活血化瘀类中成药常见品种及临床应用要点

代表品种	方解	临床应用要点
丹七片	• 方中丹参味苦性微寒，善于活血祛瘀，通络止痛，清心除烦，凉血消痈，为君药 • 三七味甘微苦、性温，功擅散瘀止血，消肿定痛，为臣药 • 两药合用，共奏活血化瘀、通脉止痛之功	• 适应证：活血化瘀，通脉止痛。用于瘀血闭阻所致的胸闭心痛，眩晕头痛，经期腹痛 • 禁忌：尚不明确 • 注意事项：①孕妇、月经期及有出血倾向者慎用；②在治疗期间，心绞痛持续发作，宜加用硝酸酯类药物；若出现剧烈心绞痛，心肌梗死，应及时救治
心脑舒通胶囊	• 方中蒺藜苦、辛，微温，入肝经，苦能泄降，辛擅走窜 • 本品为蒺藜经提取加工而成，功专活血化瘀，舒利血脉，用治血脉瘀阻之胸痹心痛、中风偏瘫	• 适应证：活血化瘀，舒利血脉。用于瘀血 • 禁忌：①月经期禁用；②颅内出血后尚未完全止血者禁用 • 注意事项：①有出血史或血液低黏滞综合征患者慎用；②孕妇慎用；③忌食生冷、辛辣、油腻食物，忌烟酒、浓茶；④在治疗期间，心绞痛持续发作，宜加用硝酸酯类药物；若出现剧烈心绞痛，心肌梗死，见有气促、汗出、面色苍白者，应及时救治
银杏叶胶囊（口服液、片）	• 银杏叶味甘、苦、涩，性平，活血化瘀、通络止痛，敛肺平喘，化浊降脂 • 用于胸闷心痛，心悸怔忡等症	• 适应证：活血化瘀通络。用于瘀血阻络引起的胸痹心痛、中风、半身不遂、舌强语謇；冠心病稳定型心绞痛、脑梗死见上述证候者 • 禁忌：月经期及有出血倾向者禁用 • 注意事项：①孕妇慎用；②忌食生冷、辛辣、油腻食物，忌烟酒、浓茶；③在治疗期间，心绞痛持续发作，宜加用硝酸酯类药物；若出现剧烈心绞痛，心肌梗死，见气促、汗出、面色苍白者，应及时救治
灯盏花颗粒	• 灯盏细辛味辛，性微温，具有散寒解毒、活血舒筋、止痛、消积的功效 • 灯盏花颗粒为灯盏细辛经加工制成的颗粒剂，具有活血化瘀、通经活络的功效	• 适应证：活血化瘀，通经活络。用于脑络瘀阻，中风偏瘫，心脉痹阻，胸痹心痛；缺血性中风，冠心病心绞痛见上述证候者 • 禁忌：脑出血急性期及有出血倾向者禁用 • 注意事项：①孕妇慎用；②心痛剧烈及持续时间长者，应做心电图及心肌酶学检查，并采取相应的医疗措施

续表

代表品种	方解	临床应用要点
通脉颗粒	• 方中丹参活血祛瘀，清心除烦，专行心、脑脉络闭塞，为君药 • 川芎为血中气药，行气活血，气行则血行，有辅助君药活血通脉之功 • 葛根活血化瘀，上通脑络，下通心络，为消散瘀血，通痹散结的要药，故为佐药 • 三药合用，共奏活血通脉止痛之功	• 适应证：活血通脉。用于瘀血阻络所致的中风，症见半身不遂、肢体麻木及胸痹心痛、胸闷气憋；脑动脉硬化、缺血性中风及冠心病心绞痛见上述证候者 • 禁忌：尚不明确 • 注意事项：①孕妇慎用；②心痛剧烈及持续时间长者，应做心电图及心肌酶学检查，并采取相应的医疗措施
血塞通颗粒（片）	• 三七性味甘、微苦，温，具有散瘀止血、消肿定痛的功效 • 本方由单味三七提取总皂苷制成，其功效为活血祛瘀，通脉活络，主要用于脑脉、心脉瘀阻证	• 适应证：活血祛瘀，通脉活络。用于瘀血阻络所致的中风偏瘫、肢体活动不利、口眼歪斜，胸痹心痛、胸闷气憋；中风后遗症及冠心病心绞痛见上述证候者 • 禁忌：尚不明确 • 注意事项：①阴虚阳亢或肝阳化风者，不宜单用本品；②孕妇慎用；③心痛剧烈及持续时间长者，应做心电图及心肌酶学检查，并采取相应的医疗措施

注意事项：①妇女经期、月经过多及孕妇均当慎用或禁用；②只能暂用，不能久服，中病即止。

三、补益类中成药临床药物治疗管理要点

1. 虚症的发病机制与辨证要点

虚证成因较多，基于先天者，禀赋不足所致；缘于后天者，责之饮食不节，情志不畅，劳倦过度，病久耗伤，病后失调等。各种致病因素最终致使脏腑功能虚弱，罹患气血化生不足、阴阳虚损之变。故虚证有气虚、血虚、阴虚和阳虚诸证。若气、血、阴、阳虚损相互累及，即可出现气血两虚、气阴两虚、阴阳两虚等复合证。故补益剂分为补气剂、补血剂、气血双补剂、补阴剂、补阳剂、阴阳双补剂六种。补益类中成药以人参、黄芪、黄精、玉竹、当归、熟地黄、女贞子、鹿茸、肉苁蓉等药物为主组成，具有补养人体气、血、阴、阳等作用。

临床以气、血、阴、阳虚损不足诸症表现为辨证要点。临床可用于治疗慢性心力衰竭、贫血、休克、衰老、退行性病变、内分泌与代谢性疾病出现气血阴阳虚损表现者。

补益剂临床应用注意事项：①辨治虚证，辨别真假；②体质强壮者不宜补，邪气盛者慎用；③脾胃素虚宜先调理脾胃，或在补益方中佐以健脾和胃、理气消导的中成药；④服药时间以空腹或饭前为佳。

2. 补益类中成药的分类及临床应用要点（详见表 3-165 和表 3-166）

表 3-165 补益类中成药的分类、代表性中成药及其适应证

分类	代表性中成药	适应证
补气剂	参苓白术散（丸、颗粒）、补中益气丸（颗粒、口服液、合剂）、肾衰宁胶囊（片、颗粒）、香砂六君丸等	• 适用于脾肺气虚证。症见肢体倦怠乏力、少气懒言、语声低微、动则气促、面色萎黄、食少便溏、舌淡苔白、脉弱或虚大，甚或虚热自汗，或脱肛、子宫脱垂等

续表

分类	代表性中成药	适应证
补血剂	归脾丸、健脾生血颗粒（片）等	• 适用于血虚证。症见面色无华、头晕、眼花、心悸失眠、唇甲色淡、妇女经水愆期、量少色淡、脉细数或细涩、舌质淡红、苔滑少津等
气血双补剂	当归补血丸（口服液）、八珍丸（颗粒）、八珍益母丸（胶囊）、乌鸡白凤丸（胶囊、片）、人参养荣丸、人参归脾丸等	• 适用于气血两虚证。症见面色无华、头晕目眩、心悸气短、肢体倦怠、舌质淡、苔薄白、脉虚细等
补阴剂	六味地黄丸、杞菊地黄丸（胶囊、片）、生脉饮（颗粒、胶囊）、百合固金丸（口服液）等	• 适用于阴虚证。症见肢体羸瘦、头晕耳鸣、潮热颧红、五心烦热、口燥咽干、虚烦不眠、大便干燥、小便短黄，甚则骨蒸盗汗、呛咳无痰、梦遗滑精、腰酸背痛、脉沉细数、舌红少苔、少津等
补阳剂	济生肾气丸、四神丸（片）、杜仲颗粒、右归丸等	• 适用于阳虚证。症见腰膝酸痛、四肢不温、酸软无力、少腹拘急冷痛、小便不利，或小便频数、阳痿早泄、肢体羸瘦、消渴、脉沉细或尺脉沉伏等
阴阳双补剂	龟鹿二仙膏、补肾益脑片	• 适用于阴阳两虚证。症见头晕目眩、腰膝酸软、阳痿遗精、畏寒肢冷、午后潮热等

表 3-166　补益类中成药临床应用要点

分类	代表品种	方解	临床应用要点
补气剂	参苓白术散（丸、颗粒）	• 方中人参甘苦微温，入脾肺二经，擅补脾肺之气；白术甘温而性燥，既可益气补虚，又能健脾燥湿；茯苓甘淡，为利水渗湿、健脾助运之要药，三药合用，益气健脾，共为君药 • 山药甘平，补脾胃而益肺肾；莲子甘平而涩，既能补益脾胃，又可涩肠止泻；二药助人参、白术以健脾益气，兼以厚肠止泻；扁豆甘平微温，补脾化湿；薏苡仁甘淡微寒，健脾利湿；二药助白术、茯苓以健脾助运，渗湿止泻，四药共为臣药 • 砂仁芳香辛温，化湿醒脾，行气和胃；桔梗辛苦而平，可开提肺气，宣肺化痰止咳，二药为佐药 • 甘草益气和中，润肺止咳，调和诸药，为使药 • 诸药配伍，共奏补脾胃、益肺气之功	• 适应证：补脾胃，益肺气。用于脾胃虚弱，食少便溏，气短咳嗽，肢倦乏力 • 注意事项：①湿热内蕴所致泄泻、厌食、水肿及痰火咳嗽者不宜使用；②宜饭前服用；③服药期间忌食荤腥油腻，不易消化食物；④孕妇慎用；⑤忌恼怒、忧郁、劳累过度，保持心情舒畅

续表

分类	代表品种	方解	临床应用要点
补气剂	补中益气丸（颗粒、口服液、合剂）	• 本方重用炙黄芪，甘温，能健脾益气，升阳举陷，为君药 • 党参、白术、炙甘草补中益气，健脾和胃，为臣药；与黄芪合用，增强补中益气之力。气虚日久，营血亏虚，故取当归养血活血，助人参、黄芪补气养血；陈皮理气和胃，使补而不滞；并以少量升麻、柴胡升阳举陷，辅助君药升提下陷之中气，为佐药 • 炙甘草可调和众品，兼为使药 • 诸药合用，共奏补中益气、升阳举陷之功	• 适应证：补中益气，升阳举陷。用于脾胃虚弱、中气下陷所致的泄泻、脱肛、阴挺，症见体倦乏力、食少腹胀、便溏久泻、肛门下坠或脱肛、子宫脱垂 • 注意事项：①湿热内蕴所致泄泻、厌食、水肿及痰火咳嗽者不宜使用；②宜饭前服用；③服药期间忌食荤腥油腻、不易消化食物；④孕妇慎用；⑤忌恼怒、忧郁、劳累过度，保持心情舒畅
	肾衰宁胶囊（片、颗粒）	• 方中太子参甘平能补，益气健脾；大黄苦寒泄降，活血化瘀，通腑泄浊，一补一泻，共为君药 • 茯苓、半夏、陈皮健脾燥湿，降逆化浊；黄连苦寒，清热燥湿，与半夏相伍，辛开苦降，调和胃气，使上逆之浊阴下降，共为臣药 • 丹参、红花、牛膝活血化瘀，通络利尿，为佐药 • 甘草调和诸药，为使药 • 诸药相合，共奏益气健脾，活血化瘀，通腑泄浊之功	• 适应证：益气健脾，活血化瘀，通腑泄浊。用于脾胃气虚、浊瘀内阻、升降失调所致的面色萎黄、腰痛倦怠、恶心呕吐、食欲不振、小便不利、大便黏滞 • 禁忌：有出血症状者及孕妇禁用 • 注意事项：①肝肾阴虚、脾肾阳虚、阴阳两虚所致水肿、肾劳者慎用；②服药期间宜低盐饮食，忌烟酒及辛辣油腻食品；③本品服用后每日大便次数在2~3次为宜，超过4次以上者慎用
	香砂六君丸	• 方中党参味甘性平，益气健脾，补中养胃，为君药 • 白术甘温，补气健脾；茯苓甘淡，健脾渗湿，与白术相须为用，使君药益气补脾之力更著，为臣药 • 陈皮理气和胃，木香行气调中止痛，砂仁行气醒脾，合则行气健脾，调中止痛；半夏燥湿化痰，和胃降逆，共为佐药 • 甘草味甘益气，调和诸药，为使药 • 全方配伍，共奏益气健脾、行气和胃之功	• 适应证：益气健脾，行气和胃。用于脾虚气滞，消化不良，嗳气食少，脘腹胀满，大便溏泄 • 注意事项：①阴虚内热胃痛、湿热痞满、泄泻者慎用；②忌食生冷、油腻、不易消化及刺激性食物；戒烟酒

续表

分类	代表品种	方解	临床应用要点
补血剂	归脾丸	• 方中黄芪甘微温，补脾益气；龙眼肉甘温，既能补脾气，又能养心血，共为君药 • 党参、白术甘温补气，与黄芪相配，加强补脾益气之功；当归甘辛微温，滋养营血，与龙眼肉相伍，增强补血养心之效，共为臣药 • 茯苓、酸枣仁、远志宁心安神；木香理气醒脾，与补气养血药配伍，使之补不碍胃，补而不滞，共为佐药 • 炙甘草、大枣补气健脾，调和诸药，为使药 • 诸药合用，共奏益气健脾，养血安神之效	• 适应证：益气健脾，养血安神。用于心脾两虚，气短心悸，失眠多梦，头晕头昏，肢倦乏力，食欲不振，崩漏便血 • 注意事项：①阴虚火旺者慎用；②忌食辛辣、生冷、油腻食物
	健脾生血颗粒（片）	• 方中党参、黄芪补中益气，健脾和胃，资生化源，益气生血，共为君药 • 茯苓、白术、山药助君药健脾益气；南五味子、麦冬、龟甲、大枣滋养阴血，共为臣药 • 鸡内金消食健胃，使诸药补而不滞；龙骨、牡蛎镇静安神，共为佐药 • 甘草益气补中，调和诸药，为使药 • 另硫酸亚铁促进新血生成 • 诸药合用，共奏健脾和胃、养血安神之功	• 适应证：健脾和胃，养血安神。用于脾胃虚弱及心脾两虚所致的血虚证，症见面色萎黄或㿠白、食少纳呆、脘腹胀闷、大便不调、烦躁多汗、倦怠乏力、舌胖色淡、苔薄白、脉细弱 • 注意事项：①忌茶，勿与含鞣酸类药物合用；②少数患儿服药后，可见短暂性食欲下降、恶心、呕吐、轻度腹泻，多可自行缓解；③本品含有硫酸亚铁，对胃有刺激性，故宜在饭后服用；④饮食宜清淡，忌食油腻、辛辣食物
气血双补剂	当归补血丸（口服液）	• 方中重用黄芪，大补脾肺之气，以资气血生化之源 • 当归益血和营，使阳生阴长，气旺血生。法"有形之血不能自生，生于无形之气"之理	• 适应证：补养气血。用于气血两虚证 • 注意事项：①阴虚火旺者慎用；②感冒者慎用；③用于治疗失眠时，睡前不宜喝茶和咖啡；④服药期间宜食清淡易消化食物，忌食辛辣、油腻、生冷食物
	八珍丸（颗粒）	• 方中熟地黄、党参甘温益气养血，为君药 • 当归甘辛温，补血活血；白芍酸苦微寒，养血和营，协助熟地黄益心生血，调和肝脾；白术甘苦温，健脾燥湿；茯苓甘淡，益脾渗湿，协助党参补脾肺之气，以助气血生化之源，共为臣药 • 川芎辛温，活血行气；炙甘草补中益气，共为佐使药 • 诸药相合，共奏补气益血之功	• 适应证：补气益血。用于气血两虚，面色萎黄，食欲不振，四肢乏力，月经过多 • 注意事项：①体实有热者慎用；②感冒者慎用；③忌食辛辣、油腻、生冷食物

续表

分类	代表品种	方解	临床应用要点
气血双补剂	八珍益母丸（胶囊）	• 方中重用益母草，活血化瘀，调经止痛，为君药 • 熟地黄、当归、白芍、川芎养血活血，党参、白术、茯苓、甘草益气健脾，为臣药 • 益母草与上药合用，消补兼施，共奏益气养血，活血调经之功	• 适应证：益气养血，活血调经。用于气血两虚兼有血瘀所致的月经不调，症见月经周期错后、行经量少、淋漓不净、精神不振、肢体乏力 • 禁用：孕妇、月经过多者 • 注意事项：湿热蕴结致月经不调者慎用
	乌鸡白凤丸（胶囊、片）	• 方中重用乌鸡，补阴血，滋肝肾，清虚热，为君药 • 人参、黄芪、山药补气健脾；熟地黄、当归、白芍、川芎、丹参养血调经；鹿角霜、鹿角胶补肝肾，益精血；鳖甲、地黄、天冬滋补阴液，清虚热，共为臣药 • 香附疏肝理气，调经止痛；银柴胡清退虚热；芡实、桑螵蛸、牡蛎收敛固涩止带，为佐药 • 甘草调和诸药，为使药 • 诸药合用，共奏补气养血、调经止带之功	• 适应证：补气养血，调经止带。用于气血两虚，身体瘦弱，腰膝酸软，月经不调，崩漏带下 • 注意事项：①月经不调或崩漏属血热实证者慎用；②服药期间少食辛辣刺激食物；③服药后出血不减，或带下量仍多者请医生诊治
	人参养荣丸	• 方中人参补脾益气，熟地黄大补阴血，补精填髓，两药合用，气血双补而为君药 • 白术、茯苓、炙黄芪和五味子相合，健脾益气，以资气血生化之源；当归、白芍更添补血养血之力，以上六品补气养血，合为臣药 • 肉桂补火助阳，温暖脾肾，鼓舞气血生长；远志宁心安神；陈皮理气醒脾，均为佐药 • 炙甘草益气调和诸药，为使药 • 全方性偏温和，补益气血，养心安神	• 适应证：温补气血。用于心脾不足、气血两亏，形瘦神疲，食少便溏，病后虚弱 • 注意事项：①阴虚、热盛者慎用；②孕妇慎用；③服药期间饮食宜选清淡食物
	人参归脾丸	• 方中人参大补元气，炙黄芪健脾补中，共为君药，重在健脾益气，以气生血 • 当归甘温质润，为补血之圣药；龙眼肉补脾益气、养血安神，共为臣药。君臣相合，补益心脾，化生气血 • 白术、茯苓健脾益气以助生血之源；远志能上开心气，下通肾气，交通心肾，安神益智；酸枣仁养心益肝，宁心安神；木香理气醒脾，防滋补太过，可使全方补而不滞，共为佐药 • 炙甘草益气和中，调和诸药，为使药 • 诸药合用，共奏益气补血，健脾养心之效	• 适应证：益气补血，健脾养心。用于心脾两虚、气血不足所致的心悸、怔忡、失眠健忘、食少体倦、面色萎黄以及脾不统血所致的便血、崩漏、带下 • 注意事项：①热邪内伏、阴虚脉数以及痰湿壅盛者慎用；②服药期间应进食营养丰富而易消化吸收的食物，饮食有节；忌食生冷食物，忌烟酒、浓茶；③保持精神舒畅，劳逸适度；忌过度思虑，避免恼怒、抑郁、惊恐等不良情绪

续表

分类	代表品种	方解	临床应用要点
补阴剂	六味地黄丸（颗粒、口服液、片、胶囊）	• 方中重用熟地黄滋补肾阴，填精益髓生血，为君药 • 山茱萸补益肝肾，并能涩精；山药补养脾阴而补肾固精，共为臣药 • 泽泻利湿泄热而降肾浊，并能减熟地黄之滋腻；茯苓淡渗脾湿，助山药之健运，与泽泻共降肾浊；牡丹皮清泄虚热，并制山茱萸之温，共为佐药 • 诸药相合，共奏滋补肾阴之功	• 适应证：滋阴补肾。用于肾阴亏损，头晕耳鸣，腰膝酸软，骨蒸潮热，盗汗遗精，消渴 • 注意事项：①体实及阳虚者慎用；②感冒者慎用；③脾虚、气滞、食少纳呆者慎用；④服药期间忌食辛辣、油腻食物
	杞菊地黄丸（片、口服液、胶囊）	• 方中熟地黄味甘、性微温，入心、肝、肾经，养血滋阴，补精益髓，为补益肝肾精血之要药，为君药 • 山茱萸补肾暖肝；山药味甘，归脾、肺、肾经，性平不燥，作用缓和，补脾益肾涩精，为平补气阴之要药，为臣药 • 枸杞子滋阴补肾，养肝明目；菊花疏风清热，平肝明目；茯苓健脾渗湿；泽泻泄肾浊；牡丹皮清肝火，合为佐药 • 诸药配伍，共奏滋肾养肝之功	• 适应证：滋肾养肝。用于肝肾阴亏，眩晕耳鸣，羞明畏光，迎风流泪，视物昏花 • 注意事项：①实火亢盛所致头晕、耳鸣者慎用；②服药期间忌食生冷食物；③脾虚便溏者慎用
	生脉饮（颗粒、胶囊）	• 方中以人参味甘性平，归脾、肺二经，能补脾益肺，健运中气，鼓舞清阳，生津止渴，为君药 • 麦冬甘寒质润，入肺、胃、心经，养阴生津，清心除烦，与人参合用，可使气旺津生，脉气得复，为臣药 • 五味子敛肺宁心，止汗生津，为佐药 • 三药配合，一补一清一敛，共奏益气复脉、养阴生津之功	• 适应证：益气复脉，养阴生津。用于气阴两亏，心悸气短，脉微自汗 • 注意事项：①里实证及表证未解者慎用；②忌食辛辣、油腻食物；③在治疗期间，心绞痛持续发作者，宜加用硝酸酯类药物；若出现剧烈心绞痛、心肌梗死，见气促、汗出、面色苍白者，应及时救治
	百合固金丸（口服液）	• 方中百合清肺润燥止咳，熟地黄滋肾益阴，共为君药 • 麦冬、川贝母、玄参、生地黄助君药滋阴润肺，止咳化痰，共为臣药 • 当归、白芍养血和阴，桔梗止咳祛痰，共为佐药 • 甘草润肺止咳，调和诸药，为使药 • 诸药相合，共奏养阴润肺，化痰止咳之功效	• 适应证：养阴润肺，化痰止咳。用于肺肾阴虚，燥咳少痰，痰中带血，咽干喉痛 • 注意事项：①本品为阴虚燥咳所设，外感咳嗽，寒湿痰喘者慎用；②本品滋阴碍脾，脾虚便溏、食欲不振者慎用；③服药期间忌食辛辣燥热、生冷油腻食物

续表

分类	代表品种	方解	临床应用要点
补阳剂	济生肾气丸	• 方中肉桂、附子辛甘、大热，温补肾阳，益火之源，相须为用，增强肾阳气化功能；牛膝苦、酸、平，补肝肾，利尿通淋。三药配伍，温阳化气利水，为君药 • 熟地黄补血滋阴；山茱萸既温补肾阳，又益肝肾之阴；山药益气健脾补肾，培补肺气；三药肝脾肾三阴并补，可收阴生阳长之效，共为臣药 • 茯苓健脾补中，利水渗湿，助山药健脾；泽泻、车前子利水渗湿，清利下焦湿热，防熟地黄滋腻；牡丹皮清肝胆相火而凉血。四药甘淡寒凉，与君药相反相成，用为佐药 • 诸药合用，共奏温肾化气、利水消肿之效	• 适应证：温肾化气，利水消肿。用于肾阳不足、水湿内停所致的肾虚水肿、腰膝痠重、小便不利、痰饮咳喘 • 注意事项：①湿热壅盛、风水泛溢水肿者慎用；②孕妇慎用；③本品含附子有毒，不可过量、久用；④服药期间饮食宜清淡，宜低盐饮食；⑤本品含钾较高，与保钾利尿药螺内酯、氨苯蝶啶合用时，应防止高钾血症；⑥避免与磺胺类药物同时使用
	四神丸（片）	• 方中补骨脂大温，补肾阳以温脾土，治肾泄，为君药 • 肉豆蔻温脾暖胃，涩肠止泻；吴茱萸辛苦大热，温脾肾以散阴寒，配合君药温肾暖脾，固涩止泻，共为臣药 • 五味子酸温，固肾益气，涩肠止泻；大枣补脾养肾，共为佐药 • 诸药合用，共奏温肾散寒，涩肠止泻之功	• 适应证：温肾散寒，涩肠止泻。用于肾阳不足所致的泄泻，症见肠鸣腹胀、五更溏泻、食少不化、久泻不止、面黄肢冷 • 注意事项：①湿热痢疾、湿热泄泻者不宜使用；②忌食生冷、油腻食物
	杜仲颗粒	• 方中杜仲味甘性温，入肝、肾经，滋补肝肾，益精养血，强筋健骨 • 杜仲叶亦具有类似功效 • 两药伍用，共奏补肝肾，强筋骨之功	• 适应证：补肝肾，强筋骨。用于肾气亏虚所致的腰痛、腰膝无力 • 注意事项：①湿热痹阻、外伤瘀血所致腰痛不宜用；②本品所含杜仲有降压作用，低血压患者或与其他降压药同期使用时应监测血压
	右归丸	• 方中肉桂、附子辛甘、大热，温补肾阳命门，肉桂还可散寒止痛，引火归原；鹿角胶温肾阳，益精血，三药配合，温补肾阳，填精益髓，共为君药 • 杜仲甘温，补肝肾、强筋骨；菟丝子、山茱萸既补肾阳，又益阴精，兼能固精止遗；重用熟地黄补血滋阴、益精填髓；枸杞子滋阴补肾、益精补血。此六味合用，阴阳双补，侧重阴中求阳，共为臣药 • 当归补血活血，散寒止痛；山药益气健脾补肾，为佐药 • 诸药合用，共奏温补肾阳，填精止遗之功	• 适应证：温补肾阳，填精止遗。用于肾阳不足、命门火衰，腰膝痠冷，精神不振，怯寒畏冷，阳痿遗精，大便溏薄，尿频而清 • 注意事项：①阴虚火旺、心肾不交、湿热下注而扰动精室者慎用；②湿热下注所致阳痿者慎用；③暑湿、湿热、食滞伤胃和肝气乘脾所致泄泻者慎用；④服药期间忌生冷饮食，慎房事；⑤方中含肉桂、附子大温大热之品，不宜过量服用；⑥孕妇慎用

续表

分类	代表品种	方解	临床应用要点
阴阳双补剂	龟鹿二仙膏	· 方中鹿角性平微温，为温补之品，通督脉而补阳；龟甲甘咸，长于填精补髓，滋阴养血，两药均为“血肉有情”之品，二者相合，能沟通任督，峻补阴阳，助阳填精，强筋健骨；党参补益元气，滋气血生化之源；枸杞子滋肾养血。诸药共用，共奏温肾益精，补气养血之效	· 适应证：温肾益精，补气养血。用于肾虚精亏所致的腰膝痠软、遗精、阳痿 · 注意事项：①阴虚火旺者慎用；②感冒者慎用
	补肾益脑片	· 方中鹿茸补肾阳，益精血，强筋骨；红参大补元气，补气以生血，安神增智，共为君药 · 熟地黄、当归补血益精；茯苓、山药补脾益气，宁心安神；枸杞子滋补肝肾；补骨脂补肾温脾，共为臣药 · 麦冬、酸枣仁、远志养心除烦安神；牛膝补肝肾，强筋骨；玄参清热养阴；五味子生津敛汗，补肾涩精，宁心安神；川芎活血行气，使气血补而不腻滞；朱砂重镇安神，共为佐药 · 诸药相合，共奏滋肾益气，补血生精之功	· 适应证：补肾生精，益气养血。用于肾虚精亏、气血两虚所致的心悸、气短、失眠、健忘、遗精、盗汗、腰腿痠软、耳鸣耳聋 · 注意事项：①体实邪盛者慎用；②服药期间宜食易消化食物，忌食辛辣、生冷食物；③本品含有朱砂，有毒，应在医生指导下使用，不可过量、久用；④用于治疗失眠时，睡前忌吸烟，忌喝酒、茶和咖啡；⑤感冒者慎用

四、中西药物联合治疗管理要点

1. 中西药物联合应用的指导原则

针对具体疾病制订用药方案时，考虑中西药物的主辅地位确定给药剂量、给药时间、给药途径。

① 中成药与西药如无明确禁忌，可以联合应用，给药途径相同的，应分开使用。

② 应避免副作用相似或有不良相互作用的中西药联合使用。

2. 中西药物联合应用的配伍要求

西药一般主张单一用药，因不同治疗目的需要联用时，应尽量避免药物之间相互作用。另外，西药的不良反应发生率随着用药种数的增多而增加。中药临床用药多以方剂为主，讲究“君臣佐使”中药配伍。临床上中西药联用有单味中药、中药复方汤剂或中成药与西药并用。如麻黄与苯海拉明配伍使用，可帮助解除支气管痉挛和减少腺体分泌，对哮喘治疗有协同作用；石膏与阿司匹林配伍使用，使内郁之热由表解散，实有相得益彰之妙用。

临床常见的中西药不合理联用主要有以下三种类型：①降低药物疗效；②产生或增加不良反应；③重复用药。有些中药含有西药成分，感冒药如维C银翘片含有对乙酰氨基酚、氯苯那敏等西药成分；降压药如珍菊降压片含有盐酸可乐定、氢氯噻嗪；消化用药如复方猴头颗粒含有硫糖铝、次硝酸铋、三硅酸镁；糖尿病药消渴丸含有格列本脲；止咳平喘药清咳散含有盐酸溴己新；心脑血管药脉君安片含有氢氯噻嗪。这些中药与西药合用时由于忽视了其所含西药成分，出现相同成分西药的重复使用，增加患者用药风险（详见表 3-167）。

表 3-167 常见中西药不合理联用的类型及原因分析

类型	中药名称及类型	西药名称及类型	中西药联用不合理的原因
降低药物疗效	黄芩、人参、三七、远志	维生素 C	• 合用易分解失效
	五倍子、地榆、诃子、石榴皮、大黄	麻黄碱、小檗碱、士的宁、奎宁、利血平、阿托品	• 因鞣质是生物碱沉淀剂，同用后会结合生成难溶性鞣酸盐沉淀，不易被机体吸收而降低疗效
	牛黄解毒片、穿心莲、炎琥宁、复方罗布麻片、牡蛎、瓦楞子	四环素、红霉素、庆大霉素	• 合用会降低药效
	金银花、连翘、黄芩、鱼腥草	菌类制剂如复方噻酸乳杆菌片、双歧杆菌活菌	• 合用会抑制或降低西药菌类制剂的活性
产生或增加不良反应	贝母	氨茶碱	• 合用会造成中毒反应
	中药药酒	抗生素、磺胺类及呋喃唑酮等抗菌药	• 合用会抑制乙醇在体内的代谢，增加机体的乙醇毒副作用，严重者可出现双硫仑样反应
		胰岛素、降糖灵等降血糖药	• 中药药酒与降糖灵等降血糖药长期合用，会出现严重的低血糖和不可逆的神经系统病变
		阿司匹林、水杨酸钠等解热镇痛药	• 因乙醇与水杨酸等对消化道均有刺激，同用后可能会增加对消化道的刺激，严重者可导致胃肠出血
		血管扩张药、降压药	• 合用会加重直立性低血压
	蛇胆川贝液	吗啡、哌替啶、可待因	• 合用会导致呼吸衰竭
	护肝片、山楂丸、温（养）胃舒、五味子糖浆、乌梅丸	氨茶碱、磺胺、复方氢氧化铝、小苏打	• 合用不仅会降低疗效，还会产生肾毒性作用
	济生肾气丸	保钾利尿药螺内酯、氨苯蝶啶	• 济生肾气丸含钾较高，与保钾利尿药螺内酯、氨苯蝶啶合用时，应防止高钾血症；避免与磺胺类药物同时使用
	石膏、龙骨、牡蛎、珍珠和蛤蚧等含钙较高的中药	洋地黄类药物地高辛、毛花苷 C	• 因钙离子能增强心肌收缩力，抑制 Na^{+}-K^{+}-ATP 酶活性，与洋地黄类药物有协同作用，从而有可能增强洋地黄类药物的毒性

续表

类型	中药名称及类型	西药名称及类型	中西药联用不合理的原因
产生或增加不良反应	含麻黄碱的中药如复方川贝精片、复方枇杷糖浆等	**强心药**	• 与强心药联用，因麻黄碱会兴奋心肌β受体，加强心肌收缩力 • 与洋地黄类药联用，可使洋地黄类药物作用增强，毒性增加，易出现心律失常及心力衰竭等毒性反应
	黄药子	**利福平、四环素、红霉素、氯丙嗪**	• 黄药子与有肝毒性的西药联用，引发药源性肝病
	海藻、昆布	**治疗甲状腺功能亢进症的西药**	• 因其所含的碘能促进酪氨酸的碘化，使体内甲状腺素的合成增加，不利于治疗
重复给药	杜仲颗粒	**降压药**	• 杜仲颗粒含杜仲有降压作用，低血压患者或与其他降压药同期使用时应监测血压
	含麻黄的中成药如安嗽糖浆、散痰宁糖浆、苏菲咳糖浆、舒肺糖浆、天一止咳糖浆、咳痰清片、消咳宁片	**含麻黄碱、伪麻黄碱的西药，如布洛伪麻分散片、盐酸苯海拉明片等**	• 含麻黄类中药与西药有 180 余种，在进行中西药物联合使用时应避免重复给药

注：表中实例均从中药与西药的化学成分角度，分析中西药联用可能会存在的不合理联用，暂缺乏临床数据支撑。

（陈树和　杜光　闫斌　孙婉瑾）

【参考文献】

[1] 王欢，朱青霞，原永芳. 从中成药的不良反应报表浅谈合理用药. 中国医药导报，2017，14（26）：177-180.

[2] 林燕敏. 中成药的不良反应分析. 药事分析，2016，3：25-26.

[3] 王明娜，许秋霞，黄丹丹. 中成药的不良反应与决策. 海峡药学，2017，29（6）：280-281.

[4] 林建群，何荣连，章灵兮. 中成药临床应用安全性风险因素分析及应对策略. 中医药管理杂志，2013，21（12）：1319-1320.

[5] 唐洪梅，涂星，熊芬，等. 中药不良反应的现状分析及应对策略探讨. 中国药师，2015，18（7）：1144-1147.

[6] 张娟，候东彬，王登峰，等. 武汉市中成药新致的/严重的不良反应 245 例报告分析. 中国药房，2015，26（23）：3231-3235.

[7] 国家药典委员会编. 中华人民共和国药典：2015 年版. 一部. 北京：中国医药科技出版社，2015.

[8] 国家药典委员会编. 中华人民共和国药典临床用药须知：中药成方制剂卷（2010 年版）. 北京：中国医药科技出版社，2011.

[9] 国家中医药管理局. 中成药临床应用指导原则. 国中医药医政发〔2010〕30 号，2010.

五、肝毒性中成药临床药物治疗管理要点

1. 肝毒性中成药基础知识要点

(1) 药物分类与临床应用要点（详见表 3-168）

表 3-168 肝毒性中成药药物分类与临床应用要点

分类	代表品种	方解	临床应用要点
清热剂	**牛黄解毒**胶囊/片/丸/软胶囊	方中人工牛黄味苦性凉，入肝、心经，功善清心泻火解毒，为君药。生石膏味辛能散，性大寒可清胃泻火，除烦止渴；黄芩味苦性寒，清热燥湿，泻火解毒；大黄苦寒沉降，清热泻火，凉血解毒，泻下通便，开实火下行之途，共为臣药。雄黄、冰片清热解毒，消肿止痛，桔梗味苦辛，归肺经，宣肺利咽，共为佐药。甘草调和诸药，为使药	•适应证：清热解毒，用于火热内盛，咽喉肿痛，牙龈肿痛，口舌生疮，目赤肿痛 •禁用：孕妇 •注意事项：①虚火上炎所致口疮、牙痛、喉痹者慎用；②脾胃虚弱者慎用；③本品含有雄黄，不宜过量、久服
补益剂	**养血生发胶囊**	方中熟地黄甘温味厚，补血滋阴，生精益髓，为君药。当归补血活血；白芍养血敛阴；何首乌补肾精，益肝血，乌须发；菟丝子补肝肾，益精血，共为臣药。川芎行血中之气；羌活散风通络；天麻养阴祛风；木瓜化湿祛风，共为佐药	•适应证：养血祛风，益肾填精。用于血虚风盛、肾精不足所致的脱发，症见毛发松动或呈稀疏状脱落、毛发干燥或油腻、头皮瘙痒；斑秃、全秃、脂溢性脱发与病后、产后脱发见上述证候者 •禁用：①肝功能不全者；②孕妇；③已知有本品或组方药物肝损伤个人史的患者；④脾虚湿滞者；⑤假性斑秃 •注意事项：①感冒发热患者不宜服用；②有高血压、心脏病、肝病、糖尿病、肾病等慢性病严重者应在药师指导下服用；③严格按用法用量服用（一次 4 粒，一日 2 次），不超剂量、长期连续服用。服药 4 周症状无缓解，应去医院就诊；④老年人及肝生化指标异常、有肝病史者慎用；⑤哺乳期妇女服药期间应选择停止哺乳或停止使用本品；⑥儿童应慎用；⑦已知有本品或其组方药物肝损伤家族史的患者慎用；⑧应避免与其他有肝毒性的药物联合使用；⑨服药期间饮食宜清淡，忌辛辣刺激性和不易消化食物；⑩生活应有规律，保证充足睡眠
	首乌丸/片	方中重用何首乌配桑椹以补肝肾、养阴血、乌须发，为君药。墨旱莲、女贞子、黑芝麻助君药滋补肝肾，补益精血；牛膝补肝肾，强腰膝；菟丝子、补骨脂补肾壮阳，强筋健骨，与滋阴药配伍取阳中求阴之义，共为臣药。地黄清热养阴，金樱子涩精止遗，豨莶草通利关节，桑叶、金银花清利头目，共为佐药。诸药合用，共奏补肝肾、强筋骨、乌须发之功	•适应证：补肝肾，强筋骨，乌须发。用于肝肾两虚，头晕目花，耳鸣，腰痠肢麻，须发早白 •注意事项：①实证、热证者慎用；②孕妇慎用；③感冒发热患者不宜服用；④有高血压、心脏病、肝病、糖尿病、肾病等慢性病严重者应在药师指导下服用；⑤服药 4 周症状无缓解，应去医院就诊；⑥服药期间，忌食辛辣、油腻、生冷食物，忌不易消化食物

续表

分类	代表品种	方解	临床应用要点
补益剂	首乌延寿片/颗粒	制何首乌苦、甘、涩，微温。归肝、心、肾经。经黑豆制后，味甘厚则入阴，增强滋阴补肾、养肝益血、乌须发、强筋骨的功能	•适应证：补肝肾，养精血。用于肝肾两虚，精血不足而致的头晕目眩，耳鸣健忘，头发早白，腰膝酸软 •注意事项：①忌油腻食物；②凡脾胃虚弱、呕吐泄泻、腹胀便溏、咳嗽痰多者慎用；③感冒患者不宜服用；④本品宜饭前服用；⑤服药2周或服药期间症状无改善，或症状加重，或出现新的严重症状，应立即停药并去医院就诊
	白蚀丸	方中补骨脂、何首乌、灵芝补肝肾精血，共为君药。蒺藜、紫草、丹参、降香、红花、牡丹皮、黄药子活血散瘀以祛风，以除因虚致瘀之变，为臣药。苍术、龙胆草、海螵蛸燥湿、清热、收敛，为佐药。甘草调和药性，为使药。全方共奏补益肝肾、活血祛瘀、养血祛风之功	•适应证：补益肝肾，活血祛瘀，养血祛风。用于治疗白癜风 •禁用：①孕妇；②肝肾功能不全者 •注意事项：①儿童、老年和哺乳期妇女慎用；②忌食辛辣、生冷、油腻食物；③避免过量久用；④在服药过程中，患部宜常日晒
祛湿剂	癃闭舒胶囊	补骨脂性味辛温，温肾助阳，有辛通温补之效；益母草性味辛凉，活血祛瘀，利水消肿，善治水瘀互结病症。二药寒温相济，共为君药。琥珀利尿通淋，活血散瘀；金钱草、海金沙清热解毒，利尿通淋；此三味辅助君药，增强化瘀通淋利尿之力，共为臣药。山慈菇清热解毒散结，用为佐药。方中温补与寒凉合方化裁，补虚祛邪，寒不伤阳，诸药合用，共收益肾活血，清热通淋之效	•适应证：益肾活血，清热通淋。用于肾气不足、湿热瘀阻所致的癃闭，症见腰膝痠软、尿频、尿急、尿痛、尿线细，伴小腹拘急疼痛；前列腺增生症见上述证候者 •禁用：①妊娠及有活动性出血疾病者；②肝功能损害者 •注意事项：①肺热壅盛、肝郁气滞、脾虚气陷所致的癃闭皆慎用；②服药期间忌食辛辣、生冷、油腻食物及忌酒；③伴有慢性肝脏疾病患者慎用
蠲痹通络剂	雷公藤多苷片	雷公藤味苦性寒，归心、肝经。功能祛风除湿，活血通络，消肿止痛，杀虫解毒。《中国药用植物志》云："雷公藤苦、涩，寒，有毒。功能舒筋活血，祛风除湿。主治风湿性关节炎，跌打损伤"。《湖南药物志》云其："杀虫，消炎，解毒"	•适应证：祛风解毒、除湿消肿、舒筋通络。用于风湿热瘀、毒邪阻滞所致的类风湿关节炎、肾病综合征、白塞综合征、麻风反应、自身免疫性肝炎等 •禁用：①儿童、育龄期有孕育要求者、孕妇和哺乳期妇女；②心、肝、肾功能不全者；严重贫血、白细胞和血小板降低者；③胃、十二指肠溃疡活动期患者；④严重心律失常者 •注意事项：①按体重每1kg每日1～1.5mg，分3次饭后服用，不可超量使用；②用药期间应注意定期随诊并检查血、尿常规及心电图和肝肾功能，必要时停药并给予相应处理；③连续用药一般不宜超过3个月。如继续用药，应由医生根据患者病情及治疗需要决定；④服药期间可引起月经紊乱、精子活力及数目减少，白细胞和血小板减少、停后可恢复；⑤有严重心血管病和老年患者慎用

续表

分类	代表品种	方解	临床应用要点
蠲痹通络剂	雷公藤片	雷公藤苦辛而凉，归心、肝经。可祛风除湿，活血通络，消肿止痛，杀虫解毒。《中国药用植物志》记载：雷公藤“功能舒筋活血，祛风除湿。主治类风湿关节炎，跌打损伤”；《湖南药物志》云其“杀虫，消炎，解毒”	• 适应证：具有抗炎及免疫抑制作用。用于治疗类风湿关节炎 • 禁用：①儿童、育龄期有孕育要求者、孕妇和哺乳期妇女；②心、肝、肾功能不全；严重贫血、白细胞和血小板降低；③胃、十二指肠溃疡活动期；④严重心律失常 • 注意事项：①严格按说明书规定剂量，不可超量使用（口服，一次 1～2 片，一日 2～3 次）；②用药期间应注意定期随诊并检查血、尿常规及心电图和肝肾功能，必要时停药并给予相应处理；③连续用药一般不宜超过 3 个月。如继续用药，应由医生根据患者病情及治疗需要决定；④宜饭后服用
妇科用药	消核片	方中郁金、丹参行气解郁，活血消肿，为君药。玄参、牡蛎、浙贝母化痰散结，为臣药。半枝莲、夏枯草、漏芦、金果榄、白花蛇舌草、海藻、昆布、芥子清热解毒，化痰散结，共为佐药。甘草解毒，调和诸药，为使药。全方共奏行气活血、化痰通络、软坚散结之功	• 适应证：行气活血，化痰通络，软坚散结。用于肝郁气滞、痰瘀互结所致的乳癖，症见乳房肿块或结节、数目不等、大小不一、质地柔软，或经前胀痛；乳腺增生病见上述证候者 • 禁用：孕妇及肝功能不全者 • 注意事项：服药期间出现肝功能不良者需及时停药
外科用药	痔血胶囊	白鲜皮苦、寒，归、胃、膀胱经，清热燥湿，祛风解毒，用于热疮毒，黄水淋漓，湿疹，风疹，疥癣疮癞，风湿热痹，黄疸尿赤。苦参苦、寒，归心、肝、胃、大肠、膀胱经，清热燥湿，杀虫，利尿，用于热痢，便血黄疸尿闭，赤白带下，阴肿阴痒，湿疹，湿疮，皮肤瘙痒，疥癣麻风；外治滴虫性阴道炎。二药合用，共奏清热解毒，凉血止血之效	• 适应证：清热解毒，凉血止血。用于Ⅰ、Ⅱ期内痔及混合痔所致的便血、肛门坠胀或坠痛，大便干燥或秘结等症 • 禁用：孕妇 • 注意事项：服药期间勿食辣椒等刺激性食物
	克银丸	方中土茯苓解毒除湿，为君药。白鲜皮清热解毒，祛风止痒；北豆根、拳参清热解毒、凉血止血，共为臣药。诸药合用，共奏清热解毒、祛风止痒之功	• 适应证：清热解毒，祛风止痒。用于皮损基底红，舌基底红，便秘尿黄属血热风燥型的银屑病 • 注意事项：①必须在药师指导下使用，严格控制剂量和疗程，避免超量、长期使用；②在治疗过程中注意肝功能监测；③儿童、老年人、孕妇及哺乳期妇女慎用；④有本产品过敏史、肝功能不全患者禁用；⑤忌食辛辣厚味及刺激或致敏性食物
	复方青黛胶囊/丸	方中青黛、紫草，清热凉血消斑，为君药。土茯苓、萆薢、蒲公英、马齿苋、贯众清热解毒利湿；丹参活血化瘀；白鲜皮、白芷、乌梅、五味子散风除湿止痒，生津润肤，共为臣药。建曲、山楂醒脾开胃，二药相伍既可健脾开胃，又可防止苦寒伤正，为佐药。诸药共奏清热凉血，解毒消斑之功	• 适应证：清热解毒，化瘀消斑，祛风止痒。用于血热挟瘀、热毒炽盛证；进行期银屑病、玫瑰糠疹、药疹见上述证候者 • 禁用：孕妇 • 注意事项：①脾胃虚寒者慎用；②忌食白酒、辛辣厚味及刺激性食物；③老年体弱及哺乳期妇女慎用；④儿童药量不宜过大；⑤过敏体质者慎用；⑥本品含青黛，连服 4 周以上应定期检查血象及肝功能

续表

分类	代表品种	方解	临床应用要点
骨伤科用药	仙灵骨葆胶囊/片	方中淫羊藿辛甘性温，补肾阳，益精血，强筋骨，祛风湿，疗骨痿，为君药。续断补肝肾，强筋骨，续折伤；补骨脂温补肾阳，通痹止痛，辅助君药增强滋补肝肾，通痹止痛之效，共为臣药。丹参活血化瘀，通络止痛，佐助君药化瘀止痛；地黄、知母滋肾阴，补精血，既可佐助君药补益精血，强筋壮骨之能，且药性寒凉，益阴清热，又能佐制君药温肾助阳，燥烈伤阴之弊，使补而不燥，共为佐使药。诸药合用，共奏滋补肝肾、活血通络、强筋壮骨之功效	•适应证：滋补肝肾，接骨续筋，强身健骨。用于骨质疏松和骨质疏松症、骨折、骨关节炎、骨无菌性坏死等 •禁用：①孕妇；②有肝病史或肝生化指标异常者；③重症感冒期间 •注意事项：①忌食生冷、油腻食物；②用药期间应定期检测肝生化指标；③出现肝生化指标异常或全身乏力、食欲不振、厌油、恶心、上腹胀痛、尿黄、目黄、皮肤黄染等可能与肝损伤有关的临床表现时，应立即停药并到医院就诊；④本品避免与有肝毒性的药物联合用药
	壮骨关节丸	方中狗脊补肝肾，除风湿，健腰脚，利关节；淫羊藿补肾壮阳，强腰膝，祛风除湿，合以滋补肝肾，祛风除湿，强筋壮骨，共为君药。独活祛风胜湿，散寒止痛；骨碎补补肾强骨，活血续伤；续断补肾、行血脉、续筋骨；熟地黄养血滋阴，补精益髓；补骨脂、桑寄生补肝肾，祛风湿，合用辅助君药补肾强骨，祛风除湿，活血止痛，故为臣药。鸡血藤活血舒筋，通利血脉；木香活血理气；乳香、没药活血伸筋，消肿止痛，合以佐助君药活血行气，伸筋止痛，共为佐药。诸药合用，共收补益肝肾，养血活血，舒筋活络，理气止痛之功	•适应证：补益肝肾，养血活血，舒筋活络，理气止痛。用于肝肾不足、血瘀气滞、脉络痹阻所致的骨性关节炎、腰肌劳损，症见关节肿胀、疼痛、麻木、活动受限 •禁用：肝功能不全者、孕妇及哺乳期妇女 •注意事项：①在治疗期间应注意肝功能监测，如发现肝功能异常，应立即停药，并采取相应的处理；②应在医生和药师指导下严格按照适应证使用，避免大剂量、长疗程服用；③肝功能不良、肝肾阴虚（主要症状为五心烦热、颧红盗汗、目涩咽干等）、特异体质以及既往有肝病史、药物性肝损害的患者慎用，此类患者每疗程结束后建议检查肝功能或遵医嘱；④30 天为一疗程，长期服用者每疗程之间应间隔 15～20 天；⑤使用本品出现乏力、纳差、尿黄、皮肤瘙痒、大便颜色灰白、皮肤巩膜黄染等症状时应及时停药并检查肝功能

（2）主要的药物相互作用（详见表 3-169）

表 3-169　肝毒性中成药与其他药物相互作用的风险及处理建议

分类	相互作用的药物	风险	处理建议
仙灵骨葆胶囊	氟他胺	加重肝损伤	•避免两种药物联用 •更换药物：可用骨松宝颗粒或骨疏康颗粒等代替仙灵骨葆胶囊使用
参莲胶囊	乳癖消片	导致肝损伤	•避免两种药物联用

续表

分类	相互作用的药物	风险	处理建议
含杏仁、桃仁、白果的中成药	镇静催眠类西药（如地西泮、氯氮䓬）	**抑制呼吸、致肝肾损害**	•注意监测肝功能 •出现下列情况之一应停药就医：①血清 ALT 或 AST > 8ULN；②ALT 或 AST > 5ULN，持续 2 周；③ALT 或 AST > 3ULN，且 TBIL > 2ULN 或 INR > 1.5；④ALT 或 AST > 3ULN，伴逐渐加重的疲劳、恶心、呕吐、右上腹疼痛或压痛、发热、皮疹和（或）嗜酸性粒细胞增多（> 5%）
牛黄清心丸	安宫牛黄丸	**导致肝损伤**	
陈香露白露片	参芪健胃颗粒等含有补益类中药的成方制剂、单味药或汤药	**导致肝损伤**	
含何首乌中成药，如七宝美髯丸	含何首乌中成药，如斑秃丸、天麻首乌丸等	**导致肝损伤发生**	
含乙醇的中成药，如各种药酒	对乙酰氨基酚	**引起肝坏死及急性肾衰竭**	•服用酒剂、酊剂或者黄酒送服时，避免服用含对乙酰氨基酚的药物，如：氨酚伪麻美芬片Ⅱ/氨麻苯美片、对乙酰氨基酚片、氨咖黄敏胶囊等 •重度肝损伤或肝衰竭患者，除停药、保肝抗炎及对症治疗外，可考虑人工肝支持治疗，对于急性和（或）亚急性肝衰竭患者，应考虑行肝移植治疗

注：及时停用可疑的肝损伤药物是最为重要的治疗措施。

（3）主要的药物不良反应（详见表 3-170）

表 3-170 肝毒性中成药的主要药物不良反应及处理建议

分类	不良反应	处理建议
牛黄解毒胶囊/片/丸/软胶囊	•皮肤药疹、过敏休克、肝脏损害、砷中毒等	•药疹：应停药，大量喝水，多吃维生素含量高的食物，避免进食辛辣刺激的食物，口服氯雷他定片抗过敏，皮肤瘙痒者可用炉甘石洗剂 •过敏性休克：确保患者气道开放，给氧，给予肾上腺素救治 •肝损伤：先停药，然后根据严重程度对症治疗 •砷中毒：尽快使用二巯丙磺钠、二巯基丁二钠以及青霉胺等解毒
养血生发胶囊	•尿黄、目黄、皮肤黄染等表现，转氨酶升高等肝生化指标异常	•先停药，然后根据严重程度对症治疗
首乌丸/片、**首乌延寿**片/颗粒、白蚀丸	•肝功能损害	•先停药，然后根据严重程度对症治疗
癃闭舒胶囊	•影响正常男子射精 •肝功能损害	•停药后均可恢复射精 •肝损伤：先停药，然后根据严重程度对症治疗

续表

分类	不良反应	处理建议
雷公藤多苷片、雷公藤片	•黄疸、转氨酶升高；严重者可出现急性中毒性肝损伤、胃出血 •血液系统：白细胞、血小板下降；严重者可出现粒细胞缺乏和全血细胞减少 •泌尿系统：少尿或多尿、水肿、肾功能异常等肾脏损害；严重者可出现急性肾功能衰竭 •心血管系统：心悸、胸闷、心律失常、血压升高或下降、心电图异常 •生殖、内分泌系统：女子月经紊乱、月经量少或闭经；男子精子数量减少、活力下降	•服药应从小剂量开始，逐渐加量。肝损伤或胃出血时应停药，然后根据严重程度对症治疗 •用药期间密切监测血常规数值变化 •密切监测肾功能，随时根据肌酐清除率调整剂量，发生严重肾损伤时应停药 •出现呼吸困难和血压快速升高或下降等症状，立即停药及时就医 •近期有生育计划的患者避免使用该药物，停药后数周女子月经和男子精子均可恢复正常
消核片	•药物性肝炎，少数可引起急性坏死性肝炎，甚至急性肝衰竭	•先停药，然后根据严重程度对症治疗
痔血胶囊	•常见不良反应为肝功能异常、胆汁淤积型肝炎、药物性肝炎	•先停药，然后根据严重程度对症治疗
克银丸	•肝损害 •剥脱性皮炎	•肝损伤：先停药，然后根据严重程度对症治疗 •出现严重剥脱性皮炎应立即停药并及时治疗
复方青黛丸/胶丸/胶囊/片	•消化系统：主要为腹泻、腹痛、恶心、呕吐、食欲亢进、肝脏生化指标异常、药物性肝损害，严重者可出现消化道出血 •皮肤及其附件：皮疹、瘙痒，有剥脱性皮炎的个案病例报告	•消化系统：从小剂量开始服药，症状较轻时不影响药物使用 •严重的剥脱性皮炎、肝损伤：先停药，然后根据严重程度对症治疗
仙灵骨葆片/胶囊	•肝脏：丙氨酸氨基转移酶、天冬氨酸氨基转移酶、胆红素等升高，严重者可出现肝衰竭 •全身症状：乏力、外周水肿、尿色加深等	•先停药，然后根据严重程度对症治疗
壮骨关节丸	•肝损害：皮疹、瘙痒，恶心、呕吐、腹痛、腹泻、胃痛，血压升高，肝功能异常	•先停药，然后根据严重程度对症治疗

注：轻度肝损伤者，停用相关制剂或更换药物后，大部分肝功能可自行恢复正常。中度及以上肝损伤者，停用相关制剂后，可给予保肝抗炎药如水飞蓟素类制剂、甘草酸类制剂、双环醇等，抗氧化应激药物如谷胱甘肽、硫普罗宁等；胆红素升高者可给予促进胆汁排泌药物如熊去氧胆酸、腺苷蛋氨酸等。重度肝损伤或肝衰竭患者，除停药、保肝抗炎及对症治疗外，可考虑人工肝支持治疗，对于急性和（或）亚急性肝衰竭患者，应考虑行肝移植治疗。

（4）特殊剂型药物的存放和给药方式要点

① 药物存放要点：应存放于阴凉干燥、儿童不宜触及的地方。

② 肝毒性中成药给药方式要点（详见表 3-171）

表 3-171 肝毒性中成药给药方式要点

项目	要点
片剂、丸剂、胶囊剂	• 严格按照说明书的用法用量选择温开水或凉开水送服
颗粒剂	• 用适量沸水冲泡溶化稀释后服用

2. 实践技能要点

(1) 用药治疗方案评估要点和方法（详见表 3-172）

表 3-172 肝毒性中成药用药治疗方案评估要点和方法

评估要点	评估方法
疾病控制情况	• 通过患者自述或相应的检查判断疾病是否缓解
肝毒性中成药使用方法是否正确	• 询问患者平时各种药物的服药剂量、频次、时间和疗程
当前肝毒性中成药是否存在禁忌证	• 收集患者的肝功能检查结果和既往史
合并用药是否影响肝毒性中成药疗效或患者安全	• 查看当前联合用药方案是否影响患者肝功能，询问患者是否有难以耐受的胃肠道反应等 ADR 影响继续用药 • 详细询问患者是否同时服用保健品，以排除其他导致或累积诱发肝毒性的可能
患者是否自行调整肝毒性中成药用法	• 询问各种肝毒性中成药的用法用量，与患者处方进行比对
患者是否进行生活干预	• 询问患者日常饮食的种类和数量，是否坚持运动以及运动的项目、时间和频率

(2) 常见临床药物治疗管理要点

① 常见用药风险和药学监护要点（详见表 3-173）

表 3-173 肝毒性中成药用药风险和药学监护要点

用药风险	常见原因	监护/指导要点
肝损伤	• 未正确地进行辨证施治	• 明确疾病诊断和治疗目标
	• 服药剂量过大	• 从小剂量开始服用，进行充分的效益/风险分析之后，参考说明书的用法用量进行服用
	• 服药疗程过长	• 定期检查肝功能，及时调整治疗方案，服药时间尽量≤3个月
	• 配伍不当	• 查看联用的中成药或西药所含成分之间是否会产生相互作用、改变肝药酶、药物受体性质或引起药动学和药效学改变
	• 患者个体差异	• 注意监测肝功能
	• 不科学的生活习惯：饮酒、随意服用保健品	• 定期检查肝功能，服药期间忌饮酒，忌随意服用补肾、强骨、生发类保健品

② 常见依从性问题原因分析和用药指导要点（详见表 3-174）

表 3-174 服用肝毒性中成药依从性问题原因分析和用药指导要点

依从性问题	常见原因	指导要点
自行调整肝毒性中成药的用法用量	• 缺乏对中药的正确认识 • 记忆力下降	• 对患者进行用药教育 • 为患者制定服药清单、使用药品分装盒、设定服药闹钟或请家属协助督促按时按量服药
服用肝毒性中成药疗程过长	• 认为中药无毒，可长期服用	• 对患者进行用药教育 • 记录患者开始服药时间，电话随访患者用药情况 • 定期监测肝功能
同时服用了含有肝毒性的保健品	• 认为中成药与保健品均无毒性	• 对患者进行科普宣教，对于含有何首乌等肝毒性药物成分的生发、强骨、补肾类保健品不可随意服用
不愿意监测肝功能	• 不清楚肝功能监测重要性 • 害怕疼痛，不愿意抽血	• 强调肝功能监测的意义

③ 生活方式指导要点（详见表 3-175）

表 3-175 服用肝毒性中成药生活方式指导要点

项目	生活方式指导指导要点
饮食	• 建议患者选用高纤维、高蛋白、低脂肪、低热量、低盐和低糖等食物 • 鼓励其多饮水，促进肝脏毒素代谢，减少毒素在肝脏的累积
运动	• 安排患者进行户外活动，加强锻炼和自身体质的提高

④ 随访评估要点（详见表 3-176）

表 3-176 服用肝毒性中成药随访评估要点

项目	随访评估要点
依从性	• 了解患者是否按药师指导按量、按时、按疗程服药
有效性	• 收集患者的各项指标或者患者自述症状是否缓解
安全性	• 收集肝肾功能和 ADR

3. 案例

案例 1 中成药使用疗程不当导致肝损伤

【患者当前用药】

药品名称及规格	用法用量		
雷公藤片（每片含雷公藤甲素 12μg）	2 片 t.i.d	饭后服	口服

【临床药物治疗管理过程】

项目	内容
用药相关信息收集	• 基本信息：52 岁男性 • 诊断：类风湿关节炎 • 既往史、个人史：无 • 辅助检查：尿常规：尿胆原 +、胆红素 + + +；肝功能：天冬氨酸氨基转移酶 581U/L、丙氨酸氨基转移酶 353U/L、谷氨酰转肽酶 942U/L、总胆红素 267.3μmol/L、直接胆红素 161μmol/L、间接胆红素 106.3μmol/L，甲型肝炎、乙型肝炎、丙型肝炎、丁型肝炎、戊型肝炎病毒学标志均呈阴性 • 肝穿病理：提示胆汁瘀积型肝炎
主要问题	因类风湿关节炎，服用雷公藤片，半年后患者出现小便色黄、皮肤瘙痒、全身皮肤进行性黄染
原因分析	服用雷公藤片可能会导致黄疸、转氨酶升高；严重者可出现急性中毒性肝损伤。连续用药一般不宜超过 3 个月，该患者使用雷公藤片疗程过长，且并未及时监测肝功能
用药调整和指导	• 给药调整：停药，对患者进行护肝、退黄、降酶等对症治疗后，有所好转 • 用药指导：叮嘱患者下次服用此类药物时严格按照医嘱服用，不可自行延长服药时间，并定期监测肝功能 • 随访计划：3 个月后对患者进行随访，了解患者的情况是否有好转，能否正确服用药物
随访评估	• 3 个月后：患者肝功能各项指标均有所恢复，依从性较好

案例 2　中成药用法用量不当导致肝损伤

【患者当前用药】

药品名称及规格	用法用量		
克银丸（10g/袋）	10g/次 t. i. d	饭后服	口服

【临床药物治疗管理过程】

项目	内容
用药相关信息收集	• 基本信息：65 岁女性 • 诊断：银屑病 • 既往史、个人史：无 • 辅助检查：肝功能检查的结果显示，其总胆红素（TBIL）为 243.7μmol/L，间接胆红素（IBIL）为 32.2μmol/L，丙氨酸氨基转移酶（ALT）为 1561U/L，天冬氨酸氨基转移酶（AST）为 1071U/L，碱性磷酸酶（ALP）为 197U/L，谷氨酰转肽酶（GGT）为 481U/L，胆汁酸（TBA）为 88.9μmol/L。对患者进行肝炎病毒抗体抗原检查、自身免疫性抗体（全套）检查的结果均呈阴性
主要问题	患者因全身出现散在性红斑伴鳞屑 20 多年、近期病情加重，确诊为患有银屑病后使用克银丸，15 天后患者出现乏力、纳差、腹胀的现象，其自行停服克银丸。20 多天后患者的病情加重，出现巩膜黄染、尿黄等症状
原因分析	患者未按照医嘱 1 天 2 次服用药物，而是自行改为 1 天 3 次，导致药物性肝炎的发生

续表

项目	内容
用药调整和指导	•给药调整：停止服用克银丸，对患者进行护肝、退黄、降酶及对症治疗 •用药指导：对患者进行用药教育，应严格按照医嘱用法用量服药 •随访计划：计划1个月后随访患者的药物性肝炎恢复情况，以及克银丸的用法用量，是否再次发生相关的不良反应等
随访评估	•1个月后：复查肝功能指标正常，未再使用克银丸

案例3 自行服用含相同成分的民间偏方导致肝损伤

【患者当前用药】

药品名称及规格	用法用量		
首乌丸（30g/100丸）	20丸/次 b. i. d	饭后服	口服

【临床药物治疗管理过程】

项目	内容
用药相关信息收集	•基本信息：35岁男性 •诊断：白发症 •既往史、个人史：无 •辅助检查：肝生化指标：ALT 87U/L，AST 117U/L；排除甲型肝炎、乙型肝炎、丙型肝炎、丁型肝炎、戊型肝炎
主要问题	反复恶心乏力伴黄疸1年余，加重1周
原因分析	服用首乌丸的同时按民间偏方将单味中药何首乌研成面状，每日两勺（约10g）口服；服药大约1个多月时，患者出现恶心、乏力，未引起注意；连续服药3个月时，患者出现黄疸，肝生化指标异常。患者未在医生指导下用药，服用的生何首乌的剂量较大，连续服用时间较长，导致了肝损伤的发生。出现不良反应后，患者未能向医生详细叙述用药情况，及时明确诊断，再次服药后导致肝损伤复发
用药调整和指导	•用药调整：嘱患者停服何首乌，予保肝、对症治疗 •用药指导：向患者宣教，告知随意服用药物的危害，并且服药期间应告知医生同时服用的其他药品及保健品 •随访计划：计划1个月后对患者进行随访，了解患者的恢复状况，以及使用药物和自行服药的情况
随访评估	•1个月后：患者没有再使用民间偏方，肝功能恢复正常，未再复发

案例4 没有及时监测肝功能导致严重肝损伤

【患者当前用药】

药品名称及规格	用法用量		
痔血胶囊	2粒/次 b. i. d	饭后服	口服
氯沙坦钾片（0. 05g）	50mg q. d	饭后服	口服
酒石酸美托洛尔片（50mg）	50mg b. i. d	饭后服	口服

【临床药物治疗管理过程】

项目	内容
用药相关信息收集	• 基本信息：67 岁男性 • 诊断：内痔合并高血压 • 既往史、个人史：无 • 辅助检查：丙氨酸氨基转移酶（ALT）799U/L，总胆红素（TBIL）270μmol/L，血象中嗜酸性粒细胞升高
主要问题	黄疸、乏力、发热、上腹部不适、恶心、纳差、食欲减退
原因分析	患者服用痔血胶囊时间较长，并且氯沙坦钾也有使 ALT、TBIL 升高的报道，联用时更应密切监测肝功能
用药调整和指导	• 用药调整：立即停用痔血胶囊，予以甘草酸二铵、硫普罗宁、还原型谷胱甘肽等药品进行保肝护肝，予以丁二磺酸腺苷蛋氨酸、熊去氧胆酸等退黄治疗，积极对症支持治疗 • 用药指导：告知患者服用肝毒性药物期间进行肝功能监测的必要性 • 随访计划：1 个月后对患者进行随访，了解患者的恢复状况，联合用药种类及用法用量
随访评估	• 1 个月后：患者停用痔血胶囊改用栓剂，肝功能恢复正常（临床症状体征完全消失或明显改善，TBIL、ALT 等肝功能指标降至正常范围）

（李国辉　曹俊岭　张玉君）

【参考文献】

[1] 国家药品监督管理局. 中药药源性肝损伤临床评价技术指导原则. 药学学报，2018，11：1931-1942.

[2] 肖小河，李秀惠，朱云，等. 中草药相关肝损伤临床诊疗指南. 临床肝胆病杂志，2016，32（05）：835-843.

[3] 国家药品监督管理局，《药品不良反应信息通报》.

[4] 国家药典委员会. 中华人民共和国药典临床用药须知：中药成方制剂卷（2010 年版）. 北京：中国医药科技出版社，2011.

[5] 肖小河. 药源性疾病及其风险防控. 药学进展，2018，42（3）：161-163.

[6] 于乐成，茅益民，陈成伟. 药物性肝损伤诊治指南. 实用肝脏病杂志，2017，02：257-274.

[7] 中华中医药学会中成药分会，中华中医药学会肝胆病分会，中国药学会临床中药学专业委员会，等. 何首乌安全用药指南. 临床肝胆病杂志，2019，35（12）：2687-2693.

[8] 丁雁南. 仙灵骨葆胶囊潜在肝毒性及其药物相互作用研究. 遵义医科大学，2018.

[9] 赵青. 常见的中药药物性肝损伤研究概况. 中西医结合研究，2017，9（06）：309-310.

[10] 朱云. 药物性肝损伤临床特征及治疗预后分析. 中国人民解放军医学院，2015.

[11] 贾毅婕，林晓兰．参莲胶囊与乳癖消片同服致肝损害两例．首都医药，2001，01：43.

[12] 廖宗琳，苏尊玮．消核片导致药物性肝损伤12例临床分析．临床肝胆病杂志，2009，02：142.

[13] 王秀娟，许利平，王敏．常用中药及复方制剂的肝毒性．首都医科大学学报，2007，02：220-224.

六、肾毒性中成药临床药物治疗管理要点

1. 肾毒性中成药基础知识要点

（1）药物分类与临床应用要点（详见表3-177）

表3-177 肾毒性中成药药物分类与临床应用要点

分类	代表品种	方解	临床应用要点
解表剂	维C银翘片	金银花、连翘清宣透表，清热解毒；薄荷、牛蒡子辛凉透邪，疏风散热；淡豆豉、荆芥辛散解表，透邪外出；桔梗、甘草宣肺祛痰，解毒利咽；芦根、淡竹叶甘寒生津，清热除烦。方中西药部分对乙酰氨基酚能解热镇痛，马来酸氯苯那敏能抗过敏，维生素C可以增加对感染的抵抗力。全方中西药合用，共达疏风解表、清热解毒的作用	•适应证：疏风解表，清热解毒。用于外感风热所致的流行性感冒，症见发热、头痛、咳嗽、口干、咽喉疼痛 •禁用：严重肝肾功能不全者 •注意事项：①忌烟、酒及辛辣、生冷、油腻食物。②不宜在服药期间同时服用滋补性中成药。③不适用于风寒感冒，表现为恶寒明显、无汗、头痛身酸、鼻塞流清涕。④本品含马来酸氯苯那敏、对乙酰氨基酚、维生素C。服用本品期间不得饮酒或含有酒精的饮料；不能同时服用与本品成分相似的其他抗感冒药；肝、肾功能不全者慎用；膀胱颈梗阻、甲状腺功能亢进、青光眼、高血压和前列腺肥大者慎用；孕妇及哺乳期妇女慎用；服药期间不得驾驶机、车、船、从事高空作业、机械作业及操作精密仪器。⑤服药3天后症状无改善，或症状加重，或出现新的严重症状如胸闷、心悸等应立即停药，并去医院就诊
止咳平喘剂	消咳喘糖浆	满山红味辛苦而性寒，入肺、脾经，可宣降肺气而具止咳祛痰平喘之功，对于痰浊阻肺咳痰、气喘，均可用之	•适应证：止咳，祛痰，平喘。用于寒痰阻肺所致的咳嗽气喘、咯痰色白；慢性支气管炎见上述证候者 •注意事项：①服药期间饮食宜清淡，忌食辛辣厚味食物，忌烟酒；②糖尿病患者慎用
理气剂	冠心苏合滴丸（丸、胶囊、软胶囊）	苏合香辛温走窜，开窍止痛；冰片芳香开窍，开郁止痛，共为君药。乳香、檀香辛温行散，温经活血，行气宽胸，通痹止痛，共为臣药。土木香健脾和胃，调气解郁，散寒止痛，为佐药。诸药合用，共奏理气宽胸、温经、宣痹止痛之功	•适应证：理气，宽胸，止痛。用于寒凝气滞、心脉不通所致的胸痹，症见胸闷、心前区疼痛；冠心病心绞痛见上述证候者 •禁用：孕妇 •注意事项：①阴虚血瘀所致胸痹者慎用；②不宜长期服用；③胃炎、胃溃疡、食管炎及肾脏疾病者慎用；④本品含乳香，胃弱者慎用；⑤忌食生冷、辛辣、油腻食物，忌烟酒、浓茶；⑥在治疗期间，心绞痛持续发作，宜加用硝酸酯类药。如果出现剧烈心绞痛、心肌梗死等，应及时救治

续表

分类	代表品种	方解	临床应用要点
消导剂	槟榔四消丸	方中槟榔辛散苦泻，破气除胀，消积导滞，行气利水，为君药。牵牛子苦寒泻下，逐水消积；大黄苦寒泻下，攻积导滞，为臣药。香附辛、微苦、平，疏肝理气；猪牙皂辛咸而温祛痰顺气，五灵脂咸温化瘀止痛，共为佐药。诸药合用，共奏消食导滞、行气泻水之功	•适应证：消食导滞，行气泻水。用于食积痰饮，消化不良，脘腹胀满，嗳气吞酸，大便秘结 •禁用：①儿童、孕妇；②肝肾功能不全者 •注意事项：①饮食宜清淡，忌酒及辛辣、生冷、油腻食物；②不宜在服药期间同时服用滋补性中药、人参或其制剂；③有高血压、心脏病、肝病、糖尿病、肾病等慢性病严重者应在医师指导下服用；④严格按用法用量服用，本品不宜长期服用；⑤服药3天症状无缓解，应去医院就诊；⑥不可直接整丸吞服，建议嚼服或掰碎后吞服
祛湿剂	妇科分清丸	方中黄连清热燥湿解毒；栀子清利湿热，凉血解毒，共为君药。木通、滑石、石韦、海金沙利湿涌淋，导湿热之邪从小便而出，为臣药。当归、白芍、川芎、地黄养血调血，化瘀止痛，为佐药。甘草调和诸药，护胃气，且止尿道刺痛，为使药。诸药合用，共奏清热利湿、活血止痛之功	•适应证：清热利湿，活血止痛。用于湿热瘀阻下焦所致妇女热淋证，症见尿频、尿急、尿少涩痛、尿赤浑浊 •禁用：孕妇 •注意事项：①肾阳虚证者慎用；②服药期间饮食宜清淡
骨伤科用药	中华跌打丸	方中地耳草、鬼画符、过岗龙、岗梅、栀子、半边莲、山香清热解毒，消肿止痛。牛尾菜、羊耳菊、刘寄奴、丁茄根、急性子、牛白藤、牛膝活血消肿，散瘀止痛，接骨疗伤。鹅不食草、山桔叶、黑老虎根、穿破石、毛两面针、丢了棒、独活、制川乌祛风除湿，散寒止痛，活血消肿。红杜仲、鸡血藤活血舒筋。乌药、香附、丁香理气止痛。假菊、桂枝温里行气，通经止痛。木鳖子消肿散结止痛。苍术健脾燥湿。樟脑消肿止痛。诸药合用，共奏消肿止痛，舒筋活络，止血生肌，活血祛瘀之功	•适应证：消肿止痛，舒筋活络，止血生肌，活血祛瘀。用于挫伤筋骨，新旧瘀痛，创伤出血，风湿瘀痛 •禁用：孕妇 •注意事项：①应在医生指导下使用，不可过量、久用；②外伤出血患者出现大出血倾向时，应采取综合急救措施

续表

分类	代表品种	方解	临床应用要点
骨伤科用药	壮骨伸筋胶囊	方中淫羊藿益精气，补肾壮阳，强腰膝，祛风除湿；熟地黄养血滋阴，补精益髓，共成滋补肝肾、强筋壮骨、祛风除痹之用，共为君药。鹿衔草补虚益肾，祛风除湿，活血调经；骨碎补补肾强骨，活血续伤；肉苁蓉助阳益精；鸡血藤活血舒筋，通利血脉，辅助君药补肾强骨、化瘀止痛之力，共为臣药。红参大补元气；狗骨健脾和络，活血生肌，治风湿痛；茯苓健脾利湿；威灵仙辛散温通，性猛善走，祛风除湿，通络止痛；豨莶草祛风湿，利筋骨；延胡索活血、行气、止痛；山楂散瘀血；洋金花祛风，麻醉止痛；葛根可治颈项强痛，皆为佐助之能，共为佐药。诸药合用，共收补益肝肾，强筋壮骨，活络止痛之功	•适应证：补益肝肾，强筋壮骨，活络止痛。用于肝肾两虚、寒湿阻络所致的神经根型颈椎病，症见肩臂疼痛、麻木、活动障碍 •禁用：青光眼患者、孕妇 •注意事项：①关节红肿热痛者慎用；②应在药师指导下使用，不可过量、久用；③高血压病、心脏病患者慎用

（2）主要的药物相互作用（详见表 3-178）

表 3-178 肾毒性中成药与其他药物相互作用的风险及处理建议

分类	相互作用的药物	风险	处理建议
维 C 银翘片	酒剂、酊剂或其他含有酒精的饮料	肾损伤	•避免联用 •服药期间禁止饮酒或饮用酒精性饮料
消咳喘糖浆	头孢哌酮钠舒巴坦钠	双硫仑反应	•可选用消咳喘片剂或胶囊剂
冠心苏合滴丸（丸、胶囊、软胶囊）	对乙酰氨基酚	加重肾损伤	•避免在长期服用冠心苏合滴丸的基础上同时服用对乙酰氨基酚，以免加重肝损伤

（3）主要的药物不良反应（详见表 3-179）

表 3-179 肾毒性中成药的主要药物不良反应及处理建议

分类	不良反应	处理建议
维 C 银翘片	•可见困倦、嗜睡、口渴、虚弱感 •长期大量用药会导致肝肾功能异常	•困倦、嗜睡、口渴、虚弱感为一过性反应 •对于已经长期用药患者需监测肝肾功能
消咳喘糖浆	•皮肤潮红、眼睑水肿、体温上升的过敏反应 •哮喘发作、过敏性休克、室上性心动过速、肾病综合征	•一旦发生过敏反应应立即停药，让患者平卧，立即给予吸氧和补液，及时应用地塞米松及异丙嗪等抗过敏药；对于重症病例，应严密监测患者的生命体征，可使用异丙嗪、盐酸肾上腺素治疗 •注意监测肾功能

续表

分类	不良反应	处理建议
冠心苏合滴丸（丸、胶囊、软胶囊）	•过敏性药疹 •肾脏损害等	•发生药疹后应停药，大量喝水，多吃维生素含量高的食物，避免进食辛辣刺激的食物，口服氯雷他定片抗过敏，皮肤瘙痒者可用炉甘石洗剂 •注意监测肾功能
槟榔四消丸	•肉眼血尿、大便潜血	•止血治疗若干小时，肉眼血尿可消失，3 天后尿常规正常，大便潜血阴性
妇科分清丸	•肾脏损害和马兜铃酸肾病	•监测肝肾功能
中华跌打丸	•过敏性肾炎	•监测肾功能
壮骨伸筋胶囊	•可引起视力损害、急性尿潴留及过敏反应	•一旦发生上述反应，立即停药。导尿、抗过敏处理，并监测肾功能

（4）特殊剂型药物的存放和给药方式要点

① 药物存放要点：存放于阴凉干燥、儿童不宜触及的地方。

② 肾毒性中成药给药方式要点（详见表 3-180）

表 3-180　肾毒性中成药给药方式要点

项目	要点
片剂、丸剂	•严格按照说明书的用法用量选择温开水或凉开水送服
槟榔四消丸	•不可直接整丸吞服，建议嚼服或掰碎后吞服
消咳喘糖浆剂	•一次 10mL，一日 3 次

2. 实践技能要点

（1）用药治疗方案评估要点和方法（详见表 3-181）

表 3-181　肾毒性中成药用药治疗方案评估要点和方法

评估要点	评估方法
疾病控制情况	•通过患者自述或相应的检查判断疾病是否缓解
肾毒性中成药使用方法是否正确	•询问患者平时各种药物的服药剂量、频次、时间和疗程
当前肾毒性中成药是否存在禁忌证	•收集患者的肾功能检查结果和既往史
合并用药是否影响肾毒性中成药疗效或患者安全	•查看当前联合用药方案是否影响患者肾功能，询问患者是否有难以耐受的胃肠道反应等 ADR 影响继续用药 •详细询问患者是否同时服用保健品，以排除其他导致或累积诱发肾毒性的可能
患者是否自行调整肾毒性中成药用法	•询问各种肾毒性中成药的用法用量，与患者的处方进行比对
患者是否进行生活干预	•询问患者日常饮食的种类和数量，是否坚持运动以及运动的项目、时间和频率

（2）常见临床药物治疗管理要点

① 常见用药风险和药学监护要点（详见表 3-182）

表 3-182 肾毒性中成药用药风险和药学监护要点

用药风险	常见原因	监护/指导要点
肾损伤	•未正确认识中药的肾毒性	•明确中成药所含中药的来源，避免名称混淆引发肾毒性
	•剂量过大	•从小剂量开始使用，重点关注含有毒性成分及含有汞等重金属成分的中成药。含金属矿石成分的中药排泄极为缓慢，不但要严格控制一次剂量，长期服用、小剂量也容易蓄积导致肾损害，应分析风险/获益比
	•疗程过长	•对于因慢病需长期用药的患者，应采用少量、间断服药的方法
	•中成药之间或中成药与西药之间产生相互作用。例如酸性中药与磺胺类同服引发肾病的发生	•注意药物相互作用，避免重复使用和产生新的肾损害
	•患者个体差异，如肾功能不全或体质较弱的患者，对药物的排泄较慢，大剂量或长期服用后会有中毒反应	•注意剂量和疗程，用药期间严密监测尿酶、尿蛋白及肾功能

② 常见依从性问题原因分析和用药指导要点（详见表 3-183）

表 3-183 服用肾毒性中成药依从性问题原因分析和用药指导要点

依从性问题	常见原因	指导要点
自行调整肾毒性中成药的用法用量	•错误地认为中药无毒 •记忆力下降	•对患者进行用药教育 •为患者制定服药清单、使用药品分装盒、设定服药闹钟或请家属协助督促按时按量服药
服用肾毒性中成药疗程过长	•错误地认为中成药无毒，可长期服用	•对患者进行用药教育 •记录患者开始服药的时间，电话随访患者的用药情况 •定期监测肾功能
不愿意监测肾功能	•不清楚肾功能监测的重要性 •害怕疼痛，不愿意抽血	•强调肾功能监测的意义

③ 生活方式指导要点（详见表 3-184）

表 3-184 服用肾毒性中成药生活方式指导要点

项目	生活方式指导要点
饮食	• 建议患者选用高纤维、高蛋白、低脂肪、低热量、低盐和低糖等食物 • 鼓励其多饮水，促进肾脏毒素代谢，减少毒素在肾脏的累积
运动	• 安排患者进行户外活动，加强锻炼和自身体质的提高

④ 随访评估要点（详见表 3-185）

表 3-185 服用肾毒性中成药随访评估要点

项目	随访评估要点
依从性	• 了解患者是否按药师指导按量、按时、按疗程服药
有效性	• 收集患者的各项指标或者患者自述症状是否缓解
安全性	• 收集肝肾功能和 ADR

3. 案例

案例 1 中成药配伍不当导致肾损伤

【患者当前用药】

药品名称及规格	用法用量		
头孢哌酮舒巴坦钠（1.0g/瓶）	4.0g/次	250mL 生理盐水稀释	静脉滴注
消咳喘糖浆（100mL/瓶）	20mL/次	静脉滴注后 10min 自行服用	口服

【临床药物治疗管理过程】

项目	内容
用药相关信息收集	• 基本信息：65 岁男性 • 诊断：急性支气管炎 • 既往史、个人史：有高血压病史 10 余年，自服降压药，血压控制良好 • 辅助检查：血压 120/60mmHg，心率 120 次/分，节律齐，无杂音；心电图示：窦性心动过速，ST 段呈水平性下移 0.05mV
主要问题	突发头昏、心慌、胸闷伴恶心，持续约 20min
原因分析	消咳喘糖浆成分中含酒精，与头孢哌酮舒巴坦钠联用引起的双硫仑反应
用药调整和指导	• 给药调整：给氧，口服普萘洛尔片 10mg，静脉滴注维生素 C 3.0g、维生素 B_6 0.1g、肌苷 0.5g 等，约半小时后症状缓解，心率降至 85 次/分 • 用药指导：告知患者消咳喘糖浆含有乙醇，不可与头孢哌酮舒巴坦钠同时使用，使用药物之前应咨询药师或医生后，方可使用 • 随访计划：1 周后对患者随访
随访评估	1 周后：患者各项指标均恢复正常，并且知晓服用头孢哌酮舒巴坦钠时不应服用含有酒精的食品药品

案例2 中成药疗程过长、配伍不当导致肾损伤

【患者当前用药】

药品名称及规格	用法用量		
冠心苏合胶囊（350mg）	200粒/年	服用10年	口服
感冒胶囊	2粒/次	t. i. d	口服
对乙酰氨基酚片	总量20粒	服用感冒胶囊期间间断服用	口服

【临床药物治疗管理过程】

项目	内容
用药相关信息收集	• 基本信息：54岁女性 • 诊断：冠心病伴咽痛、咳嗽、发热，急性间质性肾炎，急性肾衰竭 • 既往史、个人史：冠心病史10余年 • 辅助检查：Scr 997. 6μmol/L，BUN 18. 67mmol/L，UA 470. 0μmol/L，Glu 4. 9mmol/L，K^+ 4. 82mmol/L。入院后实验室检查：WBC 6. 69 × 10^9/L，RBC 3. 69 × 10^{12}/L，Hb 112g/L，PLT 375 × 10^9/L，L 0. 12，Scr 926μmol/L，UA 414μmol/L，BUN 23. 50mmol/L，HCO_3^- 29. 80mmol/L。尿常规：SG 1. 012，pH值7. 5，PRO（+），BLD微量，LEU（+++），GLU（++），KET（+）。C_3 1. 35g/L（参考值0. 6~1. 5g/L），C_4 0. 41g/L（参考值0. 12~0. 36g/L），CRP 38. 40mg/L。其他抗体均阴性。抗核抗体谱阴性。抗链球菌溶血素"O" 30. 30 IU/mL。肾超声检查：右肾11. 0cm × 4. 8cm × 4. 3cm，实质厚1. 7cm，左肾10. 6cm × 5. 5cm × 4. 3cm，实质厚1. 7cm。双肾弥漫性改变。肾活检：符合急性间质性肾炎
主要问题	自行服用感冒药2周后症状加重，并出现呕吐、纳差，体温最高38. 5℃，尿量明显减少，最少达150mL/d
原因分析	不能排除患者在服用解热镇痛药前，冠心苏合胶囊已导致其肾损伤。患者近期间断服用对乙酰氨基酚约20粒，而感冒胶囊中也含有对乙酰氨基酚（250mg/粒），用药后出现少尿症状，且起病突然，显然与对乙酰氨基酚剂量过大有关。感冒胶囊中的其他成分致肾损害的可能性很小。根据马兜铃酸肾病的发病特点，考虑可能在冠心苏合胶囊导致慢性肾损伤的基础上，解热镇痛药导致其急性加重
用药调整和指导	• 给药调整：停药，给予甲泼尼龙、环磷酰胺、血液透析等治疗 • 用药指导：告知患者中药并非无毒，是不可长期服用的，尤其是含有肾毒性成分的中药，更不能长期使用，更不能与其他可能导致肾毒性的中药联用。使用药物之前应咨询药师或医生 • 随访计划：计划1个月后进行随访患者的恢复情况及用药情况
随访评估	患者肾功能逐渐好转，1个月时尿量增加至2000mL/d，各项指标基本恢复。冠心苏合胶囊已停用

（李国辉　曹俊岭　张玉君）

【参考文献】

[1] 郭志丽，荆志伟，杨卫彬，等. 对中成药肾毒性与风险管理的思考. 药物流行病学杂志，2013，02：62-63+77.

[2] 陈家仪，杨耀芳，魏新萍，等. 含肾毒性中药材中成药应用的安全性分析及对策. 中华中医药杂志，2017，04：1449-1451.

[3] 张令悦，董亮，苏励. 常用抗风湿中草药肾毒性调查. 吉林中医药，2019，06：801-805.

[4] 国家食品药品监督管理总局《药品不良反应信息通报》.

[5] 国家药典委员会. 中华人民共和国药典，2010 年版. 一部. 北京：中国医药科技出版社，2010.

[6] 陈芬，徐刚. 头孢哌酮钠舒巴坦钠与消咳喘同用引发双硫仑反应 1 例. 长江大学学报（自科版），2013，30：40-41.

[7] 刘晓，梁雁. 冠心苏合胶囊、对乙酰氨基酚联用相关肾损伤. 药物不良反应杂志，2010，05：365-366.

第四章

药学咨询

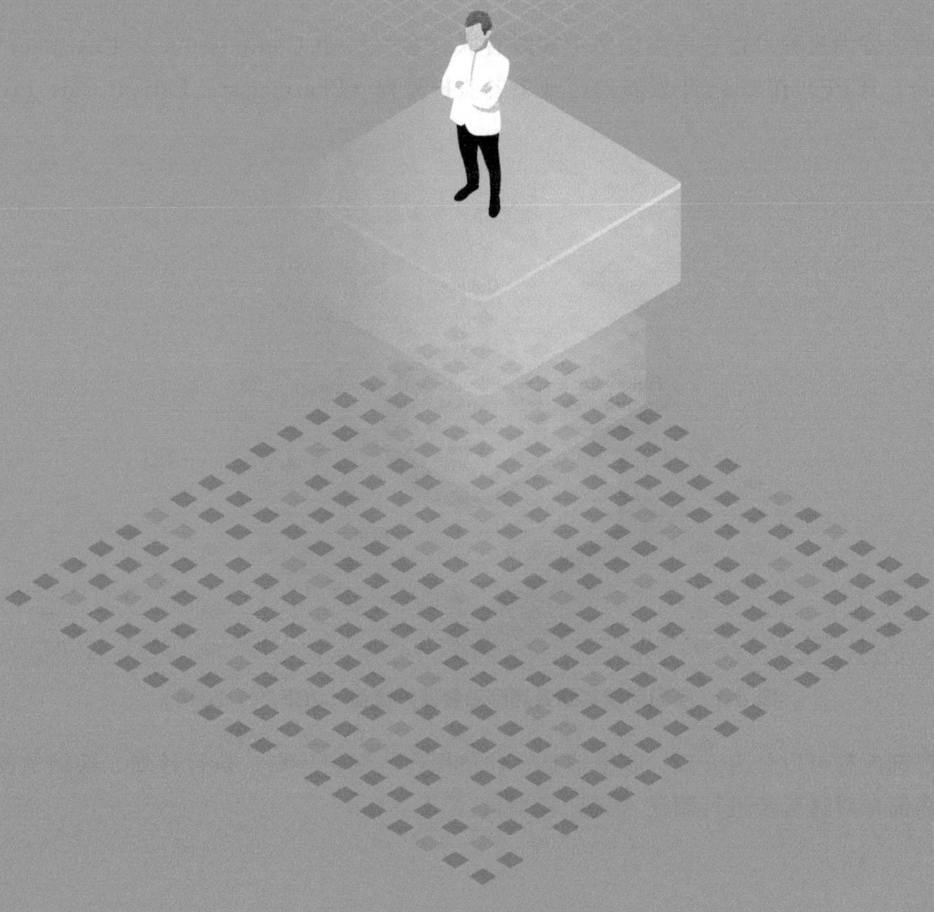

第一节　药学咨询的要点

一、药学咨询的定义与分类

1. 定义

药学咨询指的是药师根据患者在药物治疗中提出的与用药相关的药物学问题，提供必要的专业指导、解释，推荐各类专业信息，提供药品使用操作演示和相应评价等服务。药学咨询属于药师给患者提供药学服务的一种具体医疗行为，可以是面对面的，也可以借助现代媒体、互联网等提供线上服务。

2. 分类

药学咨询根据其对应的英文 counselling 和 consultation 主要分为两种情况，一种是药师给患者提供必要的合理用药教育，以帮助患者“理解药”“会用药”；另一种是药师和患者展开互动，以帮助患者发现和解决药物治疗问题。前者以药师为主导，患者参与程度较低；后者强调互动，患者参与程度高，是药师提供更专业、细致、全面和可持续的药学专业技术服务的重要方式。家庭药师在提供居家药学咨询服务时，两者都可能会遇到，尤其以互动咨询为主，故本节将重点阐述互动咨询的流程以及其中所需的主要沟通技能。

二、药学咨询流程

药学咨询流程可以参考美国药学实践者联合会（Joint Commission of Pharmacy Practitioner，JCPP）在 2014 年发布的药师患者监护流程（Pharmacists' Patient Care Process）（见图 4-1）。

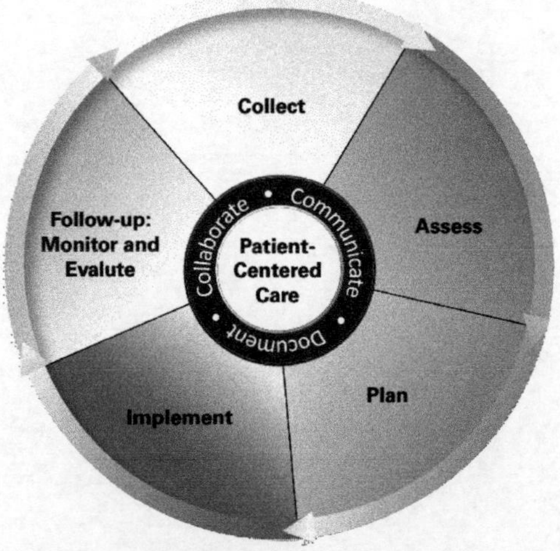

图 4-1　美国药学实践者药师患者监护流程（JCPP，2014）

咨询流程可以分为五步：收集信息、评估用药、制定计划、执行计划、随访监测，下面列表简单对这五步进行阐述（详见表 4-1）。

表 4-1 药学咨询服务步骤、要点及实际应用举例

步骤	要点	举例
收集信息	•患者的病情表现：比如症状或其加重/减轻趋势、生命体征等 •患者的所有使用药物（包括处方药、非处方药及保健品）的清单和实际用药情况：每种药物的具体用量、用药时间、使用方法、是否有漏服情况等 •患者用药体验（medication experience）：如患者生活方式对用药的影响、患者对于疾病和药物的理解、患者的受教育程度对用药的影响等 •循证证据：如利用便捷的应用程序（point-of-care apps）、工具书等收集相关疾病或药物信息	•自测的空腹血糖水平 •给药师演示使用吸入剂 •对降压药长期使用的理解 •疾病指南、系统评价等
评估用药	辨别药物治疗问题（drug-related problems，DRPs）： •"无适应证用药"：药品不能与病情或诊断相匹配 •"有问题而未用药"：需要药物治疗的疾病没有相应的药物在使用 •"非最佳药物"：非循证决策后的最适合药物 •"剂量不足"：药物剂型、给药方式、单次剂量、给药频次、用药疗程、相互作用等造成给药剂量不足 •"发生（潜在的）不良反应"：发生过或可能会发生 ADR •"剂量过高"：肝肾功能不全等未调整剂量 •"依从性不佳"：给药装置复杂、药品价格昂贵等导致依从性差	•患者使用阿司匹林，但既往无心肌梗死、脑梗死，也并非需要一级预防的高风险人群 •心房颤动患者无特殊原因未使用抗凝药作为卒中一级预防 •CrCl< 20mL/min 的患者使用低分子肝素进行深静脉血栓预防 •美罗培南与丙戊酸钠合用，造成丙戊酸钠浓度降低，影响抗癫痫效果 •患者既往使用左氧氟沙星后有恶心呕吐的症状，治疗肺炎时又选择了喹诺酮类药物 •肾功能不全未调整万古霉素剂量 •老年患者肢体活动受限，吸入剂使用时手口配合差
制定计划	•循证决策解决 DRPs 的过程，要结合证据（包括经验）、患者意愿和医疗资源分配做出最适合患者的解决方案。家庭药师由于受条件所限，很少会直接进行用药治疗方案的调整，更多的是给予增加患者依从性方面的建议 •制定随访计划	•新诊断 2 型糖尿病的患者开始使用二甲双胍时，由于胃肠道反应明显打算换药治疗，药师一方面应向患者说明二甲双胍的重要性，另一方面可以让患者在饭后服用二甲双胍以减少胃肠道反应的风险，鼓励患者继续尝试，并适当增加随访
执行计划	•运用适当的沟通方式将决策付诸实际行动，可以是药师直接进行的，也可以是给患者明确指导后患者自己的行动。在结束访谈前交给患者更新过的用药清单和行动计划	•口头用药教育、书面材料、装置演示、患者回教（teach back）
随访监测	•重复前面四个步骤	

家庭药师的药学咨询主要针对居家患者，根据患者具体问题给予回复或个体化的建议，同时请患者填写"患者用药指导效果评价表"（详见附录 2，附表 5），服务的内容填写在"药学咨询记录表"（详见附录 2，附表 7）上，必要时药师可对患者进行随访。

三、沟通技能

在整个咨询环节中，药师具备必要的沟通技能才能保证咨询顺利、完整地进行，以下对一些必要的技能进行简明扼要的阐述。

1.语言沟通

（1）建立信任　医务人员和患者间建立信任是医患关系中的重要一环，也是决定患者医疗需求是否能被尽量满足的重要步骤。药师作为和患者直接接触的医务人员中相对较新的角色，更需要在访谈伊始，尽快拉近和患者间的距离，建立药患间的信任，尽量消除患者对药师角色的误解或不信任感，这样才能使药学咨询工作能够顺利进行。

药师每次在为患者提供咨询时，应该首先和患者确定所处的环境以及参与的人员是否适合进行访谈，确保患者在一个相对舒适的环境中和药师进行访谈。在首次咨询时，药师先要向患者做简单的自我介绍，然后介绍自己的角色和能够为患者提供的服务。为了尽快进入到需要的访谈内容，药师可以用提问的方式快速定位患者目前的用药问题，比如“您最近感觉有什么用药方面的问题是希望尽快得到解决的？”“您可以和我描述一下您最近的用药情况吗？”等。如果是以前提供过咨询的患者，则可以先互相问候或以生活上的一些话题简单开场，然后快速进入到需要随访的问题上。

（2）倾听　在与患者的互动访谈中，药师首先需要了解患者的诉求，倾听是了解患者诉求的最重要的方式。在倾听时需要注意以下几点：①不轻易打断患者的叙述，特别是给患者在叙述过程中的思考留一些时间，不催促患者；②尽量听取完整的信息，必要时可以适当提问以帮助患者给予尽量连贯的叙述，比如：“您刚才提到的……您可以再详细地说一下当时的情况吗？”③倾听时如果需要进行适当的记录，要尽量避免对患者叙述的打扰，比如使用电脑进行记录时要降低键盘敲击声音对患者叙述的影响；④倾听时要尽量多地保持和患者的目光接触，并给予适时、恰当的简单反馈以示对患者的关注；⑤必要的提问，收集患者以为与用药无关或不重要的信息等。

（3）同理心反馈　在访谈中，药师有时对于患者叙述中比较模糊或者有矛盾的地方需要加以辨认或澄清，又或是需要对患者的叙述进行简单的总结以表明对患者叙述信息的掌握。在给予这些反馈时，药师需要运用同理心，也就是站在患者的角度用患者的语言给予回应。在运用同理心反馈时需要注意以下几点：①反馈时应避免加入个人的主观判断，特别是对患者叙述中和药师价值观不一致的内容更应注意。比如在采集用药史时，很多患者会将抗菌药说成是“消炎药”，药师在确认的时候，虽然知道“消炎药”的叫法是错误的，但是此时需要先站在患者的角度“承认”其为“消炎药”，在之后的环节再向患者解释两者的区别，纠正患者的错误。这样患者既感到药师对其叙述信息的掌握和理解，也会对药师的专业解释更欣然地接受；②反馈时不急于给予患者建议。作为医务人员，我们有时会不由自主地急于给患者提供用药的建议或指导，但是患者并不是时刻都做好了接受建议的准备，尤其是患者在情绪不稳定的时候更是如此。所以在给予建议前，一定确认好患者的状态允许药师提供建议，然后再进行；③反馈时不轻易给予患者不能确定的答复。虽然同理心是要求我们换位思考，站在患者的角度理解患者，但实际上我们还会时常将自己的体验或态度反馈给患者。比如一位既往有过泌尿系感染的 2 型糖尿病患者在考虑是否加用恩格列净，如果药师只是给予患者类似“不用担心”“不会有问题的”等反馈时，患者会想药师是否真的理解自己的担心，从而影响药师和患者之间的信任。面对这种情况，我们应始终坚持站在患者的角度去理解患者的想法，不要让自己的体验和情绪混杂其中。

（4）合理使用开放和封闭式提问　开放式提问是为了引出或澄清患者对于事件的描述和看法，一般用于访谈伊始，希望患者对于其病情或控制情况或发生的不良反应问题进行阐述。提问的方式主要有：“您可以说一下……?”“您刚才提到的……可以再说具体一些吗?”等。封闭式提问则更多地用于对于患者阐述内容的确认，或在访谈结束时确认是否遗留问题。常用的提问方式可以有：“您刚才描述的是这样吗?”“您看我们是否解决了今天您开始提出的希望我们解决的所有问题?”等。

（5）避免专业词汇　药师在进行咨询服务时，有的时候容易在不经意间使用专业的医学词汇和患者进行沟通，大多数患者并不能很好地理解这些专业词汇，所以需要我们用通俗的语言进行解释。根据目前我国患者群体的文化水平估计，小学五到六年级的语言水平应该可以保障大多数访谈的顺利进行，但是也要根据患者的具体情况进行调整。

（6）动机性访谈　动机性访谈目前主要用于解决患者的依从性问题或者帮助患者建立某些药物治疗的意愿。任何药物治疗首先都需要患者建立治疗的意愿或动机，也就是患者自发地想进行治疗，所以对于某些从客观上看解决起来相对困难的问题比如戒烟、长时间抗结核治疗等，因其治疗方法的复杂性和长期性，患者往往在未开始前就已经望而却步，此时如果不考虑患者感受贸然进行治疗方法的教育、咨询，患者也许并不能接受，甚至产生厌恶的情绪，这对于后续的治疗是很不利的。这时药师先要评估患者此时是否做好了接受治疗的心理准备，然后再根据评估结果采取合适的行动方法。动机性访谈的步骤和举例详见表 4-2。

表 4-2　动机性访谈各阶段及实际应用举例

阶段	具体描述	举例（抗结核治疗）	药师沟通方式
还未考虑（precontemplation）	患者还没有意识到问题的严重性，或还没有改变的意愿	患者没有意识到抗结核治疗如果疗程不够会给后续治疗带来影响	激发患者对于问题重要性的认识，运用同理心方法，避免争论
开始考虑（contemplation）	患者意识到问题的严重性，或者有了改变意愿	患者知道了抗结核治疗疗程不够的严重性	帮助患者建立改变的想法
准备改变（preparation）	患者即将开始改变（1个月以内）	患者准备开始继续抗结核治疗（第2天开始）	对患者改变计划给予适当的指导
开始改变（action）	患者已经开始改变	患者继续抗结核治疗	鼓励患者，对进步给予肯定
持续改变（maintenance）	患者改变已经持续了6个月以上	患者已经坚持抗结核治疗6个月以上	持续给予进步的肯定，帮助患者避免改变的中断

2. 非语言沟通

（1）肢体语言　肢体语言在沟通中的作用有时比对话语言还重要，目光的接触、适宜的点头回应、保持和患者等同的坐（站）姿等，都可以达到拉近药患关系的目的，也是整个咨询服务能够顺利进行的保障。另外还要注意在坐、站等姿势时要保持专业形象，肢体动作不夸张、不莽撞。

（2）书面沟通　在咨询内容较多时，或者需要进行正式的医务人员之间的信息沟通，都是进行书面沟通的时机。对于患者的书面沟通，主要体现为用药教育材料的书写，应该包含的内容主要有对于疾病或药物的某些重要事项的解释、患者需要在药物治疗方面进行的改变、发生问题时患者需要采取的措施等。在为患者准备书面材料时，需要注意以下几点：①明确书面材料所要解决的具体问题是什么，是患者对于疾病的理解，抑或是对于药物使用时的自我监测方法，还是整体用药治疗方案的备忘。避免一次性给予患者过多的或冗余的信息。②避免使用专业术语，除非患者本人的医学素养较高。因为专业词语不容易被理解甚至还可能被曲解，所以要使用和患者文化水平相当的语句，同时还要注意简单易懂。③根据患者的情况调整文字、图表的应用，以及文字的大小、行距，方便患者使用。

药师在和其他医务人员进行书面信息沟通时，要注意以下几点：①完整性，也就是不要遗漏信息，尤其是重要的信息；②专业性，医务人员之间沟通要使用合适的专业词汇，一方面专业词汇的准确性保证了信息传递的正确与否，另一方面也是体现药师的专业性；③简洁性，医务人员每天都面对繁重的工作，需要高效利用时间，故书面沟通也要言简意赅。

3. 与特殊人群的沟通

（1）老年人　老年人随着年龄的增加，视力、听力等都在逐步下降，增加了沟通时的障碍，药师在与这一人群沟通时，一是要敏锐地捕捉到患者在沟通方面的障碍，比如在收集信息的访谈阶段就可以发现患者是否有听力的下降，二是要根据发现的障碍及时调整沟通的方式，比如给患者书面教育材料时，字体就要适当增大，或者适当使用简洁的图画，降低患者捕捉信息的困难程度。

（2）儿童　儿童患者由于受教育程度相对较低，对语言的理解力还存在一定障碍，但是对于色彩鲜明的图画有较大的兴趣，所以与儿童患者的沟通，更多地可以采用简单对话和图示结合的方式进行。

（3）残障人士　这类人群在沟通时的障碍主要表现在其身体有残障的方面，需要采用一些特殊的方式进行沟通，比如盲人对于话语的记忆能力较强，对于物体的触摸感也更敏锐，所以在为盲人进行用药指导时，可以采用让患者仔细触摸药品的同时加以简单的口头语言说明，让患者可以将两者结合起来。对于坐在轮椅上的患者，药师在与患者沟通时要尽量保证视线和患者保持在同一水平线上，避免患者感到压力。

（4）终末期患者　在与终末期患者沟通时，因这类患者往往由于身体虚弱，沟通的时间不能过长，抑或是情绪不高而又比较敏感，所以应注意沟通的简洁以及避免敏感词汇，主要以确认和鼓励为主。

（5）有隐私问题的患者　有隐私问题的患者会比较介意沟通时的环境，所以必要时应选择相对私密的空间进行沟通，另外控制参与沟通的人员数量也很重要，除非必要，否则应尽量采取一对一的访谈形式。

与特殊人群的沟通，除了上述的一些注意事项外，最好视需要找到一位能帮助患者进行用药管理的家属或其他人员，这样可以保障患者用药更加安全，依从性也会得到保证。

（陶骅　刘宁）

【参考文献】

[1] Marialice S. Bennett, et al. How to Implement the Pharmacists' Patient Care Process. Washington, D. C.: American Pharmacists Association, 2015.

[2] 罗伯特 J. 奇波利等. 药学监护实践方法——以患者为中心的药物治疗管理服务. 康震等译. 3 版. 北京：化学工业出版社，2016.

[3] Karen Whalen, et al. Medication Therapy Management: A Comprehensive Approach. 2nd edition. New York: McGraw-Hill Education, 2018.

[4] Robert S. Beardsley, et al. Communication Skills in Pharmacy Practice. 7th edition. Philadelphia: Wolters Kluwer, 2020.

[5] Stephen Rollnick 等. 医务工作者动机访谈——促进健康行为的改变. 洪霞等译. 北京：中国轻工业出版社，2015.

第二节 药学咨询参考依据、标准与索引

一、相关书籍

1.《用药咨询标准化手册丛书》

《用药咨询标准化手册丛书》是由北京市医院管理中心组织撰写的用药相关参考书籍。一共有 27 册，每册分别针对不同的疾病由不同的编委编写而成，各分册目录如表 4-3 所示。

特点：每种疾病对应不同的分册，查阅方便，有针对性，包含了临床常见用药问题。每个问题都有相应的知识链接与资料来源。

简介：选自北京市属 22 家医院临床用药咨询的实际案例，覆盖各科临床用药中常遇到的药理作用、用法用量、用药疗程、合理用药、相互作用、不良反应、饮食及生活中的注意事项等具有代表性的常见典型问题，通过文献查阅、评估及结合工作实际，对这些问题逐一进行了标准化、规范性地回答，使读者不仅知道了用药咨询的答案，也学习到了处理类似用药问题的路径和方法。

摘录：选自分册《眼科、耳鼻咽喉头颈外科用药咨询标准化手册》

咨询问题 杨先生因干眼症需要长期使用滴眼液，前两天听邻居说，眼药水中都含有防腐剂，不能长期使用，想问问有没有不含防腐剂的滴眼液？

知识类型 药用辅料。

知识链接 防腐剂指能抑制微生物生长、繁殖的添加剂。眼科常用的滴眼剂多为多剂量包装，在使用和保存过程中，可能被泪液及空气中的微生物污染，严重影响治疗效果，甚至引发新的疾病。因此滴眼液加入适量的防腐剂，使在其使用过程中能保持卫生要求。

医用防腐剂种类繁多，适于滴眼剂应用者，须具备下述条件：

（1）抑菌谱广，作用迅速，能广泛地抑制及杀死细菌及霉菌，特别是能迅速杀灭对眼组织损害严重的铜绿假单胞菌。

（2）在常用浓度范围内，应对眼组织无毒、无刺激性，基本上不损伤角膜上皮，不引起过敏反应。

（3）性质稳定，不与制剂中其他成分发生反应，对容器无反应。长期应用含防腐剂的滴眼液，发生眼异物感、灼热刺激感、干燥感、流泪、眼痒等眼表症状和结膜充血、眼睑炎、睑板腺炎等眼表征的比例，较无防腐剂滴眼液明显增加。

低频次、短期使用含防腐剂的滴眼液一般不会对眼表产生不良反应，长期、高频次、滥用药物才是产生不良反应的重要因素，因此合理用药是预防不良反应发生的必要措施。干眼症患者本身泪膜不稳定、眼表上皮细胞异常并处于炎症状态，加上没有泪液稀释滴眼液中的防腐剂，与眼表接触的防腐剂浓度更高，如果再长期使用，势必加重眼表损害，因此适宜选用不含防腐剂或者防腐剂毒性较小的滴眼液。

目前治疗干眼症的滴眼液中不含防腐剂的主要有两种，一种是单剂量包装滴眼液，另一种是具有特殊存储容器的滴眼液。如目前已获批准用于临床治疗干眼症的玻璃酸钠滴眼液（海露）。

问题解答 常见治疗干眼症的滴眼液中，不含防腐剂的有：

（1）单剂量包装滴眼液：0.5%羧甲基纤维素钠滴眼液（亮视）、1%羧甲基纤维素钠滴眼液（潇莱威），双氯芬酸钠滴眼液（迪非）。

（2）具有特殊存储容器的滴眼液：玻璃酸钠滴眼液（海露）。

资料来源

［1］ 凌沛学.眼科药物与制剂学［M］.北京：中国轻工业出版社，2010：124-128.

［2］ 陈祖基.滴眼液中防腐剂的利弊及其使用对策［J］.中华实验眼科杂志，2013，31（11）：1003-1005.

表 4-3 《用药咨询标准化手册丛书》各分册目录

1. 高血压用药咨询标准化手册	15. 妊娠及哺乳期用药咨询标准化手册
2. 血脂异常用药咨询标准化手册	16. 眼科、耳鼻咽喉头颈外科用药咨询标准化手册
3. 糖尿病用药咨询标准化手册	17. 结核病用药咨询标准化手册
4. 血栓栓塞性疾病用药咨询标准化手册	18 肝病用药咨询标准化手册
5. 骨质疏松用药咨询标准化手册	19. 中药慢病管理用药咨询标准化手册
6. 消化系统疾病用药咨询标准化手册	20. 头痛中成药治疗用药咨询标准化手册
7. 哮喘用药咨询标准化手册	21. 中药煎煮用药咨询标准化手册
8. 肿瘤化疗及支持治疗用药咨询标准化手册	22. 脑血管用药咨询标准化手册
9. 癌痛治疗用药咨询标准化手册	23. 戒烟管理用药咨询标准化手册
10. 抑郁症用药咨询标准化手册	24. 消化道肿瘤用药咨询标准化手册
11. 精神分裂症用药咨询标准化手册	25. 乳腺肿瘤用药咨询标准化手册
12. 老年期痴呆用药咨询标准化手册	26. 儿童保健用药咨询标准化手册
13. 癫痫与帕金森病用药咨询标准化手册	27. 用药咨询服务标准化手册
14. 儿童哮喘用药咨询标准化手册	

2.《临床药物治疗学》

特点：从药物治疗的一般原则出发，以临床各系统常见病的药物治疗为主线展开，分类明确，内容翔实。例如，当出现消化系统疾病时，学历层次较高的患者咨询相关问题均比较专业，此时查询《临床药物治疗学》一书可从更加专业化的角度对患者进行解答。

简介：由程德云、陈文彬编著的《临床药物治疗学》是针对临床药物治疗的特点和问题，组织有经验的专家撰写而成的。该书最新为第 4 版，每章由总论和各论组成，具体目录见表 4-4。在总论中，一般地介绍系统解剖生理、疾病分类、疾病表现的共同特点与治疗原则，在各论中，针对常见疾病的病因、发病机制及临床表现，提出疾病的治疗原则与具体治疗方法。该书有中、英文药名对照索引，能够让读者迅速查阅到所需了解的药物，对医、药、护专业人员及高等医药院校的师生，尤其是从事临床药学工作的药师及临床药学专业的学生而言，是一本十分有价值的参考书。

表 4-4 《临床药物治疗学》目录

第一章 绪论	第十四章 中毒
第二章 感染性疾病	第十五章 神经系统疾病
第三章 寄生虫病	第十六章 神经障碍
第四章 心血管系统疾病	第十七章 儿科疾病
第五章 呼吸系统疾病	第十八章 妇科内分泌疾病的药物治疗及避孕药
第六章 消化系统疾病	第十九章 眼科疾病
第七章 血液系统疾病	第二十章 耳鼻咽喉科疾病
第八章 内分泌系统疾病	第二十一章 皮肤科疾病
第九章 代谢性疾病	第二十二章 性传播疾病
第十章 泌尿系统疾病	第二十三章 临床麻醉药物治疗学
第十一章 结核病与非结核分枝杆菌肺病	中文索引
第十二章 免疫系统异常疾病	英文索引
第十三章 恶性肿瘤	

3.《药学监护实践方法——以患者为中心的药物治疗管理服务》

特点：引入了药物治疗管理服务的新概念，内容新颖，有参考实践的价值。

简介：《药学监护实践方法——以患者为中心的药物治疗管理服务》原著是由明尼苏达大学药学院教授 Robert J. Cipolle，Linda M. Strand，Peter C. Morley 共同编写而成。中文版本则是由康震、朱珠、金有豫等译。该书描述了药物治疗管理服务，解释了药物治疗管理的演变，同时对执业者提供服务的方法以及这些服务如何满足变革中医疗系统的需求也进行了介绍，具体目录内容见表 4-5。在我国医药卫生体制改革逐步深化的今天，借鉴美国等发达国家先进的医药教育和管理经验，对提高我国的药学服务水平，实现最佳治疗效果，降低整体医疗费用，提升药师在医疗实践活动中的作用等都具有重大的现实意义。对于目前正在从事医疗服务的执业者和那些涉足医疗体系多个领域的人员来说都是值得一读的一本书。

对于合并多种慢病患者的咨询而言，这本书可以非常体系地回答患者的药物治疗问题，并建立患者档案，给予患者自我家庭监护留存单。

表 4-5 《药学监护实践方法》目录

摘录：选自《药学监护实践方法——以患者为中心的药物治疗管理服务》5.2 章节，药物治疗问题的构成。

所有患者涉及的药物治疗问题可分为七种类别。包括所有不良反应、中毒反应、治疗失败、需要增加、协同或预防性药物以及依从性问题和不顺应问题。七种药物治疗问题的类别见表 5-1。

表 5-1 药物治疗问题分类的描述

1	此时患者无临床指征（适应证），不需要药物治疗
2	患者需要增加药物来治疗或预防一种疾病
3	药品没有起效，不能产生患者所需的预期疗效
4	给药剂量过低，患者未达到预期的治疗效果
5	患者使用药物后产生副作用
6	药物治疗剂量过大，导致患者遭受不良事件
7	患者不能或不愿意按医嘱服药治疗

4.《动机式访谈法：帮助人们改变》

特点：提供了一种创新沟通的新办法，从不良行为后的动机入手，从根本上解决有关改变的矛盾心态，消除抗拒改变的因素，从而帮助人们获得更好的治疗效果，在日常工作中具有实用性。该书适用于依从性不强，并存在长期不良生活习惯的患者身上。医务人员通过对这本书的查询，可以找到较为合适的患者沟通技巧和方法，从而提高患者的依从性。

简介：动机式访谈法（motivational interviewing，MI）既是一种发现问题的方法，又是促进与治疗对象的沟通模式，还是一项能够进行干预治疗的临床技术。开始的时候它只是一种帮助改变酗酒人饮酒情况的方法。不久，它就成为帮助人们改变使用其他药物的一种方式。再后来 MI 被应用到常规卫生保健当中并迅速发展，也开始被国外广泛用于慢病的防治研究，如脑卒中、艾滋病、糖尿病等。《动机式访谈：帮助人们改变》这本书描述了 MI 治疗方法所包括的四个宽广的过程——导进、聚焦、唤出和计划，以及一些重要的关于MI基本过程和训练的新知识。该书包含众多案例、MI术语的词汇表和更新了的参考书目列表，结尾介绍了MI的历史、理论、证据基础和保真度评估的讨论，具体目录见表4-6。

表4-6 《动机式访谈法：帮助人们改变》目录

第一部分 何谓动机式访谈法	第六部分 动机式访谈法的日常实践
第二部分 导进过程：关系性基础	第七部分 评估动机式访谈法
第三部分 聚焦过程：策略趋向	术语词汇表
第四部分 唤出过程：准备改变	参考文献
第五部分 计划过程：链接改变的桥梁	译后记

二、相关网站

1. UpToDate（www. uptodate. com）

特点：基于循证医学原则，内容丰富并具有权威、准确、实用、最新的特点。

简介：“UpToDate临床顾问”是UpToDate的中文产品，将国内药物专论数据库整合至专题中，专题内容通常覆盖常见25个临床专科的疾病病因、发病机制、临床表现、诊断、治疗、预后等各方面最新和最重要的信息，并且会以“总结与推荐”的方式对疾病的诊断和处理方法给出基于循证医学分级的推荐意见，帮助医生在诊疗过程中做出正确的决策。UpToDate临床顾问还提供非常多有特色的功能：①多平台访问：电脑或移动设备都可以浏览访问；②智能搜索：提供多种语言搜索功能，相关内容以智能方式呈现；③图表搜索：可以搜索数万张图片、图表、视频、插图等，并且可以下载；④重要更新：更新速度快，重要内容即时新增；⑤诊疗实践更新：逐项列举可能会对临床常规诊疗产生影响的信息；⑥患者教育：超过1500篇患者教育专题；⑦计算器：支持快速和准确的医学计算；⑧药物专论和药物相互作用：可快速查找中英文药物的详细专论，可快速获得药物之间的相互作用内容；⑨专题反馈：具有问题和意见反馈机制。

2. 医脉通

特点：手机端与电脑端都可查阅，提供多种医学相关服务，使用便捷。

简介：医脉通是一个专为临床医生提供专业医学信息服务的综合平台网站，提供的主要功能和服务有：①医学资讯：国内外医学领域与临床密切相关的医学新闻和学术进展，实时更新；②临床指南：临床科室的国内外临床指南、解读、翻译，一站检索；③医学会议：国内外会议的热点报道、专家访谈、视频、PPT等；④病例读片：精选临床真实病例，详解诊断治疗过程；⑤诊疗知识库：遵循循证理念，结合国内医生的实际需求，构建以疾病为核心的知识库架构；⑥圈子话题：提供同行业人员交流平台；⑦期刊文献：精选200多本医学期刊，提供权威、前沿、免费的精华医学文献；⑧e脉播：有请国内知名专家进行学术讲座，互动解答用户遇到的实际问题；⑨e调研：针对医药学领域的调研；⑩e信使：推荐个性化的话题和资讯；⑪互助区：进行全文求助、翻译求助和生词求解；⑫医生工具箱：开发了医药学大词典、用药参考、医学计算公式、检验助手等移动软件工具。

3. DailyMed

特点： DailyMed 是一个关于药品说明书的数据库，可查阅已上市的英文药品说明书。

简介： DailyMed 是由 National Library of Medicine（NLM）开发，该数据库提供已上市的药品说明书，具体的说明书内容取自上市药品包装盒上的信息，该数据库也是美国 FDA 药品说明书的官方提供者，具有很高的权威性。截至 2019 年 12 月 23 日，114249 种药品的说明书存储于该数据库中，但并非所有的已经过审批的药品说明书都可以找到。DailyMed 会及时更新数据库，并且对原始说明书信息的展开格式进行了更改，以便更方便阅读，用户可以免费下载数据库中的全部内容，对药学工作人员快速高效获取有用信息提供帮助。

三、相关软件

1. 用药助手

特点： 可迅速查阅相关药品信息，收录数据全面、查询方便、贴合临床工作等。

简介： 丁香园用药助手是临床工作人员使用量最高的软件之一，支持中英文两种药物搜索方式，直接用简拼方式搜索更加方便，例如搜索“aspl”即可准确检索出各种剂型和厂商的“阿司匹林”。进入所需药物的词条，可以详细查看药物的主要成分、适应证、用法用量、禁忌证、注意事项、不良反应和药物分级等。用药助手提供按药品分类查询药物的方式，也可以根据适应证关键词搜索，可以寻找针对同一疾病或症状的不同种类药物。用药助手还内置了医学计算、药物相互作用查询、图像搜索等工具，是一款值得推荐的药物信息查询软件（见图 4-2）。

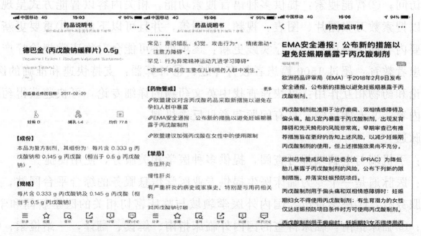

图 4-2 用药助手中关于丙戊酸钠缓释片（德巴金）妊娠用药方面的内容

2. 用药参考

特点： 西药与中药兼顾，具备新药进展与药物警戒的最新资讯。

简介： 用药参考是医脉通旗下的产品，是为医生、药师等专业人士度身定做的药学软件，旨在为临床用药提供有益的参考。它收集了丰富而翔实的药物通用名、商品名、别名资料，ADR 信息和药物相互作用数据，同时提供了多样化、便捷的查询手段。目前用药参考已经包含了 30000 余份权威厂家药品说明书，100000 余条药物相互作用、配伍禁忌，

11000余份专业临床诊疗指南，用药参考也可根据药物的分类进行搜索，包含西药和中药。改版后增加了给药途径审查、中成药对肝肾功能影响的查询、药物机制分类查询、每日医药问答。药物审查中除了可以检索药物相互作用与配伍禁忌，还包含有特色的药食禁忌，对于可能会与酒精、咖啡、西柚汁发生反应的药物都有收录。用药参考VIP中还增加了：①临床指南用药点睛，不用看全篇指南，就可以看到指南中的用药推荐；②给药途径查询功能；③妊娠哺乳期用药查询功能。

（葛卫红　严思敏）

【参考文献】

[1] 刘柳. 帮助药物成瘾者实现自我转变——论动机式访谈法在社会工作教学与实践中的运用. 南京医科大学学报（社会科学版），2015（04）：17-21.

[2] 陈华. 动机性访谈式延伸护理对脑卒中患者康复效果的影响. 饮食保健，2016，3（10）：183-184.

[3] Dillard P K，Zuniga J A，Holstad M M. An integrative review of the efficacy of motivational interviewing in HIV management. Patient Education and Counseling，2016，100（4）：636-646.

[4] 李哲，李维佳，陈庆奇，等. 以动机式访谈管理为基础的"患者自强计划"在2型糖尿病患者中的应用效果. 中国当代医药，2019（15）：185-188.

[5] 孙奇，郝继英，马骏涛，等. Drugs@FDA、FDA Online Label Repository和DailyMed三大开放获取药品说明书数据库的比较研究. 中国药房，2018，29（1）：136-139.

[6] 用药助手：助医生成为"活字典". 中国信息界（e医疗），2012（10）：42-43.

第五章

科普宣教

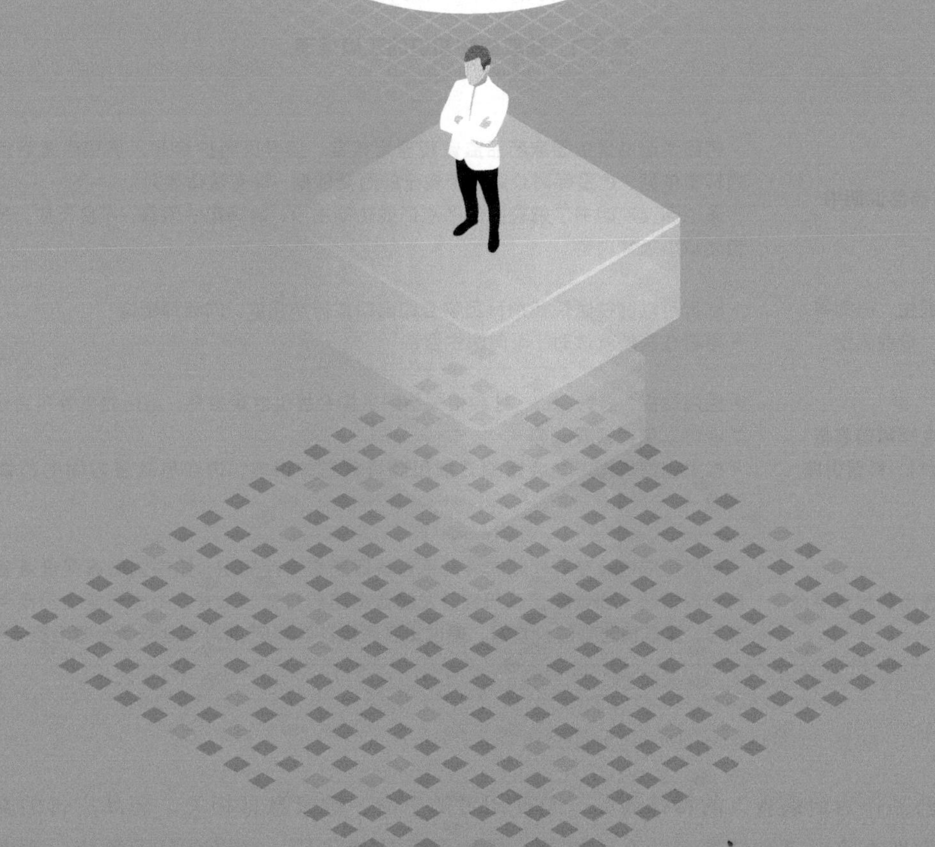

家庭药师为签约患者提供正确的、负责任的、多种形式的合理用药宣教活动。按照签约患者不同的用药需求，选择个性化的科普宣教方法，利用通俗易懂的语言、图片、视频、用药器具使用示范等将科学用药信息传播给患者，以指导患者用药安全、经济、有效、适宜。

第一节 科普宣教的内容

科普宣教作为家庭药师服务的内容之一，对签约患者进行科普宣教，以掌握安全用药知识，增强合理用药意识，加强和树立用药安全观念，对维护自身健康具有重要意义。所以健康科普宣教在家庭药师工作中显得尤为重要。科普宣教内容丰富，主要包括药品基本知识、药品的合理使用、特殊人群用药、疾病管理与健康教育等。

一、获得药物治疗知识的正确渠道

目前，社会上出现大量的不科学的、虚假的药物治疗知识，常通过夸大或谎称药品效果来引诱患者购买。患者切不可通过偏方传言、非法刊物及非法广告等不正当、不正确渠道来获得药物治疗知识。只有通过正确渠道获得药物治疗知识，患者才可获得有效、安全、经济、规范的药物治疗，获得药物治疗知识的正确渠道见表 5-1。

表 5-1 获取药物知识的正确渠道

正确渠道	备注
药品说明书	•药品说明书是由国家药品监督管理局核准，指导医药护专业人员和患者治疗用药的科学依据，也是保障公众用药安全的重要依据，具有法律效力 •通过阅读说明书了解药品的适应证或功能主治，明确用法用量、不良反应、禁忌证和注意事项等内容
医生、药师等专业人士	•患者可以前往医院药剂科药物咨询窗口或药学门诊，向药师咨询 •患者在医院就诊时，可向医生咨询
合理用药宣传资料、科普讲座	•医院诊室、药房窗口、社会相关组织机构会提供健康教育、用药教育等科普小册，患者可以免费领取阅读 •相关组织机构、学会定期开展用药科普宣教讲座，内容包括各方面的药物治疗知识
合理用药科普平台	•患者可以选择专业权威的科普平台获取药物治疗知识，如中国健康促进基金会医药知识管理（MKM）资金研究开发的合理用药科普公众号、中国药学会药葫芦娃公众号、冀连梅药师的公众号、国内知名医院药学部/药剂科公众号、合理用药 APP 等

二、辨别宣传广告真伪和药物伪劣的方法

药品作为治病救人的特殊商品，与使用者的生命、健康息息相关。药品广告的真实性和可靠性直接关系到消费者的合法权益。使用假冒伪劣药品，轻者会延误治疗，重者会危

及生命。近年来，涉嫌虚假、夸大疗效的药品广告等违法现象屡禁不止，销售假冒伪劣药品现象时有发生，对人民群众的身体健康和用药安全构成了威胁。因此，签约患者需要学会如何辨别宣传广告真伪和药物伪劣的方法，以获得安全有效的药品。

1. 辨别宣传广告真伪的方法

药品广告能使医生、药师、患者了解药品的性能、成分、用途和特点，以及适应证、作用机制、注意事项等，有助于医生或患者选择药物。药品广告的内容必须真实、合法，虚假的药品广告可能延误病情甚至危及生命。因此，广大公众识别药品广告的真实性是非常重要的。谨防非药品广告宣传药品疗效的“忽悠”手段，从广告批准文号和广告内容入手辨别广告产品身份真假。切勿轻信违法广告宣传内容，应通过正规渠道购买药品，并在医师或药师的指导下使用。辨别宣传广告真伪的方法见表 5-2。

表 5-2 辨别宣传广告真伪的方法

辨别内容	虚假的药品宣传广告	辨别虚假药品广告的方法
药品广告批准文号	• 没有药品广告批准文号 • 有批准文号，但已过期 • 有批准文号，但不是“药准字号”	• 看批文，如没有药品广告批准文号，又宣称能治疗疾病，则内容可信度存疑 • 审日期和类型，有药品广告批准文号的，判断其是否过期，药品广告批准文号的有效期为一年；注意批准文号是“药准字号”还是“食健字号”“消字号”“械字号”“妆字号”等以区别是药品还是保健品、消毒产品、器械及化妆品 • 查真伪，登录国家药品监督管理局数据库（http://app1.sfda.gov.cn/datasearchcnda/face3/dir.html）进行查询，对照审批内容，判定其是否为药品，宣传是否属实 • 打电话，可以拨打当地市场监督管理局电话进行咨询
药品广告宣传内容	• 夸大宣传： ➢任何疑难杂症都见效 ➢以专家教授名义吹疗效 ➢患者群众证奇效 ➢奇方祖方包有效 ➢无效退款保疗效 • 非法用语： ➢安全无毒副作用、毒副作用小 ➢家庭必备、无效退款 ➢最新技术、最高科学 ➢免费治疗、免费赠送	

2. 辨别药物伪劣的方法

市场上药物种类繁多，难辨假冒伪劣，消费者如果不慎购买并使用了伪劣药品，不但会延误治疗，还可能使身体遭受损害甚至会威胁生命。家庭药师需要向签约患者科普辨别假冒伪劣药品的方法，确保他们购买并使用正规、合格的药品。具体方法见表 5-3。

表 5-3 伪劣药品的辨别方法

辨别方法	合格药品	假冒伪劣药品
看批准文号	• 采用新批准文号格式：国药准字 + 1 位拼音字母 + 8 位数字。字母用拼音字头表示药品类别，例如 H 表示化学药，Z 表示中成药，S 表示生物制品，J 表示进口药品；数字表示批准药品生产的部门、年份及顺序号	• 原批准文号格式：[× 卫药准字] 和 [× 卫药健字]（国家药监局规定自 2003 年 6 月 30 日后生产的药品实施新的批准文号，废止原批准文号）

续表

辨别方法	合格药品	假冒伪劣药品
看标签及外包装	·标签：有明确的品名、剂量、规格、生产厂家、生产批号及有效期等 ·外包装：质地好、字体和图案清晰、印刷套色精致、色彩均匀、表面光洁、防伪标志亮丽	·标签：内容不齐全 ·外包装：质地差、字体和图案印刷粗糙、色彩生硬、防伪标志不清晰
看批号	·合格药品的包装上应标明［产品批号］、［生产日期］、［有效期至］三项缺一不可	·伪劣药品常三项中缺一至两项。此外，通过批号可以推算出药品的有效期，若超过有效期则视为伪劣药品
看说明书	·印刷：纸张好，排版均匀、字体清晰 ·内容：准确齐全，应有成分、适应证、用法用量、不良反应、禁忌证、贮存要求等说明	·纸张：质量差、字迹模糊、排列有误 ·内容：不全 ·适应证：随意夸大疗效和适应范围
看药品外观	·外观完好	·片剂：变色、粘连、松片、潮解等 ·胶囊：发霉、破裂或变软 ·颗粒剂：发黏、结块、溶化、颗粒不均匀 ·散剂：有板结、发霉 ·水剂：混浊、沉淀、变色等 ·膏剂：失水、干涸、水油分离、有油败气味

此外，还应提醒签约患者，如购买的是进口药品则必须有中文说明书，国家食品药品监督管理局规定，如果经营进口药的机构不能出示中文说明书，则以假药论处。注意和保健品区别开来，药品需要注明“国药准字”，如注明“国食健字”则是保健品，不能当作药品使用。以上介绍的是鉴别伪劣药品的一般直观方法，权威可靠的鉴别还需要药品检验部门的技术鉴定。为了谨防买到伪劣药品，建议广大消费者到合法正规的医疗机构和药店购买，并且保存好药品包装、说明书和发票。遇到药品质量有问题时，及时与药品监督管理部门联系，提供发票、实物、包装等证据。

三、正确阅读药品说明书

药品说明书是经国家药品监督管理局审核批准的法定文件，是医师、药师、护士和患者合理用药的科学依据，是宣传合理用药和普及用药知识的指南。药品说明书必须注明药品名称、主要成分、适应证或功能主治、用法用量、不良反应、禁忌证、注意事项、规格、有效期、贮存要求、批准文号以及生产企业地址、电话等信息。在使用药物进行治疗前，一定要认真阅读说明书，正确判断自己的疾病是否与药品说明书中所列适应证相符，并按照药品说明书规定使用药物，才能达到理想的治疗效果。用药之前正确解读说明书是安全合理用药的前提。患者正确阅读药品说明书的内容及注意事项见表 5-4。

表 5-4 正确阅读药品说明书的内容及注意事项

阅读内容	注意事项
药品名称及主要成分	• 患者在用药时要认准通用名，避免重复用药。需要注意药品有单一成分和复方成分。西药以单方居多，中成药则复方产品居多
适应证	• 患者购买处方药时，必须先经过医生诊断，凭医生处方才可购药；购买非处方药时，患者需根据说明书适应证，对照自身症状选药，必要时请咨询药师 • 若发现超说明书用药，应该积极和医生、药师沟通，以确保您购买使用的药品对应自己的疾病症状 • 中药制剂（中成药）说明书中用“功能主治”表示
用法用量	• 应严格遵循说明书上的用法：每天 3 次表示每 8 h 服药 1 次，每天 2 次表示每 12 h 服 1 次，或遵医嘱 • 饭前或饭后、餐时或睡前服用，应按说明书要求服用 • 药品说明书中的剂量是一种推荐剂量，一般指体型正常的成人用药剂量。药物用量应根据患者年龄、体重不同而区别：一般 18 岁以上使用成人剂量；60 岁以上老人通常用成人剂量的 3/4；小儿用量可根据年龄按成人剂量折算，也可按体重或按体表面积计算用药量 • 掰开、咀嚼或碾碎服用：有些药物并不适合掰开、咀嚼或碾碎服用，包括缓释、控释制剂及肠溶制剂等。极少数缓释、控释制剂是通过多单元、独特的微囊技术实现缓释效果的，如单硝酸异山梨酯缓释片（欣康）、琥珀酸美托洛尔缓释片（倍他乐克）、丙戊酸钠缓释片（德巴金）等制剂是可以掰开服用，但同样不可以咀嚼或碾碎服用 • 服药时最好用白开水送服，不宜用茶、牛奶、酒及饮料来送服药品 • 对于个体差异大或存在肝肾功能损害等特殊患者，说明书中的推荐剂量可能并不合适，需要去医院请医生对用量进行调整
不良反应	• 说明书中会标明所有可能发生的药品不良反应 • 患者不能因害怕不良反应，而拒绝用药 • 出现轻微不良反应而又需要继续治疗的药物，可以边治疗边观察，同时向医师及药师咨询；较严重的应立即停药并到医院就诊
禁忌证和注意事项	• “禁用”：即绝对禁止使用。如妊娠期及哺乳期妇女禁用阿托伐他汀，严重肾功能不全患者禁用二甲双胍 • “忌用”：不适宜使用或应该避免使用的程度。如怀孕头 3 个月内的妇女忌用的药物有雌激素、孕激素、糖皮质激素、抗癫痫药等 • “慎用”：可以使用，但必须慎重考虑，权衡其利弊，最好在医生指导下使用。如高血压患者应慎用含有伪麻黄碱的感冒药，因为伪麻黄碱可以收缩血管引起血压升高
药物的相互作用	• 很多药物联合使用时会发生相互作用，可能对患者身体造成损害 • 使用时要特别注意，要遵医嘱，咨询药师，同时详细阅读药品说明书中的相互作用 • 注意保健品与药品、食品与药品之间的相互作用
有效期	• 若超过有效期则视为劣药，应禁止使用。因此，患者服用药品时，应该注意药品的有效期，避免服用过期的药品 • 有效期的前提是药品未开封和在规定条件下贮存，药品开封后有效期以及药品重新分装或拆零后有效期则另有要求 ➢未开封的药品：所有制剂，以药品包装盒标示的有效期为准 ➢开封的药品：如眼用制剂、鼻用制剂、涂剂、涂膜剂及胰岛素，在正确的贮存条件下，通常使用时间≤4 周 ➢拆零药品及重新分装后的药品：如片剂、胶囊，常温下药品有效期为分包日期到标签失效日期的 25%时间，最多≤6 个月

续表

阅读内容	注意事项
贮存	•影响药品质量的因素主要包括空气、温度、湿度、光线、时间等 •阴凉处：不超过 20℃，如一些易挥发的药品如芳香水剂 •凉暗处：避光且≤20℃，如青霉素类、头孢类制剂、维生素 A 和维生素 D 制剂、复方甘草合剂、硫糖铝混悬液等 •冷处：2~10℃，一般药品说明书要求 2~8℃，主要包括微生态活菌制品（双歧杆菌三联/四联活菌制剂，如乳酶生、妈咪爱、培菲康、思连康等）、生物制品（常用的有胰岛素、丙球白蛋白、重组人干扰素等）、血液制品（人血白蛋白）、受热后易变形的药品（各种肛门栓剂、阴道栓剂） •常温：10~30℃，如大部分普通药品 •避光：光下易变质的药品：如氨茶碱、维生素 C、硝酸甘油等，应放置在棕色瓶中并置于暗处保存 •密闭：应放在玻璃瓶内，瓶口要封严，不能用纸盒贮存，否则易变质 •密封：系指防止风化、吸潮、挥发或异物进入。易风化药品：硼砂、硫酸镁、枸橼酸等；易潮解药品：阿司匹林、酵母片、维生素 B_1、葡萄糖酸钙及一些含糖多的糖衣片，胶囊制剂；易挥发药物：如红花油、碘酒及其他含酒精的制剂
药理毒理和药代动力学	•此部分内容专业性较强，不必过多钻研 •如有疑问，可以咨询医生、药师等专业人士

总之，患者在阅读药品说明书时，应重点阅读药品的名称及主要成分、适应证、用法用量、注意事项；谨慎阅读 ADR、孕妇及哺乳期妇女用药、药物相互作用；对于药理毒理和药代动力学等专业性较强的内容，不必过多钻研。对于老人、儿童、妊娠期及哺乳期妇女、肝肾功能不全等特殊人群，在用药前要特别注意说明书上是否对其有特殊要求或禁忌事项。另外，阅读药品说明书时，如果遇到自己不是很清楚或者看不懂，一定要去咨询药师等专业人士，切勿盲目服药，以防造成不良后果。

四、过量服用和忘记服药的处理原则

不少人都会有药物服用过量或忘记服药的经历，尤其对于老年人来说，这种情况尤为严重。过量服用或忘记服药会影响药物浓度，会加重药物毒副作用或影响疾病的治疗效果。家庭药师需要向签约患者科普过量服用和忘记服药的处理原则，以便减少过量服用和忘记服药对疾病和身体的影响。

1. 过量服用药物的处理原则

过量服用药物可能加重毒副作用，容易对身体造成伤害，同时影响疾病的治疗。大多数普通药物服用过量后，总的处理原则是：一是注意当时的不良反应，避免意外伤害；二是多喝水，促进药物代谢及排泄；三是反应严重者要去医院就诊，根据情况进行输液、洗胃或者催吐等。对于降糖药和降压药，服用过量可能引起低血糖和低血压，严重时甚至危及生命安全。因此，过量服用药物需要进行及时、正确的处理。不同药物服用过量，处理方法是不一样的。常见药物服用过量的处理方法见表 5-5。

表 5-5 常用药物过量服用药物的处理方法

药物	过量服用的处理方法
一般常用药物（抗菌药物及感冒药）	• 目前常用的口服抗菌药物（如青霉素类或头孢菌素类）和感冒药，多数安全性比较好，如果服用剂量超出说明书建议剂量的 1~2 倍，危险应该不会太大，一般不需要特别处理，但下次服药应间隔 1~2 次后再服用
退热药	• 如果服用过量，可能会导致患者出汗过多，体质虚弱者容易发生虚脱，所以患者要尽量卧床休息，多喝水。用药过量后，需要根据患者的体温情况决定何时开始服用下一次药物
降压药	• 要尽快躺下休息，监测患者血压情况，决定何时继续用药。如果没有非常严重的反应，则不需要进行特殊的处理。如果患者有明显不适，应及时到医院就诊
降糖药	• 应立即服用糖果、巧克力、饼干等，并监测血糖，根据血糖的情况决定是继续用药、调整药量，还是暂停 1 次。若是胰岛素注射过量明显，造成低血糖症状明显的情况下，需要及时医院就诊，必要时静脉输注葡萄糖注射液
精神类药物	• 治疗精神类疾病的药物过量，可能会出现与治疗目的相反的作用，必须到医院就诊，进行对症和支持治疗

2. 漏服药物的处理原则

一般情况下，漏服药物后，切不可等到下次服药时加倍剂量服用，以免出现严重 ADR。漏服的药物需不需要补上，可根据漏服药物的种类、作用特点和漏服药的时间来决定如何处理，常见漏服药物的处理方法见表 5-6。针对某些特殊药物的漏服，建议患者咨询专科医师，根据情况进行处理。

表 5-6 常见漏服药物的应对措施

药物	漏服处理方法
大多普通药物（如感冒药）	通常可遵守以中点时间划分的原则： • 如果漏服药物的时间还没到正常用药间隔时间的一半，可按原量补服 1 次，且下次的服药时间需要往后延 • 如果漏服药品的时间已超过用药间隔时间的一半以上，则没有必要补服，下次正常用药即可
抗菌药物（口服）	如青霉素类或头孢菌素类等药物，一旦出现漏服，应立即补服，下次服药时间可适当向后延长
降糖药	如果错过吃药的时间，不能进行盲目补服，以血糖水平为参照，避免发生低血糖为原则进行处理，必须根据服药种类和血糖监测结果决定 • **二甲双胍：** 血糖水平明显升高的情况下应补服药物 • **磺脲类：** ➢短效：如格列齐特片、瑞格列奈片，三餐前服用。若餐后想起，则需立即检测血糖水平，若血糖轻度升高，可通过运动降低血糖，不用补服；若血糖明显升高，适当减量补服降糖 ➢中长效：如格列齐特缓释片、格列美脲片，每日 1 次，早餐时服用，若午餐前想起，可按原剂量补服，若午餐后想起，可减量补服 • **α-葡萄糖苷酶抑制剂：** 如阿卡波糖，延缓肠道中碳水化合物的吸收，通常要求随第一口主食服用，如餐后补服，由于缺乏作用底物，降糖效果受影响

续表

药物	漏服处理方法
降糖药	• **胰岛素**：因遗忘再次注射后，需要监测血糖，以预防低血糖 ➢短效胰岛素：一般在三餐前 15~30min 注射，如遗忘，可于餐后立即注射，对疗效影响不大 ➢预混胰岛素：一般在早、晚餐前 15~30min 注射，如遗忘，可于餐后立即注射，若想起时已接近中午，应测定午餐前血糖水平，当超过 10mmol/L 时，可临时注射一次短效胰岛素 ➢长效胰岛素：每日 1 次，遗漏尽快补注即可
降压药	• **长效降压药**（如苯磺酸氨氯地平片、缬沙坦胶囊）：因半衰期较长，每天只需服用 1 次，在服药后维持稳态血药浓度 48 h 以上 ➢偶尔一次漏服，对血压不会造成太大影响。在这种情况下一般不需要补服，下次按时服用即可 ➢若连续 2~3 天忘记漏服，且血压升幅较大，则需要加服 1 次短效降压药，之后再按正常周期服药 • **短效降压药**（如尼群地平片、硝苯地平片）：漏服往往会造成血压升高 ➢如果漏服应立即补服，并推迟下次服药时间 ➢不要在夜间（睡前）补服，以免导致血压过低诱发脑梗死
降血脂药	• 如果在平时忘记服用降血脂药物的话，一般不需再补服，下次按原间隔时间用药
抗抑郁药	• 有些抗抑郁药如帕罗西汀、氟西汀容易引起失眠，故一般在早上服用，如果漏服药物请勿在睡前服用。三环类抗抑郁药如米氮平则相反，易引起嗜睡，建议睡前服用
激素类药物	糖皮质激素药物，如果按每日 1 次服药，当日发现漏服应立即补服，次日发现则不必补服
维生素补充剂、氨基酸等药物以及中药	如果出现漏服，一般不建议补服

五、其他与用药相关的健康宣教

1. 到药店购买药品的注意事项

到药店买药的人越来越多，但是药品是一种特殊的商品，患者在药店自行购药时要仔细了解药品的适应证，判断自己的疾病是否与适应证相符，以便对症用药。如果自我判断有困难，可请医师或药师给予指导。患者到药店购买适宜药品的同时，应避免买到假冒伪劣药品，到药店购买药品的注意事项见表 5-7。此外，在药店自行购买药品时，应控制购买数量，不要因为促销等活动大量购买，避免因病情变化药物调整、或药物过期产生浪费。

表 5-7 到药店购买药品的注意事项

注意点	注意事项
要到合法药店购买	一定要去已取得《药品经营许可证》和《营业执照》的正规药店购药
了解相关药品信息	• 买药要根据病情需要，不盲目相信广告，不轻信销售人员的推荐 • 在决定购买某种药品之前，应仔细阅读药品说明书 • 对于病情不确定或购买处方药时最好先咨询医师，请医生开具处方，凭处方到药店购买
注意药品包装	注意查看药品的外包装和药品标签或说明书： • 产品批号、生产日期、有效期标识不全的药品不能购买 • 绝对不能购买无批准文号（注册号）、无注册商标、无生产厂家的“三无”产品和过期产品 • 不要买包装破损或封口已被打开过的药品
保管好购药凭证	不要忘记向店家索取有效票据。一旦药品质量存在问题，有效票据可以作为向药品监督部门举报投诉，并向店家退货和要求赔偿的证据

2. 家庭常备药物及其储存的注意事项

家庭备药是为了使一些小毛病能得到及时治疗、尽早控制，或至少能在去医院前做些临时处理。对自己不能确诊或症状较重、变化较大的疾病，不能擅自用药。小儿生病、成年人突发各种病痛和老年人原有慢病突然变化，不可自行用药，应及时去医院诊治。家庭备药品种选择及存储的注意事项见表 5-8。

表 5-8 家庭备药品种选择及存储的注意事项

家庭备药	注意事项
品种选择	• 选择价格适中、疗效确切、安全性高的药品 • 普通人容易掌握、方便使用的药品 • 主要包括治疗感冒、发热、腹泻等药物 • 需要一些外用药，如眼药膏、伤湿止痛膏、碘伏等及处理小外伤的药品 • 对于有老人或慢病患者的家庭，必须备上对症的、能及时缓解病症的药物 • 可根据家庭成员的年龄、健康状况及季节来配备，如春天配备一些抗过敏药，夏季配备中暑及防蚊虫叮咬药，秋季备些止泻药，冬季备些防治感冒、哮喘、胃病的药品
家庭备药存储	• 药品应用原包装物包装，便于识别，便于掌握用法、用量 • 请将药品放在儿童不能接触的地方，不要把药品当作玩具给小孩玩 • 药品最好分类存放，如内服药和外用药应分类存放。不要用一种药的瓶子去装另一种药，以免误用 • 药品应按照包装、标签、使用说明书上规定的储藏条件保存 • 要经常（一般为 3 个月）检查药品是否超过有效期或变质失效 • 药品说明书要保存好，以备查用 • 以前用剩下的一些药品，一定要贴上标签，注明有效期 • 家庭储备的药物不要过多，因为药物都有一定的保质期，过期的药物不但无效，还可能会对身体造成伤害

3. 特殊剂型的正确使用

为了达到最佳的治疗效果，同时根据用药途径不同，可将药物加工成不同的剂型供临床使用。片剂是药品最常用的剂型，普通片剂服用方便，温水送服即可，老人儿童服用不方便还可以掰开碾碎，服用方法灵活多变。除了常规的片剂、胶囊，生活中也时常遇到一些特殊剂型，如泡腾片、舌下片、咀嚼片、滴眼剂、气雾剂等。不同的剂型也有着不同的使用方法和注意事项，不正确的使用方式会影响药物疗效，甚至增加副作用。常见特殊剂型的使用及注意事项见表 5-9。

表 5-9 常见特殊剂型的使用及注意事项

特殊剂型	使用及注意事项
泡腾片	• 供口服的泡腾片一般宜用 100～150mL 凉开水或温水浸泡，可迅速崩解和释放药物，应待完全溶解或气泡消失后再饮用 • 不应让幼儿自行服用 • 严禁直接服用或口含 • 药液中有不溶物、絮状物时不宜服用
舌下片	• 给药时宜迅速，含服时把药片放于舌下 • 含服时间一般控制在 5min 左右，以保证药物充分吸收 • 不能用舌头在嘴中移动舌下片以加速其溶解，不要咀嚼或吞咽药物，不要吸烟、进食、嚼口香糖，保持安静，不宜多说话 • 含后 30min 内不宜吃东西或饮水
咀嚼片	• 在口腔内的咀嚼时间宜充分 • 咀嚼后可用少量温开水送服 • 用于中和胃酸时，宜在餐后 1～2h 服用
滴眼剂	• 清洁双手，将头部后仰，眼向上望，用食指轻轻将下眼睑拉开成一钩袋状 • 将药液从眼角侧滴入眼袋内，一次滴 1～2 滴。 滴药时应距眼睑 2～3cm，勿使滴管口触及眼睑或睫毛，以免污染 • 滴后轻轻闭眼 1～2min，用药棉或纸巾擦拭流溢在眼外的药液，用手指轻轻按压眼内眦，以防药液分流降低眼内局部药物浓度及药液经鼻泪管流入口腔而引起不适
气雾剂	• 尽量将痰液咳出，口腔内的食物咽下 • 用前将气雾剂摇匀 • 将双唇紧贴近喷嘴，头稍微后倾，缓缓呼气尽量让肺部的气体排尽 • 于深呼吸的同时揿压气雾剂阀门，使舌头向下；准确掌握剂量，明确 1 次给药揿压几下 • 屏住呼吸 10～15s，后用鼻子呼气 • 含激素类制剂用温水漱口

（黄富宏 夏海建）

【参考文献】

[1] 国家食品药品监督管理局，执业药师资格认证中心. 国家执业药师考试指南药学综合知识与技能. 北京：中国医药科技出版社，2018.

[2] 杨世民. 药事管理学. 6 版. 北京：人民卫生出版社，2016.

第二节 科普宣教的方法及要点

一、科普宣教的方法

1. 科普宣教的服务对象

以家庭医生签约患者及家庭药师门诊患者为基础，重点服务人群：服用 5 种以上慢病药物的患者，至少存在 1 种慢病或亚健康状态的患者。

2. 科普宣教的团队

以家庭药师为主要成员，组建一支成员相对固定的科普宣教团队，统一培训、考核，保证宣教质量。

3. 科普宣教的总体目标

提高居民合理用药水平，提升公众合理用药科学素养，以实际行动维护人民群众生命安全和身体健康。

4. 科普宣教的基本流程（见图 5-1）

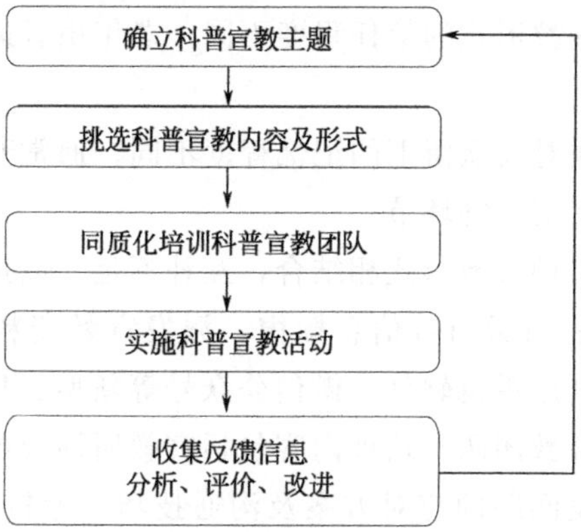

图 5-1 科普宣教的基本流程

（1）确立科普宣教主题

① 科普宣教主题确立原则：依据国家政策、疾病流行情况、患者需求等确立科普宣教主题，宜切合实际，忌过大过空、重点不明晰。

② 科普宣教主题：主要围绕“树立科学用药观念，养成正确用药行为”展开。如“假药劣药需认清，广告夸张勿轻信”“关爱健康，正确阅读药品说明书”及“吸入制剂，你用对了吗?”等。

（2）挑选科普宣教内容

① 科普宣教内容挑选原则：应紧扣主题，从重要性、紧迫性、权威性、难易度及需求度 5 个方面来综合考量、进行挑选。

重要性：必须向公众普及的知识，如国家基本药物制度。

紧迫性：某一时期公众急需了解的知识，如在流感暴发季节，宣教与其防治相关的药物知识。

权威性：宣教内容应真实可靠，具有高级别的循证医学证据，如药品说明书，临床指南等。

难易度：宣教内容应与公众的理解能力相契合，易为公众掌握，如采用通俗易懂语言代替专业术语来解释相关知识要点。

需求度：公众希望了解的知识，如糖尿病患者更关心降糖药物的使用方法以及常见ADR（如低血糖）的处理原则。

② 科普宣教内容：包括国家基本药物制度，合理用药的政策法规，药物获取的正规渠道，药品广告虚假信息的识别方法，假药和劣药的识别方法，药物适应证和作用机制、用法用量、注意事项、不良反应、贮藏条件，过量服用或漏服时的处置方法等。

（3）挑选科普宣教形式

① 科普宣教形式挑选原则：主要依据可及性、接受度、信任度和记忆度4个方面来进行挑选。

可及性：公众能够便捷地了解宣教内容，如派发纸质宣教材料、手机推送科普文章等。

接受度：公众对不同宣教形式的接受程度不同，一般说来，公众更喜欢面对面的交流形式，如举办科普知识专题讲座。

信任度：公众对不同宣教形式的信任程度不同，老年患者通常更相信电视台的健康宣教栏目。

记忆度：不同宣教形式对公众留下的记忆程度不同，通常互动越多，公众的记忆越深刻，如在宣教过程中穿插有奖竞答环节。

实际宣教活动中，常多种宣教形式相结合，互补不足，以拓展宣教的深度与广度。

② 科普宣教形式：包括开辟科普信息橱窗，派发宣教资料（如手册或视频资料等），举办科普知识专题讲座，利用手机软件、微信公众号等新型工具进行科普宣教。

（4）同质化培训科普宣教团队　培训内容包括宣教所涉及的相关药学专业知识、活动实施流程、常见问题和突发问题的应对方案及沟通技巧，考核通过后方可开展宣教活动，以保证宣教质量。

（5）实施科普宣教活动　提前做好突发事件应急预案，按既定宣教活动流程进行，有技巧地沟通，注意活动现场秩序的维护。

（6）收集反馈信息并加以分析、评价及改进　宣教活动结束后，及时收集反馈信息表，表格内容重点包括公众对宣教知识的掌握情况及对宣教活动的建议；汇总、整理及分析表格内容，评价宣教活动的质量及不足，以便改进；持续观察患者的行为改变情况及健康状况改善情况。

二、科普宣教的要点

1. 宣教机制要长效

科普宣教是一项系统工程。应建立科普宣教团队管理制度，明确团队成员职责，加大对团队成员的培训力度，优化团队成员的知识结构和服务能力并将科普宣教作为绩效考核的一项指标，最终使得科普宣教活动制度化、常态化和专业化。

2. 目标人群要明确

服务对象以家庭医生签约患者及家庭药师门诊患者为基础，重点服务人群为服用 5 种以上慢病药物的患者及至少存在 1 种慢病或亚健康状态的患者。以需求为导向，科普宣教主题可以侧重于慢病药物治疗的相关知识。

3. 药学定位要清晰

随着医药卫生体制改革不断深入，药学服务工作面临新的任务和挑战，从“以药品为中心”转变为“以患者为中心”，从“以保障药品供应为中心”转变为“在保障药品供应的基础上，以重点加强药学专业技术服务、参与临床用药为中心”。维护和保障居民基本健康权力，提高公众合理用药科学素养是药师的社会责任。只有明确自身功能定位及社会责任，药师才能更好地依据自身专业特点，开展科普宣教活动。

4. 宣教内容要科学

信息爆炸时代，伪科学信息层出不穷。编写宣教内容时，应查阅高级别循证医学证据资料并附上参考文献。

5. 宣教语言要通俗

受年龄、文化水平等因素的影响，部分民众的理解能力有限。宣教时，在保证准确传递合理用药相关知识的前提下，应尽可能将晦涩难懂的专业术语用通俗语言来代替。此外，服务对象多为当地居民，方言使用较为普遍，因此在现场宣教时，可以考虑用方言讲解。

6. 宣教形式要多样

集“视、听、说”一体，多维度展示宣教内容；条件许可时，可以增加互动环节，以提高宣教效果。

7. 宣教反馈要落实

及时收集反馈信息表，做好表格内容的汇总、整理、分析及评价工作，做好持续观察患者的行为改变情况及健康改善情况的工作。

三、案例

案例 1　吸入制剂，你用对了吗？

项目	内容
收集信息	• 关注疾病流行情况 • 查阅近期家庭医生签约患者及家庭药师门诊患者的慢病用药治疗档案 • 汇总日常药学服务过程中患者经常咨询的用药问题
确立科普宣教主题	• 冬季，好发呼吸系统疾病，吸入制剂由于其装置的复杂性及多样性，常导致患者不能正确使用，进而影响疗效。故确立“吸入制剂，你用对了吗？”作为本次科普宣教的活动主题
明确目标人群	• 正在使用吸入制剂的患者为本次科普宣教的目标人群
挑选科普宣教内容	• 重点介绍吸入制剂的使用方法 • 简单介绍相关疾病如慢性阻塞性肺疾病（COPD）的防治原则、常见 ADR 的处置方法 • 参考资料包括但不限于：吸入制剂药品说明书、相关疾病临床指南等

续表

项目	内容
挑选科普宣教形式	·受限于人员、场地、经费等因素，需谨慎选择宣教形式。既要量力而行，又要尽可能多种宣教形式相结合，以提高宣教效果。故本次科普宣教形式定为派发纸质宣教材料及举办专题讲座
科普宣教活动前期准备工作	·明确宣教团队各成员的职责 ·撰写宣教活动策划书 ·上报宣教活动，经批准后，联系场地及此次宣教目标人群 ·编写纸质宣教材料，要求内容正确，重点突出，通俗易懂 ·制作专题讲座用 PPT，要求对常用吸入制剂的具体使用步骤进行详细介绍 ·制作反馈信息表 ➢主要围绕吸入制剂的使用方法及注意事项设置若干问题，如“吸入治疗的优点是什么？”“×××（常用吸入制剂）的使用步骤是什么？”“为什么在使用×××（常用吸入制剂）之后，需要漱口？”等 ➢文末附上一个建议栏，供患者填写对此次宣教活动的评价与建议 ·制作宣传板、宣传条幅等
同质化培训科普宣教团队	·团队成员接受统一培训：吸入制剂相关的药学专业知识、活动实施流程、常见问题和突发问题的应对方案及沟通技巧 ·团队成员接受统一考核，考核通过后，方可开展宣教活动
实施科普宣教活动	·按既定活动流程进行，注意维护现场秩序 ·与患者交流时，要态度诚恳，亲切礼貌，语言贴近生活，尽量避免使用专业术语 ·进行专题讲座时，可以借助实物演示，突出关键操作步骤，以便患者掌握 ·发生突发事件时，切忌慌乱，可执行应急预案，迅速、及时解决突发事件，尽可能不影响活动进程
收集反馈信息并加以分析、评价及改进	·宣教结束后，及时收集反馈信息表 ➢汇总、整理、分析信息表中内容 ➢评价此次宣教质量，并提出改进建议 ·持续观察目标人群使用吸入制剂的行为改变情况以及健康改善情况

案例2　片剂知多少?

项目	内容
收集信息	·汇总日常药学服务过程中发现的错误用药现象 ·查阅近期家庭医生签约患者及家庭药师门诊患者的慢病用药治疗档案
确立科普宣教主题	·在对签约患者进行用药教育时，发现部分患者对片剂的使用方法缺乏了解，甚至有出现误将泡腾片当作普通药片直接吞服的现象。为避免此类事件发生，确立“片剂知多少？”作为本次科普宣教的活动主题
明确目标人群	·正在使用片剂的患者为本次科普宣教的目标人群
挑选科普宣教内容	·重点介绍片剂的使用方法及注意事项 ·简单介绍片剂的定义、特点及分类 ·参考资料包括但不限于：药品说明书、药剂学教材等

续表

项目	内容
挑选科普宣教形式	• 结合活动主题，综合评估人员、场地、经费等限制因素，最终将本次科普宣教形式定为面对面交流及用手机推送科普文章
科普宣教活动前期准备工作	• 明确宣教团队各成员的职责 • 撰写宣教活动策划书 • 上报宣教活动，经批准后，联系场地及此次宣教目标人群 • 编写科普文章，要求内容正确，重点突出，通俗易懂。例如，介绍泡腾片时，可以用下图说明，以便患者理解 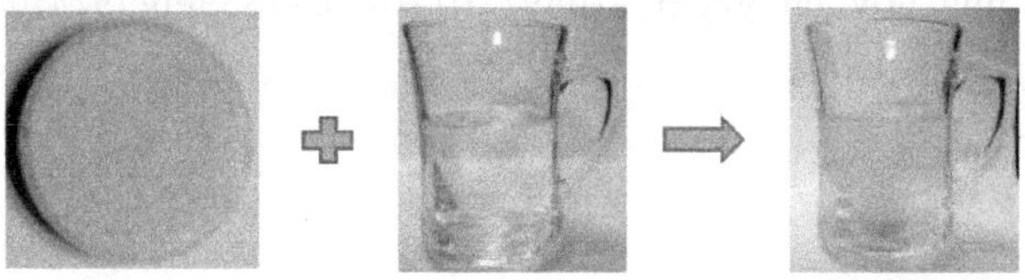 泡腾片　　水　　泡腾片遇水，产生大量气体(二氧化碳)而呈泡腾状 • 制作反馈信息表 ➢主要围绕片剂的使用方法及注意事项设置若干问题，如“制成肠溶片的药物主要在胃内释放，对吗？”“通常情况下，为什么不建议将缓释片掰开服用？”“泡腾片为什么不能直接吞服？”等 ➢文末附上一个建议栏，供患者填写对此次宣教活动的评价与建议 • 制作宣传板、宣传条幅等
同质化培训科普宣教团队	• 团队成员接受统一培训：片剂相关的药学专业知识、使用手机推送科普文章的方法、活动实施流程、常见问题和突发问题的应对方案及沟通技巧 • 团队成员接受统一考核，考核通过方可开展宣教活动
实施科普宣教活动	• 按既定活动流程进行，注意维护现场秩序 • 与患者交流时，要态度诚恳，亲切礼貌，语言贴近生活，尽量避免使用专业术语 • 使用手机向患者推送科普文章时，须先取得患者的同意 • 发生突发事件时，切忌慌乱，可执行应急预案，迅速、及时解决突发事件，尽可能不影响活动进程
收集反馈信息并加以分析、评价及改进	• 宣教结束后，及时收集反馈信息表 ➢汇总、整理、分析信息表中内容 ➢评价此次宣教质量，并提出改进建议 • 持续观察目标人群使用片剂的行为改变情况以及健康改善情况

（胡建新　周芷筠）

【参考文献】

[1] 吴晓玲，谢奕丹，邱宇翔，等. 家庭药师制度的构建与实践探索，今日药学，2018，28（5）：340-343，348.

[2] 国家卫生计生委办公厅，国家食品药品监管总局办公厅，中国科协办公厅. 国家卫生

计生委等 3 部门关于加强合理用药健康教育工作的通知，国卫办宣传函〔2013〕288 号.

[3] 叶佩芸，叶桦. 开展公众合理用药宣传的基本要素构成，中国药事，2014，28 (3)：229-232.

[4] 吴晓玲，于国超. 家庭药师服务标准与路径专家共识，药品评价，2018，15 (16)：4-16.

[5] 国家卫生计生委办公厅，国家中医药管理局办公室. 关于加强药事管理转变药学服务模式的通知，国卫办医发〔2017〕26 号.

[6] http://www.nhc.gov.cn/yzygj/s7659/201707/b44339ebef924f038003e1b7dca492f2.shtml. 2017-07-12.

第六章

家庭药箱管理

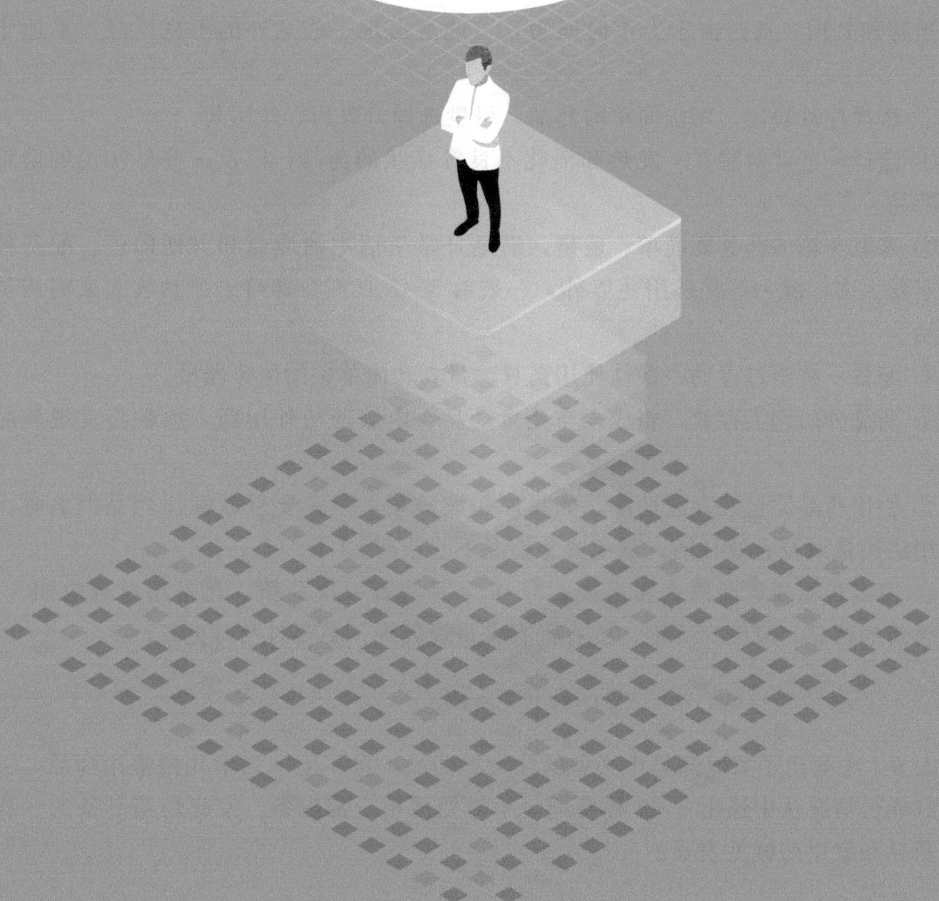

许多家庭都会储备一些常用的药品，以解燃眉之急，使一些轻微症状得到及时缓解，使一些突发疾病尽早得到控制，我们平时将其存放在专门的抽屉或是专用的药箱中，统称为家庭药箱。

家庭药箱如若使用不当反而会误了老百姓的健康。实际生活中，家庭药箱的使用存在许多误区，例如：使用过期药品、储存保管不当导致药品变质失效、特殊剂型药品服用方法不正确、过期/变质药品随意丢弃等诸多不安全的用药行为。作为家庭药师，应对患者进行家庭药箱的使用指导，保障大众的用药安全。家庭药师进行家庭药箱管理内容应记录在“家庭药箱管理记录表”上（详见附录2，附表8）。

第一节 家庭药箱备药

一、家庭药箱的备药原则

① 应根据家庭成员的构成和健康状况进行备药。如家里有患慢病的老人或者儿童，要特别注意准备他们的常用药物，如高血压、糖尿病、冠心病、脑血管疾病、哮喘等慢病的治疗药物和解热镇痛、腹泻等儿童常用药品。

② 应选择不良反应较少的药品。优先选择上市时间长、疗效确切的药品。因上市时间长的药品，不良反应已得到充分的临床验证，一般药品说明书上都有详细明确的说明，便于预防和处理。新药由于上市时间短，可能会出现一些意外的不良反应，不适于家庭备用。

③ 选择疗效稳定、用法简单的药品。尽量选择口服药、外用药。

④ 选择一些针对感冒、发热和消化不良等症状的药品，以及一些外伤用的消毒剂和止痛药品。

⑤ 家庭药箱的药品要简单、适量，满足日常生活中的应急和方便即可。配备种类和数量不要太多，除一些慢病用药以外，一般够3～5日剂量即可。严禁放入家庭成员过敏的药品。

⑥ 配备一些消过毒的一次性使用药具、量具和简单家用医疗器械。

⑦ 药品分门别类存放，将成人与儿童药品、内服药与外用药、急救与常规药品分开放置。

⑧ 使用药品原包装存放药品，如果原包装破损，一定要重新标注药品的名称、适应证、用法用量以及有效日期，避免紧急情况下吃错药。

⑨ 家庭药箱要定期检查和更换，3～6个月清查一次药箱，凡是超过有效期、变质、标签脱落的药品，应废弃不用，按有毒有害垃圾处理，必要时及时更新。

二、家庭药箱推荐配备的常用品种和药具

表6-1中列出了家庭药箱中必备的几大类药品，每一类中列出几种常用药品，可以根据家庭成员情况从中选出2～3种备用，不需要照单全部配备。家庭药箱必备的一次性量具、药具和家用药械见表6-2。

表 6-1 家庭药箱推荐配备的常用药物品种

推荐药品种类	推荐药品名称
感冒用中成药	连花清瘟胶囊/颗粒、板蓝根、感冒清热颗粒等
解热镇痛药	对乙酰氨基酚、布洛芬、阿司匹林等
镇咳化痰药	复方甘草片、氨溴索、乙酰半胱氨酸、川贝枇杷露、急支糖浆等
清咽消暑药	藿香正气胶囊/水、人丹、十滴水、草珊瑚含片、金果饮等
消化系统药	酵母片、乳酶生、黄连素、开塞露等
抗过敏药	氯雷他定、氯苯那敏、西替利嗪等
急救药	硝酸甘油、速效救心丸、复方丹参滴丸、沙丁胺醇气雾剂等
外用及消毒用药	金霉素眼膏、双氯芬酸二乙胺乳膏剂、莫匹罗星软膏、红花油、安尔碘、碘伏、75%乙醇、风油精等

表 6-2 家庭药箱推荐配备的常用量具、药具和药械

推荐药具种类	推荐药具名称
一次性使用材料	纱布、绷带、胶布、棉签、创可贴、消毒棉棒、三角巾等
量具、药具、药械	体温计、医用剪刀、镊子、电子血压计、血糖仪、血糖试纸、安全别针等

（武明芬）

【参考文献】

[1] 刘治军. 药师帮您管理“家庭药箱”. 保健医苑，2019，07：40-42.

[2] 叶娟，徐春梅，薛承斌，等. 家庭药箱安全用药研究进展. 中国当代医药，2018，25(22)：32-34+38.

[3] 冀连梅. 应对常见病，家庭药箱该备哪些药?. 中国医药报，2014-12-26 (002).

第二节 药品效期管理

药品有效期是指药品在一定的贮存条件下，能够保持质量的期限。国家规定所有的药品都要标明有效期或失效期，它是反映药品内在质量的重要指标之一，是保证药品安全有效的前提。超过有效期的药品即为过期药品，由于降解，其所含的有效成分或生物效价就达不到标示量，使用后不但达不到有效的血药浓度，还可能因为产生的有害降解产物对人体造成危害。

一、保留药品包装，定期查看药品有效期

每个药品包装盒上都包含有药品效期的信息，除了定期查看药品有效期外，每次服药前均应确认药品处于有效期内再服用。但是，药品的有效期有多种表达方式，国产药品与进口药品也有明显差别，必须学会正确读取药品有效期。在标明有效期的同时，一般尚标有生产日期，因此也可以按照生产日期来推算有效期限为多长（详见表 6-3 和表 6-4）。

1. 国产药品

表 6-3 国产药品效期表示方式

表示类型	表示方式	标注示例	药品可用期限
失效期	• 直接标明该药在某年某月起失效	失效期：2019 年 10 月	2019 年 9 月 30 日
有效期	• 标明有效期至某年某月，指该药可用至有效期当月的月底	➢有效期至 2019 年 10 月 ➢有效期至 2019. 10 ➢有效期至 2019/10 ➢有效期至 2019-10	2019 年 10 月 31 日
	• 标明有效期年数或月数：生产日期即批号，用 6 位数字表示，前 2 位表示年份，中间 2 位表示月份，末尾 2 位表示日期	批号 190815，有效期 2 年	2021 年 8 月 15 日

2. 进口药品

各国药品有效期的标注不完全相同，有时难以辨别，为避免造成差错，应了解不同的写法，并注意识别。

表 6-4 进口药品效期表示方式

国家	表示方式	标注示例	药品可用期限
美国	• 按月-日-年顺序排列	EXP 9/10/2019 EXP Sep. 10 th 2019	2019 年 9 月 10 日
欧洲	• 按日-月-年顺序排列	EXP10/9/2019 EXP 10 th Sep. 2019	2019 年 9 月 10 日
日本	• 按年-月-日排列	使用期限 2019. 09. 10	2019 年 9 月 10 日

3. 已开封药品的效期计算

值得注意的是，药品的有效期不是绝对的，而是有条件限制的，就是药品的标签及说明书中所指明的贮存方法。如果贮存方法发生了改变，药品的有效期就只能作为参考，而不是一个确定的保质时间了。一旦药品从原包装内分出，如拆开盒子、打开瓶盖等开始使用时，就不能按照包装上标识的有效期来计算。已开封药品的效期计算详见表 6-5。

表 6-5 已开封药品效期计算

药品类型	保存时限
独立包装药品	• 按标注的有效期
非独立包装药品	• 半年
眼用制剂	• 4 周
糖浆剂	• 室温：1~3 个月 • 冬天：≤3 个月 • 夏天：≤1 个月
软膏	• 室温：2 个月
中药煎剂	• 冷藏：7 天 • 室温：3 天

注：已拆封药品再次使用时还需注意观察药品外观、气味、颜色、性状，如发生改变，就不能再使用。

二、优先使用近效期药品

慢病患者通常备有较多药品，需定期查看药品效期，可每季或每半年整理一次。可将药品按效期排列，近效期药品置于药箱或抽屉前面方便优先拿取。

三、避免过度囤药

除慢病患者长期用药以外，家庭备用药品一般备 3～5 日量即可。

四、定期清理过期和变质药品

要养成定期整理和清理过期/变质药品的习惯，可以每季度或每半年整理一次，过期药品不宜再使用。如果发现药品变质，如色泽、气味、性状改变时也不可使用，药品是否变质可通过仔细观察药品/保健品的外观、色、嗅、味等形态改变来识别（详见表 6-6）。

表 6-6 如何判断变质药品/保健品

剂型	变质的表现
片剂	• 出现变色、松散、潮解、斑点、霉变、虫蛀、臭味等
糖衣片	• 表层有发黏、黑色斑点、糖衣层裂开等
颗粒剂	• 有发黏、结块、溶化、异臭等
胶囊或胶丸	• 有明显软化、破裂、漏油、粘连等
糖浆剂	• 出现大量气泡、絮状混悬物、沉淀物、变色、结晶或闻及异臭、酸败等
粉针剂	• 瓶内药粉结块、变色等
水针剂	• 药液颜色变深、浑浊、沉淀、异物、絮状物等
混悬剂或乳剂	• 大量沉淀、分层经摇动不均匀等
栓剂、眼药膏或其他膏剂	• 异臭、酸败味、颗粒、干涸、变色、水油分层等
滴眼液、滴鼻剂	• 液体中有结晶、絮状物、浑浊、变色等
中成药丸、片剂	• 霉变、生虫、潮解、蜡封裂开等

案例 1

【基本情况介绍】

老张，现年 67 岁，其与爱人都已退休，平素家中只有他们老两口，老张患有高血压，其爱人偶感眼部不适，家中常备眼药水。

【服务日期】2019 年 11 月 23 日

【家庭备用药品详情】

药品名称及规格	数量	药品有效期	存放条件
硝苯地平控释片（30mg×7 片）	6 盒余	2021 年 10 月 11 日	卧室抽屉中
美托洛尔缓释片（47.5mg×7 片）	5 盒余	2021 年 6 月	卧室抽屉中
螺内酯片（20mg×100 片）	数十片，药瓶已开封	2021 年 5 月	卧室抽屉中
玻璃酸钠滴眼液（10mL）	2 瓶	2021 年 11 月	未开封的放卧室抽屉中，已开封的放床头柜上

【问题】针对上述服务对象，药师应如何进行家庭药箱管理？

【家庭药箱管理与指导】

① 应准备专门的抽屉或药箱装家庭常备药品，不应与其他物品特别是食品混合放置。

② 硝苯地平控释片、美托洛尔缓释片均有独立铝箔包装，可按照药盒标示有效期服用。

③ 螺内酯片非独立包装，开封后需放置在阴凉干燥处保存；需在药瓶上标注开封时间，要在半年内服用完，否则不宜再服用；服用前需观察药品性状。

④ 玻璃酸钠滴眼液，未开启的可按照标注的有效期使用；已开启最多存放 4 周，超过则丢弃至有害垃圾桶。

第三节 药品存放指导

与医院药房规范化贮存药品相比，家庭药品大多存放较为随意。家庭药师应指导辖区居民将家庭药品贮存于固定的小药箱或专用的抽屉中，必要时可上锁，应置于儿童或精神异常者不易拿取到药品的地方。箱盖或抽屉内可放置一张家庭用药明细表，标明药品名称、用途、用法、用量、注意事项、有效期、保存要求等内容，需要时可查明细表，以防用错药。

药品的贮存必须符合说明书上规定的储存条件，否则即使在有效期内，药品的质量也难以保证。

一、存放条件

要注意根据药盒或说明书上注明的贮存条件储存药品，如是否需要避光、密封、干燥、阴凉（≤20℃）、冷处（2～10℃）贮存。铝塑包装可以更好地保持药品质量，不要轻易拆开存放。药品存放要注意三大原则，避光、避湿、避热。

1. 避光

不要把药品放在太阳直射的地方，如阳台或太阳可以直射到的桌面。对光敏感的药品，如鱼肝油、氨茶碱、维生素 C 片等，要用棕色瓶避光贮存。

2. 避湿

潮湿会加速药品变质，注意不要把药品放在卫生间内，应放置在干燥的药箱或抽屉中。如在南方遇上梅雨季节，可在存放药品的药箱或抽屉中放置干燥剂，但需注意干燥剂与药品区别开来，以免误服。

3. 避热

温度高也会加速药品变质，药品要放在家中阴凉的地方，如药箱或抽屉里。同时要注意看说明书上的储存条件，有些药品怕热，如一些生物制品、活菌制剂一般要求冷处（2～10℃）贮存，家庭药师需指导居民将这部分药品存放的冰箱保鲜层，同时不要紧靠冰箱壁，注意不可理解为放冷冻层，冻结的药品一般不可以使用。

二、分类存放

家庭药箱中的药品要分区、分层排放。药箱或抽屉内药品不要与食品、保健品、杂物混放。

1. 成人与儿童药品分开

成人药品与儿童药品需分开存放，避免在给儿童用药时因没有注意药品分类或因药品外包装相似而误服。

2. 内服和外用药品分开

外用药存放时，应有醒目标识，避免被误服。

3. 急救与常规药品分开

用于急救的药品，如治疗急性哮喘的沙丁胺醇、缓解胸痛的硝酸甘油等药品需与常规药品分开并放置在药箱或抽屉显眼的位置，避免在急救时因找药品而浪费宝贵的时间。

案例 2

【基本情况介绍】五口之家，上有老，下有小，老人家患有糖尿病，小孩刚满 1 周岁。

【服务日期】2019 年 11 月 23 日

【家庭备用药品详情】

药品名称及规格	数量	药品有效期	存放条件
甘精胰岛素注射液（3mL：300IU）	3 支	2022 年 10 月	冰箱冷藏
赖脯胰岛素注射液（3mL：300IU）	5 支	2022 年 6 月	冰箱冷藏
维生素 D 滴剂（400U×12 粒）	2 盒余	2021 年 8 月	放置在桌面上
丁酸氢化可的松软膏（5g：5mg）	1 支	2021 年 3 月	放置在桌面上

【问题】针对上述服务对象，药师应如何进行家庭药箱管理？

【家庭药箱管理与指导】

① 应准备专门的抽屉或药箱装家庭常备药品，不应与其他物品特别是食品混合放置。

② 甘精胰岛素、赖脯胰岛素未开始使用的需放置在冰箱冷藏（2～10℃）；已开启的可在室温下放置 4 周。

③ 维生素 D 滴剂应放置在专门抽屉或药箱中。

④ 丁酸氢化可的松软膏应放置在专门抽屉或药箱中，开启后可室温保存 2 个月，超过则不宜使用。

第四节　儿童用药安全存放指导

儿童免疫力较低，患病的概率也更高，有孩子的家庭，多多少少会储备一些常用药品。儿童药品常见的剂型有糖浆剂、溶液剂、混悬液、颗粒剂等，在保存方面与常见的口服片剂有一定区别。

一、儿童药品存放要点

1. 远离儿童

药品应放在儿童拿不到的地方，最好加锁保存，以免误服。

2. 不要丢弃药品说明书

家庭药箱中的药品有很大一部分是家长自行到药店购买，因此在给儿童用药前务必仔细阅读说明书。它不但介绍了药品的用法用量，还写明了用药期间可能出现的副作用，以及药品的保存方法，如随意丢弃，等到急用时则需重新购买。

二、儿童药品常见剂型保存方法（详见表 6-7）

表 6-7 儿童药品常见剂型保存方法

剂型	保存方法
糖浆剂（含有糖分的口服制剂，一旦开封就失去了密闭的无菌环境，容易滋生细菌而发生变质，开封后不宜久放） **口服溶液、混悬液**（儿童药品常见剂型，便于分剂量）	• 服用时切忌把瓶口直接与嘴接触 • 配套滴管使用后须洗净晾干再放入使用 • 不建议用滴管取药后直接喂进嘴里，后再伸进药瓶取药接着喂（口腔细菌会污染药液） • 未受污染的情况下，糖浆剂可以保存 1～3 个月（详见表 6-5），口服溶液、混悬液可以室温保存 2 个月 • 短时间内不再服用，也可放置在冰箱中冷藏（2～10℃）贮存 • 糖浆剂、溶液剂再次服用时需要对着光线观察药品性状是否发生变化（详见表 6-6） • 混悬液久置后出现沉淀、分层是正常现象，用前摇匀即可
颗粒剂	• 有独立包装，放在阴凉干燥处保存 • 开封后可放置在密封袋中，放置在阴凉干燥处保存，≤1 个月 • 出现吸潮、变色、结块等现象不可再继续使用
栓剂（儿童常用栓剂为退热栓）	• 栓剂必须贮存于阴凉处 • 如栓剂遇热变软，可连同包装一起放入冰箱、凉水杯或流动的凉水中几分钟，直到变硬为止 • 使用前认真检查药品，如过期或已开始整体熔解均不宜使用
退热贴剂	• 有独立包装，注意避免高温，应在阴凉、避光、儿童不易触及的地方贮存 • 也可冰箱冷藏，效果更佳（不可冷冻） • 退热贴里含有大量水分子，开封后尽早使用

案例 3

【基本情况介绍】家庭成员有四位，爸爸、妈妈、外婆及 8 个月的宝宝，家中备了不少宝宝的常用药。

【服务日期】2019 年 11 月 23 日

【家庭备用药品详情】

药品名称及规格	数量	药品有效期	存放条件
布洛芬混悬滴剂（15mL：0.6g）	1瓶，已开封	2021年9月	放置在盒子中
小儿布洛芬栓（50mg×3粒）	1盒	2022年3月	放置在盒子中
马来酸氯苯那敏片（4mg×100片）	1瓶，已开封	2021年12月	放置在盒子中
头孢克洛干混悬剂（125mg×6袋）	3袋余	2022年2月	放置在盒子中
维生素D滴剂（400U×12粒）	2盒余	2021年8月	放置在盒子中

【问题】针对上述服务对象，药师应如何进行家庭药箱管理？

【家庭药箱管理与指导】

① 应准备专门的抽屉或药箱装家庭常备药品，不应与其他物品特别是食品混合放置。儿童用药需与其他药品分隔开存放。

② 布洛芬混悬滴剂已开封，未受污染的情况下可以室温保存2个月；短时间内不再服用，也可放置在冰箱中冷藏（2～10℃）贮存；配套滴管使用后须洗净晾干再使用；再次服用时需要观察药品性状是否发生变化；混悬液久置后出现沉淀、分层是正常现象，用前摇匀即可。

③ 小儿布洛芬栓必须贮存于阴凉处；如栓剂遇热变软，可连同包装一起放入冰箱、凉水杯或流动的凉水中几分钟，直到变硬为止；使用前认真检查药品，如过期或已开始整体熔解均不宜使用。

④ 马来酸氯苯那敏片非独立包装，开封后需放置在阴凉干燥处保存；需在药瓶上标注开封时间，可保存半年，超过半年则不宜再服用；服用前需观察药品性状。

⑤ 头孢克洛干混悬剂，有独立包装，可放在阴凉干燥处保存；开封后可放置在密封袋中，放置在阴凉干燥处保存，并注明开封日期，保存≤1个月；出现吸潮、变色、结块等现象不可再继续使用。

⑥ 维生素D滴剂应放置在专门抽屉或药箱中，不可阳光直射。

第五节 药品回收及清理

目前我国法律法规尚未对居民家中过期/变质药品的回收做出明确规定。目前过期/变质药品回收及清理主要依靠药品监管部门、药品生产企业和零售药店等的自发行为。麻醉药品和第一类精神药品使用剩余药品和废贴需至医疗机构药房进行回收。

一、药品回收类型

1. 过期药品/保健品

过期药品/保健品可通过外包装上的有效期识别。过期药品/保健品不同于一般垃圾，不能直接丢进垃圾桶，其中含有化学成分、重金属，属于重要环境污染源，已被列入《国家危险废物名录》。一旦过期药品/保健品被非法收集包装重新上市，还会极大威胁市民的健康安全。所以，垃圾分类管理中将过期药品列为有害垃圾。

2. 变质药品/保健品

药品/保健品是否变质可通过仔细观察药品/保健品的外观、色、嗅、味等形态改变来识别（详见表 6-6）。变质药品/保健品不可使用，不但疗效可能下降，还可能产生有害物质。

3. 麻醉药品和第一类精神药品使用剩余药品和废贴

根据《麻醉药品和精神药品规范化临床应用与管理》，患者不再使用麻醉药品和第一类精神药品时，医疗机构应当要求患者将剩余的麻醉药品和第一类精神药品交回，由医疗机构按照规定销毁处理。

二、回收药品的清理方法

1. 麻醉和第一类精神药品废贴回收

家庭药师告知患者需要将使用过的麻醉药品贴剂对折后放入回收袋，于复诊时交回医院药房。

2. 过期/变质药品回收

家庭药师要教育患者不能随意丢弃，并指导患者送到当地过期药品回收定点单位或定点回收箱进行回收处理。

案例 4

【基本情况介绍】老陈罹患肺癌 2 年，日常需要使用止痛药，最近，服用曲马多已经无法止痛了，医生给他换成吗啡缓释片止痛。老陈的爱人平素自觉高血脂，服用鱼油等保健品。

【服务日期】2019 年 11 月 23 日

【家庭备用药品详情】

药品名称及规格	数量	药品有效期	存放条件
盐酸曲马多缓释片（0.1g×10 片）	2 盒余	2022 年 10 月	抽屉
硫酸吗啡缓释片（30mg×10 片）	2 盒余	2022 年 5 月	抽屉
硫酸吗啡缓释片（10mg×10 片）	1 盒余	2022 年 8 月	抽屉
澳佳宝深海鱼油胶囊（1000mg×400 粒）	2 瓶	1 瓶：2019 年 9 月 1 瓶：2020 年 11 月	餐桌上

【问题】针对上述服务对象，药师应如何进行家庭药箱管理？

【家庭药箱管理与指导】

① 应准备专门的抽屉或药箱装家庭常备药品，不应与其他物品特别是食品混合放置。硫酸吗啡缓释片等麻醉药品需专门放置，不宜与其他药品混合放置，以免误服，必要时可上锁。

② 不再服用的盐酸曲马多缓释片需交回医疗机构处理。

③ 澳佳宝深海鱼油胶囊宜放置在专门抽屉或药箱中避光储存；已过期的深海鱼油应

送到当地过期药品回收定点单位或定点回收箱进行回收处理。

第六节 家庭常用药品特殊剂型安全使用指导

随着医药行业的蓬勃发展，家庭药箱中药物的品类、剂型也推陈出新，除了常见的口服片剂、口服胶囊、外用乳膏等剂型之外，泡腾片、大蜜丸等特殊剂型也逐渐进入寻常百姓的家庭药箱。在日常生活中由于服用方法错误导致病情加重甚至危及生命的情况绝非少见。

儿童由于其特殊的生理状态，用药方面与成人也有明显区别，儿童安全用药指导是家庭药师工作的重要内容之一。

本节重点介绍由于使用方法错误而容易引发用药安全事故的特殊剂型，以及儿童安全用药指导。

一、特殊剂型安全用药指导（详见表 6-8）

表 6-8 特殊剂型安全用药指导

剂型	指导要点
泡腾片	• 服用方法：100～150mL 温水浸泡，完全溶解、气泡消失后饮用 • 注意事项： ➢严禁直接服用或口含 ➢药液中有不溶物、沉淀、絮状物时不宜饮用
大蜜丸	• 服用方法： ➢方法一：剥开弃去外包装，取出大蜜丸放在干燥洁净的白纸上将大蜜丸切成黄豆大小的颗粒，用手搓圆，温开水或芦根水送服 ➢方法二：将大蜜丸直接放入口内咀嚼，再用温开水送服 • 贮存方法： ➢密封贮存于干燥处，注意防潮、防霉变、防虫蛀 ➢蜡壳包装性脆易破裂，且易软化塌陷，应防止重压与受热 • 注意事项：皱皮开裂或受潮发霉后不宜再服用

二、儿童安全用药指导

儿童有别于成人，其器官功能尚未发育完全，肝脏解毒和肾脏排泄等功能较弱，因此对药物的耐受性较差，如果用药不当，很容易引起不良反应，甚至对健康造成甚于疾病本身的严重危害。特别是 2 岁以下儿童，用药宜慎重。

1. 儿童用药注意事项

① 儿童应在医生和药师指导下用药。

② 应使用儿童药品（专用剂型和规格），严格按照说明书用法用量使用，避免将成人药品随意减量给儿童使用。

③ 加强对儿童的药品安全教育，区分药品和食品。许多药厂为了方便儿童服药，生产了具有水果香味的口服药剂，家长给儿童用药时，不要将药叫做糖果，要教育儿童药品是不能随意乱服的。

④ 避免随意使用儿童保健品。

2. 如何给儿童用药

儿童用药应合理选药，严格掌握剂量，注意间隔时间，根据小儿特点，选好给药途径。

(1) 不同年龄段及状态儿童喂药方法（详见表6-9）

表 6-9 不同年龄段及状态儿童喂药方法

分类	指导要点
婴幼儿及不能吞咽药片的儿童	• 喂药前准备：确认药名、药品质量及所需剂量，准备好药品，放在易拿到的地方 • 喂药姿势：用毯子或大毛巾约束孩子的胳膊和腿，抱于怀中，托起头部成半卧位 • 喂药方法： ➢用拇指和食指轻轻按压小儿双侧颊部，使口张开 ➢用小勺或喂药器慢慢将药液从嘴角灌入 ➢一次给予少量（1～2mL）药物，直至咽下 ➢喂药后继续喂水 20～30mL
较大的儿童	• 原则：鼓励其自己吃药，必要时强制喂药 • 喂药方法： ➢用拇指及食指紧按小儿两颊，使其上下颌分开 ➢将药匙留在上下牙之间，直至将药咽下为止
处于昏迷不能咽食或拒绝服药的小儿	• 给药方式： ➢医疗结构——肌内注射或静脉给药 ➢居家用药——胃管鼻饲法灌入、肛门直肠灌入、缓释栓剂肛门给药 • 昏迷不能咽食的小儿需及时就医，置胃管后可在专业人员指导下居家用药；肛门直肠灌入也需经专业人员指导后方可居家操作

(2) 喂药过程的注意事项

① 可将药片碾碎或将胶囊内容物加温水调匀吞服，但应该先咨询医师或药师哪些药品不可以碾碎，例如肠溶片、缓释、控释片就不能研碎。

② 对于液体口服制剂，在提供的量器中一般不要加其他任何药品或食物（如牛奶或果汁），除非医嘱允许，以免产生相互作用或影响剂量准确性。

③ 不要用捏鼻的方法使患儿张嘴，也不宜将药品直接倒入咽部，以免药品吸入气管发生呛咳，甚而导致吸入性肺炎的发生。

④ 喂药时间一般选择在饭前0.5～1h，对胃肠道有刺激的药品宜饭后0.5～1h服，喂药后不宜马上喂奶，以免发生反胃，引起呕吐。

⑤ 在喂药过程中，如果发生呛咳，应立即停止喂药，抱起宝宝轻轻拍后背，以免药液呛入气管。呕吐出来的药记得要及时补上。

⑥ 不应将药品交给较大患儿让其自己掌握，以免发生误服或隐瞒不服的情况。

案例 5

【基本情况介绍】三口之家，王女士自觉快感冒时会服用维生素 C 泡腾片，偶尔也会给 2 岁的小孩喝一些；小孩难免生病，对吃药十分抗拒，王女士常常因为喂药犯愁。

【服务日期】2019 年 11 月 23 日

【家庭备用药品详情】

药品名称及规格	数量	药品有效期	存放条件
布洛芬混悬液（30mL：0.6g）	1 瓶	2021 年 9 月	抽屉中
头孢克肟颗粒（50mg×6 袋）	1 盒 + 2 袋	2021 年 4 月	抽屉中
维生素 C 泡腾片（1g×10 片）	2 盒余	2021 年 8 月	抽屉中

【问题】针对上述服务对象，药师应如何进行家庭药箱管理？

【家庭药箱管理与指导】

① 应准备专门的抽屉或药箱装家庭常备药品，不应与其他物品特别是食品混合放置。

② 布洛芬混悬液未开封可放置在阴凉干燥处保存；已开封，未受污染的情况下可以室温保存 2 个月；开封后短时间内不再服用，也可放置在冰箱中冷藏（2～10℃）贮存；配套滴管使用后须洗净晾干再使用；再次服用时需要观察药品性状是否发生变化；混悬液久置后出现沉淀、分层是正常现象，用前摇匀即可。

③ 头孢克肟颗粒，有独立包装，可放在阴凉干燥处保存；开封后可放置在密封袋中，放置在阴凉干燥处保存，并注明开封日期，保存≤1 个月；出现吸潮、变色、结块等现象不可再继续使用。

④ 维生素 C 泡腾片严禁直接服用或口含，服用方法：100～150mL 温水浸泡，完全溶解、气泡消失后饮用；药液中有不溶物、沉淀、絮状物时不宜饮用。

⑤ 案例中 2 岁儿童应鼓励其自己吃药，必要时强制喂药；喂药时可用拇指及食指紧按小儿两颊，使其上下颌分开，将药匙留在上下牙之间，直至将药咽下为止。

（刘茂柏　张金）

【参考文献】

[1] 吴晓玲，于国超. 家庭药师服务标准与路径专家共识. 药品评价，2018，15（16）：6-18.

[2] 刘茂伯，杨木英. 安全用药指导手册. 2 版. 厦门：厦门大学出版社，2014.

[3] 徐建国，于世英. 麻醉药品和精神药品规范化临床应用与管理. 北京：人民卫生出版社，2007.

第七章

患者用药管理档案的建立

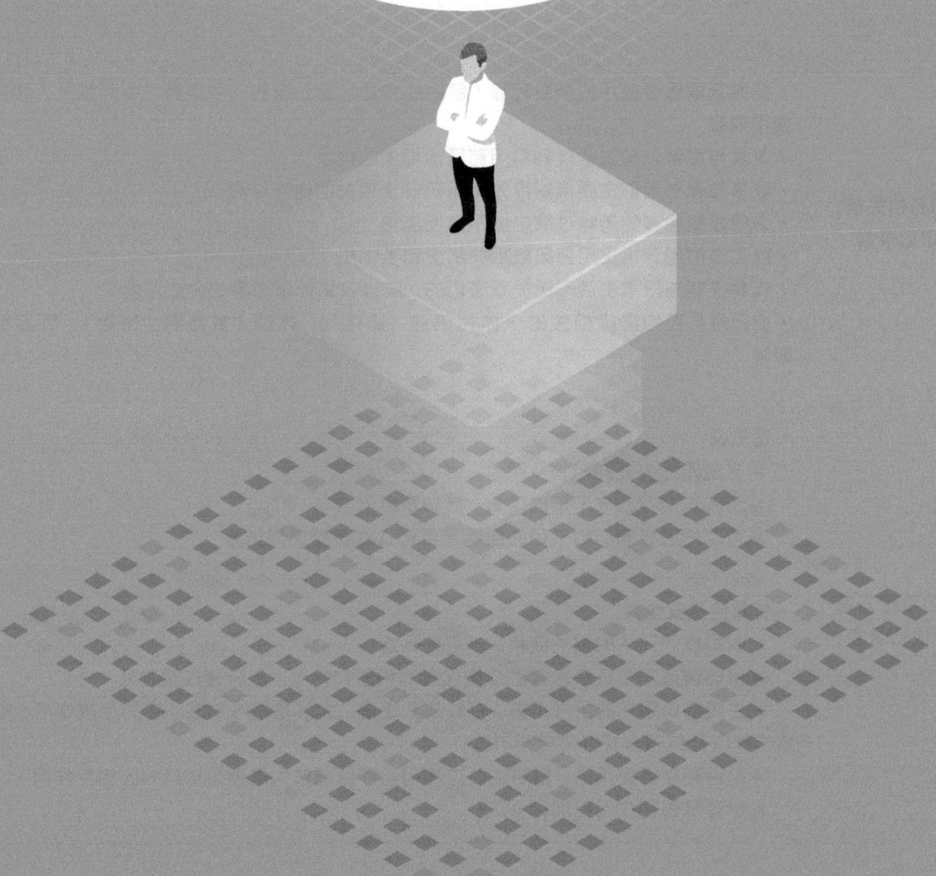

第一节 用药管理档案的类型及记录要点

用药管理档案是家庭药师为居家患者提供各种药学服务时所产生的各种医疗档案，是药学服务中不可缺少的工具。建档备案是为了给签约患者定期随访评估提供参考依据，主要类型分为纸质用药档案及信息化的电子用药档案，信息化记录是在做好纸质版记录的前提下所必不可少的转化。

一、纸质版患者用药管理档案

纸质用药档案能够做到患者用药史等有证可依，保留的手写原稿可信度高，被篡改可能性小，安全性较高，但相较占用空间。用药档案的记录要点主要涵盖患者用药相关基础信息、治疗方案评估及随访评估记录等。

1. 用药管理档案封面

建议将每位患者的纸质版用药档案装订成册，封面应明确记录患者的编号、姓名、性别、ID 号码、责任药师及联系电话，方便档案存取及管理。

2. 各类用药管理相关记录表及记录要点（详见表 7-1）

表 7-1 各类用药管理相关记录表记录要点

表格类型	记录要点
用药相关信息记录表	•全面获取患者使用的所有药品（包括处方药、非处方药、中成药、中药饮片）和保健品使用信息 •收集与患者当前主要疾病和用药风险相关的症状 •收集与患者当前主要疾病疗效和用药安全相关的检查结果 •必须收集患者的药物过敏史或不良反应史 •收集当前用药常见用药风险相关病史和手术史 •疾病控制与日常生活习惯关系密切的，应当收集记录患者的生活习惯 •应记录与药物选择相关的个体化信息，如年龄、体型（或身高、体重）、妊娠或哺乳期等
用药治疗方案评估记录表	**•适应证** ➢当前无适应证的药物及原因 ➢患者当前存在未干预的疾病、症状及原因 ➢可以先进行非药物干预的疾病是否已尝试各项干预无效
	•有效性及安全性 ➢收集疗效评估的相关症状、体征和检查 ➢用药选择是否符合患者的个体化病情和药物特点，是否存在禁忌证 ➢主要疾病用药的用法用量、疗程是否正确，尤其是特殊剂型药物的存放要求、给药装置操作以及给药方式等关键环节 ➢是否存在重复用药、影响主要疾病用药疗效或加大患者用药风险的相互作用 ➢患者是否存在哪些常见 ADR

续表

表格类型	记录要点
用药治疗方案评估记录表	• 依从性 ➢患者是否存在自行调整用药的习惯 ➢药物是否会漏服以及漏服的频率 ➢患者是否能定期复诊或对相关检查、指标进行监测
	• 生活方式 ➢患者存在哪些影响当前疾病疗效或安全性的不良生活习惯，可以如何改善
与医生沟通反馈表	• 患者当前存在的主要药物治疗问题及原因分析 • 药师对患者当前用药治疗方案的优化建议 • 医生与药师协商后确定的新用药治疗方案及需要完善的相关检查
患者用药指导书	• 服药清单 ➢包括患者当前服用所有药品和保健品的名称、规格、给药单次剂量（以片或粒表述）、频次、途径、时间及疗程 ➢备注主要记录提醒患者需要注意的给药方式（如不能掰开或咀嚼）、具体给药时间（如餐前 15min）或需要避免同时服用的食物等
	• 用药变更及注意事项 ➢服药清单中变更的任一内容都应作为重点指导内容告知患者 ➢应针对当前用药方案中影响药物疗效或安全性的注意事项或患者已存在误区进行提醒，不要罗列说明书所有注意事项 ➢对当前用药常见和严重的风险，应预先指导患者如何监测和应对 ➢药物漏服处理
	• 检查和就医建议 ➢指导患者到具体哪个专科就诊、完善哪些具体的检查项目 ➢指导患者购买疗效或安全性监测的器具、进行监测的关键步骤和具体时间
	• 健康管理建议 ➢指导适宜患者疾病特点的生活方式，包括饮食清单、运动、睡眠以及其他生活习惯 ➢指导患者如何规避用药风险（如戒酒、漱口等） ➢指导患者如何预防疾病活动和（或）减轻症状（如注意保暖、避免感冒等）
	• 依从性 ➢对依从性差者给予提高依从性的建议，如设置服药闹铃或使用药物分装盒
患者用药指导效果评估表	• 药师当次为患者提供的实际服务内容 • 收集患者对药师服务的满意度以及完善服务的建议
随访评估表	• 患者对上次服务药师指导的实际执行情况和上次存在问题的改善情况 • 对患者当前用药治疗方案再次近期全面评估 • 制定下一次随访评估计划：包括随访时间和随访内容 • 对药师服务产生的经济效益进行估算
药学咨询记录表	• 记录患者的咨询问题和相关诊断、基本信息等 • 药师的回复，必要时制定随访计划
家庭药箱管理记录表	• 药师当次为服务对象提供的实际服务项目和详情 • 服务对象的基本信息和药师的联系方式

注：用药管理相关记录表详见附录 2 中附表 1～附表 8，各表格填写要点细节及示例参见第二章。

二、信息化患者用药管理档案

信息化的用药档案方便家庭药师入户随访，避免借调及携带档案带来的不便，可以实现不同的药师或医师及其他相关人员远程查看患者的档案，患者也可通过扫码获得电子化的用药指导书，药师还可根据每位患者的情况及时后台推送个体化用药建议等。以“解药智能药师工作站”为示例，主要包括以下几大模块：①服务中心；②我的患者；③消息中心；④患者教育；⑤药师助手等（示例见图 7-1）。

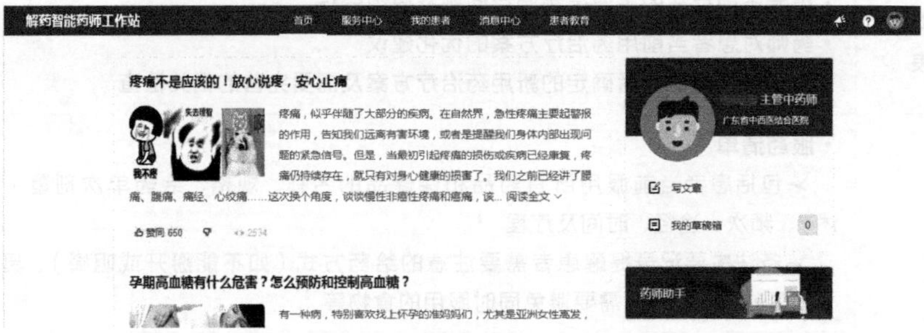

图 7-1 解药智能药师工作站

1. 服务中心

（1）服务中心模块记录药学服务开展情况，点击“创建服务”即可选择要创建的服务类型，包括临床药物治疗管理、随访服务、家庭药箱管理、药学咨询服务、健康宣教服务以及不良反应跟踪服务 6 类（示例见图 7-2 和图 7-3）。

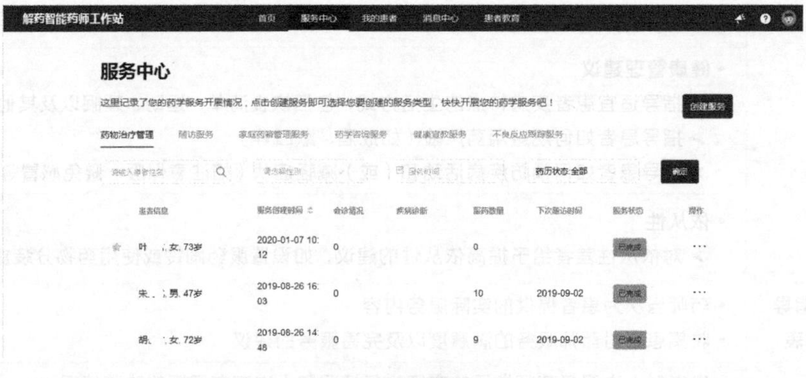

图 7-2 服务中心

（2）临床药物治疗管理涵盖了患者的基本信息、诊断与症状、用药相关检查、用药情况、评估建议及用药指导等内容。家庭药师如需为患者创建一份药历并进行维护，可选择此项服务（示例见图 7-4）。

（3）药师结合患者目前症状、用药情况、是否出现不良反应、依从性等，判断是否需要进行药物调整并给出合理化建议，包含一些特殊药品的注意事项、正确的用法用量、需完善的检查、生活指导和下次预约时间等。此外，药师间也可发起会诊，将患者情况及自己的建议发送给相关专科药师以更好地为患者服务（示例见图 7-5 和图 7-6）。

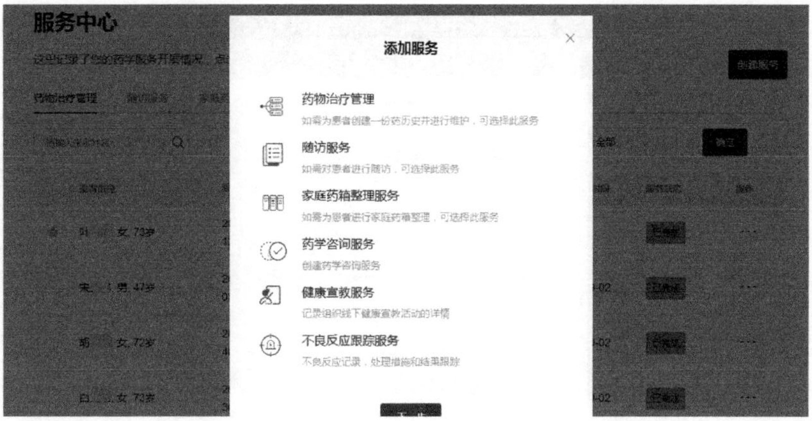

图 7-3　创建服务

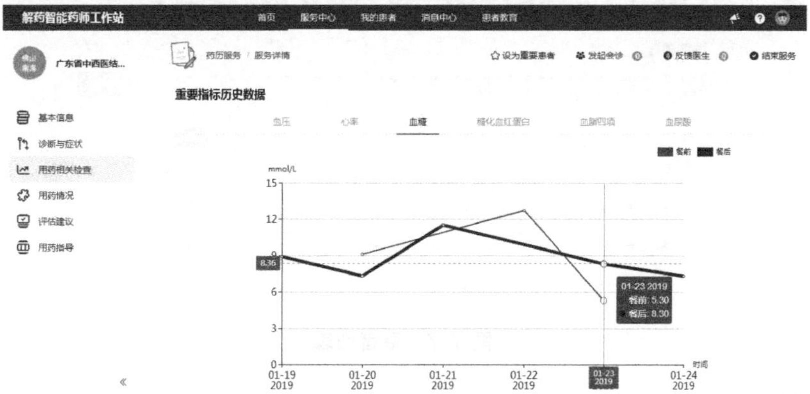

图 7-4　药历服务

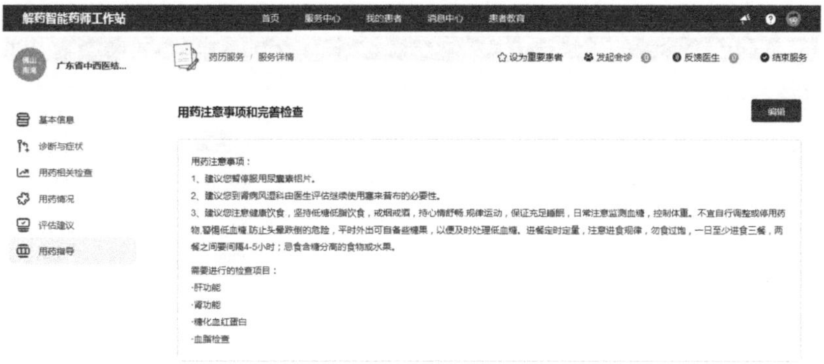
解药智能药师工作站
首页
服务中心
我的患者
消息中心
患者教育
广东省中西医结...
药历服务 / 服务详情
设为重要患者
发起会诊
反馈医生
结束服务
基本信息
诊断与症状
用药相关检查
用药情况
评估建议
用药指导
用药注意事项和完善检查
编辑
用药注意事项：
1、建议您暂停服用尿囊素铝片。
2、建议您到肾病风湿科由医生评估继续使用塞来昔布的必要性。
3、建议您注意健康饮食，坚持低糖低脂饮食，戒烟戒酒，持心情舒畅 规律运动，保证充足睡眠，日常注意监测血糖，控制体重。不宜自行调整或停用药物.警惕低血糖 防止头晕跌倒的危险，平时外出可自备些糖果，以便及时处理低血糖。进餐定时定量，注意进食规律，勿食过饱，一日至少进食三餐，两餐之间要间隔4-5小时；忌食含糖分高的食物或水果。
需要进行的检查项目：
·肝功能
·肾功能
·糖化血红蛋白
·血脂检查

图 7-5　用药指导

2. 我的患者

该模块列出每位家庭药师服务过的所有患者，方便检索患者的详细信息，可再次维护患者的信息，以便更好地为患者服务（示例见图 7-7）。

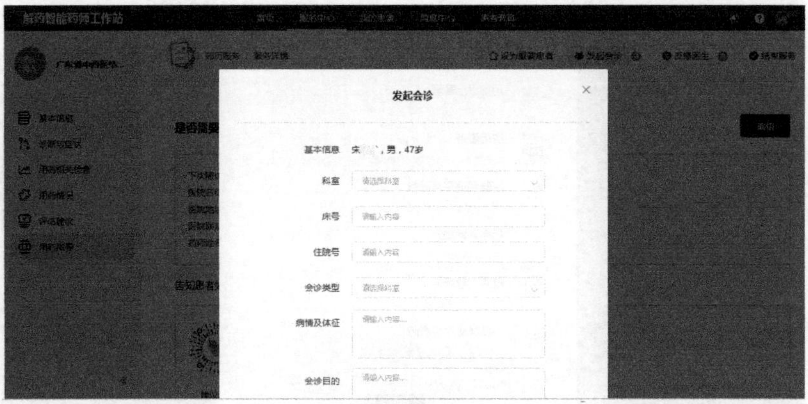

图 7-6 会诊申请

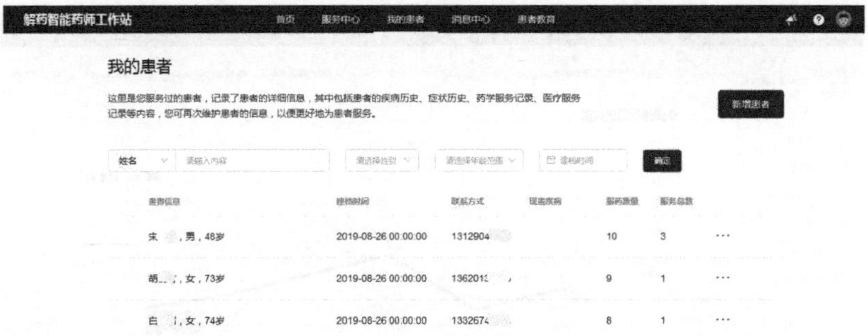

图 7-7 患者列表

3. 消息中心

消息中心模块主要包括会诊消息、医生反馈、转诊记录、患者咨询，药师可在此查看会诊意见、患者转诊记录等（示例见图 7-8）。

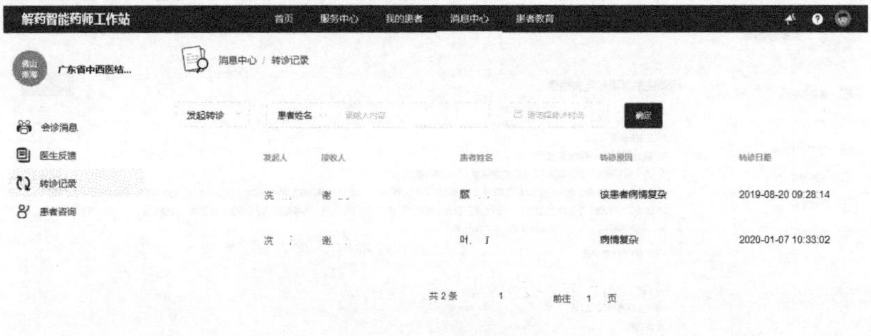

图 7-8 消息中心

4. 患者教育

通过开展患者教育使患者具备所患疾病的知识并参与临床决策，提高患者的健康素质和生活质量。健康宣教书可根据每个管理机构编写的健康宣教手册而定，药师可根据实际需要决定是否发送给患者（示例见图 7-9）。

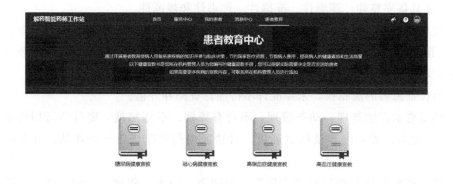

图 7-9 患者教育

5. 药师助手

家庭药师对患者进行药学服务时，服药建议、涉及禁忌证及药物相互作用等药物重整的判断可借助该模块（示例见图 7-10）。

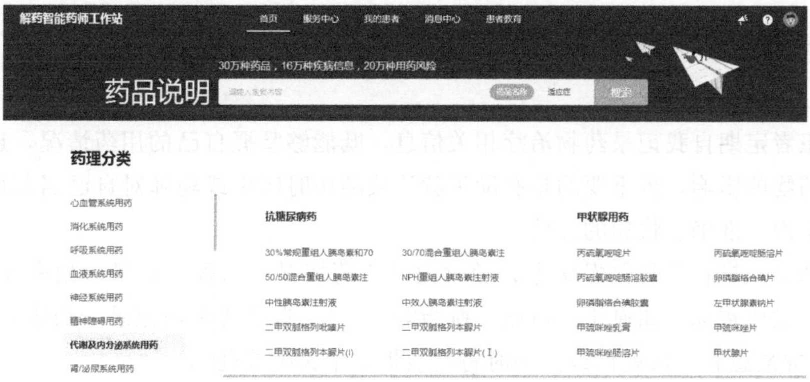

图 7-10 药师助手

（王诚 曹馨 谢奕丹）

【参考文献】

吴晓玲，赵志刚，于国超. 家庭药师服务标准与路径专家共识. 临床药物治疗杂志，2018，16（7）：1-6.

第二节 用药管理档案的保管及定期维护

① 患者用药管理档案应由随访的家庭药师负责填写，做到及时收集、及时记录、统一编号、分类分层归档保管，以便查阅。该档案的终止缘由包括死亡、迁出、失访等，均需详细记录。

② 加强档案的管理和收集、整理工作，有效地保护和利用档案。应采用统一表格，

在内容上要具备完整性、逻辑性、准确性、严肃性和规范性。

③ 要建立专人、专室、专柜保存用药档案，管理人员应严格遵守保密纪律，确保档案安全。按照编号顺序摆放，指定专人保管，转诊、借用必须登记，用后及时收回放于原处，逐步实现档案电子化管理。

④ 为保证患者的隐私权，未经准许不得随意查阅和外借。

⑤ 档案要求定期整理，动态管理，不得有死档、空档出现，要科学运用档案，每季度进行一次更新、增补内容及档案分析，对辖区用药状况进行全面评估，并总结成报告保存。

⑥ 用药档案存放处要做到“十防”（即防盗、防水、防火、防潮、防尘、防鼠、防虫、防高温、防强光、防泄密）工作。

⑦ 达到保管期限的档案，销毁时应严格执行相关程序和办法，禁止擅自销毁。

⑧ 电子档案需要做好同步备份及防御外界病毒入侵的准备。

（王诚 曹馨）

第三节 患者药物治疗药历的建立

居家患者定期自我记录药物治疗相关信息，既能够掌握自己的用药情况，还能观察生活方式对药物的影响，更重要的是有助于就诊或随访时医生或药师对自己当前用药治疗方案做一个全面、准确、快速的评估。

家庭药师应推荐并督促慢病患者随时记录用药情况（品种、剂量、频率等）、不适或不良反应、健康指标（如血压、血糖、血脂等），建立自己的用药记录（药历），具体参见表 7-2，并提醒患者每次就诊或随访时将此表提供给医生或药师。

表 7-2 居家药物治疗患者自我用药记录表格（药历）

1. 患者基本信息

<table>
<tr><td>姓名</td><td colspan="2"></td><td>性别</td><td>□男 □女</td><td>出生日期</td><td colspan="2">年 月 日</td></tr>
<tr><td>身高</td><td colspan="2">厘米</td><td>体重</td><td>千克</td><td>联系电话</td><td colspan="2"></td></tr>
<tr><td>身份证号</td><td colspan="3"></td><td>地址</td><td colspan="3"></td></tr>
<tr><td>紧急联系人信息</td><td>姓名</td><td></td><td>与本人关系</td><td></td><td>联系电话</td><td colspan="2"></td></tr>
<tr><td>家庭医生</td><td>姓名</td><td colspan="2"></td><td colspan="2">联系电话</td><td colspan="2"></td></tr>
<tr><td>家庭药师</td><td>姓名</td><td colspan="2"></td><td colspan="2">联系电话</td><td colspan="2"></td></tr>
<tr><td rowspan="2">过敏史</td><td colspan="7">□无</td></tr>
<tr><td colspan="7">□有（勾选或写上具体名称和表现）:
□青霉素/西林类 □头孢类 □沙星类 □磺胺类 □其他:
具体表现:</td></tr>
<tr><td rowspan="2">主要诊断</td><td colspan="3">1.</td><td colspan="4">3.</td></tr>
<tr><td colspan="3">2.</td><td colspan="4">4.</td></tr>
</table>

2. 当前长期用药方案

药品名称、规格和厂家	处方来源	药品来源	每次用量/用药次数	用法	给药途径	开始日期	停止日期	备注
	□医生处方 □药师建议 □自行购买	□医院 □药店		□空腹 □餐前□餐后 □餐时□睡前	□口服 □外用 □皮下注射 □其他（ ）			
	□医生处方 □药师建议 □自行购买	□医院 □药店		□空腹 □餐前□餐后 □餐时□睡前	□口服 □外用 □皮下注射 □其他（ ）			
	□医生处方 □药师建议 □自行购买	□医院 □药店		□空腹 □餐前□餐后 □餐时□睡前	□口服 □外用 □皮下注射 □其他（ ）			
	□医生处方 □药师建议 □自行购买	□医院 □药店		□空腹 □餐前□餐后 □餐时□睡前	□口服 □外用 □皮下注射 □其他（ ）			

填表说明（含下方其他表格）：

➢药品名称、规格和厂家填写示例：如硝苯地平控释片，每片 30mg，××公司。

➢每次用量/用药次数填写示例：如每次 1 片，每日 3 次填为“1 片/3 次”。

➢给药途径没有可勾选的，在下方括号内自行填写。

➢备注：填写用法用量变动原因及其他可能影响用药的说明。

3. 保健品服用情况

使用原因	保健品名称、规格	处方来源	药品来源	用法用量	开始日期	停止日期	备注
		□医生建议 □药师建议 □广告 □自行购买	□医院 □药店				
		□医生建议 □药师建议 □广告 □自行购买	□医院 □药店				

4. 临时增加用药方案

用药原因	药品名称、规格和厂家	处方来源	药品来源	每次用量/用药次数	用法	给药途径	开始日期	停止日期	备注
		□医生处方 □药师建议 □自行购买	□医院 □药店		□空腹 □餐前□餐后 □餐时□睡前	□口服 □外用			
		□医生处方 □药师建议 □自行购买	□医院 □药店		□空腹 □餐前□餐后 □餐时□睡前	□口服 □外用			

5. 居家用药疗效监测

（1）血压监测表（高血压患者每日填写此表，每月 1 张）

填表日期：　　年　　月

项目 日期	早起后（吃药前）8~10 点		午后 下午 4~6 点		睡前		备注（睡眠、情绪等）
	血压（mmHg）	心率（次/分）	血压（mmHg）	心率（次/分）	血压（mmHg）	心率（次/分）	
1 号	/		/		/		
.	/		/		/		
.	/		/		/		
31 号	/		/		/		

（2）血糖监测表（糖尿病患者每日填写此表，每月 1 张）

填表日期：　　年　　月

血糖 日期	早餐（mmol/L）		午餐（mmol/L）		晚餐（mmol/L）		睡前（mmol/L）	备注（饮食、运动等）
	餐前	餐后 2h	餐前	餐后 2h	餐前	餐后 2h		
1 号								
.								
.								
31 号								

6. 药物不良反应监测

<table>
<tr><th>不良反应的表现
（有则勾选，不能勾选的填在其他）</th><th>具体表现
（部位、大小等）</th><th>可疑药物
（不清楚可不填）</th><th>发生
时间</th><th>处理措施</th><th>变化
趋势</th><th>消失
时间</th></tr>
<tr><td>□皮疹 □红斑 □瘙痒 □风团</td><td></td><td></td><td></td><td rowspan="6">□医院就诊
药品：
非药物处理：
□自我用药
药品：
非药物处理：</td><td rowspan="6">□消失
□好转
□不变
□加重</td><td></td></tr>
<tr><td>□恶心 □呕吐 □腹痛
□腹胀 □腹泻 □便秘</td><td></td><td></td><td></td><td></td></tr>
<tr><td>□干咳 □咳痰 □发热 □气喘</td><td></td><td></td><td></td><td></td></tr>
<tr><td>□头痛 □头晕 □失眠</td><td></td><td></td><td></td><td></td></tr>
<tr><td>□心慌 □手抖 □出汗</td><td></td><td></td><td></td><td></td></tr>
<tr><td>其他不适表现：</td><td></td><td></td><td></td><td></td></tr>
</table>

说明：请您每次就诊或随访时将此表提供给医生或药师。

（吴晓玲　谢奕丹）

【参考文献】

吴晓玲，赵志刚，于国超. 家庭药师服务标准与路径专家共识. 临床药物治疗杂志，2018，16（7）：1-6.

第八章

家庭药师服务能力提升

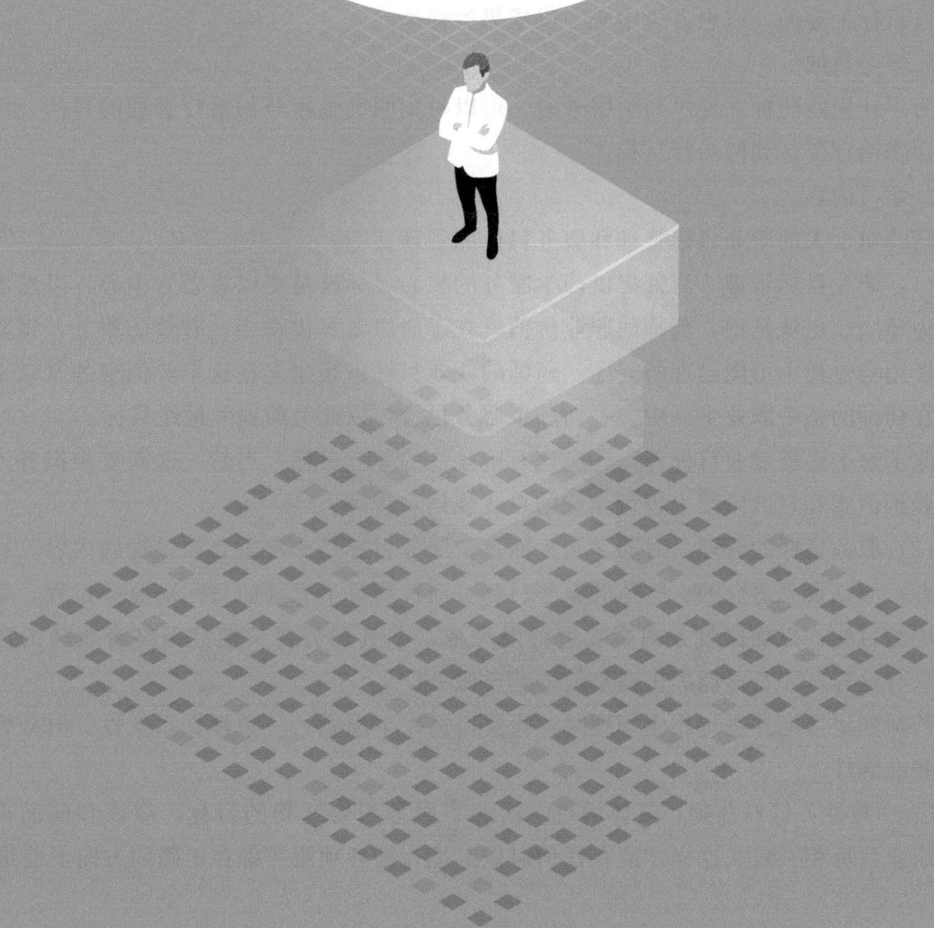

第一节 家庭药师服务能力模型

一、职业综合能力

根据家庭药师职业发展所应具备的职业综合能力，包括：目标管理、时间管理、关系管理、情绪管理、压力管理、学习管理、形象管理。

二、专业服务能力

根据家庭药师服务路径下完成各项服务行为，所应具备的专业服务能力，包括：观察能力、沟通能力、理解能力、分析能力、影响能力、共情能力。

第二节 家庭药师职业综合能力

一、目标管理

1.定义

以目标为导向，以患者为中心，以成果为标准。

2.学习目的

为了让家庭药师在提供药学服务时，可以时刻明确临床药物治疗管理的目的，以及该患者药物治疗要达到的治疗目标。

3.学习内容

药师对个人的职业目标管理和服务目标的管理。

（1）职业目标管理　药师提供药学服务的核心目标就是要以患者为中心，以患者用药问题为导向。也就是说，药师的职业价值就在于向患者提供适当、有效的服务，预防、解决患者用药过程中可能出现的问题。药师的职业目标正是建立在这个价值观的基础上，并贯穿在药师的整个职业生涯中。一切药事服务也应该以此为前提和最终目标。

除了这个终极职业目标外，还应该有阶段性的职业目标。当然，这需要根据各人不同的职业价值观和发展阶段去进行相应的自我规划和管理。

（2）服务目标的管理　对药学服务而言，服务目标是非常重要和关键的内容，针对每个患者，应该设立适合的、整体的服务目标，而针对每个患者的每一次服务过程，也要设定相应的目标，以确保服务的高效进行及完成，尤其是需要长期甚至终身服药的慢病患者。只有这样，才有可能提供高价值的药学服务。

药师制定目标并进行相应管理时，需要遵循以下原则：一致性、系统性、时效性、合理性和准确性。

① 一致性：针对药师，具体的每一次药事服务想要达到的目标，应该和前面提到的终极职业目标相一致，这样才能在任何时候都能保证各项服务都在正确的方向上前进。

② 系统性：针对每个患者，要有一个整体的目标和规划——最终帮助患者解决什么问题；同时针对这一目标要有阶段性的目标——每次服务希望达到什么小目标。每次服务之前，要明确本次服务的目标，比如：必须收集到哪些信息、必须给患者传递哪些用药的方法、必须让患者牢记哪些注意事项等。有了明确、适当的目标，服务过程才能有的放矢，不至于被患者的主诉或者一些突发事件影响。

③ 时效性：制定的目标要有明确的时间要求，也就是说，要在一开始就明确目标完成的时间节点，这样才能够保证按时完成并确保服务的整体推进，而不是仅仅空泛地定出一个目标，完成却遥遥无期。

④ 合理性：制定的目标要合理。首先是内容合理：预估服务的开展情况，制定能够达到的目标，有的结果确实需要多次交流才能实现的，不妨制定分阶段的目标，逐步完成；其次是数量合理：目标数量太多的话，有可能主次不分，影响服务质量，另外，考虑到和患者交流沟通的场合或时间限制，一次服务也不可能达成太多的目标。所以，要根据服务场合、时间、患者情况、自身特点制定合理的目标。

⑤ 准确性：制定目标时，一定要准确、清晰，不要使用过于主观或是不能清晰量化的词语，以免引起歧义，也不利于服务后的评估和跟进。比如："让患者满意"就不如写成"让患者同意我下次通过电话进行回访；""尽快完成"，就不如写成"截至 10 号之前"或是"3 次交流之后"。

遵循上述五个原则进行目标管理，一方面提升自己的服务质量，另一方面也可以从这几方面不断实践、不断练习，提升自己的目标管理能力。

二、时间管理

1. 定义

时间管理指事先规划和运用一定的技巧、方法与工具实现对时间的灵活以及有效运用，从而实现个人或组织的既定目标。那么，对药学服务者来说，时间管理就是指在提供药学服务的过程中，如何有效地管理时间，从而提升服务质量、解决患者用药问题，最终实现个人以及药学服务的核心目标。

2. 学习目的

为了让家庭药师在提供药学服务时，可以合理利用时间，提升效率。

3. 学习方法

通常利用重要性和紧急性这两个维度对各项计划内容进行排序并分配时间，各类事务或计划优先级如下：

① 重要且紧急。

② 紧急而不重要。

③ 重要而不紧急。

④ 既不重要也不紧急。

这里要注意，所谓"重要"或"紧急"都是相对来说的，相同的场合或条件，对不同的患者或服务流程来说，很可能会有不同的优先级。

尽管有统一的原则，但实际工作中，各项事务的优先级并不是一成不变的。

例如：一个服用阿司匹林和硫酸氢氯吡格雷的患者，“关注消化道潜在的出血风险”这件事对这个患者而言，无疑是高优先级的；但如果该患者同时在口服阿片类药物镇痛，那么后一个治疗目标的优先级理应比前者更高。这就需要药师在自己的工作过程中根据情况随时调整。

但无论怎样，时间管理都要秉承一个最核心的原则，一定是和事先设定的服务目标相匹配，一切出发点都是以患者为中心，最终都是为了更好地预防或解决患者用药过程中可能出现的问题。

三、关系管理

1. 定义

药师对患者用药问题进行管理的过程中，与之关系最密切的就是患者、医师与护士。要体现药师职业工作的专业性和有效性，就要适当地管理好与患者（及家属）、医师与护士的关系。

2. 学习目的

为了让家庭药师在提供药学服务时，与患者可以建立更好的、和谐适度的医患关系，提升患者的信任度和满意度。

3. 学习内容

关系管理的原则：

① 与患者（家属）的关系管理：患者至上、关注感受。

② 与医生的关系管理：专业科学、相互尊重。

③ 与护士的关系管理：有效沟通、相互协作。

四、情绪管理

1. 定义

情绪管理是对他人和自己的情绪感知、控制、调节的过程，其核心是将人本原理作为最重要的管理原理，使人性、人的情绪得到充分发展，人的价值得到充分体现；是从尊重人、依靠人、发展人、完善人的角度出发，提高对情绪的自觉意识，控制情绪低潮，保持乐观心态，不断进行自我激励、自我完善。情绪的管理不是要去除或压制情绪，而是在觉察情绪后，调整情绪的表达方式，对生活中矛盾和事件引起的反应能适可而止地排解，能以乐观的态度、幽默的情趣及时地缓解紧张的心理状态。

2. 学习目的

由于医患信息不对称、缺乏对患者诊疗期望管理，以及药事服务过程中沟通不利，再加上亟待提升的专业化药事服务水平等因素，导致医患关系越来越不和谐，在药事服务过程中，药事服务对象难免出现情绪化状态，因此药事服务过程中的情绪管理就是为了让家庭药师在提供药学服务时，可以有效应对各种突发情况，控制好患者与自己的情绪，保证药学服务质量。

3. 学习内容

（1）情绪管理的对象　在药师开展药学服务的过程中，除了面对患者以及家属以外，还要面对医生、护士。在服务过程中，这些人都有可能因为各种因素导致情绪产生波动，影响相互间的关系，当然对于药师自己而言也需要管理自身的情绪。也就是说，除了有效地管理服务对象的情绪外，也要做好自我情绪的管理。

(2) 情绪管理的 CDMA 原则

具体来说，对患者进行情绪管理，分为以下四个步骤，我们把它称之为 CDMA 原则。

① Calm——缓冲、安抚对方的情绪。

② Definition——探询、澄清对方情绪产生的原因。

③ Managing response——通过给予建议，处理对方的情绪状态。

④ Asking for accept——确认对方是否可以接受处理的建议。

首先是对患者进行缓冲和安抚，这是最重要也是最关键的。对于正处于消极情绪状态的患者，直接开导或是劝解，往往无济于事，甚至会引发更激烈的情绪。

其次是“澄清”，通过适当的交流，确定患者情绪变化的根本原因。了解原因之后，药师再根据实际情况进行相应的“处理”。如果是别的环节的失误造成了患者的消极情绪，可以尝试安抚和解释；如果是药师自己的原因造成的，那么可以大方地向患者道歉，请求理解。

接着是给患者一个合理的解释和回应，会有助于对方消极情绪的平复。

最后再尝试跟患者达成一致，确保对方消极情绪的状态已经结束，甚至产生积极的情绪。这个时候，再进行后续的药学服务过程，必然也会带来相对积极的结果。

五、压力管理

1. 定义

压力是任务和责任超出个人应对能力范围时所产生的焦虑状态，是人们去适应由周围环境引起的刺激时，身体或者精神上的生理反应，它可能对人们心理和生理健康状况产生积极或者消极的影响。压力管理是对感受到的挑战或威胁性环境的适应性反应。

2. 学习目的

为了让家庭药师在提供药学服务时，更好地调节工作、生活、情感等方面的压力，从而不影响药学服务的质量。

首先，管理压力并不是要完全消除压力。适当的压力，有助于帮助药师在服务过程中保持适度的紧张感，更有利于认真、积极地完成相应的药学服务动作并达成目标。

其次，管理压力要以工作有序进行为宗旨；如果给自己的压力过大，影响到正常工作的进行，比如给自己同时设立了过多的服务目标和对象，但由于时间的原因却不能一一达成，最终结果必然不理想。这种情况在对压力进行管理时要绝对避免。

最后，压力给每个人都会或多或少带来一些负面影响，比如紧张、不安、沮丧甚至是挫败感等，药师要随时关注类似不良情绪或影响的出现，随时调整自己，做出应对。

3. 学习内容

(1) 压力的来源　压力往往是从两个方面产生的：内部的、外部的。药师的压力同样如此。针对药学服务的过程、服务环境、对象的各种变化，都可能让药师产生压力；而药师自身对提供优质服务过程的追求、对实现自身价值的期待，往往是内部压力产生的原因。

(2) 压力产生的影响　我们一听到压力，就会觉得压力会导致不好的负面影响，其实在实际的工作中，压力产生的影响除了负面的以外，也会带来正面的、积极的影响，如果做什么事情，一点压力也没有，可能会不够重视，容易懈怠，应该有效地管理压力，合理、适度的压力对工作是至关重要的。

正面的影响：工作动力的源泉、更强的工作责任感、激发学习动机、工作效率提升。

负面的影响：情绪出现大的波动、工作容易出差错、容易导致心理障碍、身体状况恶化。

压力管理常见的方法有：换个角度看问题、建立良好的人际关系、心怀宽容与感恩、正常合理的宣泄。

六、学习管理

1. 定义

通过计划、组织、领导、控制等手段，把学习程序化、流程化、规范化，创建最佳方案（best practices），从而达到高效学习、持续改进的目的。

2. 学习目的

药学服务对患者而言，事关重大，家庭药师的专业知识及技能关系到患者的生命健康安全，不容出错；同时，面临国家对于药学服务模式的转型要求，药师的职业定位也在发生着转变，需要不断调整自己的知识结构；另外，医疗行业快速发展，疾病、药品、治疗路径等知识在不断更新；还有，药师作为一个职业，职业发展是长期、阶段性的，有着不同的发展方向，以及长期的职业生涯规划，家庭药师的知识体系也需要不断地迭代。

持续高效的学习管理可以让家庭药师在提供药学服务时，更加有效地学习不断发展、更新的药学、医学、生物技术等信息，持续提升药学服务质量。

3. 学习内容

学习模式：循环学习。

学习管理就是要用适合自己的、高效的学习模式学习应掌握的知识、技能，比较有效的学习模式就是循环学习，就是对于新知识、新技能先从基础信息开始学习，了解其定义、概念、方法等核心内容，然后通过工作实践，尝试应用在实际工作中，再重新学习相关知识，梳理该知识、技能的内容结构和规律，对照自己在工作实践中应用的情况，加以总结，同时寻找可能的问题，并尝试寻找答案，最后对于该知识、技能进行自我总结，明确可以在实际工作中应用的部分，制定相应的行动计划，并对学习后的知识及技能的应用情况进行定期的总结。

七、形象管理

1. 定义

形象管理是指家庭药师通过对个人着装、仪表、礼仪、语言、行为等进行有效管理，建立起属于自己的专业、耐心、严谨和亲和的个人形象，不断树立家庭药师作为药学服务提供主体的职业形象。

2. 学习目的

由于药事服务内容和对象的特殊性，药师的形象管理尤为重要。以一个合适的形象出现在患者面前，增加患者对药师的信任，会让整个服务过程流畅、有效，提升患者对服务的接受和依从程度，从而提升整个药事服务的效率和质量。良好的形象管理可以让家庭药师在提供药学服务时，通过更加职业化的专业形象，更有效地和患者建立信任关系。

3.学习内容

在提供药事服务的过程中，药师需要呈现的外在形象应符合以下总体原则：专业、负责、守信、尊重、耐心。

首先，作为一名专业药师，首先呈现的应该是一个与众不同的专业形象，这有助于建立患者对药师的信任。

其次，药师还应该时时体现出负责任的态度，除了被动地接受咨询以外，还应该主动提供相关服务。

第三，在服务的过程中，要做到“言出必行、有诺必守”，答应了患者的事情必须做到。

第四，药师还需要随时注意体现出对患者的关怀、理解和尊重，不要让对方觉得你事不关己、敷衍了事。

最后，在服务的过程中，药师还要随时注意保持耐心的态度和形象。

第三节 家庭药师专业服务能力

一、观察能力

1.定义

观察能力是构成智力的一个重要组成部分，是一种有意识、有目的、有组织的知觉能力。药师的观察能力是指药师对患者外在信息的收集及判断能力，这些信息包括患者的病历、药历、外观、言行举止、表情情绪等，通过有目的的观察，做出相应的判断，并制定相应的服务方案。

2.学习目的

为了让家庭药师在提供药学服务时，通过有效的观察，收集被患者隐藏而又对治疗有影响的各种信息，为临床药物治疗管理提供有力的判断。

3.学习内容

（1）观察能力应用场合和时机

① 首先是对患者历史信息的观察，包括患者的药历或病历等相关文字记录，这能够帮助药师建立对患者的初步了解和判断；同时，通过这部分信息，对治疗方案尤其是药物方案有了一定认识后，能够帮助药师拟定提供药学服务的方案，比如：用药指导的内容、重要的信息点等。

② 其次是对患者外观的观察，比如患者的穿着打扮、言行举止等，能够帮助药师进一步判断患者的身体状况和性格特征等，便于药师选择合适的方式与之交流，更有效地提供服务。

③ 第三点，也是最重要的一点，就是在交流过程中观察患者的反应：包括情绪、语言、行为上的变化。这一点有助于让药师准确把握患者对服务方案的接受程度和理解程

度，并做出相应的应对。比如：患者在药师进行用药指导时，虽然一直在点头，但是表情很茫然，很有可能根本没听懂；这时候就需要药师进行进一步的确认，以确保患者理解并接受相应的指导。

可以看到，药师需要具备观察能力，并不仅仅是为了简单地收集患者信息，更重要的是为了从患者的各种信息当中找到可能对服务方案造成影响的因素，积极应对或干预。

(2) 观察能力应用注意原则

① 有效观察的前提是目的性：对患者及相关信息的观察和收集要事先确定好观察的目标点，有意识地把观察重点集中在几个方面，能够更精准地进行观察、发现问题；需要注意的是：观察目的的设定和本次服务的整体目标应该是一致的，至少应该能够有助于实现整体服务目标。

② 观察的过程中要注意条理性：

a. 流程：通常我们需要先看患者的病历/药历，了解基本情况；然后在见面的时候观察患者的外观，包括身体状况、表情、穿着打扮、言行举止等；最后则是在和患者交流的过程中，要随时注意患者的情绪变化和反应。

b. 内容：不同的患者，病情、用药方案和身体情况不同，需要注意的地方也不尽相同。这就需要事先确定重点观察的部分，在服务过程中优先观察和这些部分相关的信息。

c. 观察要带有敏锐性，要善于发现别人发现不了的一些细节并做出相应判断；比如患者随身带着水杯，那可能意味着对方喜欢喝茶，这个习惯可能影响到药效，就要考虑特别强调交代。

在实际观察和服务过程中，要不断发现和总结各种规律；比如，患者人到中年、职业是企业管理者、身体发福，那就要考虑对方是否会参加商务应酬，如果是的话，很有可能抽烟、喝酒、经常熬夜等，这些生活习惯会对药物方案有所影响，这就需要尽可能地与患者进行沟通确认，有必要的话就需要特别交代合理用药的内容。

二、沟通能力

1. 定义

沟通能力是指通过双向互动的过程，将个人的整体想法表现于外，让药师和患者能够充分了解彼此，进而达成具有建设性的共识的能力。

2. 学习目的

在人际交往和服务工作中，沟通双方99%的矛盾是由误会造成的，而99%的误会又是由于双方沟通不畅造成的，所以对于药师给患者提供专业的药学服务，沟通能力是极其重要的。良好的沟通能力可以让家庭药师在提供药学服务时，通过有效的问、听、说，了解患者内心的各种想法、观念，同时给患者传递有效的信息，保障整个药学服务的有效性。

3. 学习内容

沟通是由双方通过有效的提问、聆听，以及适当的表达实现的，在这个过程中，双方不断地变化角色，既要提问，也要聆听，同时还要反馈和表达。

(1) 提问　提问是收集对方信息、想法、问题最有效的手段，针对要收集的信息不同，问题的类型也会不同，常见的问题类型有：封闭式问题和开放式问题。

① 封闭式问题：可以用来确认对方的想法、需求等。

② 开放式问题：可以让对方畅所欲言，为自己收集更多需要深入了解的信息。

（2）聆听　聆听是对对方的想法加以分析、理解、判断的手段，针对给予对方的反馈和回应分为：反应式聆听和感应式聆听。

① 反应式聆听：是对于对方表达的内容机械的、本能的一种回应方式，往往只能回答具体问题，但是不能给予对方积极地反馈，同时还可能会忽略对方问题背后的真实动机。

例如：

➢患者：这个药吃了好几天了，病情一直不见好，麻烦您给我换个药吧？

➢药师：不会啊，这个药就是针对你的病情开的，你再坚持吃几天差不多就好了。

➢患者：没什么效果还要吃啊！

药师的回答就是基于"给我换个药"做的解答"这个药就是针对你的病情开的"，要求患者再继续坚持服用，但是对于患者为什么觉得病情一直不见好，却没有给予关注，导致患者不认同药师让其坚持吃药的建议。

② 感应式聆听：是对于对方表达的想法、观点等先给予正面的回应，再尝试了解对方问题背后的真实想法。

例如：

➢患者：这个药吃了好几天了，病情一直不见好，麻烦您给我换个药吧？

➢药师：是吗？看来你的治疗情况不是很理想，别着急，跟我说说你是怎么服药的？

➢患者：就是按照说明书吃的啊。

➢药师：嗯，说明书里写的都是常规剂量，不过你的病情相对要严重一些，我建议你适当加大剂量，再服用一个周期看看。

药师首先对于患者觉得疗效不理想给予正面的回应，同时让患者说明其服药的方法，从中找到患者的疗效不理想的原因，很有可能是药物剂量的问题，在这个感应式聆听过程中，既让患者感受到自己的状况是被关注的，同时也了解了可能是自己的服药剂量导致的效果不佳，这就大大提升了患者接受药师合理用药方案的可能性。

（3）表达　对于沟通的效果至关重要，有很多时候沟通效果不佳，不是因为我们表达的内容出现错误，而是因为我们表达的方式出现偏差，所以在药学服务过程中，药师面对的是身体处在不适状态，同时又担心疾病的严重程度、治疗费用和时间不好预估、对于治疗是否有信心等各种情绪状态下的患者，就更需要在表达时可以表现出亲和力和对患者的关注，同时不要表达太多的专业术语，会加大患者理解相关问题的难度，影响沟通效果。

当然药师在与患者沟通过程中，也要结合患者的性格、职业、情绪状态等因素，适时调整自己的沟通方式，满足不同人群的沟通需求。

三、理解能力

1. 定义

理解能力就是透过现象看本质的能力。药师的理解能力是指透过患者在接受药学服务过程中的各种书面信息、言语和行为表现，从而对患者的认知、情绪、行为模式进行洞察，并对这些认知、情绪、行为模式的意义进行透彻的理解。

2.学习目的

为了让家庭药师在提供药学服务时，可以从不同角度理解、解读患者表达的信息中所蕴含的意思，准确了解患者的想法和需求，能够针对患者制定更具个性化的方案建议，提升患者的依从性和满意度，最终提升药师在患者心目中的价值。

3.学习内容

能够真正理解患者给出的明确信息和隐含信息，其目的就是要更准确地确定患者的需求，这里所说的需求包括患者的治疗需求和情感需求。为了实现这个目的，我们就要透过现象看本质。首先要明确收集到的患者信息的表象；再从这个表象问题去分析找到患者问题的本质，或者说深层次的原因；再透过从深层次问题的分析和解读，了解患者真实的需求。

例如：

➢药师：这个月的药都按时吃了没有呀？

➢患者：嗯，这周真的太忙了，所以有时就忘吃了。

➢药师：不知道你有没有注意到，这是你最近第三次没有按时吃药了。你一直说想把疾病控制好，愿意听从我的用药建议，但从你的吃药情况来看，我似乎感觉不到你有强烈的改变意愿。能说一说是什么原因吗？

➢患者：很抱歉，其实我是觉得这些药似乎没有多大作用，吃多了可能还伤身体，所以就没吃。

在这个对话中药师察觉到患者行为与言语中的不一致，而对其进行询问，促使患者说出真实想法，理解对方所说的“忙，忘了”只是一个借口，而真实的原因是“觉得没什么用，可能伤身体”。正因为药师理解了患者真实的想法，才有可能通过有效的沟通解决患者的顾虑，满足患者的治疗需求。

四、分析能力

1.定义

分析能力是指家庭药师在思维中把对患者进行药学服务的过程，整体分解为若干部分进行研究、认识的技能和本领。药学服务是由不同要素、不同层次、不同类型的问题所组成的统一整体。家庭药师借助分析能力，可以对患者药学服务的认识由表到里、由浅入深、由难到易、由繁到简，从而合理高效地把握患者用药决策的关键要点。

2.学习目的

为了让家庭药师在提供药学服务时，针对患者的客观情况以及实际想法、需求，通过逻辑分析挖掘患者潜在的心理动机，将用药方案及建议有效地输出给患者，从而体现药师的价值。

3.学习内容

流程分析法。

流程是指一个或一系列连续有规律的行动，这些行动以确定的方式发生或执行，导致特定的结果的实现。对于药学服务通常是按照标准的步骤和流程来进行的，比如：在处理患者咨询问题时，要先收集患者的相关信息后，才能给予患者相应的合理用药建议，在患者接受后再对患者需要知道的注意事项、生活方式进行指导。所以药师在分析患者的用药问题时就要通过药学服务的流程来进行分析。

五、影响能力

1. 定义

影响能力是一种用患者乐于接受的方式，改变患者的思想和行为，最终帮助患者解决用药问题的能力。

2. 学习目的

影响能力可促进患者的依从性，提升对药师的信任，最终提升患者满意度，有效地提升药物治疗的效果，良好的影响能力让家庭药师在提供药学服务时，可以通过更好地与患者建立信任关系，影响患者的观念、想法，保证患者的依从性，从而达到预期的治疗效果。

3. 学习内容

药师影响能力五种途径：互惠、承诺和一致、社会认同、喜好、权威。

① 互惠：中国有句古语“受人滴水之恩，当涌泉相报”，我们接受了别人好处或帮助，就会尽力补偿对方，否则就会产生愧疚感。互惠原理就是利用了这一心理效应，比如，告诉患者我们正在做患者数据采集，可以定期为他免费做记录和监测。

② 承诺和一致：每个人在潜意识中都有言行一致的期望。比如：当你答应孩子陪他一天，因为临时的工作，你无法在那天陪他，你会对他解释，并且会花更大的代价来补偿他。也许是更多的时间，也许还要加上额外的礼物。除非你一开始就做了一个假承诺，对于药师而言，要想使用这个武器，必须要获得患者的真承诺，而这与药师的其他能力相关。

③ 社会认同：面对不确定性，人们心中都藏着隐隐的忧虑，担心选择出错，这时群体的选择就会对人们产生极大的影响，选对了固然高兴，选错了也不是自己的责任。比如我们在去一个陌生地方吃饭的时候，都会使用大众点评看人气，宁可排队也要选择人气高的餐厅。所以，药师在为患者提供药学服务时，应该从社会大众所接受的角度给予建议。

④ 喜好：人们总愿意答应自己认识和喜爱的人提出的要求，这也就是患者更乐于找自己经常去看病的医生、自己感觉更愿意接受的医生去看病的原因。

⑤ 权威：很多人接受自己不熟悉领域的产品和服务时，都是跟着行家走，因为行家是这一领域的专家，通常情况下听从行家的话是没错的，这就是权威的力量。所以，适当地通过自己的专业水平体现出自己的权威形象，更容易让患者接受自己的观点。

六、共情能力

1. 定义

共情是指同感、同理心、投情等，是由人本主义创始人罗杰斯所阐述的概念。共情能力是设身处地的认同和理解别人的处境、感情的能力。站在别人的立场上，用他们的角度来看待事情，理解他们的感受。

2. 学习目的

共情能力是药学服务中的非常重要的能力，也是让患者感受到被关注、被接纳的重要方式。首先患者由于感到不被药师理解而较少甚至停止自我表达，也减少或丧失了对药师服务的信任；其次求助者可能会对药师因缺乏共情展示出的冷淡、反感、不耐烦而受到伤害，拒绝再次体验药师服务。由于缺乏共情，药师不能体验患者的内心，因而做出的反应可能偏离了患者的问题或提供的解决方案缺乏针对性。

良好的共情能力可以让家庭药师在提供药学服务时，通过设身处地地体验患者处境，从而达到感受和理解患者情感的目的，与患者建立和谐、稳定的情感联系，构建和谐的药患关系，保障药学服务质量。

3.学习内容

共情能力运用的5个层次，我们通过一个案例来学习一下：

【案例】

有一个患者，60多岁，在吃降压药，平时喜欢喝酒，经常因为吃药和喝酒影响治疗，在家庭药师开展药学服务时，有下面的对话，我们来体会：

➢患者：我这辈子就是喜欢喝点酒，没有别的爱好，我觉得也不耽误治病，可是我儿子就是不让我喝，我尝试和他和平相处，可是根本行不通，他对我太苛刻了。

➢家庭药师1：您最好把酒戒掉，这样会有助于治疗，您应该努力去理解儿子的想法，还是让一步吧，毕竟他是为了您好。

层次一：没有理解、没有指导，对于患者的反应只是安慰、否定或建议，没有体现共情力。

➢家庭药师2：看来您和您儿子的关系正处在一个困难时期，我觉得你们还是需要多交流，您应该多听听他的想法。

层次二：没有理解、有些指导，对于患者的反应只注重信息内容或认知成分，而忽略了情感成分，很有限地体现了一点共情能力。

➢家庭药师3：我理解你尝试与儿子和睦相处，但又因为喝酒与治病的矛盾，处理得不太好，因此感到很沮丧。

层次三：包含有理解，但没有指导。针对患者展示的明确信息中的情感做出反应，这是最基本的共情要求。

➢家庭药师4：似乎因为现在的治疗方案加上您喝酒的爱好，您和儿子的关系出现了问题，所以感到沮丧，您希望他对您宽容些，而且很想与他和谐相处。

层次四：既有理解，又有指导，说出了患者心里隐含的情感和需要，体现了一定的共情力。

➢家庭药师5：你似乎因为现在的治疗方案加上你喝酒的爱好，使你和儿子的关系出现了问题，所以感到沮丧，你希望他对你宽容些，而且很想与他和谐相处。你可以尝试向他表达你的感受，同时我们来看看有没有调整你的用药方案的可能。

层次五：包含了层次四的所有反应，另外还提供了能够采取的行动措施，对于患者情感方面给予了积极的关注，体现非常好的共情能力。

（于国超　伍勇）

第九章

家庭药师培训大纲

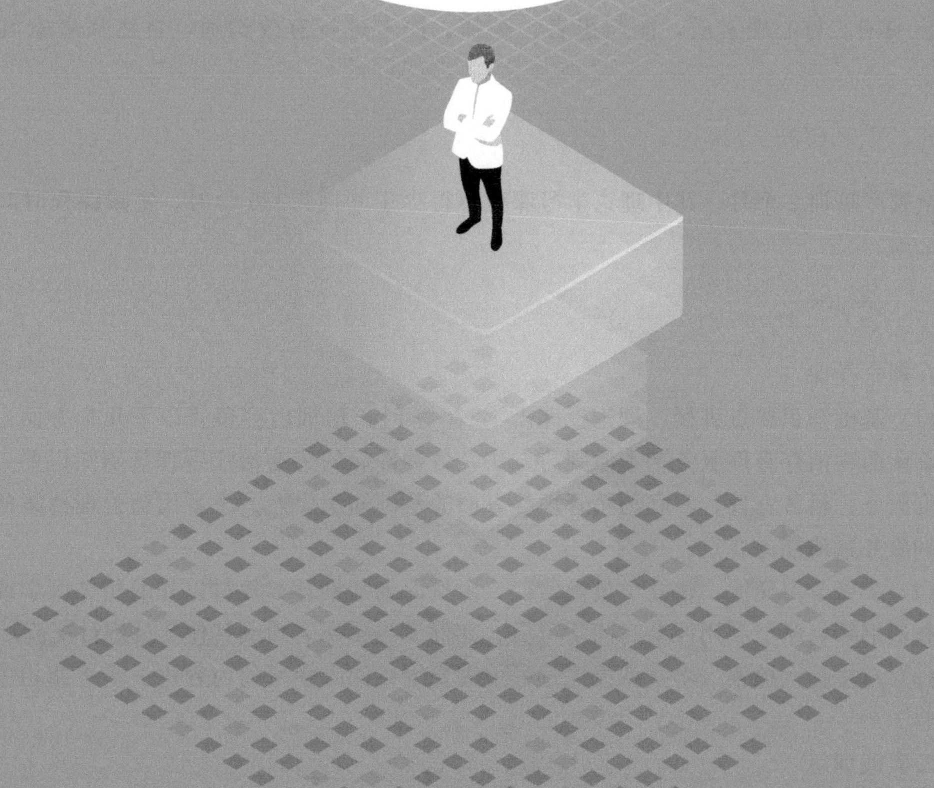

第一节 培训计划

一、培训目标

本教材用于家庭药师标准化培训，拟通过各类常见慢性疾病（以下简称慢病）的药物治疗管理基础知识要点和实践技能要点的培训，结合典型，使学员掌握常见慢病药物治疗管理的基础知识和实践技能，同时对学员为患者提供药学咨询、科普宣教、管理家庭药箱、建立用药管理档案等各方面服务的能力和服务素质进行标准化培训，使受训药师具备为患者提供优质居家药学服务的能力，使家庭药师提供的药学服务标准化、同质化，从而保障患者用药的安全性、有效性和经济性。

二、培训对象

参加家庭药师培训的人员应同时具备如下条件：

① 全日制高等医药院校药学或临床药学本科及以上学历。

② 从事临床药学一线工作至少 1 年或医院药学其他一线岗位至少 3 年。

③ 取得药师及以上专业技术职称。

④ 身体健康，能坚持学习，顺利完成培训。

⑤ 具有良好心理素质，能与患者、医师、护士进行有效沟通，自愿从事家庭药师工作。

三、培训时间

全脱产培训 2 个月，其中理论学习课程不得少于 6 周，220 学时，实践课程时间不得少于 2 周。

四、培训方式

1. 理论授课

（1）基础知识要点讲授 理论授课需≥220 学时，培训内容覆盖以下几个方面：家庭药师临床药物治疗管理服务基本原则与方法，各种慢病的药物治疗管理基础知识要点，药学咨询服务、科普宣教、家庭药箱管理等方面的基础知识要点、患者用药管理档案的建立要点和服务素质能力要点。

（2）扩展学习交流 建立学员微信群，由授课老师推荐本教材以外的相关医学或药学专业权威书籍，学员利用课余时间学习后，在群里与授课老师或其他学员进行交流。

（3）自主深入探索 学员就授课过程中需要继续深入学习的内容进一步查阅相关文献或资料。

2. 实践训练

（1）实践技能模拟训练 理论授课后，由授课老师给出模拟的问题或案例，由学员在课堂上或课堂外分组讨论，训练学员的思维、发现问题和解决问题的能力。

（2）真实案例带教　学员跟随带教老师，观摩学习带教老师如何为真实患者提供全程的临床药物治疗管理、药学咨询、科普宣教、管理家庭药箱、建立用药管理档案等服务。针对服务过程中发现的问题，由带教老师布置学员查阅相关文献或资料，并组织学员进行讨论交流。

（3）真实案例实践（1个月）　带教老师布置案例作业，学员根据作业要求自行挑选合适的患者至少进行1次完整的临床药物治疗管理服务，并形成完整的案例报告，并根据情况对患者的干预效果进行随访；带教老师就学员提交的作业组织学员进行讨论发言，加深印象。药学咨询、科普宣教和家庭药箱管理等服务则由学员根据患者需求进行实践。

（吴晓玲　谢奕丹）

第二节　培训纲要

为规范和统一家庭药师培训内容，提高培训质量，确保培训的科学、合理及可操作性，特制订本培训纲要（表9-1）。

表9-1　全国家庭药师标准化培训纲要

章	节	学时设置	学习要求	培训方式	考核方式
第一章 绪论	**第一节** 临床药物治疗管理学研究内容与主要任务	0.25	1. 了解临床药物治疗管理学和药物治疗管理的定义和区别 2. 掌握家庭药师的定义 3. 明确本教材的内容选取原则和目的	多媒体讲授	理论
	第二节 临床药物治疗管理学与家庭药师服务	1	1. 了解家庭药师的临床药物治疗管理实践和《家庭药师服务标准与路径专家共识》的起草背景 2. 熟悉《专家共识》的框架内容、实践应用以及与临床药物治疗管理的关系	多媒体讲授	理论
	第三节 家庭药师的岗位职责	0.25	1. 熟悉家庭药师的岗位职责 2. 具备相应的能力并在实际工作中履行家庭药师岗位职责	多媒体讲授	理论
	第四节 服务对象的确定	0.5	1. 明确家庭药师服务对象的来源 2. 明确家庭药师服务对象的性质，能够根据服务对象的特点进行分类 3. 知道如何选择合适的服务对象	多媒体讲授	理论
	第五节 家庭药师的服务内容与服务路径	2	掌握家庭药师的服务内容与服务路径	多媒体讲授	理论

续表

章	节	学时设置	学习要求	培训方式	考核方式
第二章 临床药物治疗管理基本原则与方法	第一节 用药相关信息收集要点和方法	0.5	掌握用药相关信息的收集要点和方法	多媒体讲授+实践教学	理论+实践
	第二节 用药治疗方案评估要点	0.5	1. 掌握评估常用的循证医学依据与标准 2. 掌握评估的内容及方法	多媒体讲授+实践教学	理论+实践
	第三节 用药治疗方案优化方法	1	1. 掌握处方精简和药物重整的要点 2. 掌握处方精简和药物重整的实施及方法	多媒体讲授+实践教学	理论+实践
	第四节 用药指导要点	0.5	掌握用药指导的主要内容和注意事项	多媒体讲授+实践教学	理论+实践
	第五节 随访评估要点	0.5	明确随访的对象、内容、时间、方式和注意事项	多媒体讲授+实践教学	理论+实践
第三章 常见慢病药物治疗管理	第一节 糖尿病的药物治疗管理	10	1. 掌握糖尿病药物治疗管理的基础知识与实践技能要点 2. 具备参与糖尿病药物治疗管理能力，能够根据患者病情发现问题并使用药物治疗管理的方法优化其用药治疗方案	多媒体讲授+实践教学	理论+实践
	第二节 高血压的药物治疗管理	10	1. 掌握高血压药物治疗管理的基础知识与实践技能要点 2. 具备参与高血压药物治疗管理能力，能够根据患者病情发现问题并使用药物治疗管理的方法优化其用药治疗方案	多媒体讲授+实践教学	理论+实践
	第三节 高尿酸血症和痛风的药物治疗管理	10	1. 掌握高尿酸血症和痛风药物治疗管理的基础知识与实践技能要点 2. 具备参与高尿酸血症和痛风药物治疗管理能力，能够根据患者病情发现问题并使用药物治疗管理的方法优化其用药治疗方案	多媒体讲授+实践教学	理论+实践
	第四节 冠心病的药物治疗管理	10	1. 掌握冠心病药物治疗管理的基础知识与实践技能要点 2. 具备参与冠心病药物治疗管理能力，能够根据患者病情发现问题并使用药物治疗管理的方法优化其用药治疗方案	多媒体讲授+实践教学	理论+实践

续表

章	节	学时设置	学习要求	培训方式	考核方式
第三章 常见慢病药物治疗管理	**第五节** 血栓性疾病的药物治疗管理	10	1. 掌握血栓性疾病药物治疗管理的基础知识与实践技能要点 2. 具备参与血栓性疾病药物治疗管理能力，能够根据患者病情发现问题并使用药物治疗管理的方法优化其用药治疗方案	多媒体讲授+实践教学	理论+实践
	第六节 脑血管疾病的药物治疗管理	10	1. 掌握脑血管疾病药物治疗管理的基础知识与实践技能要点 2. 具备参与脑血管疾病药物治疗管理能力，能够根据患者病情发现问题并使用药物治疗管理的方法优化其用药治疗方案	多媒体讲授+实践教学	理论+实践
	第七节 慢性心力衰竭的药物治疗管理	10	1. 掌握慢性心力衰竭药物治疗管理的基础知识与实践技能要点 2. 具备参与慢性心力衰竭药物治疗管理能力，能够根据患者病情发现问题并使用药物治疗管理的方法优化其用药治疗方案	多媒体讲授+实践教学	理论+实践
	第八节 慢性呼吸道疾病的药物治疗管理	10	1. 掌握慢性呼吸道疾病药物治疗管理的基础知识与实践技能要点 2. 具备参与慢性呼吸道疾病药物治疗管理能力，能够根据患者病情发现问题并使用药物治疗管理的方法优化其用药治疗方案	多媒体讲授+实践教学	理论+实践
	第九节 慢性肾脏病的药物治疗管理	10	1. 掌握慢性肾脏病药物治疗管理的基础知识与实践技能要点 2. 具备参与慢性肾脏病药物治疗管理能力，能够根据患者病情发现问题并使用药物治疗管理的方法优化其用药治疗方案	多媒体讲授+实践教学	理论+实践
	第十节 骨质疏松的药物治疗管理	10	1. 掌握骨质疏松药物治疗管理的基础知识与实践技能要点 2. 具备参与骨质疏松药物治疗管理能力，能够根据患者病情发现问题并使用药物治疗管理的方法优化其用药治疗方案	多媒体讲授+实践教学	理论+实践
	第十一节 慢性疼痛的药物治疗管理	10	1. 掌握慢性疼痛药物治疗管理的基础知识与实践技能要点 2. 具备参与慢性疼痛药物治疗管理能力，能够根据患者病情发现问题并使用药物治疗管理的方法优化其用药治疗方案	多媒体讲授+实践教学	理论+实践

续表

章	节	学时设置	学习要求	培训方式	考核方式
第三章 常见慢病药物治疗管理	**第十二节** 常见消化道疾病的药物治疗管理	10	1. 掌握常见消化道疾病药物治疗管理的基础知识与实践技能要点 2. 具备参与常见消化道疾病药物治疗管理能力，能够根据患者病情发现问题并使用药物治疗管理的方法优化其用药治疗方案	多媒体讲授+实践教学	理论+实践
	第十三节 结缔组织病的药物治疗管理	10	1. 掌握结缔组织病药物治疗管理的基础知识与实践技能要点 2. 具备参与结缔组织病药物治疗管理能力，能够根据患者病情发现问题并使用药物治疗管理的方法优化其用药治疗方案	多媒体讲授+实践教学	理论+实践
	第十四节 甲状腺功能障碍的药物治疗管理	10	1. 掌握甲状腺功能障碍药物治疗管理的基础知识与实践技能要点 2. 具备参与甲状腺功能障碍药物治疗管理能力，能够根据患者病情发现问题并使用药物治疗管理的方法优化其用药治疗方案	多媒体讲授+实践教学	理论+实践
	第十五节 癫痫的药物治疗管理	10	1. 掌握癫痫药物治疗管理的基础知识与实践技能要点 2. 具备参与癫痫药物治疗管理能力，能够根据患者病情发现问题并使用药物治疗管理的方法优化其用药治疗方案	多媒体讲授+实践教学	理论+实践
	第十六节 帕金森病的药物治疗管理	10	1. 掌握帕金森病药物治疗管理的基础知识与实践技能要点 2. 具备参与帕金森病药物治疗管理能力，能够根据患者病情发现问题并使用药物治疗管理的方法优化其用药治疗方案	多媒体讲授+实践教学	理论+实践
	第十七节 各类慢病的生活方式指导要点	10	1. 掌握各类慢病的生活方式指导要点 2. 能够根据患者病情给予恰当的生活方式指导	多媒体讲授+实践教学	理论+实践
	第十八节 中成药临床药物治疗管理要点	16	1. 掌握慢病患者各类常用中成药药物治疗管理的基础知识与实践技能要点 2. 通过案例，训练家庭药师为使用中成药的慢病患者提供药物治疗管理服务的能力	多媒体讲授+实践教学	理论+实践

续表

章	节	学时设置	学习要求	培训方式	考核方式
第四章 药学咨询	第一节 药学咨询的要点	4	1. 掌握药学咨询的定义、分类、流程及沟通技能 2. 具备为咨询患者解决药学相关问题的技能	多媒体讲授+实践教学	理论+实践
	第二节 药学咨询参考依据、标准与索引	1	1. 掌握药学咨询常见问题的参考依据、标准与索引的查询方法 2. 具备为咨询患者查询药学相关参考资料的技能	多媒体讲授+实践教学	理论+实践
第五章 科普宣教	第一节 科普宣教的内容	2	1. 掌握用药相关科普宣教的常见内容 2. 能够根据不同服务对象的特点选择适宜的科普宣教内容	多媒体讲授+实践教学	理论+实践
	第二节 科普宣教的方法及要点	6	1. 掌握科普宣教的方法 2. 具备组织、进行科普宣教的能力	多媒体讲授+实践教学	理论+实践
第六章 家庭药箱管理	第一节 家庭药箱备药	0.25	掌握家庭药箱的备药原则、推荐配备的常用品种和药具	多媒体讲授	理论
	第二节 药品效期管理	0.25	掌握药品效期管理原则和判断药品变质的相关知识	多媒体讲授	理论
	第三节 药品存放指导	0.25~0.5	掌握药品存放条件、分类存放的相关知识	多媒体讲授	理论
	第四节 儿童用药安全存放指导	0.25~0.5	掌握儿童药品存放要点、儿童药品常用剂型保存方法等相关知识	多媒体讲授	理论
	第五节 药品回收及清理	0.5	掌握药品回收的类型和回收药品的清理方法	多媒体讲授	理论
	第六节 家庭常用药品特殊剂型安全使用指导	0.5	1. 掌握家庭常用特殊剂型药品安全用药指导相关知识和方法 2. 掌握儿童安全用药指导方法	多媒体讲授	理论
第七章 患者用药管理档案的建立	第一节 用药管理档案的类型及记录要点	1.5	1. 掌握用药管理档案的类型及记录要点 2. 能够为患者建立符合规范的用药管理档案	多媒体讲授	理论

续表

章	节	学时设置	学习要求	培训方式	考核方式
第七章 患者用药管理档案的建立	第二节 用药管理档案的保管及定期维护	0.5	1. 掌握用药管理档案的保管及定期维护要求 2. 能够按要求为患者定期维护用药管理档案	多媒体讲授	理论
	第三节 患者药物治疗药历的建立	0.5	1. 掌握患者药物治疗药历的填写要求 2. 能够指导患者定期正确填写药物治疗药历	多媒体讲授	理论
第八章 家庭药师服务能力提升	第一节 家庭药师服务能力模型	0.5	熟悉家庭药师必备的职业综合能力和专业服务能力	多媒体讲授	理论
	第二节 家庭药师职业综合能力	8	1. 掌握职业综合能力所需的各项管理相关理论知识 2. 具备提供家庭药师相关药学服务的综合能力	多媒体讲授	理论
	第三节 家庭药师专业能力服务	4	1. 掌握专业能力服务的相关理论知识 2. 具备提供家庭药师相关药学服务的专业实践能力	多媒体讲授 + 实践教学	理论 + 实践

（吴晓玲　谢奕丹）

【参考文献】

[1] 吴晓玲，谢奕丹，邱宇翔，等. 家庭药师制度的构建与实践探索. 今日药学，2018，28 (5)：340-343，348.

[2] 吴晓玲，赵志刚，于国超. 家庭药师服务标准与路径专家共识. 临床药物治疗杂志，2018，16 (7)：1-6.

第三节　资格认定与考核

一、家庭药师专业资格认定

家庭药师专业资格认定包括以下几点：

① 完成线上所有课程的学习及在线测试，成绩达标后，进入线下实训环节。

② 完成线下实训课程的学习，考核达标后，进入资格认定环节。

③ 通过资格认定的各项考核，授予《家庭药师专业资格认定证书》(有效期限 2 年)。

④ 在规定年限内完成在线继续教育及线下实训高级班的学习，成绩达标后，续颁《家庭药师专业资格认定证书》，对于未在规定时限内完成上述学习内容或每年提供药学服务不足 5 人次，证书到期后失效，需重新参加各项学习及考核，通过后重新颁发证书。

⑤ 在药学服务中履约不到位或发生责任事故的，资格证书自动失效。

二、家庭药师专业资格考核

申请家庭药师职业资格认定的个人，需要完成职业资格认定的各项考核内容。

1.线上考核

① 在完成《家庭药师标准化培训》线上培训课程的学习后，必须完成并通过相关线上考核。

② 考核内容：《家庭药师标准化培训》线上课程所包含的相关知识点。

③ 考核形式：线上答题，试卷为《家庭药师标准化培训》试题库自动生成，分为：单项选择题、多项选择题、判断题，线上试卷的分数由系统自动判定。

④ 考核标准：考试分数大于等于 60 分视为通过。

2.线下考核

在完成《家庭药师标准化培训》线上培训课程的学习和考核后，必须完成并通过线下实训及认证考核。

① 考核内容：《家庭药师标准化培训》线下课程所包含的相关课程内容的实践技能点。

② 考核形式：线下现场认证，考题为《家庭药师标准化培训》案例库提供的真实案例，通过与认证考官一对一真实场景演练，完成案例要求的认证环节，考官针对认证过程中学员在每个评分点的实际表现，进行评分。

③ 考核标准：考试分数大于等于 60 分视为通过。

（于国超　伍勇）

附录1

《家庭药师服务标准与路径专家共识》

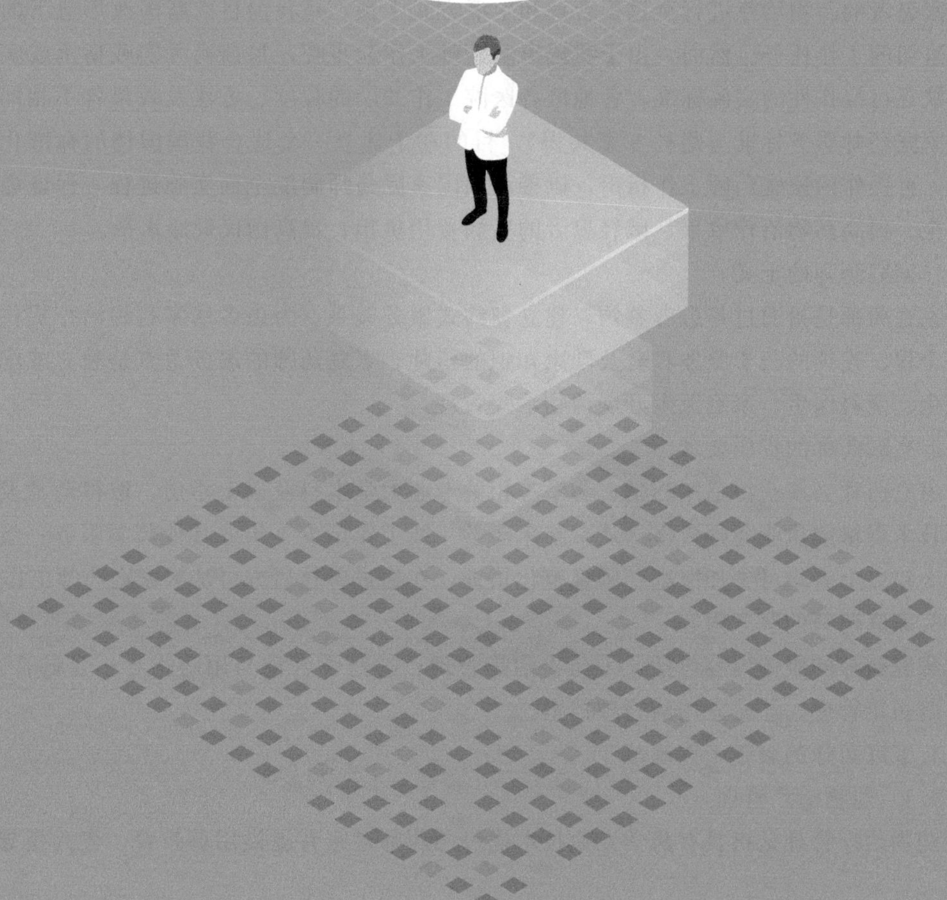

前言

家庭药师（Family Pharmacist）是随着居家医疗的发展而产生的。2004 年美国国内的 11 个国家级别协会正式共同提出药物治疗管理（Medication therapy management，MTM），2006 年世界卫生组织和国际药学联合会进一步强调药师对病人的直接照顾，居家 MTM 随之开展，目前开展得比较好的有澳大利亚、荷兰、英国、加拿大、日本、中国台湾等。家庭药师制度在我国国内起步较晚，2017 年，广东省佛山市南海区在全国率先实施了家庭药师制度。家庭药师工作模式世界各地各不相同，但主要内容均为针对慢性疾病（简称慢病）或慢病亚健康状态的患者提供药学服务，其结果均显示家庭药师在慢病管理中对合理用药和医疗成本控制发挥了重要的作用。荷兰一项研究发现，由家庭药师和家庭医生合作制定的药学监护计划可以防止因用药不当导致的住院问题。目前，我国慢病发病人数快速上升，现有确诊患者 2.6 亿人，是重大的公共卫生问题，慢病病程长、费用贵、致残致死率高，慢病导致的死亡已经占到我国总死亡的 85%，导致的疾病负担已占总疾病负担的 70%。另一方面，长期以来我国对慢病患者的居家药物治疗缺乏管理，居民对药物治疗自我管理知识掌握严重不足，具备包括合理用药在内基本医疗素养的居民比例仅为 9.56%，能够正确阅读药品说明书的居民比例仅为 15%。因此，建立家庭药师制度，对居家患者的药物治疗进行全过程管理和生活方式干预，是我国目前新医改形势下的一项十分迫切的工作任务。然而，由于我国家庭药师工作起步晚，目前尚无实践指南或实施规范，缺乏可操作性的实施标准，各地区各医院工作开展的程度、方法及效果各不相同，制定《家庭药师服务标准与路径专家共识》，目的在于建立一套适合我国国情的标准化、流程化，可操作的家庭药师工作指南，以推动我国家庭药师制度全面实施进程，保证患者用药安全、提高药物治疗效果、减轻患者的疾病费用负担、提高国民健康水平。

1. 家庭药师的定义

家庭药师是指通过与患者签约，建立契约式服务关系，为患者居家药物治疗提供个体化、全程、连续的药学服务和普及健康知识的药师。家庭药师的服务重点是独立或配合专科医生、全科医生、家庭医生开展药物治疗管理。

2. 家庭药师的资质要求

家庭药师必须获得临床药学、药学等相关专业大学本科及以上学历、取得药师及以上专业技术资格或执业药师资格、从事临床药学一线工作至少 1 年或其他药学服务一线岗位至少 3 年以上者均可参加家庭药师规范化培训，在通过考核后方可从事家庭药师工作。

3. 家庭药师的服务内容

家庭药师的服务内容包括：①药物治疗管理；②药学咨询与用药指导；③科普宣教；④家庭药箱管理；⑤建立用药管理档案。

4. 家庭药师的服务工作规范

4.1 药物治疗管理

药物治疗管理是指具有药学专业技术优势的药师对患者提供用药教育、咨询指导等一系列专业化服务，从而提高用药依从性、预防患者用药错误，最终培训患者进行自我的用药管理，以提高疗效。

药物治疗管理包括 5 个核心元素：①药物治疗回顾；②个人药物记录；③药物相关活动计划；③干预和（或）提出参考意见；⑤文档记录和随访。

家庭药师的药物治疗管理是在以上核心元素的基础上，结合实际工作进一步优化，具体包括：①收集用药相关信息；②评估用药治疗方案（列出问题）；③分析原因；④处方精简；⑤药物重整；⑥提出建议；⑦用药指导（制定患者用药指导书）；⑧随访评估。

4.1.1 收集用药相关信息 收集用药相关信息目的在于为患者评估用药治疗方案提供依据。用药相关信息分为主观信息和客观信息两种：①主观信息：包括患者的基本情况、当前症状和查体、既往病史、手术史、个人史、过敏史、既往用药史、相关检查、当前用药；②客观信息：即用药相关检查检验，一般分成两大部分：一部分是检查检验结果可作为合理选用药物的有效依据，另一部分是检查检验结果可用来监测药物不良反应的发生，特别是易引起人体功能或结构损伤的严重药物不良反应的发生。家庭药师将上述信息收集完毕后填写在“用药相关信息记录表”（附表 1）上。

4.1.2 评估用药治疗方案（列出问题） 药物使用评估（medication use evaluation，MUE）是对药物使用进行有计划、规范化地监测、评估和持续改进的过程，其根本目的是改善患者的用药结果。

家庭药师进行用药治疗方案评估是在收集用药相关信息的基础上，对患者当前用药治疗方案的适应证、有效性、安全性、依从性、用药相关检查以及生活方式进行评估，目的在于列出患者所有的药物治疗相关问题。家庭药师评估后将问题填写在“用药治疗方案评估记录表”（附表 2）上。

4.1.3 分析原因 针对评估发现的所有问题，家庭药师进一步分析问题存在的原因，并填写在“用药治疗方案评估记录表”（附表 2）上。

4.1.4 处方精简 处方精简（deprescribing），是指对可能导致患者损害或患者不再获益的用药，减少该药剂量或停用该药的计划和管理过程；其目标是减少用药负担和损害，同时维持或提高生活质量。

家庭药师处方精简是在评估用药治疗方案的基础上，找出可能导致患者损害或患者不再获益的用药，给予停药或减量的处理，主要包括：①同一种药物重复使用（包括成分相同但商品名或剂型不同的药物合用，单一成分及其含有该成分的复方制剂合用）；②药理作用相同的药物重复使用；③某种药品剂量过大；④某种药品疗程过长；⑤用药无指征；⑥联合用药无指征；⑦其他可能导致患者损害或患者不再获益的用药。就诊时如果患者已经出现明显的毒性或损害，家庭药师应指导患者立即停药并及时就医，如果患者只是存在潜在的用药风险或不再获益，则建议停药或减量并密切监测。具体流程可参照附图 1。

4.1.5 药物重整 药物重整是比较患者目前正在应用的所有药物方案与药物医嘱是否一致的过程。目的就是避免药疗偏差，如漏服药物、重复用药、剂量错误和药物相互作用。

家庭药师药物重整是针对近期用药方案有变动的慢病患者，主要包括出院带药与既往服药不同、前后接受不同医生开不同处方药、新发其他疾病或并发症有新增处方药、自行

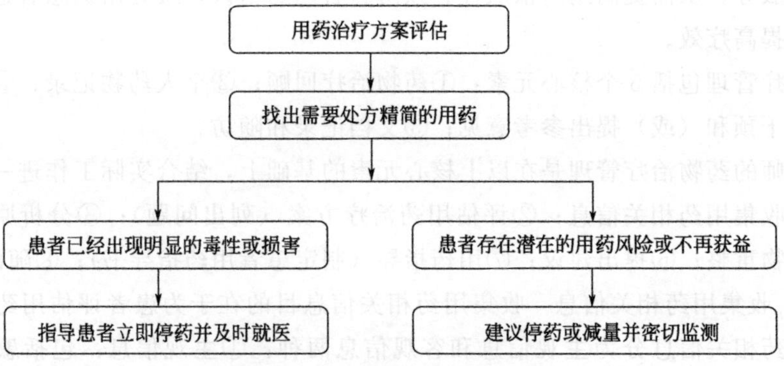

附图 1 家庭药师处方精简流程

加用药品或保健品等。就诊时家庭药师首先要比对患者当前用药与处方/医嘱是否一致，其中无需调整、仅调整给药时间或顺序的可为患者列出服药清单（包括药品名称及规格、用法用量、疗程、注意事项等），由患者按照清单继续服用，对患者需要调整处方或医嘱的用药，则给予加药、换药、停药、调整剂量和用法的建议，由患者持用药建议至相应医院或专科调整。具体流程可参照附图 2。

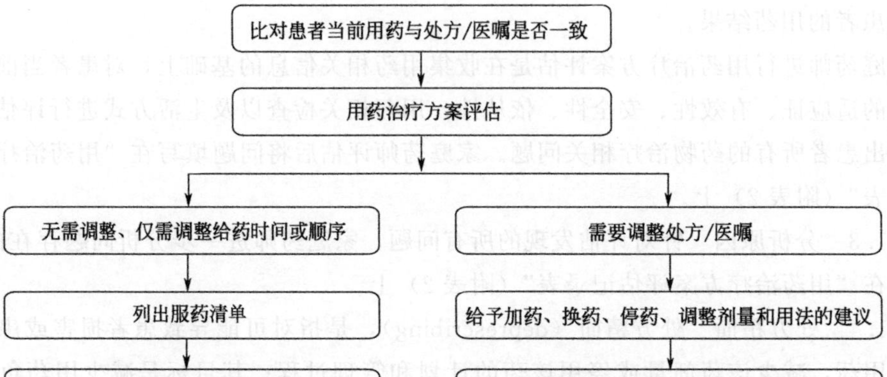

附图 2 家庭药师药物重整流程

4.1.6 提出建议 在处方精简和药物重整的基础上，家庭药师提出用药相关建议，再结合患者的相关检查和生活方式评估结果，对患者的检查、就医、饮食、运动等其他问题也给予针对性的建议，所有相关建议、检查和就医建议、健康管理建议均填写在“用药治疗方案评估记录表”（附表 2）上。其中用药相关建议由药师填写在“与医生沟通反馈表”（附表 3）上，并与患者的主治医生或其他专科医生进行沟通协商，从而最终确定患者的新用药治疗方案。新用药治疗方案、检查和就医建议、健康管理建议最后汇总填写在“患者用药指导书”（附表 4）上，由药师对患者进行全面的用药指导。

4.1.7 用药指导（制定患者用药指导书） 患者用药指导，也称患者用药教育（patient education），是指医疗专业人员向患者提供的可改变其健康行为或改善其健康状况的重要信息。

家庭药师用药指导步骤如下：①制定个体化的“患者用药指导书”（附表 4），内容包括：患者的基本信息、服药清单，用药变更及注意事项，检查和就医建议，健康管理建议（包括饮食、运动、生活方式等），随访评估计划等；②为患者解读每个建议的意义和实施方法；③重点内容让患者复述，反复训练至患者理解。

4.1.8 随访评估 随访评估是通过观察、评估和记录药物治疗的实际检验结果和治疗结局，来确认前期工作结果的重要步骤。

家庭药师的随访评估除了药物治疗的实际检验结果和治疗结局外，还包括患者对药师服务满意度评价和药师服务产生的经济效益估算。具体步骤如下：①得到实际的临床指标和（或）化验数值，并与治疗的预期目标进行比较，评估患者的疾病控制情况；②了解患者对上次药师建议的实施情况和问题的改善情况；③收集不良反应/事件或中毒反应，以确定药物治疗的安全性；④再次评估患者当前用药治疗方案，评估后无需调整方案的患者只需定期随访即可，需要调整方案的患者则重新进入药物治疗管理的循环服务路径或直接向上级转诊/会诊；⑤制定下一次随访评估计划；⑥请患者填写“患者用药指导效果评价表”（附表 5）；⑦对本次药师服务产生的经济效益（主要是处方精简节约的药物费用）进行估算；⑧将随访情况填写在“随访评估记录表”（附表 6）上。

家庭药师随访时间：首次签约患者就诊后 1 个月内至少随访 1 次，后期根据具体情况可逐渐延长，至少 1～3 个月随访 1 次。签约患者新住院，出院一周内增加一次随访。

4.2 药学咨询

药学咨询是指家庭药师应用药学专业知识向签约患者提供直接的、负责任的、与药物使用有关的咨询服务，以提高药物治疗的安全性、有效性、经济性和依从性，实现合理用药目标。家庭药师的药学咨询主要针对居家患者，根据患者具体问题给予回复或个体化的建议，同时请患者填写“患者用药指导效果评价表”（附表 5），服务的内容填写在“药学咨询记录表”（附表 7）上，必要时药师可对患者进行随访。咨询方式可为面对面交谈，也可借助电话、微信、QQ 或手机 APP 等工具。

4.3 科普宣教

家庭药师为签约患者提供正确的、负责任的、多种形式的合理用药宣教活动。按照签约患者不同的用药需求，选择个性化的科普宣教渠道，利用通俗易懂的语言将用药信息传播给患者，以指导患者用药安全、经济、有效、适宜。

家庭药师科普宣教的内容包括：①如何获得正确的药物渠道；②辨别宣传广告真伪和药物伪劣的方法；③介绍药物适应证和作用机制；④详细说明用法与用量；⑤用药注意事项及对饮食、出行等特殊要求的说明；⑥对药物副作用的说明；⑦对过量服用和忘记服药的说明；⑧对药物存储的说明。

家庭药师科普宣教的方法如下：①为签约患者派发合理用药的宣传资料，如手册或视频资料等；②为签约患者推荐、转发适宜的合理用药科普文章；③为签约患者及家属举办小范围的科普讲座；④为签约患者中相同类型疾病的人进行集中式科普宣教；⑤利用 APP、公众号、微信小程序、自媒体等新型工具为签约患者进行科普宣传。

4.4 家庭药箱管理

家庭药箱管理是指家庭药师为患者进行效期药品管理、药品存放指导、儿童安全用药指导和药品回收的服务过程，目的是保障患者治疗效果、减少药品不良事件和药品资源浪费。家庭药师应指导患者按照以下原则进行家庭药箱管理。

4.4.1 效期药品管理 ①保留药品包装，定期查看药品有效期；②优先使用近效期药品；③避免过度囤药：除慢病患者长期用药外，家庭备用药品一般备3～5日量即可；④定期清理过期和变质药品。

4.4.2 药品存放指导 ①存放条件：按照药品说明书贮存要求（包括温度、湿度、避光、密闭等）存放；②分类存放：成人与儿童药品分开、内服和外用药品分开、急救与常规药品分开。

4.4.3 儿童安全用药指导 ①所有药品应远离儿童能触及的地方，最好加锁保存；②应在医生和药师指导下用药；③应使用儿童药品（专用剂型和规格），严格按照说明书用法用量使用，避免将成人药品随意减量使用；④加强对儿童的药品安全教育，区分药品和食品，避免误服；⑤避免随意使用儿童保健品。

4.4.4 药品回收类型 ①过期药品/保健品；②变质药品/保健品；③麻醉药品和第一类精神药品使用剩余药品和废贴。

4.4.5 回收药品的清理方法 ①麻醉和第一类精神药品废贴回收：家庭药师告知患者需要将使用过的麻醉药品贴剂对折后放入回收袋，于复诊时交回医院药房；②过期/变质药品回收：家庭药师要教育患者不能随意丢弃，并指导患者送到当地过期药品回收定点单位或定点回收箱进行回收处理。

家庭药师进行家庭药箱管理内容应记录在“家庭药箱管理记录表”（附表8）上。

4.5 建立用药管理档案

用药管理档案是家庭药师为居家患者提供各种药学服务时所产生的各种医疗档案，包括：①用药相关信息记录表；②用药治疗方案评估记录表；③医药沟通记录表；④患者用药指导书；⑤药师服务满意度评价表；⑥随访评估记录表；⑦药学咨询记录表；⑧家庭药箱管理记录表等。建档备案是为了给签约患者定期随访评估提供参考依据。

5.家庭药师的服务路径

家庭药师的服务路径是以患者为中心、以问题为导向的循环管理服务路径，该路径根据居家患者分类而不同，以药物治疗管理为重点。家庭药师根据用药治疗方案评估结果将患者分为两种：普通患者和用药复杂患者。

5.1 普通患者

是指经过家庭药师评估后无需进行用药治疗方案调整或药学监护的患者。一般包括：①对当前用药的目的、治疗目标、服药方法（剂量、频次、时间、途径、疗程、顺序等）、药物相互作用、不良反应、禁忌证、用药注意事项等药物使用相关问题不清楚的患者；②对特殊给药装置（如胰岛素笔、吸入器等）或居家用药疗效监测仪器（血压计、血糖仪等）操作不清楚的患者；③自己认为需要家庭药师服务的患者。

普通患者由家庭药师根据患者需求提供药学咨询、科普宣教或家庭药箱管理服务，必要时进行随访。

5.2 用药复杂患者

用药复杂患者是指经过家庭药师评估后需要进行用药方案调整和药学监护的患者。一般包括：①服用5种或以上药品，且至少1种慢病的患者；②长期服用高警示药品，包括治疗窗狭窄的药品如华法林、苯妥英钠、甲氨蝶呤等的患者；③近期经历了药品不良反应/事件的患者；④自己认为需要家庭药师服务的患者。

用药复杂患者由家庭药师提供以问题为导向的药物治疗管理服务，依次进行：①收集用药相关信息（主观和客观信息）；②评估用药治疗方案（列出问题）；③分析原因；④处方精简和药物重整；⑤提出建议（用药、检查和就医、健康管理）；⑥用药指导（制定用药指导书）；⑦随访评估（疗效、药师建议实施情况及改善情况、ADR、当前方案评估、药师服务满意度评价、药师服务产生的经济效益估算）。随访评估后，需要调整方案的患者重新进入药物治疗管理的循环服务路径，也可根据情况向上级医疗机构的药师转诊或会诊，无需调整的患者则定期随访评估。

家庭药师服务路径可用附图 3 来表示。

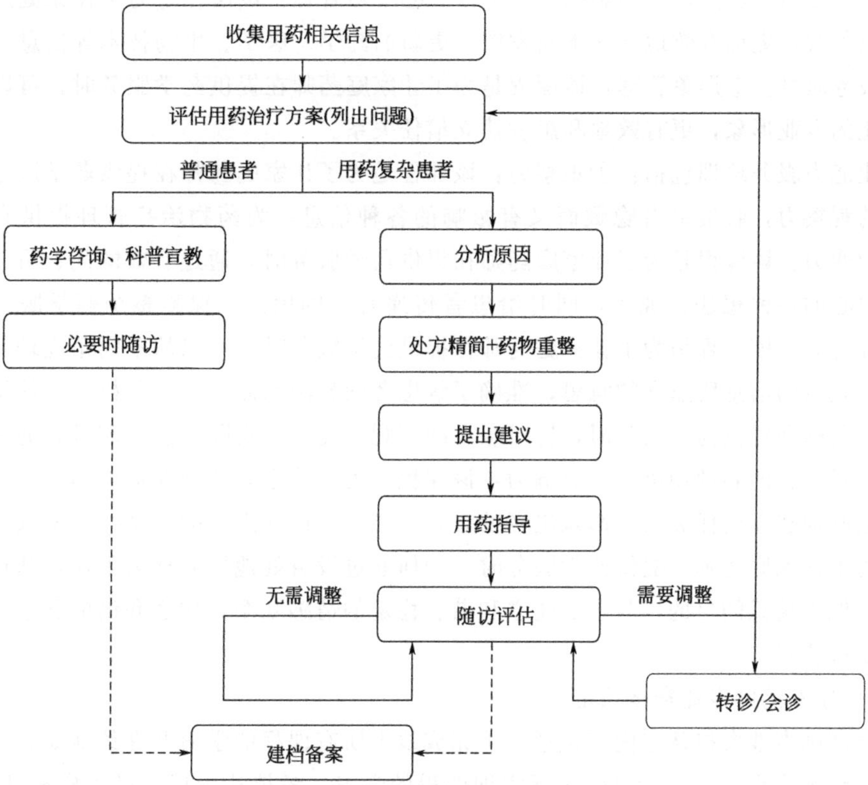

附图 3　家庭药师服务路径

6. 家庭药师的培训

6.1　家庭药师的能力素质模型

6.1.1　职业综合素质　根据家庭药师职业发展所应具备的基础综合素质，包括：目标管理、时间管理、关系管理、情绪管理、压力管理、学习管理、形象管理。

6.1.2　专业服务能力　根据家庭药师服务路径下完成各项服务行为，所应具备的专业服务能力，包括：观察力、沟通力、理解力、分析力、影响力、共情力。

6.2　家庭药师的培训内容

6.2.1　以患者用药问题为导向的药物治疗管理训练。

6.2.2 家庭药师药物治疗专业知识，重点是慢病药物治疗专业知识技能培训。

6.2.3 家庭药师药学服务素质能力培训 其中包括职业综合素质培训和专业能力服务培训。

职业综合素质培训包括：①目标管理：该课程是为了让家庭药师在提供药学服务时，可以时刻明确药物治疗管理的目的，以及该患者药物治疗要达到的治疗目标。②时间管理：该课程是为了让家庭药师在提供药学服务时，可以合理利用时间，提升药学服务效率。③关系管理：该课程是为了让家庭药师在提供药学服务时，与患者可以更好地建立和谐适度的医患关系，提升患者的信任度和满意度。④情绪管理：该课程是为了让家庭药师在提供药学服务时，如何有效应对各种突发情况，控制好患者与自己的情绪，保证药学服务质量。⑤压力管理：该课程是为了让家庭药师在提供药学服务时，如何调节工作、生活、情感等方面的压力，而不影响药学服务。⑥学习管理：该课程是为了让家庭药师在提供药学服务时，更加有效地学习不断发展、更新的药学、医学、生物技术等信息，持续提升药学服务质量。⑦形象管理：该课程是为了让家庭药师在提供药学服务时，可以通过更加职业化的专业形象，更有效地和患者建立信任关系。

专业能力服务培训包括：①观察力：该课程是为了让家庭药师在提供药学服务时，通过有效的观察力，收集患者隐藏而又有影响的各种信息，为药物治疗管理提供有力的判断。②沟通力：该课程是为了让家庭药师在提供药学服务时，通过有效的问、听、说，了解患者内心的各种想法、观念，同时给患者传递有效的信息，保障整个药学服务的有效性。③理解力：该课程是为了让家庭药师在提供药学服务时，可以从不同角度理解、解读患者通过表达的信息所蕴含的意思，准确了解患者的想法和需求。④分析力：该课程是为了让家庭药师在提供药学服务时，针对患者的客观情况以及实际想法、需求，通过逻辑分析挖掘患者潜在的心理动机。⑤影响力：该课程是为了让家庭药师在提供药学服务时，如何通过更好地建立信任关系，影响患者的观念、想法，保证患者的依从性。⑥共情力：该课程是为了让家庭药师在提供药学服务时，如何通过设身处地体验他人处境，从而达到感受和理解他人情感的目的，与患者建立和谐、稳定的情感联系，构建和谐的药患关系，保障药学服务质量。

6.3 家庭药师专业资格认定

家庭药师专业资格认定内容包括：①完成线上所有课程的学习及在线测试，成绩达标后，进入线下实训环节；②完成线下实训课程的学习，考核达标后，进入资格认证环节；③通过资格认证的各项考核，授予《家庭药师职业资格证书》（有效期限 2 年）；④在规定年限内完成在线继续教育及线下实训高级班的学习，成绩达标后，续颁《家庭药师职业资格证书》，对于未在规定时限内完成上述学习内容或每年提供药学服务不足 5 人次，证书到期后失效，需重新参加各项学习及考核，通过后重新颁发证书；⑤在药学服务中履约不到位或发生责任事故的，资格证书自动失效。

参考文献

[1] 刘伊，管晓东，信枭雄，等. 药物治疗管理研究综述. 中国药事，2015，29（11）：1172-1180.

[2] Wiedenmayer K，Summers R S，Mackie C A，et al. Developing Pharmacy Practice-A focus on patient care. Handbook- 2006 edition. Hague：World Health Organization and International Pharmaceutical Federation，2006.

[3] 吴晓玲，谢奕丹，邱宇翔，等. 家庭药师制度的构建与实践探索. 今日药学，2018，28（05）：340-343＋348.

[4] 罗伯特 J. 奇波利，琳达 M. 斯特兰德，彼得 C. 莫利. 药物监护实践方法——以患者为中心的药物治疗管理服务. 康震等译 . 北京：化学工业出版社，2016：12＋412.

[5] 卫生部，国家发展改革委，教育部，等. 关于印发《中国慢性病防治工作规划（2012—2015 年）》的通知． http://www. nhfpc. gov. cn/zwgk/wtwj/201304/b8de 7b7415ca4996b3567e5a09e43300. shtml. 2012-05-21.

[6] 白剑峰. 数据显示九成居民不会合理用药. 吉林医学信息，2014，(1)：40.

[7] 吴晓玲等.《广东省处方点评实施规范（试行）》. http：//www. sinopharmacy. com. cn/download/8. html. 2015-01-26.

[8] 陈志东. 台湾药师的药物使用评估实践. 中国药师，2013，16（08）：1235-1236.

[9] 伍俊妍，吴凯珊，郑志华. 处方审核需关注——处方级联（Prescribing Cascade）. 今日药学，2017，27（08）：551-554.

[10] 刘治军. 国外临床药师药物重整工作简介. 药品评价，2012，(32)：6-9.

[11] 陈德才. 国外病人用药指导信息解读. 中国执业药师，2011，8（10）：23-26.

《家庭药师服务标准与路径专家共识》起草专家组

执笔

吴晓玲 广东省中西医结合医院 主任药师

于国超 中国健康促进基金会 MKM 专项基金 秘书长

专家组顾问

王汝龙 黄仲义 孙忠实 李大魁 胡晋红 吴永佩 袁锁中 翟所迪

张耀华 郑陈佩华（中国香港） 吴国良（中国澳门） 谭延辉（中国台湾）

专家组组长

吴晓玲 广东省中西医结合医院 主任药师

赵志刚 首都医科大学附属北京天坛医院 主任药师

专家组副组长

于国超 中国健康促进基金会 MKM 专项基金 秘书长

姜 玲 安徽省立医院 主任药师

王 诚 苏州科技城医院 主任药师

胡 欣 北京医院 主任药师

史国兵 辽宁省药学会 主任药师

董占军 河北省人民医院 主任药师

伍 勇 中国健康促进基金会 MKM 专项基金 资深培训师

专家组成员（以姓氏汉语拼音为序）

曹 玮 云南省第一人民医院 主任药师

蔡本志 哈尔滨医科大学附属第二医院 主任药师

丁玉峰 华中科技大学附属同济医院 主任药师

郭海飞 北京大学第六医院 主任药师

郭 澄 上海交通大学附属第六人民医院 主任药师

洪明岳 南京明基医院 主任药师

黄品芳 福建医科大学附属第一医院 主任药师

黄 欣 山东省千佛山医院 主任药师

姜明燕 中国医科大学附属第一医院 主任药师

刘世坤 中南大学湘雅三医院 主任药师

林 慧 海南省人民医院 主任药师

吕永宁 华中科技大学附属协和医院 主任药师

任建业 阳煤集团总医院 主任药师

史丽敏 首都医科大学附属北京友谊医院 主任药师

孙路路 首都医科大学附属北京世纪坛医院 主任药师

沈 素 首都医科大学附属北京友谊医院 主任药师

石小鹏 第四军医大学西京医院 主任药师

童荣生	四川省人民医院	主任药师
汪永忠	安徽中医药大学第一附属医院	主任药师
吴建龙	深圳市第二人民医院	主任药师
徐彦贵	天津市第一中心医院	主任药师
杨宏昕	内蒙古自治区人民医院	主任药师
杨婉花	上海交通大学医学院附属瑞金医院	主任药师
于鲁海	新疆维吾尔自治区人民医院	主任药师
张相林	中日友好医院	主任药师
张艳华	北京大学肿瘤医院	主任药师
赵环宇	首都医科大学附属北京同仁医院	主任药师

附录2

相关表格

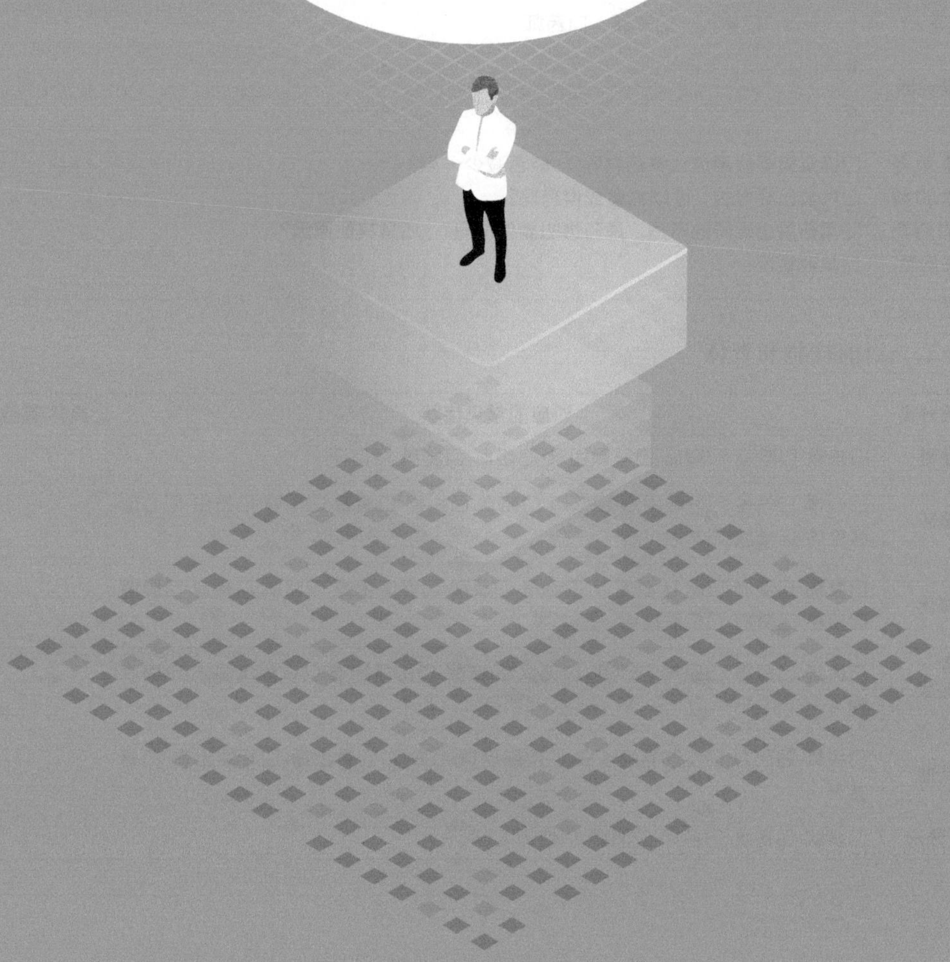

附表 1 用药相关信息记录表

填写说明：

• 如果有下列情况，请在相应情况下打“√”，并在后面空格中备注每项括号内相关内容！

• 如果没有对应的症状、疾病或手术，可在表后按格式自行添加！

一、基本情况

姓名		性别		年龄	□岁/□月/□天
出生日期	年　月　日			建档日期	年　月　日
文化程度	□小学 □初中 □高中 □大学及以上			婚姻状况	□已婚 □未婚 □离异
籍贯		民族		工作	
家庭住址				手机	
体重（kg）		身高（cm）		体重指数（kg/m^2）	
所属社区				就诊医院	
身份证号				主治医生	
定期复诊	□是　□否			最后检查时间	年　月　日
填写人	□本人 □家属 □药师				
主要诊断	1.			3.	
	2.			4.	
药事服务需求/拟解决的用药相关问题	□确实需要服用这么多药物吗？ 能否减少一点？ □病情已经好转，可以减量或停药吗？ □用药后出现新的不适，是药物的副作用吗？ 还是其他原因？ □其他情况：______				

二、当前症状和查体

系统分类	对应的常见症状	具体/其他表现
呼吸	□咳嗽 □咳痰 □胸痛 □呼吸困难 □咯血 □发热 □盗汗	
循环	□心悸 □气短 □呼吸困难 □咳嗽 □咯血 □头痛 □头晕 □黑矇 □发绀 □心前区疼痛 □晕厥 □水肿	
消化	□腹痛 □腹胀 □恶心 □呕吐 □嗳气 □反酸 □吞咽困难 □呕血 □便血 □腹泻 □便秘 □黄疸 □皮肤瘙痒	
泌尿	□尿频 □尿急 □尿痛 □少尿 □无尿 □血尿 □排尿困难 □夜尿增多 □颜面水肿	
造血	□头晕 □乏力 □皮肤黏膜苍白 □皮肤瘀斑/出血点 □鼻出血 □牙龈出血 □骨骼痛	
内分泌	□多饮 □多食 □多尿 □消瘦 □怕热 □多汗	

续表

系统分类	对应的常见症状	具体/其他表现
神经精神	□头痛 □失眠 □嗜睡 □意识障碍 □肢体痉挛 □肢体麻木 □瘫痪 □视力障碍 □晕厥 □感觉及定向障碍 □记忆力减退 □性格改变	
肌肉骨骼	□关节肿痛 □运动障碍 □肢体痉挛 □肢体麻木 □肌肉萎缩 □瘫痪	
其他		

三、既往病史（请备注疾病全称及患病多长时间，如“☑ 高血压，高血压病 3 级极高危 10 年”）

疾病类型	病程	疾病类型	病程	疾病类型	病程
□高血压	年/月/天	□冠心病	年/月/天	□心功能不全	年/月/天
□房颤	年/月/天	□中风/脑卒中	年/月/天	□动脉硬化/斑块	年/月/天
□糖尿病	年/月/天	□高脂血症	年/月/天	□甲状腺疾病	年/月/天
□痛风	年/月/天	□高尿酸血症	年/月/天	□骨质疏松	年/月/天
□慢性阻塞性肺疾病	年/月/天	□哮喘	年/月/天	□胃食管反流病	年/月/天
□胃炎	年/月/天	□消化性溃疡	年/月/天	□胆囊结石	年/月/天
□肝炎	年/月/天	□胆囊炎	年/月/天	□前列腺增生	年/月/天
□肾小球肾炎	年/月/天	□肾结石	年/月/天	□肾功能不全	年/月/天
□抑郁症	年/月/天	□焦虑症	年/月/天	□癌症/肿瘤	年/月/天
	年/月/天		年/月/天		年/月/天

四、手术史（请备注手术全称及手术日期，如“☑ 冠状动脉支架植入术 2010 年 5 月 4 日”）

手术类型	时间	手术类型	时间	手术类型	时间
□冠状动脉支架植入术	年 月 日	□颅内血肿清除术	年 月 日	□甲状腺切除术	年 月 日
□起搏器/除颤器植入术	年 月 日	□体表肿物切除术	年 月 日	□子宫切除术	年 月 日
□冠状动脉旁路移植术（搭桥手术）	年 月 日	□关节置换术	年 月 日	□白内障摘除术	年 月 日
□胃肠切除术	年 月 日		年 月 日		年 月 日

五、个人史

吸烟 □无□有	时间（年）		量（支/天）		成瘾	□是□否	戒烟	□已□未□无法
喝酒 □无□有	时间（年）		□红酒量（两/天）		成瘾	□是□否	限酒	□有□无□无法
			□白酒量（两/天）		成瘾	□是□否	限酒	□有□无□无法
			□啤酒量（两/天）		成瘾	□是□否	限酒	□有□无□无法
			□洋酒量（两/天）		成瘾	□是□否	限酒	□有□无□无法

续表

运动 □无□有	具体类型		频率（天/周）		量（小时/天）	熬夜	□无□有
饮食	□高盐　□高脂（肥肉、内脏）　□高糖　□高嘌呤（老火汤、海鲜、动物内脏）						

六、过敏史（如果是抗菌药物/抗生素等需要皮试的药物，请在症状一栏备注是皮试时发生还是用药时或用药后，如"青霉素，2010年5月4日，皮试时局部皮疹伴瘙痒，停药后缓解"）

药物过敏 □无□有	药品名称	时间	症状	处理	
		年　月　日			1. 停用 2. 耐受 3. 减量 4. 后遗症
		年　月　日			
食物过敏 □无□有	食物名称	时间	症状	处理	
		年　月　日			
		年　月　日			

七、既往用药史

药品名称、规格	用法用量（剂量、频次、时间、途径）	起止时间	疗程	停用原因	
				类型选择	具体
				1. 疾病痊愈 2. 治疗无效 3. 遵医嘱 4. 副作用 5. 无货 6. 换医生	

八、用药相关检查（用药相关检查常见项目如下，具体项目由家庭药师根据患者的疾病类型和用药品种而选择填写和添加）

项目	平时监测情况	诊室/最近监测结果	定期监测	未定期监测原因
血压	日期：　/　mmHg	日期：　/　mmHg	□是□否	□不知道□无设备 □不方便□不会用□设备未校准
心率/脉搏	日期：　次/分	日期：　次/分	□是□否	□不知道□不会
血糖	日期： 空腹：　mmol/L 餐后：　mmol/L	日期： 空腹：　mmol/L 餐后：　mmol/L	□是□否	□不知道□无设备 □不方便□不会用□设备未校准
胰岛功能	日期： 糖化血红蛋白：　% 血清C肽：　nmoL/L	日期： 糖化血红蛋白：　% 血清C肽：　nmoL/L	□是□否	□不知道□不方便□不想

续表

项目	平时监测情况	诊室/最近监测结果	定期监测	未定期监测原因
血脂、尿酸等	日期: 甘油三酯: mmol/L 胆固醇: mmol/L 低密度脂蛋白胆固醇: mmol/L 尿酸: μmol/L	日期: 甘油三酯: mmol/L 胆固醇: mmol/L 低密度脂蛋白胆固醇: mmol/L 尿酸: μmol/L	□是□否	□不知道□不方便□不想
肝功能	日期: AST: U/L ALT: U/L	日期: AST: U/L ALT: U/L	□是□否	□不知道□不方便□不想
肾功能	日期: 血肌酐: μmol/L 肌酐清除率: mL/min	日期: 血肌酐: μmol/L 肌酐清除率: mL/min	□是□否	□不知道□不方便□不想
心功能	日期: 肌酸激酶: U/L 肌酸激酶同工酶: U/L	日期: 肌酸激酶: U/L 肌酸激酶同工酶: U/L	□是□否	□不知道□不方便□不想
肺功能	日期: FEV_1/FVC= %	日期: FEV_1/FVC= %	□是□否	□不知道□不方便□不想
血药浓度	日期: 药品: 监测数值:	日期: 药品: 监测数值:	□是□否	□不知道□不方便□不想
血常规	日期: 白细胞: $\times 10^9$/L 粒细胞比例: % 红细胞: $\times 10^{12}$/L 血红蛋白: g/L 血小板: $\times 10^9$/L	日期: 白细胞: $\times 10^9$/L 粒细胞比例: % 红细胞: $\times 10^{12}$/L 血红蛋白: g/L 血小板: $\times 10^9$/L	□是□否	□不知道□不方便□不想
尿常规	日期: 潜血: 白细胞: 红细胞: 蛋白:	日期: 潜血: 白细胞: 红细胞: 蛋白:	□是□否	□不知道□不方便□不想
大便常规	日期: 潜血:	日期: 潜血:	□是□否	□不知道□不方便□不想
电解质	日期: 钠: mmol/L 钾: mmol/L 氯: mmol/L 钙: mmol/L	日期: 钠: mmol/L 钾: mmol/L 氯: mmol/L 钙: mmol/L	□是□否	□不知道□不方便□不想
凝血功能	日期: 凝血酶原时间: s 凝血酶原活度: % INR 值:	日期: 凝血酶原时间: s 凝血酶原活度: % INR 值:	□是□否	□不知道□不方便□不想

九、当前用药

药品名称、规格	用法用量（剂量、频次、时间、途径）	起始时间	疗程	备注（给药顺序等）
			□年/□月/□天	
			□年/□月/□天	

药师签名：

附表 2 用药治疗方案评估记录表

评估项目	用药相关问题	患者存在问题	原因分析	优化建议
适应证	**• 不必要的药物治疗** □没有用药指征 □提示可以非药物治疗 □治疗可以避免的不良反应			
	• 需要增加药物治疗 □存在未治疗病情或疾病 □应给予预防性药物治疗 □需要合并另一种药物来加强疗效			
有效性	**• 需要选择不同药品** □还有更加有效的药物 □疾病治疗无效 □药品剂型不合适 □给药途径不合适 □可选用单一成分药，不需用复方药			
	• 给药剂量过低 □给药剂量过小 □给药频次过少 □疗程不足 □药物相互作用			
	• 药物用法不合适 □给药时间不合适（如餐前、餐后等） □未掌握药物装置的正确用法 □给药途径不合适			
安全性	**• 药物不良反应** □正常剂量下产生不期望的药理作用 □产生过敏反应 □存在药物相互作用 □药物对患者不安全（特殊人群或生理状态） □出现药物禁忌 □重复用药 □剂量调整速度过快 □给药途径不当			
	• 给药剂量过大 □给药剂量过大 □未根据肝肾功能调整 □给药频次过多 □疗程过长 □重复用药 □药物相互作用			

续表

评估项目	用药相关问题	患者存在问题	原因分析	优化建议
依从性	**·服药依从性差** □药品太贵 □无法吞咽/服用药物 □药品短缺 □给药时间过于复杂 □患者忘记服药 □没有理解用药说明书 □患者服药观念不正确 □因病无法自行服药 □自行增减药物或药量			
用药相关检查	**·与用药相关检查不足** □不知道要定期检查和记录检查结果 □没有购买相关器具（如血压计等） □不会使用相关器具 □觉得检查频率过高 □怕痛不愿意			
生活方式	**·不健康生活方式** □吸烟 □酗酒 □熬夜			
	·饮食不当 □高盐 □高脂 □高糖 □高嘌呤			
	·运动量不够 □没时间 □不想动 □动不了			
其他				
			评估药师签名：	

附表 3 与医生沟通反馈表

患者基本信息							
姓名		性别		年龄		身份证号	
主治医生		科室		就诊日期	年 月 日	沟通日期	年 月 日
当前诊断							

当前用药治疗方案优化建议				
药品名称、规格	**用法用量** （剂量、频次、时间、途径、疗程）	**药物治疗问题**	**原因分析**	**优化建议**

沟通情况		
沟通方式	□当面沟通，医生签名：	□电话沟通，医生姓名：
医生反馈意见		
沟通结果	□全部接受 □部分接受 □不接受	

医生给予的新用药治疗方案			
药品名称、规格	**用法用量** （剂量、频次、时间、途径、疗程）	**用药相关检查建议**	**备注** （给药顺序等）

药师签名：

附表 4 患者用药指导书

患者基本信息

姓名		年龄		性别		身份证号		药事服务日期	年 月 日
当前诊断									

服药清单

药品名称、规格	用法用量（剂量、频次、时间、途径）	早餐			午餐			晚餐			睡前	疗程	备注
		前	中	后	前	中	后	前	中	后			

用药变更及注意事项

1.
2.
3.

检查和就医建议

1.
2.
3.

健康管理建议

1.
2.
3.

随访评估计划

1. 随访时间:
2. 随访内容:

药师联系方式

门诊时间		门诊电话	
门诊地址		药师签名	

附表 5 患者用药指导效果评估表

<table>
<tr><td colspan="8">患者基本信息</td></tr>
<tr><td>姓名</td><td></td><td>年龄</td><td></td><td>性别</td><td></td><td>身份证号</td><td></td></tr>
<tr><td colspan="2">首诊药师</td><td colspan="4"></td><td>随访药师</td><td></td></tr>
<tr><td colspan="2">随访次数</td><td colspan="4">第 次</td><td>随访日期</td><td>年 月 日</td></tr>
<tr><td colspan="2">当前诊断</td><td colspan="6"></td></tr>
<tr><td colspan="2" rowspan="2">药学服务内容</td><td colspan="6">药效说明□； 用法用量 □； ADR 应对 □；
合并用药□； 相互作用 □； 重复用药 □；
保管方法□； 漏服处理 □； 特殊人群 □；
特殊注意事项□； 指导药品数量＿＿＿＿种</td></tr>
<tr><td colspan="6">慢病管理指导□；生活饮食指导 □；
随诊就医指导□；其他 □＿＿＿＿＿＿＿＿</td></tr>
<tr><td colspan="2" rowspan="2">服务对象评价</td><td colspan="6">请您评价此次指导过程
1. 药师着装及礼仪是否适当？ 是□ 否□
2. 指导内容是否清楚、易懂？ 是□ 否□
3. 对于药师指导内容，您认为：非常需要□ 需要□ 不太需要□
4. 如果再次接受药师指导，您希望更多地了解哪些内容？</td></tr>
<tr><td colspan="6">您对此次用药指导及问题解答总体评价：
很满意□ 比较满意 □ 基本满意 □</td></tr>
<tr><td colspan="2">患者/家属签名</td><td colspan="6"></td></tr>
</table>

附表 6 随访评估记录表

患者基本信息									
姓名		年龄		性别		身份证号		随访日期	年 月 日
当前诊断									

随访记录						
随访内容 评估项目	上次就诊		患者		药师	
	患者旧问题	药师用药建议	执行及改善情况	新问题	原因分析	用药建议
适应证						
有效性						
安全性						
依从性						
用药相关检查						
生活方式						
其他						
下一次随访评估计划	1. 随访时间： 2. 随访内容：					

经济效益估算						
精简类型	药品名称及规格	单价（元）	原用法用量（日剂量、疗程）	现用法用量（日剂量、疗程）	节约总量	节约金额（元）
节约总金额合计（元）						
评估药师签名：						

备注：精简类型在以下类型中选项相应的序号：

1. 同一种药物重复使用（包括成分相同但商品名或剂型不同的药物合用，单一成分及其含有该成分的复方制剂合用）；2. 药理作用相同的药物重复使用；3. 某种药品剂量过大；4. 某种药品疗程过长；5. 用药无指征；6. 联合用药无指征；7. 其他可能导致患者损害或患者不再获益的用药。

附表 7 药学咨询记录表

<table>
<tr><td colspan="10">患者基本信息</td></tr>
<tr><td>姓名</td><td></td><td>年龄</td><td></td><td>性别</td><td></td><td>身份证号</td><td></td><td>就诊日期</td><td>年 月 日</td></tr>
<tr><td>当前诊断</td><td colspan="9"></td></tr>
<tr><td colspan="10">咨询记录</td></tr>
<tr><td colspan="3">患者问题</td><td colspan="7">药师回复/建议</td></tr>
<tr><td colspan="3">1.</td><td colspan="7"></td></tr>
<tr><td colspan="3">2.</td><td colspan="7"></td></tr>
<tr><td colspan="3">3.</td><td colspan="7"></td></tr>
<tr><td colspan="3">4.</td><td colspan="7"></td></tr>
<tr><td rowspan="2">随访计划</td><td>□是</td><td colspan="8">1. 随访时间:
2. 随访内容:</td></tr>
<tr><td colspan="9">□否</td></tr>
<tr><td colspan="10">药师联系方式</td></tr>
<tr><td>门诊时间</td><td colspan="5"></td><td>门诊电话</td><td colspan="3"></td></tr>
<tr><td>门诊地址</td><td colspan="6"></td><td>药师签名</td><td colspan="2"></td></tr>
</table>

附表 8 家庭药箱管理记录表

<table>
<tr><th colspan="9">患者基本信息</th></tr>
<tr><td>姓名</td><td></td><td>年龄</td><td></td><td>性别</td><td></td><td>身份证号</td><td></td><td>管理日期</td></tr>
<tr><td>电话</td><td></td><td>住址</td><td colspan="6"></td></tr>
<tr><th colspan="9">家庭药箱管理服务情况</th></tr>
<tr><td colspan="9">填写说明：请在下面相应项目内打“√”</td></tr>
<tr><th colspan="2">服务项目</th><th colspan="7">详情</th></tr>
<tr><td colspan="2">□效期药品管理</td><td colspan="7">□保留药品包装，定期查看药品有效期
□优先使用近效期药品
□避免过度囤药：除慢病患者长期用药外，家庭备用药品一般备 3~5 日量即可
□定期清理过期和变质药品</td></tr>
<tr><td colspan="2">□药品存放指导</td><td colspan="7">□存放条件：按照说明书贮存要求（包括温度、湿度、避光、密闭等）存放
□分类存放：大人与小儿药品分开、内服和外用药品分开、急救与常规药品分开</td></tr>
<tr><td colspan="2">□儿童安全用药指导</td><td colspan="7">□所有药品应远离儿童能触及的地方，最好加锁保存
□应在医生和药师指导下用药
□应使用儿童药品（专用剂型和规格），严格按照说明书用法用量使用，避免将成人药品随意减量使用
□加强对儿童的药品安全教育，区分药品和食品，避免误服
□避免随意使用儿童保健品</td></tr>
<tr><td colspan="2">□药品回收</td><td colspan="7">□过期药品/保健品
□变质药品/保健品
□第一类精神药品使用剩余药品
□麻醉药品使用剩余药品和废贴</td></tr>
<tr><th colspan="9">药师联系方式</th></tr>
<tr><td>门诊时间</td><td colspan="4"></td><td>门诊电话</td><td colspan="3"></td></tr>
<tr><td>门诊地址</td><td colspan="5"></td><td>药师签名</td><td colspan="2"></td></tr>
</table>

（吴晓玲 谢奕丹）

附表 9 运动的分类

项目			内容
强度	中低强度运动		• 心率低于 120 次/分的运动量为低强度；120～150 次/分的运动量为中强度 • 常见的中低强度运动：快走、慢跑、跳绳、游泳、羽毛球、爬楼梯、打球等
	高强度运动		• 心率 150～180 次/分或超过 180 次/分的运动量为高强度 • 常见的高强度运动：仰卧起坐、跳绳、俯卧撑、冲刺跑等
种类	心肺耐力运动	有氧运动	• 强度低、有节奏、持续时间较长，可充分燃烧（即氧化）体内的糖分，消耗体内脂肪，可增强或维护心肺功能 • 如快走、跳绳、越野滑雪、长距离游泳、长距离跑、功率单车、韵律操等
		无氧运动	• 运动强度大，持续时间短，伴有呼吸急促、心跳加速。运动的能量主要来自“无氧供能”。肌肉快速疲劳不能持久运动，而且运动后经常感到肌肉酸痛 • 如球类和短跑的加速与冲刺、短距离速游等
	抗阻运功		• 抗阻运动可以增加肌肉力量、改善神经肌肉功能、增加关节活动度等，适用于神经麻痹、骨质疏松和关节活动障碍的患者，可以借助哑铃、杠铃、壶铃、阻力带、体重、瓶装水等重物
	拉伸运动	快速爆发式牵拉	• 拉伸肌肉但不将关节固定在一个位置，通常用于运动前的热身 • 在进行牵拉练习时有疼痛感，在准备活动不充分时较易拉伤肌肉，如踢腿、摆腿等
		缓慢牵拉	• 使有关部位肌肉、韧带慢慢拉长至一定程度（有轻微的疼痛感），一般不会超过关节伸展限度，不易引起组织损伤，并能有意识地放松对抗肌 • 在运动结束后采用此放松方法，锻炼效果相对较好，如拉韧带、压腿等
	骨质增强运动		• 可承受范围内，骨骼承受承重力方向不同程度的“撞击”。提升骨强度，同时刺激身体产生相应的适应性变化，如提升对钙的吸收率等 • 如跳绳、打篮球、跳方格、举重等练习
	神经肌肉运动	速度	• 主要反映神经控制肢体运动的能力，反映一个动作多关节的同时协调、和顺序协调，一个关节多肌肉协调的程度 • 如短距离加速跑、游泳、速滑、自行车等
		灵敏	• 灵敏素质具有明显的运动项目特点，如体操爱好者对身体姿势的控制和转换动作的能力 • 例如利用声、光、电或口令等信号刺激进行的练习
		平衡	• 以恢复或改善身体平衡能力为目的运动训练，包括静态平衡和动态平衡两种基本类型，利用平衡器械（平衡木、平衡盘等）或在窄道上步行、身体移位运动、平衡运动等方式练习
		协调	• 协调性指身体作用肌群的时机正确、动作方向及速度适当，平衡稳定且有韵律性，例如花样跳绳、敏捷梯

续表

项目			内容
时间	持续训练法	短时持续训练法	•每次持续训练的负荷时间为 5～10min，平均负荷强度心率为 170 次/分左右。持续训练中运动者无或有较短的间歇时间 •短时持续训练法主要作用在于发展以有氧代谢为主的无氧与有氧混合供能能力，提高有氧代谢运动强度
		中时持续训练法	•每次持续训练的负荷时间较长，通常在 10～30min，平均负荷强度心率控制在 160 次/分左右 •主要作用是重点发展运动者有氧代谢系统的工作能力
		长时持续训练法	•每次持续训练的负荷时间最长，通常在 30min 以上，但是负荷强度较低，一般负荷强度心率控制在 150 次/分左右 •长时持续训练法重点发展运动者有氧代谢系统的供能能力，使运动者能够稳定地发展有氧代谢工作状态的适应能力
		高强性间歇训练	•发展乳酸能系统的功能能力、磷酸原与乳酸能混合代谢系统的供能能力的一种重要训练方法 •高强性间歇训练时间小于 40s，心率 190 次/分恢复为 120～140 次/分，强度大，间歇很不充分
		强化性间歇训练	•发展乳酸能代谢系统与有氧代谢系统混合供能能力以及心脏功能的一种重要训练方法 •A 型训练：时间小于 40～90s，心率 180 次/分，恢复为 120～140 次/分，强度大，间歇不充分 •B 型训练：时间小于 90～180s，心率 170 次/分，恢复为 120～140 次/分，强度较大，间歇不充分
		发展性间歇训练	•发展有氧代谢系统供能能力、有氧代谢下的运动强度以及心脏功能的一种重要训练方法 •发展性间歇训练时间大于 5min，心率 160 次/分恢复为 120 次/分，强度中等，间歇不充分，间歇方式均为走和轻跑

附表 10 轻、中或较大强度运动所对应的代谢当量（METs）

轻（<3.0METs）	中（3.0~5.9METs）	较大（≥6.0METs）
步行 •在住宅、商店或办公室或办公室周围漫步= 2.0①	**步行** •步行(3.0mph)= 3.0① •快速健步走（4mph）= 5.0①	**步行、慢跑和跑步** •非常快的健步走（4.5mph）= 6.3① •中速步行/徒步旅行没有或有轻便随身物品（<4.5kg）= 7.0 •在陡峭的路上徒步旅行随身物品 4.5~19kg = 7.5~9.0 •慢跑(5mph)= 8.0① •慢跑(6mph)= 10.0① •慢跑(7mph)= 11.5①
居家和工作 •站立时轻度工作，如铺床、洗碗、熨衣服、做饭或储藏杂物= 2.0~2.5	**居家和工作** •较重的清扫(擦窗户、擦车、打扫储藏室)= 3.0 •扫地或地毯吸尘、拖地= 3.0~3.5 •木工工作= 3.6 •搬运和堆积木材= 5.5 •割草-推割草机= 5.5	**居家和工作** •铲沙子、煤= 7.0 •搬重物，如砖头= 7.5 •做重农活，如排水= 8.0 •铲或挖沟= 8.5
休闲时间和运动 •绘画和手工、打牌= 1.5 •台球= 2.5 •划船（手动）= 2.5 •门球= 2.5 •飞镖= 2.5 •钓鱼（坐）= 2.5 •演奏多数乐器= 2.0~2.5	**休闲时间和运动** •打羽毛球(娱乐性)= 4.5 •打篮球(投篮)= 4.5 •跳舞：慢舞= 3.0；快舞= 4.5 •在河边步行钓鱼= 4.0 •打高尔夫(发球区之间步行)= 4.3 •帆船，有风帆= 3.0 •乒乓球= 4.0 •网球双打= 5.0 •打排球-非竞争性= 3.0~4.0	**休闲时间和运动** •平地自行车(低速)（10~12mph）= 6.0 •平地自行车(中速)（12~14mph）= 8 •平地自行车（快速）（14~16mph）= 10 •越野滑雪（慢速）（2.5mph）= 7.0 •越野滑雪（快速）（5.0~7.9mph）= 9.0 •踢足球（随意）= 7.0；竞赛= 10.0 •游泳（休闲）= 6.0② •游泳(中/强)= 8~11② •网球单打= 8.0 •打排球(馆内或沙滩竞赛性)= 8.0

①平地，表明凹凸不平；②MET 水平可因不同个人体选择的不同泳姿或游泳水平而不同。

注：1MET=3.5mL/（kg·min）；1L/min（氧耗速度）=4.9kcal/min；1MET=17.15cal/（kg·min）。

附表 11 有氧运动和抗阻运动的强度等级计算方法

相对强度	有氧运动			抗阻运动
	HR_{max}/%	VO_{2max}/%	RPE	ROM/%
低	＜57	＜37	很轻松	＜30
较低	57～63	37～45	很轻松到轻松	30～49
中等	64～76	46～63	轻松到有些吃力	50～69
较大	77～95	64～90	有些吃力到很吃力	70～84
次大～最大	≥96	≥91	很吃力	≥85

注：HR_{max}—最大心率；VO_{2max}—最大摄氧量；RPE—主管疲劳感觉；ROM—关节活动范围。

附表 12 300 种常见食物能量表

五谷淀粉类食物					
名称	可食部分/%	能量/kcal	名称	可食部分/%	能量/kcal
面筋（油）（油面筋）	100	492	糜子（带皮）	100	336
方便面	100	472	煎饼	100	333
面条（虾蓉面）	100	436	麸皮	100	282
油饼	100	403	糌粑［稞麦（熟品）］	100	257
玉米粥（即食）	100	390	烙饼（标准粉）	100	257
油条	100	388	馒头（蒸，标粉）	100	236
藕粉	100	373	花卷	100	214
马铃薯全粉（土豆粉）	100	369	百合	82	169
小米粥	100	364	米饭（蒸，粳米）	100	118
玉米（白，干）	100	352	玉米（鲜）	46	112
通心面（通心粉）	100	351	甘薯（白心，红皮山芋）	86	108
玉米（黄，干）	100	348	面条（煮，富强粉）	100	107
青稞	100	342	马铃薯（蒸）	100	69
粉条	100	338	甘薯（红心，山芋红薯）	90	61
小麦	100	338	山药（薯蓣）	83	57
燕麦	100	338	芋头（芋艿，毛芋）	88	56
荞麦	100	337	米粥（粳米）	100	46

续表

乳制品类					
名称	可食部分/%	能量/kcal	名称	可食部分/%	能量/kcal
黄油	100	892	奶酪（干酪）	100	328
奶油	100	720	奶豆腐（鲜）	100	305
羊乳粉（全脂）	100	498	酸奶	100	72
牛乳粉（全脂）	100	478	羊乳（鲜）	100	59
炼乳（罐头，甜）	100	332	牛乳	100	54
肉类					
名称	可食部分/%	能量/kcal	名称	可食部分/%	能量/kcal
牛肉干	100	550	羊肉（熟）	100	215
火腿（熟）	100	529	猪肝（卤煮）	100	203
北京烤鸭	80	436	猪大肠	100	191
猪肉松	100	396	牛肉（肥瘦）	100	190
猪肉（肥，瘦）	100	395	鸡	66	167
炸鸡	70	279	鸡胸脯肉	100	133
驴肉（熟）	100	251	鹌鹑	58	110
鹅	63	245	鸭肉（胸脯肉）	100	90
烤鸡	73	240	鸭血（白鸭）	100	58
鸭	68	240	猪血	100	55
蛋类					
名称	可食部分/%	能量/kcal	名称	可食部分/%	能量/kcal
鸡蛋黄	100	328	鸭蛋	87	180
鹅蛋	87	196	鹌鹑蛋	86	160
鸭蛋（咸）	88	190	鸡蛋白	100	60

续表

水产类					
名称	可食部分/%	能量/kcal	名称	可食部分/%	能量/kcal
鱼子酱（大麻哈鱼）	100	252	鲢鱼（白鲢，胖子，连子鱼）	61	102
蚕蛹	100	230	鲇鱼（胡子鲇，鲢胡，旺虾）	65	102
虾米（海米）	100	195	鲈鱼（鲈花）	58	100
螺（香海螺）	59	163	鳙鱼（胖头鱼，摆佳鱼，花鲢鱼）	61	100
虾皮	100	153	小黄鱼（小黄花鱼）	63	99
大麻哈鱼（大马哈鱼）	72	143	鳟鱼（虹鳟鱼）	57	99
鲳鱼（平鱼，银鲳，刺鲳）	70	142	罗非鱼	55	98
八爪鱼（八角鱼）	78	135	蟹（海蟹）	55	95
鳊鱼（鲂鱼，武昌鱼）	59	135	龙虾	46	90
带鱼（白带鱼，刀鱼）	76	127	黄鳝（鳝鱼）	67	89
鲅鱼（马鲛鱼，燕鲅鱼，巴鱼）	80	122	鳕鱼（鳕狭，明太鱼）	45	88
银鱼（面条鱼）	100	119	鲍鱼（杂色鲍）	65	84
甲鱼	70	118	河虾	86	84
鳜鱼（桂鱼）	61	117	乌贼（鲜，枪乌贼，台湾枪乌贼）	97	84
青鱼（青皮鱼，青鳞鱼，青混）	63	116	海虾	51	79
草鱼（白鲩，草包鱼）	58	112	鱿鱼（水浸）	98	75
鲤鱼（鲤拐子）	54	109	牡蛎	100	73
鲫鱼（喜头鱼，海鲋鱼）	54	108	海参（鲜）	100	71
鲷鱼（黑鲷，铜盆鱼，大目鱼）	65	106	鲜扇贝	35	60
鲆（片口鱼，比目鱼）	68	105	章鱼（真蛸）	100	52
蟹（河蟹）	42	103	蛤蜊（花蛤）	46	45

续表

豆类					
名称	可食部分/%	能量/kcal	名称	可食部分/%	能量/kcal
腐竹	100	461	红豆沙	100	244
豆腐皮	100	447	素鸡	100	194
黑豆（黑大豆）	100	401	豆腐（代表值）	100	84
青豆（青大豆）	100	398	黄豆芽	100	47
黄豆（大豆）	100	390	龙豆	98	36
蚕豆（去皮）	100	347	豆角	96	34
扁豆（干）	100	339	豇豆（鲜，长）	98	32
豆腐干（卤干）	100	339	豌豆苗	100	32
豌豆（干）	100	334	豆浆	100	31
绿豆	100	329	四季豆（菜豆）	96	31
芸豆（杂，带皮）	100	327	豆奶	100	30
千张（百页）	100	262	荷兰豆	88	30
红豆馅	100	261	绿豆芽	100	16
油豆腐（豆腐泡）	100	245	豆腐脑（老豆腐）	100	15
菌菇类					
名称	可食部分/%	能量/kcal	名称	可食部分/%	能量/kcal
羊肚菌（干，狼肚）	100	321	木耳（水发，黑木耳，云耳）	100	27
木耳（干，黑木耳，云耳）	100	265	香菇（鲜，香蕈，冬菇）	100	26
银耳（白木耳）	96	261	平菇（鲜，糙皮）	93	24
紫菜（干）	100	250	蘑菇（鲜，鲜蘑）	99	24
金针菇（鲜，智力菇）	100	32	海带（鲜，江白菜）	100	13

续表

蔬菜类					
名称	可食部分/%	能量/kcal	名称	可食部分/%	能量/kcal
金针菜（黄花菜）	98	214	茼蒿（蓬蒿菜，艾菜）	82	24
大蒜（白皮，鲜）	85	128	圆白菜（卷心菜）	86	24
番茄酱（罐头）	100	85	茄子（代表值）	93	23
荸荠（马蹄，地栗）	78	63	南瓜（饭瓜，番瓜，倭瓜）	85	23
胡萝卜（黄）	97	49	苦瓜（凉瓜，赖瓜）	81	22
藕（莲藕）	88	47	菜花（花椰菜）	82	20
红心萝卜（心里美）	94	44	大白菜（代表值）	89	20
葱头（洋葱）	90	40	丝瓜	83	20
蒜苗（青蒜）	82	40	芦笋（绿，石叼柏，龙须菜）	90	19
杏鲍菇	100	35	菜瓜（生瓜，白瓜）	88	19
香菜（芫荽，香荽）	81	33	西葫芦	73	19
荠菜（蓟菜）	88	31	青椒（灯笼椒，柿子椒，大椒）	82	18
苋菜（绿）	74	30	佛手瓜（棒瓜，菜肴梨）	100	18
菠菜（赤根菜）	89	28	白萝卜（莱菔）	95	16
大葱	82	28	黄瓜（胡瓜）	92	16
茴香菜（小茴香）	86	27	番茄（西红柿，番柿）	97	15
西兰花（绿菜花）	83	27	莴苣笋（莴苣）	62	15
韭菜	90	25	小白菜（青菜，白菜）	94	14
秋葵（黄秋葵，羊角豆）	98	25	油菜	96	14
竹笋（春笋）	66	25	芹菜（白茎，旱芹，药芹）	100	13
芥蓝（甘蓝菜）	98	24	生菜（叶用莴苣）	94	12
蒜黄	97	24	冬瓜	80	10

续表

水果类					
名称	可食部分/%	能量/kcal	名称	可食部分/%	能量/kcal
葡萄干	100	344	芒果（大头）	68	52
桂圆（干，龙眼，圆眼）	37	277	梨（代表值）	82	51
柿饼	97	255	橙	74	48
椰子	33	241	樱桃	80	46
榴莲	37	150	葡萄（代表值）	86	45
枣（鲜）	87	125	桃（代表值）	89	42
香蕉	59	93	杏	91	38
桂圆（鲜）	50	71	柠檬	66	37
荔枝（鲜）	73	71	哈密瓜	71	34
无花果	100	65	草莓	97	32
猕猴桃（中华猕猴桃，阳桃）	83	61	西瓜（代表值）	59	31
桑葚（代表值）	100	57	木瓜	89	30
火龙果	69	55	杨梅（树梅，山杨梅）	82	30
苹果（代表值）	85	53	甜瓜（香瓜）	78	26
坚果类					
名称	可食部分/%	能量/kcal	名称	可食部分/%	能量/kcal
核桃（干，胡桃）	43	646	花生（炒）	71	601
松子（炒）	31	644	花生仁（油炸）	100	583
开心果	82	631	杏仁	100	578
葵花子仁	100	615	西瓜子仁	100	566
腰果	100	615	花生（生，落花生，长生果）	53	313
榛子（炒）	21	611	栗子（熟，板栗）	78	214

续表

点心类					
名称	可食部分/%	能量/kcal	名称	可食部分/%	能量/kcal
焦圈	100	548	面包	100	313
麻花	100	527	炸糕	100	282
桃酥	100	483	烧麦	100	243
春卷	100	465	驴打滚	100	198
饼干	100	435	年糕	100	156
酥皮糕点	100	429	热干面	100	152
月饼（枣泥）	100	427	豌豆黄	100	137
蛋黄酥	100	388	灌肠	100	135
绿豆糕	100	351	炒肝	100	96
蛋糕	100	348	油茶	100	96
烧饼	100	331	凉粉	100	38
糖类					
名称	可食部分/%	能量/kcal	名称	可食部分/%	能量/kcal
巧克力	100	589	冰糖	100	397
酥糖	100	444	白糖（绵白糖）	100	396
奶糖	100	407	红糖	100	389
白砂糖	100	400	蜂蜜	100	321
饮料类					
名称	可食部分/%	能量/kcal	名称	可食部分/%	能量/kcal
可可粉	100	320	喜乐（乳酸饮料）	100	53
花茶	100	281	冰棍	100	47
冰淇淋	100	126	杏仁露	100	46
橘子汁	100	119	汽水（柠檬汽水）	100	38
红葡萄酒（16 度）	100	91	北京 6 度特质啤酒	100	35

续表

名称	可食部分/%	能量/kcal	名称	可食部分/%	能量/kcal
油脂类					
辣椒油	100	900	色拉油	100	898
棕榈油	100	900	芝麻油（香油）	100	898
菜籽油	100	899	猪油（炼，大油）	100	897
豆油	100	899	玉米油	100	895
花生油	100	899	牛油	100	835
葵花籽油	100	899	羊油	100	824
其他类					
名称	可食部分/%	能量/kcal	名称	可食部分/%	能量/kcal
芝麻酱	100	630	豆瓣酱	100	181
花生酱	100	600	甜面酱	100	139
芝麻（黑）	100	559	黄酱（大酱）	100	138
芥末	100	490	酱油	100	63
苹果酱	100	278	辣椒酱（辣椒糊）	100	36
味精	100	268	醋	100	31
豆豉（五香）	100	256	盐	100	0

注：1kcal=1000cal=4186J=4.186kJ；

（赵志刚 李茜茜 王雅君）

附录3

中英文名词对照索引

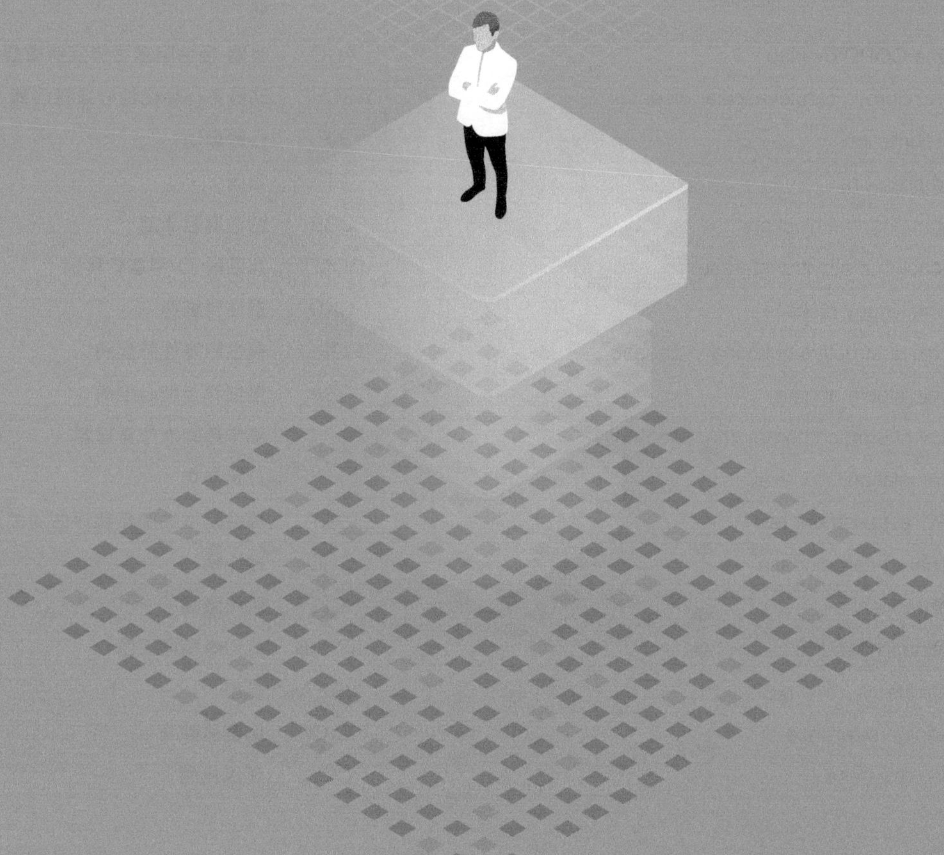

英文全称	英文缩写	中文全称
a practical guide to stopping medicines in older people		老年人停药实用指南
acute exacerbations chronic obstructive pulmonary disease	AECOPD	慢性阻塞性肺疾病急性加重
action		开始改变
activated partial thromboplastin time	APTT	活化部分凝血酶原时间
acute coronary syndrome	ACS	急性冠状动脉综合征
adenosine diphosphate	ADP	二磷酸腺苷
adenosine triphosphate	ATP	三磷酸腺苷
adverse drug reaction	ADR	药物不良反应
alanine aminotransferase	ALT	丙氨酸氨基转移酶（谷丙转氨酶）
albumin	ALB	白蛋白
American Diabetes Association	ADA	美国糖尿病学会
American Thyroid Association	ATA	美国甲状腺协会
angiotensin converting enzyme inhibitor	ACEI	血管紧张素转换酶抑制剂
angiotensin Ⅱ receptor antagonist	ARB	血管紧张素Ⅱ受体拮抗剂
angiotensin receptor neprilysin inhibitor	ARNI	血管紧张素受体脑啡肽酶抑制剂
anticholinergic burden		抗胆碱能负荷
antithyroid drug	ATD	抗甲状腺药物
aspartate aminotransferase	AST	天冬氨酸氨基转移酶（谷草转氨酶）
asthma-COPD overlap	ACO	哮喘-慢性阻塞性肺疾病重叠
atherosclerotic cardiovascular disease	ASCVD	动脉粥样硬化性心血管疾病
atrial fibrillation	AF	心房颤动
blood pressure	BP	血压
calcium channel blockers	CCB	钙通道阻滞剂
catechol *O*-methyltransferase	COMT	儿茶酚-*O*-甲基转移酶
chronic kidney disease	CKD	慢性肾脏病
chronic obstructive pulmonary disease	COPD	慢性阻塞性肺疾病
chronic stable angina	CSA	慢性稳定型心绞痛
clinical pharmacotherapy management		临床药物治疗管理学
contemplation		开始考虑
COPD assessment test	CAT	慢性阻塞性肺疾病评估测试
coronary heart disease	CHD	冠心病
creatine kinase	CK	肌酸激酶
creatine kinase-MB	CK-MB	肌酸肌酶同工酶
creatinine	CREA	肌酐
creatinine clearance	CrCl	肌酐清除率
cyclooxygenase	COX	环氧化酶

续表

英文全称	英文缩写	中文全称
cytochrome P450	CYP	细胞色素 P450
deep venous thrombosis	DVT	深静脉血栓形成
diabetes mellitus	DM	糖尿病
dipeptidyl peptidase 4	DPP-4	二肽基肽酶 4
direct bilirubin	DBIL	直接胆红素
disease modified anti-rheumatoid drugs	DMARDs	改善病情抗风湿药
disease activity score in 28 joints	DAS28	28 个关节的疾病活动度评分
dopamine receptor	DR	多巴胺受体
drug-related problems	DRPs	药物治疗问题
dual antiplatelet therapy	DAPT	双联抗血小板治疗
eosinophilia	EOS	嗜酸性粒细胞
epilepsy		癫痫
erythropoietin	EPO	促红细胞生成素
estimated glomerular filtration rate	eGFR	估算肾小球滤过率
European Society of Cardiology	ESC	欧洲心脏病学会
family pharmacist		家庭药师
fibrinogen	FIB	纤维蛋白原
fracture risk assessment tool	FRAX	骨折风险预测简易工具
gamma-aminobutyric acid	GABA	γ-氨基丁酸
gastroesophageal reflux disease	GERD	胃食管反流病
glucagon-like peptide 1	GLP-1	胰高血糖素样肽 1
glucose	GLU	血糖
glucose-6-phosphate dehydrogenase	G6PD	葡萄糖-6-磷酸脱氢酶
glycosylated hemoglobin A1c	HbA1c	糖化血红蛋白
gout		痛风
H_2 receptor antagonist	H_2RA	组胺 2 受体拮抗剂
heart failure with mid-range ejection fraction	HFmrEF	EF 值中间型心力衰竭
heart failure with preserved ejection fraction	HFpEF	EF 值保留型心力衰竭
heart failure with reduced ejection fraction	HFrEF	EF 值降低型心力衰竭
heart rate	HR	心率
helicobacter pylori	Hp	幽门螺杆菌
high-density lipoprotein cholesterol	HDL-C	高密度脂蛋白胆固醇
homozygotic familial hypercholesterolemia	HoFH	纯合子家族性高胆固醇血症
human leukocyte antigen	HLA	人白细胞抗原
human immunodeficiency virus	HIV	人类免疫缺陷病毒
hypertension		高血压
hyperuricemia	HUA	高尿酸血症

续表

英文全称	英文缩写	中文全称
inhaled corticosteroids	ICS	吸入性糖皮质激素
interleukin-6	IL-6	白介素 6
international standard ratio	INR	国际标准化比值
intracerebral hemorrhage	ICH	脑出血
ischemic stroke	IS	缺血性脑卒中
Janus kinase	JAK	激酶
Joint Commission of Pharmacy Practitioner	JCPP	药学实践者联合会
lactic dehydrogenase	LDH	乳酸脱氢酶
leukotriene receptor antagonist	LTRA	白三烯受体拮抗剂
long-acting beta2 agonist	LABA	长效 β2 受体激动剂
long-acting muscarine antagonist	LAMA	长效胆碱受体拮抗剂
low-density lipoprotein cholesterol	LDL-C	低密度脂蛋白胆固醇
maintenance		持续改变
medication experience		用药体验
medication therapy management	MTM	药物治疗管理
modification of diet in renal disease	MDRD	肾脏病饮食改良
monoamine oxidase inhibitors	MAOIs	单胺氧化酶抑制剂
monoamine oxidase-B	MAO-B	B 型单胺氧化酶
National Comprehensive Cancer Network	NCCN	（美国）国家综合癌症网络
National Library of Medicine	NLM	国立医学图书馆
New York Heart Association	NYHA	纽约心脏病协会
non-erosive reflux disease	NERD	非糜烂性反流病
non-ST elevation myocardial infarction	NSTEMI	非 ST 段抬高性心肌梗死
non-steroidal anti-inflammatory drugs	NSAIDs	非甾体抗炎药
novel oral anticoagulants	NOAC	新型口服抗凝药物
numeric rating scales	NRS	数字等级量表
oral antidiabetic drug	OAD	口服降糖药
osteoporosis	OP	骨质疏松
osteoporosis self-assessment tool for Asians	OSTA	亚洲人骨质疏松自我筛查工具
parathyroid hormone	PTH	甲状旁腺素
Parkinson's disease	PD	帕金森病
percutaneous coronary intervention	PCI	经皮冠状动脉介入
P-glycoprotein	P-gp	P 糖蛋白
pharmacists' patient care process		药师患者监护流程
platelets	PLT	血小板
precontemplation		还未考虑
preparation		准备改变

续表

英文全称	英文缩写	中文全称
propylthiouracil	PTU	丙硫氧嘧啶
prothrombin time	PT	凝血酶原时间
proton pump inhibitor	PPI	质子泵抑制剂
pulmonary embolism	PE	肺栓塞
pulmonary thromboembolism	PTE	肺动脉栓塞症
randomized controlled trial	RCT	随机对照试验
rapid eye movement sleep behavior disorder	RBD	快动眼睡眠行为障碍
red blood cells	RBC	红细胞
rheumatoid arthritis	RA	类风湿关节炎
Science Citation Index	SCI	科学引文索引
Screening Tool of Older Persons’ Prescription	STOPP	老年人处方筛查工具
Screening Tool to Alert to Right Treatment	START	处方遗漏筛查工具
selective serotonin norepinephrine reuptake inhibitor	SNRI	选择性 5-羟色胺去甲肾上腺素再摄取抑制药
selective serotonin reuptake inhibitor	SSRI	选择性 5-羟色胺再摄取抑制药
serum creatinine	Scr	血肌酐
serum uric acid	SUA	血尿酸
short-acting muscarinic antagonist	SAMA	短效胆碱受体拮抗剂
short-acting beta2 agonist	SABA	短效 β2 受体激动剂
sodium-glucose cotransporter-2	SLGT-2	钠-葡萄糖协同转运蛋白
ST-elevation myocardial infarction	STEMI	ST 段抬高性心肌梗死
sulfonylureas	SU	磺脲类
systemic lupus erythematosus	SLE	系统性红斑狼疮
systemic lupus erythematosus disease activity index	SLEDAI	系统性红斑狼疮疾病活动指数
teach back		回教
thiazolidinediones	TZDs	噻唑烷二酮类
thrombin time	TT	凝血酶时间
total bilirubin	TBIL	总胆红素
total cholesterol	TC	总胆固醇
transesophageal echocardiography	TEE	经食管超声心动图
transient ischemic attack	TIA	短暂性脑缺血发作
triglycerides	TG	甘油三酯
tumor necrosis factor-α	TNF-α	肿瘤坏死因子-α
type 1 diabetes mellitus	T1DM	1 型糖尿病
type 2 diabetes mellitus	T2DM	2 型糖尿病
type B natriuretic peptide	BNP	血浆 B 型钠尿肽
unfractionated heparin	UFH	普通肝素

续表

英文全称	英文缩写	中文全称
unstable angina	UA	不稳定心绞痛
upper limit of normal value	ULN	正常值上限
urea nitrogen	BUN	尿素氮
uric acid	UA	尿酸
venous thromboembolism event	VTE	静脉血栓栓塞症
very low-density lipoprotein	VLDL	超低密度脂蛋白
visual analogue scale/score	VAS	视觉模拟评分法
white blood cell	WBC	白细胞
xanthine oxidase inhibitor	XOI	黄嘌呤氧化酶抑制剂

（吴晓玲　谢奕丹）